Gesundheitsförderung und Prävention für Menschen mit Demenz

Doris Gebhard
Eva Mir
(Hrsg.)

Gesundheitsförderung und Prävention für Menschen mit Demenz

Grundlagen und Interventionen

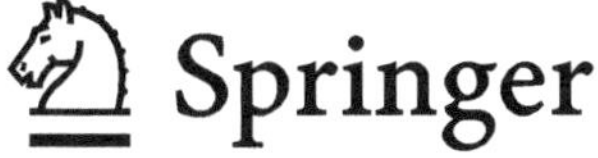

Hrsg.
Doris Gebhard
Fakultät für Sport- und
Gesundheitswissenschaften
Technische Universität München
München, Deutschland

Eva Mir
Studienbereich Gesundheit und Soziales
Fachhochschule Kärnten
Klagenfurt, Österreich

ISBN 978-3-662-58129-2 ISBN 978-3-662-58130-8 (eBook)
https://doi.org/10.1007/978-3-662-58130-8

Die Deutsche Nationalbibliothek verzeichnet diese Publikation in der Deutschen Nationalbibliografie; detaillierte bibliografische Daten sind im Internet über http://dnb.d-nb.de abrufbar.

Fotonachweis Umschlag: © Ocskay Bence/stock.adobe.com (Symbolbild mit Fotomodellen)
Umschlaggestaltung: deblik Berlin

Springer ist ein Imprint der eingetragenen Gesellschaft Springer-Verlag GmbH, DE und ist ein Teil von Springer Nature
Die Anschrift der Gesellschaft ist: Heidelberger Platz 3, 14197 Berlin, Germany

Für G.T. und all unsere Weggefährten

Vorwort

Wenn wir nach unserem Forschungs- und Praxisfeld gefragt werden und dann von Gesundheitsförderung und Prävention für Menschen mit Demenz erzählen, ernten wir nicht selten Unverständnis und Kopfschütteln. Reaktionen wie „Wozu braucht es denn das bei dieser Zielgruppe?“ oder „Was kann man denn damit noch erreichen?“ belegen eine tradierte Pathologisierung und nahezu systematische Aberkennung von Ressourcen in Bezug auf Menschen mit Demenz. So verwundert es auch nicht, dass sich weder im deutschsprachigen noch internationalen Raum ein fundiertes Fachbuch zu dieser Thematik finden lässt – eine Lücke, die das vorliegende Herausgeberwerk aufzeigt und zum Teil schließt. Das Buch bietet neben theoretisch konzeptionellen Ausführungen erstmalig einen Überblick über zentrale Themenbereiche der Gesundheitsförderung und Prävention für Menschen mit Demenz. So kann es sowohl für Praktiker aus dem Gesundheitswesen als auch für Forschende als Standardwerk mit Pioniercharakter gelten, das dem Paradigmenwechsel von der Pathogenese zur Salutogenese in der Auseinandersetzung mit Menschen mit Demenz den Weg bereiten soll.

Als primäre Zielgruppe sind im Gesundheitswesen Tätige angesprochen: Pflege- und Betreuungspersonal, Praktiker aus Gesundheitsförderung und Prävention, Ärzte, Psychologen, Ergotherapeuten, Physiotherapeuten, Gesundheitswissenschaftler sowie Studierende aus Pflege- und Gesundheitswissenschaften. Als sekundäre Zielgruppen gelten Angehörige von Menschen mit Demenz sowie alle Personen, die als Entscheidungsträger direkten oder indirekten Einfluss auf die Lebenssituation von Menschen mit Demenz haben, wie etwa Leitungspersonen in Einrichtungen und Trägerorganisationen der Altenhilfe oder politische Entscheidungsträger.

Das Herausgeberwerk fokussiert bewusst den Menschen mit Demenz. Die Betrachtung der Auswirkungen, die gesundheitsförderliche und präventive Interventionen für Menschen mit Demenz auf Interaktionspartner und Beziehungen haben, ist nicht primäre Zielsetzung, allerdings von unbestrittener Relevanz.

Am Gelingen dieses Fachbuchs sind zahlreiche Personen beteiligt, denen unser Dank gilt: Renate Eichhorn, Esther Dür und dem Team im Springer-Verlag für die redaktionelle Begleitung, unserer Kollegin Andrea Limarutti für die Unterstützung bei der Formalprüfung der Beiträge und allen Autoren für die Mitarbeit an diesem zeitlich und inhaltlich überaus ambitionierten Buchprojekt.

Doris Gebhard
Eva Mir
München
Feldkirchen in Kärnten
im Januar 2019

Inhaltsverzeichnis

Teil III Interventionen

Teil IV Ausblick und Weitblick

Autorenverzeichnis

Gabriele Bostjancic
Klinikum Klagenfurt am Wörthersee
Klagenfurt, Österreich
gabriele.bostjancic@kabeg.at

Renate Cervinka
Hochschule für Agrar- und Umweltpädagogik
Medizinische Universität Wien
Wien, Österreich
renate.cervinka@agrarumweltpaedagogik.ac.at

Martin N. Dichter
Deutsches Zentrum für Neurodegenerative Erkrankungen
Witten, Deutschland
martin.dichter@dzne.de

Thomas Dorner
Medizinische Universität Wien
Wien, Österreich
thomas.dorner@meduniwien.ac.at

Jakob Emprechtinger
SMZ-Ost Wien
Wien, Österreich
jakob.emprechtinger@wienkav.at

Gerald Gatterer
Wiener Krankenanstaltenverbund und
Sigmund Freud Privatuniversität Wien
Wien, Österreich
gerald@gatterer.at

Doris Gebhard
Technische Universität München
München, Deutschland
doris.gebhard@tum.de

Margareta Halek
Deutsches Zentrum für Neurodegenerative Erkrankungen
Witten, Deutschland
margareta.halek@dzne.de

Katharina Heimerl
Institut für Pflegewissenschaft
Universität Wien
Wien, Österreich
katharina.heimerl@univie.ac.at

Rolf D. Hirsch
Privatpraxis
Bonn, Deutschland
r.d.hirsch@t-online.de

Werner Hofmann
ehem. Geriatrisches Zentrum Neumünster & Bad Bramstedt
Institut für Allgemeinmedizin
Universitätsklinikum Schleswig- Holstein (UKSH)
Campus Lübeck
Rechlin, Deutschland
werner.hofmann@uksh.de

Gerald Hüther
Akademie für Potentialentfaltung
Göttingen, Deutschland

Brigitte Jenull
Alpen-Adria-Universität Klagenfurt
Klagenfurt, Österreich
brigitte.jenull@aau.at

Olivia Kada
Fachhochschule Kärnten
Feldkirchen, Österreich
o.kada@fh-kaernten.at

Rudolf Likar
Klinikum Klagenfurt am Wörthersee
Klagenfurt am Wörthersee, Österreich
rudolf.likar@kabeg.at

Andrea Limarutti
Fachhochschule Kärnten
Feldkirchen, Österreich
a.limarutti@fh-kaernten.at

Sonia Lippke
Jacobs University Bremen
Bremen, Deutschland
s.lippke@jacobs-university.de

Eva Mir
Fachhochschule Kärnten
Feldkirchen, Österreich
e.mir@fh-kaernten.at

Holger Penz
Fachhochschule Kärnten
Feldkirchen, Österreich
h.penz@fh-kaernten.at

Annemarie Perl
Medizinische Universität Graz
Graz, Österreich
annemarie.perl@medunigraz.at

Barbara Pichler
Institut für Pflegewissenschaft
Universität Wien
Wien, Österreich
barbara.pichler@univie.ac.at

Georg Pinter
Klinikum Klagenfurt am Wörthersee
Klagenfurt am Wörthersee, Österreich
georg.pinter@kabeg.at

Petra Plunger
Institut für Pflegewissenschaft
Universität Wien
Wien, Österreich
petra.plunger@univie.ac.at

Michael Rainer
SMZ-Ost Wien
Wien, Österreich
michael.rainer@wienkav.at

Tiara Ratz
Jacobs University Bremen
Bremen, Deutschland
t.ratz@jacobs-university.de

Elisabeth Reitinger
Institut für Pflegewissenschaft
Universität Wien
Wien, Österreich
elisabeth.reitinger@univie.ac.at

Annette Riedel
Hochschule Esslingen
Esslingen, Deutschland
Annette.Riedel@hs-esslingen.de

Regina Roller-Wirnsberger
Medizinische Universität Graz
Graz, Österreich
regina.roller-wirnsberger@medunigraz.at

Tanja Schultz
Cognitive Systems Lab
Universität Bremen
Bremen, Deutschland
tanja.schultz@uni-bremen.de

Markus Schwab
Hochschule für Agrar- und Umweltpädagogik
Medizinische Universität Wien
Wien, Österreich
markus.schwab@agrarumweltpaedagogik.ac.at

Verena C. Tatzer
Studiengang für Ergotherapie
Fachhochschule Wiener Neustadt
Wiener Neustadt, Österreich
verena.tatzer@fhwn.ac.at

Einführung

Inhaltsverzeichnis

Gesundheitsförderung und Prävention für Menschen mit Demenz – eine erste Annäherung

Doris Gebhard und Eva Mir

D. Gebhard, E. Mir (Hrsg.), *Gesundheitsförderung und Prävention für Menschen mit Demenz*,
https://doi.org/10.1007/978-3-662-58130-8_1

An dieser Stelle würden es die gängigen Konventionen der Fachliteratur wohl verlangen die Relevanz von Demenzerkrankungen durch die aktuellen Prävalenzen, deren düstere Prognosen und dem über allem schwebenden Damoklesschwert der demografischen Alterung einzuleiten. Hernach könnte dann ein Bericht von der unbestrittenen Vulnerabilität der Zielgruppe in allen schillernden Farben und Facetten – von kognitiven, körperlichen und psychischen Einbußen bis hin zu Einschränkungen der Aktivitäten des täglichen Lebens und der Lebensqualität – anschließen, um dann über den damit verbundenen progredienten Pflegebedarf den Bogen zu den ökonomischen Herausforderungen der Demenzerkrankung zu spannen. Wer mit Menschen mit Demenz bereits in Beziehung getreten ist weiß jedoch, dass diese manchmal nicht viel von Konventionen halten.

Gesundheitsförderung und Prävention für Menschen mit Demenz begründet sich außerdem aus einer alternativen Perspektive – aus jener der Salutogenese (Antonovsky 1987/1997). Dabei rücken die noch vorhandenen Ressourcen und Gesundheitspotenziale in den Fokus und werden zu den handlungsleitenden Aspekten: Menschen mit Demenz können trotz ihrer Grunderkrankung beispielsweise herzhaft lachen und andere zum Lachen bringen, sie können genussvoll essen, die eigene Widerstandsfähigkeit spüren, die Natur mit allen Sinnen genießen, sich nach anstrengender Bewegung angenehm erschöpft fühlen und auch ein leidenschaftliches Sexualleben haben. Um all dies erleben zu können, benötigen sie jedoch die Unterstützung von Personen und Strukturen, die um diese Potenziale nicht nur wissen, sondern diese bestmöglich fördern.

Um zu veranschaulichen, wie radikal dieser Perspektivenwechsel auf Menschen mit Demenz und auf die mit ihnen in Beziehung Stehenden wirkt, zeigt die folgende Fallvignette zwei bewusst überzeichnete Situationen, die sehr vieles gemeinsam haben und zugleich unterschiedlicher nicht sein könnten.

1.1 Fallvignette – Zwei Seiten einer Medaille

▪▪ Perspektive 1

Augen auf. 05:30 Uhr, Wecker aus. Kurz orientieren, ich bin im Bereitschaftsraum des Pflegeheims, Demenzstation. Die Nacht war wie immer grauenhaft. Die Rufe der Bewohner verfolgen mich bis in meine Träume, heute waren es wieder einmal Herr Ferdinand, der fixiert werden musste und dann geschrien hat wie am Spieß, und Frau Kirsch, die die ganze Nacht an die Schwesternkanzel geklopft hat und sediert werden musste. Herr Ferdinand sieht es einfach nicht ein, ich erkläre es ihm immer wieder. Er darf ganz einfach in der Nacht nicht zu Frau Kirsch gehen und bei ihr übernachten. Frau Kirsch ist immer ganz aufgewühlt, wenn ich ihn aus ihrem Zimmer bringe. Die Kinder von Frau Kirsch rufen dann wieder bei der Pflegedienstleitung an und drohen mit dem Anwalt, wenn sie noch einmal diesen „Lustmolch" bei ihrer Mutter auffinden, das gehört sich nicht und ist ekelhaft, Punkt. Und ich bekomme dann wieder eines auf die Mütze. Egal. Auf zur Morgenrunde: Wecken, Toilette, Waschen und Frühstück eingeben – wirklich gar nichts können die mehr alleine machen. „Guten Morgen Frau Lindner, aufstehen!" Keine Reaktion. „Morgen, aufstehen!" Noch immer keine Reaktion und ich bin im Zeitstress, nun gut, Decke runter und waschen anfangen. „Wehren Sie sich bitte nicht so, sonst kann ich Sie nicht richtig waschen!" Nicht einmal das versteht sie mehr. „Würden Sie sich nicht wehren, hätten wir beide es leichter". Ich hasse es die Hände der alten Dame beim Waschen festzuhalten, aber anders würde es gar nicht klappen. „Wollen Sie etwas frühstücken?" Keine Reaktion. „Wenn das so weitergeht, müssen wir Sie zwangsernähren, das wissen Sie doch, oder?" Da muss ich heute gleich mal die Ärztin anrufen, so geht das nicht weiter, sie muss eine Sonde legen, sonst verhungert Frau Lindner demnächst. Weiter zum nächsten Bewohner. Am Gang wie immer Herr Ludwig, ein ehemaliger Landwirt, der immer wieder in den Garten zu kommen versucht. Er sieht es einfach nicht ein, dass er im Garten nur stürzen wird und dann haben wir wieder die Rettung da und seine Tochter, die uns die Hölle heiß macht. „Herr Ludwig, Sie müssen nicht mehr raus, Sie sind ja jetzt in Rente und müssen nicht mehr arbeiten. Heute ist Bastelgruppe, gehen Sie doch dahin, da können Sie etwas Schönes machen!" Am Ende des Gangs, im Zimmer von Herrn Ullrich angekommen. Das ist unser Neuzugang, noch recht klar im Kopf, er klingelt in letzter Zeit immer mehrmals täglich und will dann nur plaudern und ich muss ihm dann immer erklären, dass ich keine Zeit für so etwas habe. „Herr Ullrich ich kann gut verstehen, dass Sie einsam sind aber ich bin hier um zu arbeiten, die anderen brauchen wirklich meine Hilfe." Weiter zum nächsten, Zeitdruck. „Frau Zirk, wollen Sie im Frühstücksraum mit den anderen essen?" „Ja fein, dann helfe ich Ihnen in den Rollstuhl und fahre Sie hin, dann sind wir schneller." Ach herrje und Blähungen hat sie auch schon wieder… „Frau Zirk, muss das sein, wenn ich sie gerade in den Rollstuhl hebe? Das tut man doch wirklich nicht." Mit der Demenz verlieren die Leute einfach auch jeglichen Anstand, auch wenn sie nichts dafür können. Im Frühstücksraum angekommen. Hier sollte wirklich Mal gelüftet werden, draußen ist ein wunderschöner Tag und hier steht die Luft förmlich und es stinkt. Ich wäre jetzt wirklich viel lieber zu Hause und könnte machen was ich will, endlich wieder mal Gitarre spielen oder mir einfach die Sonne ins Gesicht scheinen lassen.

10:00 Uhr, Dienstschluss. Nichts wie raus und unter die Dusche den „Alte-Leute-Geruch" abwaschen. Hinter mir ein dumpfes Geräusch am Asphalt, Herr Ullrich ist von seinem Balkon gesprungen. Oh Gott und dabei war ich heute noch bei ihm. Irgendwie kann ich ihn verstehen. Mit der Aussicht auf ein würde- und sinnloses Leben mit Demenz ist das zumindest eine selbstbestimmte Alternative…

▪▪ Perspektive 2

Augen auf. 05:30 Uhr, Wecker aus. Kurz orientieren, ich bin im Bereitschaftsraum des Pflegeheims, Demenzstation. Die Nacht war recht ruhig, eigentlich habe ich gut geschlafen. Ich musste nur kurz schmunzeln als ich Herrn Ferdinand wieder ins Zimmer von Frau Kirsch schleichen hörte. Unser Liebespaar. So ein Glück muss man auf seine alten Tage auch nochmal haben, wunderbar. Auch wenn die Kinder der beiden nicht begeistert sind, was soll's, die beiden sollen ihren Spaß haben und sie sind ja schließlich alt genug. Auf zur Morgenrunde – Wecken, Toilette, Waschen und Frühstück eingeben – mal sehen was heute alleine geht und wer heute etwas mehr Hilfe benötigt, das wechselt oft von Tag zu Tag. Zu Frau Lindner gehe ich ganz zum Schluss, die war auch früher immer eine Nachteule und schläft gerne länger. Am Gang wie immer Herr Ludwig, ein ehemaliger Landwirt, der immer wieder in den Garten zu kommen versucht „Herr Ludwig, wie ist es heuer um die Ernte bestellt, bei dem trockenen Wetter? Wollen Sie heute draußen frühstücken – da können Sie gleich die Tomaten aus dem Hochbeet ernten, die Sie gepflanzt haben". Ach, aber alleine sollte er nicht hinausgehen, ich werde Herrn Ullrich bitten Herrn Ludwig zu begleiten. Herr Ullrich ist unser Neuzugang, wohnt am Ende des Gangs und ist noch recht klar im Kopf. Er scheint sehr einsam zu sein und ich habe einfach keine Zeit, um mit ihm ständig zu plaudern. Dann hat er zumindest eine Aufgabe. „Herr Ullrich, würden Sie mir einen Gefallen tun? Herr Ludwig, unser ehemaliger Landwirt, würde gerne nach draußen gehen, würden Sie ihn bitte begleiten? Dann hätte ich ein besseres Gefühl. Ich habe in Ihrer Pflegeanamnese gelesen, dass Sie auch lange Zeit in der Landwirtschaft tätig waren, vielleicht möchten Sie beide sich dazu austauschen?“ Wenn unsere beiden Herren bereits draußen sind, werde ich gleich mal die Kollegen zusammentrommeln und fragen, ob wir heute wieder mit allen Bewohnern draußen frühstücken können. Heute ist doch so ein schöner Tag und ehrlich gesagt hätte ich da auch mehr Lust dazu, als oben im muffigen Frühstücksraum zu sitzen. Weiter zum nächsten, Zeitdruck. „Frau Zirk, wollen Sie auch draußen mit den anderen essen?“ Sie nickt. „Ja fein, wollen Sie heute wieder versuchen selbst zu gehen, ich fahre mit dem Rollstuhl neben Ihnen her, dann kann nichts passieren.“ Ach herrje und Blähungen hat sie auch schon wieder. „Frau Zirk, ausgezeichnet, der Heckantrieb ist gezündet und jetzt geht's volle Kraft voraus zum Frühstück.“ Wir beide lachen laut. Schön, wenn die Menschen mit Demenz ihren Humor nicht verlieren. So, jetzt noch unsere Nachteule Fr. Lindner wecken. „Morgen, aufstehen!“ Keine Reaktion. „Frau Lindner, kommen Sie, wir wollen alle draußen frühstücken, die Sonne scheint.“ Keine Reaktion und ich bin im Zeitstress. Vielleicht versuche ich es mal mit ihrer Lieblingsmusik „Frau Lindner ich lege Ihnen mal Ihren Peter Alexander auf, vielleicht bekommt er Sie ja aus dem Bett. Na sehen Sie, geht ja doch. Wollen Sie sich heute wieder selbst waschen? Das ging doch gestern ganz gut und bei den schwierigen Stellen helfe ich Ihnen dann. Dann sind Sie ja sicherlich hungrig nach der ganzen Wascherei.“ Keine Reaktion. „Kommen Sie einfach Mal mit raus, vielleicht kommt der Hunger ja noch und falls nicht, genießen Sie einfach die Sonne.“ Am Frühstückstisch im Garten angekommen. Die Sonne scheint mir ins Gesicht und die Bewohner genießen sichtlich auch die Sonnenstrahlen auf der Haut und das Zwitschern der Vögel. Frau Lindner verlangt nach einem Eis, das gehört zu einem Sommertag dazu, erzählt sie. Auch gut, Hauptsache sie isst irgendetwas. Morgen nehme ich meine Gitarre mit und spiele Frau Lindner ihren Peter Alexander beim gemeinsamen Frühstück vor, dann haben die anderen auch etwas davon und ich kann auch wieder mal Gitarre spielen.

10:00 Uhr, Dienstschluss. Schade, dass ich heute nicht im Dienst bin, wenn die Geri-Clowns kommen. Das wird bestimmt lustig. Vielleicht komme ich ja mit meinen Kindern vorbei, denen würde das sicherlich gefallen. Hinter mir höre ich noch die lautstarke Diskussion von Herrn Ullrich und Herrn Ludwig, die über die Jahrhunderternte im Jahr 1986 sprechen. Da haben sich zwei gefunden. Schön zu sehen, dass trotz der Demenzerkrankung noch Freude, Spaß und Sonnenschein im Leben der Bewohner Platz hat, das gibt Hoffnung.

Mithilfe der Fallvignette wurde der Perspektivenwechsel, den es in der Betrachtung von Menschen mit Demenz, ihren Bedürfnissen und ihren (Gesundheits-) Potenzialen benötigt, bewusst sehr plakativ veranschaulicht. Die Bilder und Gefühle, die beim Lesen der beiden Szenarien entstehen, machen das dahinterstehende Grundprinzip sehr rasch greif- und nachvollziehbar, unabhängig davon, welches Vorwissen und Vorerfahrungen man mitbringt oder welcher Profession man angehört. Dies soll nun als Ausgangspunkt für die inhaltliche Auseinandersetzung mit dem Thema Gesundheitsförderung und Prävention für Menschen mit Demenz genutzt werden.

Sich auf Basis aktueller Erkenntnisse aus Forschung und Praxis mit der Frage auseinanderzusetzen, wie Prävention und Gesundheitsförderung dazu beitragen können diesen eben skizzierten Perspektivenwechsel auf Menschen mit Demenz vorzunehmen, ist Gegenstand des vorliegenden Herausgeberwerkes. Um sich diesem Thema anzunähern, bedarf es zunächst jedoch einer kurzen Einführung in die Begrifflichkeiten der Gesundheitsförderung und Prävention und einer Auseinandersetzung mit der Verknüpfung zur Zielgruppe der Menschen mit Demenz.

1.2 Gesundheitsförderung und Prävention – die Basis

Gesundheitsförderung und Prävention können als zwei komplementäre Strategien zur Erreichung eines gemeinsamen Zieles betrachtet werden, nämlich der Steigerung der gesundheitlichen Lebensqualität von Gesunden und Kranken (Hurrelmann und Richter 2013). Aus der Perspektive der Salutogenese fokussiert Gesundheitsförderung die Stärkung von Schutzfaktoren und Ressourcen, die als Einflussfaktoren für die Aufrechterhaltung und die Entstehung von Gesundheit gelten (Antonovsky 1987/1997). Die Prävention hingegen, geprägt durch die Pathogenese, zielt auf die Hemmung von Risikofaktoren ab, die mit der Entstehung und dem negativen Verlauf von Krankheiten assoziiert sind. Beiden Wirkungsprinzipien liegt die gemeinsame Annahme zugrunde, dass die zukünftige Entwicklung der Gesundheitssituation eines Individuums und Kollektivs auf einer Wahrscheinlichkeitsbasis vorhergesagt werden kann (Hurrelmann et al. 2014). Je nach Interventionszeitpunkt und -art lassen sich präventive Maßnahmen in primäre, sekundäre und tertiäre Präventionsstrategien kategorisieren (Leppin 2014):

- Primärprävention setzt vor dem Eintreten einer Erkrankung an, richtet sich vorwiegend an Gesunde/Personen ohne Symptomatik und verfolgt das vorrangige Ziel, Neuerkrankungen zu verhindern.
- Sekundärprävention setzt im Frühstadium einer Erkrankung an und zielt darauf ab, das Fortschreiten bzw. die Chronifizierung einer Erkrankung zu verhindern.
- Tertiärprävention kommt bei bereits manifestierten Erkrankungen, bei Menschen mit chronischen Beeinträchtigungen oder Rehabilitanden, zum Einsatz mit dem Ziel, Folgeschäden und Rückfälle zu verhindern.

Legt man diese Schablone auf die Kapitel des vorliegenden Buches so wird rasch deutlich, dass Maßnahmen der Gesundheitsförderung und Prävention bei Menschen mit Demenz das gesamte Kategorienspektrum beinhalten können: Ansätze, welche die Natur oder auch das bewusste Entstehenlassen von lustigen Situationen nutzen, um positiv auf die Gesundheit von Menschen mit Demenz einzuwirken, können durch ihren stark ressourcenorientierten Charakter der Gesundheitsförderung zugeschrieben werden (▶ Kap. 13, 18). Maßnahmen der Gewaltprävention, zur Vermeidung des Erlebens von Gewalthandlungen in Betreuungsbeziehungen mit Menschen mit Demenz, können beispielsweise dem Segment der Primärprävention zugeordnet werden (▶ Kap. 17). Schmerz bei Menschen mit Demenz richtig zu erkennen, um ehest möglich die nötigen Interventionen ableiten zu können ist ein klassisches Thema der Sekundärprävention (▶ Kap. 12). Menschen mit Demenz nach einem Sturzgeschehen durch gezielte Bewegungsinterventionen wieder dazu zu befähigen sich selbstständig und sicher im Alltag fortzubewegen, kann als Maßnahme der Tertiärprävention angesehen werden (▶ Kap. 11).

An dieser Stelle gilt es jedoch anzumerken, dass die strikte Zuordnung von Interventionsmaßnahmen zu den einzelnen Stufen der Prävention eher ein theoretischer Denkrahmen ist als eine praxistaugliche Herangehensweise. Eine trennscharfe Abgrenzung von Maßnahmen der Gesundheitsförderung und Prävention, und auch zwischen den einzelnen Stufen der Prävention, ist in der Praxis der Gesundheitsförderung und Prävention oftmals wenig sinnvoll und nur begrenzt möglich (Hurrelmann et al. 2014; Leppin 2014). Zudem kann gerade bei der Zielgruppe der Menschen mit Demenz eine Zuordnung nicht alleine durch den Typ der Intervention vorgenommen werden, sondern es muss eine nähere Betrachtung der Zielformulierungen erfolgen, die mit den Maßnahmen verbunden sind. So kann eine Bewegungsintervention für Menschen mit Demenz nicht bloß wie bereits angeführt im Sinne tertiärer Prävention durchgeführt werden. Steht etwa im Vordergrund, die Selbstwirksamkeitserwartung bei Menschen mit

Demenz zu fördern und das soziale Miteinander durch gemeinsame Bewegung zu stärken, ist die explizite Ausrichtung der Intervention an Gesundheitsförderung zu verorten. Ist allerdings die Vermeidung zukünftiger Stürze inhaltlich fokussiert und handlungsleitend, so ist die Ausrichtung klar primärpräventiver Natur.

Eine zumindest konzeptionelle Trennung von Gesundheitsförderung und Prävention ist bedeutsam, um den Perspektivenunterschied der beiden Denkweisen hervor zu streichen (Altgelt und Kolip 2014). Im vorliegenden Herausgeberwerk erfolgt die Betrachtung von Menschen mit Demenz bewusst aus der Perspektive der Salutogenese, auch wenn Menschen mit Demenz durch ihre vorliegende Grunderkrankung zumeist als Zielgruppe für sekundäre oder tertiäre Präventionsmaßnahmen angesehen werden. Die Buchbeiträge zeigen eindrucksvoll auf, dass Maßnahmen der Gesundheitsförderung und Prävention weit darüber hinausgehen können, lediglich Folgeschäden zu verhindern und die Progression der Demenzerkrankung zu verzögern. Sie haben das Potenzial Menschen mit Demenz dazu zu befähigen, über den gesamten Krankheitsverlauf hinweg ihre noch bis zuletzt vorhandenen Gesundheitsressourcen zu nutzen. In der Denklogik der Salutogenese soll es Menschen mit Demenz somit mit Maßnahmen der Gesundheitsförderung und Prävention ermöglicht werden am Gesundheits-Krankheits-Kontinuum so lange wie möglich so nah wie möglich am Gesundheitspol zu verweilen.

1.3 Der Stellenwert von Gesundheitsförderung und Prävention in der Versorgung von Menschen mit Demenz

Auch wenn sich die folgenden Buchbeiträge sehr spezifisch mit Theorien und Maßnahmen der Prävention und Gesundheitsförderung befassen, darf dieser Bereich nicht entkoppelt von anderen für die Zielgruppe relevanten Versorgungssegmenten wie Pflege, Therapie und Rehabilitation betrachtet werden. Ein integriertes Versorgungskonzept für Menschen mit Demenz ist im Idealmodell der gesundheitlichen Versorgung von Hurrelmann et al. (2014) abgebildet. Dabei wird das traditionell sequenzielle Gesundheitsversorgungsmodell, in dem Gesundheitsförderung, Prävention, Kuration/Therapie, Rehabilitation und Pflege in dieser Reihenfolge nacheinander geschaltet dargestellt sind, überwunden. Kuration/Therapie werden im Idealmodell mit den Versorgungssegmenten Pflege und Rehabilitation eng verflochten und der Bereich der Gesundheitsförderung und Prävention bildet eine konstitutive Komponente aller Segmente des Gesamtsystems (Hurrelmann et al. 2014). Mit anderen Worten: Die Versorgungssegmente werden nicht isoliert voneinander betrachtet, sondern es werden Schnittmengen und Überlappungen sichtbar. Gerade für Menschen mit Demenz, die oftmals mit dem gleichzeitigen Vorhandensein von unterschiedlichen Gesundheitsstörungen in unterschiedlichen Stadien konfrontiert sind (▶ Kap. 2), bedarf es einer gleichzeitigen und gleichberechtigten Anwendung und Verzahnung aller Versorgungssegmente (Fischer et al. 2001). Doch nicht umsonst trägt dieses Versorgungskonzept den Titel „Idealmodell". Die Realität der Behandlung von Menschen mit Demenz und deren Schwerpunktsetzung sind nach wie vor stark auf die Segmente der (vor allem pharmakologischen) Therapie und Pflege ausgerichtet. Eine Umorientierung ist jedoch absehbar, wie auch der Aufruf für breit angelegte Forschung im Themenfeld Demenz vermuten lässt. Denn, vor dem Hintergrund der Abwesenheit eines pharmakologischen Heilmittels wird auf internationaler Ebene Forschung in allen Versorgungssegmenten gefordert. Konkret definiert die Weltgesundheitsorganisation (WHO 2017) das Ziel, die globale Forschungstätigkeit rund um das Thema Demenz im Zeitraum zwischen 2017 und 2025 zu verdoppeln. Die Forschungsfelder Prävention, Rehabilitation und krankheitsmodifizierende Interventionen nehmen dabei gegenwärtig international einen hohen Stellenwert ein (G8 Health Ministers 2013; WHO 2012, 2017). Dies impliziert nicht ausschließlich die Generierung neuer Forschungserkenntnisse, sondern fokussiert auch das Nutzbarmachen der Erkenntnisse aus anderen Forschungsfeldern für Maßnahmen der Prävention und Rehabilitation (G8 Health Ministers 2013) sowie die Übertragung der bestehenden wissenschaftlichen Erkenntnisse in die Alltagswelt von Menschen mit Demenz (WHO 2012). Nicht nur das Thema der Prävention, auch Gesundheitsförderung für Menschen mit Demenz ist mittlerweile in internationalen Demenz-Strategien verankert: Die WHO ruft in ihrem Papier „Dementia: a public health priority" zur Entwicklung von zielgruppenspezifischen Gesundheitsförderungsstrategien auf, um die Lebensqualität von Menschen mit Demenz zu fördern.

Auch wenn das Thema der Prävention und Gesundheitsförderung bereits Einzug in international relevante Demenz-Strategiepapiere gehalten hat, so sucht man in Handlungsplänen und Demenzstrategien auf nationaler Ebene im deutschsprachigen Raum noch vergebens nach einem dezidierten Aufruf und konkreten Handlungsstrategien (Bundesamt für Gesundheit und Schweizerische Konferenz der kantonalen Gesundheitsdirektorinnen und -direktoren 2016; Bundesministerium für Familie, Senioren, Frauen und Jugend 2014; Juraszovich et al. 2015). Hier stellt sich natürlich die Frage, warum das Thema der Prävention und Gesundheitsförderung für die Zielgruppe der Menschen mit Demenz bislang so stark vernachlässigt wurde. Erklärungen dafür können im Zusammentreffen mehrere Aspekte gefunden werden: 1) Die aktuell noch etwas lückenhafte Evidenzlage hinsichtlich der Wirksamkeit von Maßnahmen der Prävention und Gesundheitsförderung bei Menschen mit Demenz sowie weitestgehend fehlende Konzepte zur zielgruppen- und settingspezifischen Adaption von bereits bei kognitiv gesunden alten Menschen als wirksam identifizierten Interventionen, 2) das langjährige Schattendasein von Pflegeeinrichtungen als Gesundheitsförderungs-Setting, dem bis vor Kurzem praktisch wie auch wissenschaftlich, nur wenig Aufmerksamkeit zuteilwurde (Krajic et al. 2014; Schaeffer und Büscher 2009) und das offiziell erst seit 2005 (Österreich) bzw. 2011 (Deutschland) dem Netzwerk Gesundheitsfördernder Krankenhäuser und Gesundheitseinrichtungen zugeschrieben wird (Deutsches Netz Gesundheitsfördernder Krankenhäuser und Gesundheitseinrichtungen 2017; Österreichisches Netzwerk Gesundheitsfördernder Krankenhäuser und Gesundheitseinrichtungen 2017), 3) die allgemeine Vernachlässigung von Gesundheitsförderung für die Zielgruppe der chronisch kranken und hochaltrigen Menschen (Schaeffer und Büscher 2009) sowie 4) die spezifische Infragestellung der Sinnhaftigkeit von Maßnahmen der Gesundheitsförderung und Prävention für Menschen mit Demenz von Entscheidungsträgern in relevanten Versorgungssettings (Blättner et al. 2018), können hier als einige mögliche Gründe angeführt werden.

Weiter lassen sich auf Ebene von Modellen und Theorien, die mit Gesundheitsförderung und Prävention in Verbindung stehen, „blinde Flecken" identifiziert, die dazu geführt haben können, dass Menschen mit Demenz bislang nicht als relevante Zielgruppe wahrgenommen wurden. Betrachtet man beispielsweise die Mehrzahl der Modelle des erfolgreichen Alterns, so exkludieren diese Menschen mit Demenz bereits per Definition (Cosco et al. 2014). Die meisten Modelle orientieren sich nach wie vor am prominenten MacArthur Modell des erfolgreichen Alterns (Rowe und Kahn 1997), das als Kriterien für erfolgreiches Altern die niedrige Wahrscheinlichkeit für Erkrankungen und erkrankungsassoziierte Beeinträchtigungen, eine hohe kognitive und physische Leistungsfähigkeit und die aktive und engagierte Teilhabe am Leben definiert. Angesichts dessen, dass aktuell 50 Mio. Menschen an Demenz erkrankt sind und sich diese Zahl bis zum Jahr 2050 mehr als verdreifachen wird (Alzheimer's

Disease International 2018), erscheint ein a priori Labeling einer so großen Gruppe als „erfolglos Alternde" nicht nur aus ethischer Perspektive höchst problematisch. Das MacArthur Modell wurde in den letzten drei Jahrzehnten in über 100 unterschiedlichen Versionen von Altersforschern adaptiert und erweitert, kürzlich sogar von Rowe und Kahn selbst mit dem Modell „Successful aging 2.0" (Rowe und Kahn 2015). Parallel dazu wurden in den letzten 30 Jahren auch unzählige kritische Artikel zum Modell veröffentlicht (Martinson und Berridge 2015): Diese rufen auf zu einer multidimensionalen Expansion des Modelles, einer Inklusion der subjektiven Bedeutung von erfolgreichem Altern und zu inklusiveren Kriterien, um die Diversität der Gruppe der alten Menschen real abzubilden und Diskriminierung zu vermeiden. In diesem Zusammenhang scheint der erst kürzlich publizierte Artikel von Tesch-Römer und Wahl (2017) ein Wegbereiter für die Inklusion von Menschen mit Demenz in Konzepte des erfolgreichen Alterns zu sein. Die Autoren argumentieren, dass die Prävalenz von alten Menschen mit Beeinträchtigungen und Pflegebedarfen auch zukünftig in modernen Gesellschaften sehr hoch sein wird und deshalb die dichotome Einteilung von alten Menschen in die beiden Kategorien „gesundes Altern" oder „Altern mit Pflegebedarfen" dadurch ersetzt werden sollte, diese beiden Kategorien als konsekutive Phasen innerhalb der Lebensspanne anzusehen. Daher sollte erfolgreiches Altern mit Pflegebedarfen in traditionelle Konzepte des erfolgreichen Alterns aufgenommen werden. Für die zukünftige Konzeption von Modellen des erfolgreichen Alterns sollten individuelle, umgebungsbezogene und pflegebezogene Strategien und Ressourcen für erfolgreiches Altern herangezogen werden, was zudem eine Lebensspannenperspektive miteinbeziehen muss (Tesch-Römer und Wahl 2017). Dies wiederum würde auch hier einen Perspektivenwechsel bedingen, sich nicht das „was" anzusehen, also den Blick nicht ausschließlich auf den Gesundheitsstatus eines alten Menschen zu richten, sondern den Fokus auf das „wie" zu legen, also darauf, inwiefern es einem Menschen gelingt seine vorhandenen Gesundheitspotenziale auch trotz etwaiger Beeinträchtigungen erfolgreich zu nutzen. Die Einnahme dieser Perspektive hat beispielsweise bereits im Modell der selektiven Optimierung und Kompensation von Baltes (1997) lange Tradition und sollte vor allem in Hinblick auf die Förderung der Gesundheitspotenziale von Menschen mit Demenz stärker als theoretische Grundlage für die Versorgungspraxis der Zielgruppe herangezogen werden.

Wie die kurze Einführung in die Thematik Gesundheitsförderung und Prävention für Menschen mit Demenz bereits deutlich vor Augen geführt hat, handelt es sich um ein höchst spannendes, relevantes und zugleich noch wenig erforschtes und im Versorgungssystem noch kaum verankertes Thema. Es gibt demnach in Praxis und Wissenschaft noch viel zu tun, um Maßnahmen der Gesundheitsförderung und Prävention in den Alltag von Menschen mit Demenz zu bringen.

1.4 Aufbau und Inhalte des Buches

Das vorliegende Herausgeberwerk ist in vier Teilabschnitte untergliedert. Im Abschnitt der Einführung werden neben dem vorliegenden Kapitel, das eine grundsätzliche Verortung des Themas der Gesundheitsförderung und Prävention für Menschen mit Demenz vornimmt, das Demenzsyndrom an sich und die damit oftmals einhergehenden Komorbiditäten behandelt, um so die Basis für die weitere Auseinandersetzung mit der Zielgruppe und ihren besonderen Bedürfnissen zu schaffen. Im Hauptteil des Buches erfolgt, gegliedert in zwei Abschnitte, eine thematische Trennung von Beiträgen, die sich primär mit theoretischen Grundlagen der Gesundheitsförderung und Prävention auseinandersetzen und Beiträgen, die sich unterschiedlichen praktischen Handlungsfeldern der Gesundheitsförderung und Prävention für Menschen mit Demenz widmen.

Im Theorieteil werden zentrale Konzepte und Modelle der Gesundheitsförderung, teilweise international erstmalig, in Bezug auf Menschen mit Demenz diskutiert und beleuchtet: Große Lücken hinsichtlich deren Anwendung, Ergänzung und Erweiterung für bzw. bei Menschen mit Demenz werden aufgezeigt, aber auch Ansätze, wie zukünftig zu deren Schließung beigetragen werden könnte. Der Auseinandersetzung mit dem Thema der Evaluation kommt im Theorieteil ebenso wie in den einzelnen Kapiteln des Interventionsteils eine zentrale Rolle zu. Um Maßnahmen der Gesundheitsförderung und Prävention für Menschen mit Demenz gleichwertig und komplementär neben pharmakologischen Therapieansätzen fest in der Versorgungsstruktur für diese Zielgruppe zu verankern, bedarf es der Darlegung von Evidenznachweisen, die das Potenzial für die Zielgruppe „schwarz auf weiß" belegen, um damit nicht zuletzt auch den Einsatz von Finanzmitteln in diesem Bereich zu legitimieren.

Die Buchkapitel im Interventionsabschnitt des Buches befassen sich zum einen mit Themen, die bereits eine lange Tradition haben, wie z. B. Ernährung, Bewegung oder Krankheitsbewältigung, und diskutieren diese in Hinblick auf die speziellen Bedürfnisse und Bedarfe von Menschen mit Demenz. Zum anderen werden Themenbereiche, die stärker im Bereich der Prävention verankert sind, wie z. B. Gewalt, Suizid oder Schmerz, in Hinblick auf die Zielgruppe beleuchtet. Als dritte Komponente werden darüber hinaus auch noch bisweilen für diese Zielgruppe etwas exotisch anmutende Maßnahmenbereiche mit stark ressourcenorientiertem Charakter wie Interventionen aus dem Bereich Humor, Natur oder Sexualität oder auch Themen, die nicht auf den ersten Blick mit Gesundheitsförderung assoziiert werden, wie der Bereich der Technik (Stichwort Gesundheit 4.0), präsentiert.

Der vierte und letzte Abschnitt des Buches ist einem Ausblick mit Weitblick gewidmet. Neben einem Fazit und der zusammenfassenden Aufstellung von weiteren Forschungsdesideraten schließt das Buch mit einem Aufruf zum Paradigmenwechsel in der Demenzforschung.

Das Herausgeberwerk bietet somit einen interdisziplinären und multiperspektivischen Spaziergang durch die aktuelle Studienlandschaft, zeigt Entwicklungspotenziale und dringend zu schließende Wissenslücken auf und diskutiert mögliche Ausrichtungen für die Zukunft – dies alles mit dem Ziel Forschende und Praktiker zu ermutigen, Menschen mit Demenz zu befähigen ihre Gesundheitspotenziale bestmöglich zu entfalten.

Literatur

Altgelt T, Kolip P (2014) Konzepte und Strategien der Gesundheitsförderung. In: Hurrelmann K, Klotz T, Haisch J (Hrsg) Lehrbuch Prävention und Gesundheitsförderung. Huber, Bern, S 45–56

Alzheimer's Disease International (2018) World Alzheimer Report 2018. The state of the art of dementia research: New frontiers. ▶ https://www.alz.co.uk/research/WorldAlzheimerReport2018.pdf. Zugegriffen: 30. Jan. 2019

Antonovsky A (1997) Salutogenese: Zur Entmystifizierung der Gesundheit (A. Franke, Übers.). dgvt-Verlag, Tübingen. (Original erschienen 1987: Unraveling the mystery of health: how people manage stress and stay well)

Baltes PB (1997) Die unvollendete Architektur der menschlichen Ontogenese: Implikationen für die Zukunft des vierten Lebensalters. Psychol Rundsch 48:191–210

Blättner B, Ponomarew K, Kraemer K, Griesel S, Roß-Stabernack S, Krüger K (2018) Gesundheitsförderung in Pflegeheimen: Sichtweisen von Entscheidern. Präv Gesundheitsfförd 13(2):146–150. ▶ https://doi.org/10.1007/s11553-017-0623-0

Bundesamt für Gesundheit und Schweizerische Konferenz der kantonalen Gesundheitsdirektorinnen und – direktoren (2016) Nationale Demenzstrategie Schweiz. ▶ https://www.bag.admin.ch/bag/de/home/strategie-und-politik/nationale-gesundheitsstrategien/nationale-demenzstrategie.html. Zugegriffen: 30. Jan. 2019

Bundesministerium für Familie, Senioren, Frauen und Jugend (Hrsg) (2014) Gemeinsam für Menschen mit Demenz: Die Handlungsfelder. ▶ https://www.allianz-fuer-demenz.de/fileadmin/de.allianz-fuer-demenz/content.de/downloads/Gemeinsam_fuer_Menschen_mit_Demenz.pdf. Zugegriffen: 30. Jan. 2019

Cosco TD, Prina AM, Perales J, Stephan BC, Brayne C (2014) Operational definitions of successful aging: a systematic review. Int Psychogeriatr 26(3):373–381. ► https://doi.org/10.1017/s1041610213002287

Deutsches Netz Gesundheitsfördernder Krankenhäuser und Gesundheitseinrichtungen (2017) Über uns. ► http://dngfk.de/geschichte. Zugegriffen: 30. Jan. 2019

Fischer GC, Kuhlmey A, Lauterbach KW, Rosenbrock R, Schwartz FW, Scriba PC, Wille E (2001) Bedarfsgerechtigkeit und Wirtschaftlichkeit. Band III, Über-, Unter- und Fehlversorgung. Gutachten 2000/2001. ► http://www.svr-gesundheit.de/index.php?id=18. Zugegriffen: 30. Jan. 2019

G8 Health Ministers (2013) G8 Dementia Summit Declaration. ► https://www.allianz-fuer-demenz.de/fileadmin/de.allianz-fuer-demenz/content.de/downloads/G8_DEMENTIA_SUMMIT_DECLARATION.pdf. Zugegriffen: 30. Jan. 2019

Hurrelmann K, Richter M (2013) Gesundheits- und Medizinsoziologie. Eine Einführung in sozialwissenschaftliche Gesundheitsforschung, 8., überarb Aufl. Juventa, Weinheim

Hurrelmann K, Klotz T, Haisch J (2014) Krankheitsprävention und Gesundheitsförderung. In: Hurrelmann K, Klotz T, Haisch J (Hrsg) Lehrbuch Prävention und Gesundheitsförderung, 4., vollständig überarb Aufl. Huber, Bern, S 13–24

Juraszovich B, Sax G, Rappold E, Pfabigan D, Stewig F (Hrsg) (2015) Demenzstrategie: Gut Leben mit Demenz. ► http://www.bmgf.gv.at/cms/home/attachments/5/7/0/CH1513/CMS1450082944440/demenzstrategie_abschlussbericht.pdf. Zugegriffen: 30. Jan. 2019

Krajic K, Cichocki M, Quehenberger V (2014) Health-promoting residential aged care: a pilot project in Austria. Health Promot Int 30(3):769–781. ► https://doi.org/10.1093/heapro/dau012

Leppin A (2014) Konzepte und Strategien der Prävention. In: Hurrelmann K, Klotz T, Haisch J (Hrsg) Lehrbuch Prävention und Gesundheitsförderung, 4., vollständig überarbeitete Aufl. Huber, Bern, S 36–44

Martinson M, Berridge C (2015) Successful aging and its discontents: a systematic review of the social gerontology literature. The Gerontologist 55(1):58–69. ► https://doi.org/10.1093/geront/gnu037

Österreichisches Netzwerk Gesundheitsfördernder Krankenhäuser und Gesundheitseinrichtungen (2017) Mitglieder und Partner. ► http://www.ongkg.at/mitglieder-und-partner.html. Zugegriffen: 30. Jan. 2019

Rowe JW, Kahn RL (1997) Successful aging. The Gerontologist 37(4):433–440. ► https://doi.org/10.1093/geront/37.4.433

Rowe JW, Kahn RL (2015) Successful aging 2.0: conceptual expansions for the 21st century. J Gerontol B Psychol Sci Soc Sci 70(4):593–596. ► https://doi.org/10.1093/geronb/gbv025

Schaeffer D, Büscher A (2009) Möglichkeiten in der Gesundheitsförderung in der Langzeitversorgung. Empirische Befunde und konzeptionelle Überlegungen. Z Gerontol Geriatr 6:441–451. ► http://dx.doi.org/10.1007/s00391-009-0071-3

Tesch-Römer C, Wahl H-W (2017) Toward a more comprehensive concept of successful aging: disability and care needs. J Gerontol B Psychol Sci Soc Sci 72(2):310–318. ► https://doi.org/10.1093/geronb/gbw162

WHO (2012) Dementia: a public health priority. ► http://apps.who.int/iris/bitstream/10665/75263/1/9789241564458_eng.pdf?ua=1. Zugegriffen: 30. Jan. 2019

WHO (2017) Global action plan on the public health response to dementia 2017–2025. ► http://apps.who.int/iris/bitstream/10665/259615/1/9789241513487-eng.pdf?ua=1. Zugegriffen: 30. Jan. 2019

Das Demenzsyndrom und Komorbiditäten

Werner Hofmann

D. Gebhard, E. Mir (Hrsg.), *Gesundheitsförderung und Prävention für Menschen mit Demenz*,
https://doi.org/10.1007/978-3-662-58130-8_2

Täglich melden Laien- und Fachpresse Fortschritte in der Demenzprävention. Es gibt keinen Ansatz, der nicht schon in Betracht gezogen worden wäre – von der mit Vitaminen angereicherten Polypill bis zum Tanztee. Epidemiologische Studien zeigen, dass im mittleren Lebensalter bekannte Risikofaktoren wie Rauchen, Bewegungsmangel oder Übergewicht Demenzen im späteren Lebensalter begünstigen. Diese in jüngeren Jahren zu beeinflussen, ist in jedem Fall präventiv effizient.

Für Risikofaktoren, die erst im späteren Lebensalter auftreten, existiert laut aktualisierter S3-Leitlinie Demenzen keine Evidenz: „Aus Untersuchungen zu Ernährungsgewohnheiten, mäßigem Alkoholkonsum, Medikamenten- oder Hormonbehandlung können keine Empfehlungen abgeleitet werden." (Jessen et al. 2017, S. 128). Da eine voll wirksame Prävention oder komplette „Heilung" der Demenz vermutlich für Jahrzehnte nicht in Sicht sind, verbleibt die Beeinflussung von Demenz-Symptomen und begleitenden Krankheiten als wichtige Option.

2.1 Ausgangslage

Demenzerkrankungen beginnen möglicherweise bereits 30 Jahre vor den ersten Symptomen. Bei der Alzheimer-Demenz (AD), der häufigsten der fünf Demenzformen (siehe ► Abschn. 2.2.3), lassen sich bereits 20 Jahre vor Manifestation positive Biomarkerbefunde identifizieren, die mit bis zu 90 % der späteren auftretenden AD korrelieren (Jack et al. 2018). Während klinisch orientierte Konzepte einer frühzeitigen Diagnostik im Sinne eines Mild Cognitive Impairment (MCI) unzuverlässig blieben (Malek-Ahmadi 2016), wird auf die Neukonzeption der Demenz-Diagnostik seit 2018 große Hoffnung gesetzt: Man erwartet, dass mit biologischen Befunden, die aus Liquor (Rückenmarksflüssigkeit), Blutserum und/oder bildgebenden Verfahren gewonnen werden, eine zutreffende, sehr frühzeitige Diagnose der AD gestellt werden kann; allerdings bleiben die aufwendigen und eingreifenden (z. B. Liquorpunktion) Verfahren hochspezialisierten Zentren vorbehalten (Silverberg et al. 2018). Die Forschung ist angestoßen, die Neukonzeption befindet sich noch in einem experimentellen Stadium.

60 bis über 75 % aller Personen in der Wohnbevölkerung wünschen eine frühzeitige Diagnose für sich, um die Zukunft planen zu können (Klöppel 2016). In einer älteren, nur kleinen Studie wünschten sogar 90 % aller in Hausarzt-Praxen vorstellig gewordenen Patienten eine frühe Diagnose (Wächtler et al. 2007). Definitiv gibt es aber auf absehbare Zeit keine spezifisch und direkt wirksamen, medizinischen Therapieansätze, keine Prognose, wann und in welcher Ausprägung die Demenz fortschreitet und vor allem keine verlässliche Vorhersage, wie der Mensch mit Demenz „seine" Erkrankung künftig tatsächlich erleben wird.

Die Demenz ist eine Kontinuumserkrankung und wird bei späterem Beginn in höherem Alter möglicherweise gar nicht mehr „erlebt". Mögliche Auslöser und Risikofaktoren korrelieren nicht notwendiger Weise mit den genannten biologischen Parametern (Biomarkern), der Neuropathologie und den klinischen Ausprägungsgraden sowie Symptomen. Das heißt, Menschen mit Demenz, die eine Frühdiagnose etwa in einer Gedächtnissprechstunde (Memory-Clinic) anstreben, benötigen eine besonders intensive ärztliche, psychologische und sozialpädagogische Beratung, Begleitung und Gesprächsführung.

Die klassischen Prinzipien der medizinischen Primär-, Sekundär- und Tertiärprävention, wie etwa bei kardiovaskulären Erkrankungen, Diabetes oder Karzinomen greifen bei Demenz nicht in gleichem Maße (Solomon et al. 2014). Den nicht-medizinischen Präventionsstrategien kommt, ganz im Sinne des vorliegenden Herausgeberwerkes, ein umso bedeutenderer Stellenwert zu. Die allgemeine Wirkung nicht-medizinischer Maßnahmen ist belegt, vermehrt liegen Studien zu deren Evidenz vor; das Wissen um die Stärke der Effekte auf demenzspezifische Störungen bedarf allerdings weiterer Forschungsanstrengungen (Kratz 2017).

Interprofessionelle Arbeitsansätze der therapeutisch-pädagogisch und ärztlich tätigen Berufsgruppen sind gefordert – und wirksam. Es gilt, modifizierbare Risikofaktoren zu identifizieren und protektive Programme zu etablieren.

> **Da eine voll wirksame, rein medizinische Prävention oder komplette „Heilung" einer bereits manifesten Demenz nicht in Sicht sind, verbleibt die Beeinflussung von Umgebungsfaktoren, Demenz-Symptomen und begleitenden Körper-Krankheiten als besonders wichtige Option.**

Die Demenzformen müssen eindeutiger differenziert werden, und zwar hinsichtlich unterschiedlicher Aspekte: Ätiologie (Ursache), Interaktionen mit anderen, begleitenden Körpererkrankungen (Komorbidität), Zeitpunkt der Manifestation, Ausprägung affektiver Störungen (Angst und/oder depressive Symptome) und von Verhaltensauffälligkeiten im Verlauf, über die Zeit und im Grad der Demenz. Diese sprechen im Gegensatz zur zugrunde liegenden Demenz auf nicht-medikamentöse oder medikamentöse Behandlung gut an – in präventivem Sinn: „Der zeitlich begrenzte Gebrauch von Psychopharmaka ist dann sinnvoll, wenn psychosoziale Interventionen nicht effektiv waren." (Kratz 2017, S. 453).

2.2 Das Demenz-Syndrom

2.2.1 Diagnose des Demenz-Syndroms – Vorbemerkungen und krankheitsspezifische Herausforderungen

Internationale Leitlinien und Diagnosekriterien sehen ein zweistufiges Vorgehen zur Diagnostik der Demenzen vor: Der erste Schritt dient einer möglichst gründlichen Erhebung, Beschreibung und Sicherung des Demenzsyndroms. Im zweiten Schritt erfolgt die Spezifizierung der Demenz-Ätiologie.

Die überarbeitete S3-Leitlinie Demenzen (Jessen et al. 2017) basiert auf den ICD (International Classification of Diseases) – Kriterien der Weltgesundheitsorganisation (WHO 2016). Diese sind kompatibel mit den klinischen Kategorien des US-amerikanischen National Institute on Aging (NIA; Knopmann et al. 2018) und der Alzheimer's Assocation (AA; Jack et al. 2018) sowie einer Vielzahl an weiteren Kriteriensätzen und internationalen Leitlinien. Die Formulierung der ICD-11 der WHO, die ab 2022 in Kraft tritt, befolgt diese ebenfalls. Die Codierung nach ICD durch den Arzt sichert Leistungen der Krankenversicherung und – in Deutschland – der Pflegeversicherung, die nur dann eintritt, wenn eine fortschreitende Erkrankung dokumentiert ist. Je genauer Demenzen differenziert werden, desto zutreffender ergeben sich Überlegungen zur Begleitmedikation und zu umgebungs- und verhaltensunterstützenden Angeboten. Eine Diagnose verhilft auch dazu, einen erhöhten Ressourcenaufwand, vor allem für die Pflege, darzustellen. Kostenschätzungen ohne genaue diagnostische Klassifizierung und Codierung müssen nach Ansicht des Autors als unseriös gelten.

> **Die Demenzdiagnostik muss zweistufig erfolgen. Eine genaue Diagnose sichert eine maßgeschneiderte Behandlung und Begleitung und ermöglicht erst die Abbildung nötiger Ressourcen.**

Im Rahmen der Demenzdiagnostik gilt es zahlreiche, teils krankheitsspezifische Herausforderungen zu beachten, um zu einem validen Ergebnis gelangen zu können.

- Für jeden Erstkontakt sollte eine ruhige, helle und möglichst bequeme Zone zur Verfügung stehen. Der Mensch mit Demenz sollte emotional einbezogen werden und es sollte durch zugewandte Gestik zum Ausdruck gebracht werden, dass man ihn teilhaben lassen will (Empathie). Sollte – idealerweise – eine Bezugsperson anwesend sein, sollte der primäre

2

Kontakt immer mit dem Menschen mit Demenz zuerst erfolgen. Bestätigende oder nichtbestätigende Rückfragen geben in ihrem entweder positiven oder negativen Gesprächsergebnis wichtige Zusatzinformationen (Hofmann 2012b; Hofmann et al. 2019).

- In der Gesprächsführung sollten einfache, eindeutige und klare Worte und Informationen eingesetzt werden. Vor Beginn der körperlichen Untersuchung und vor dem Auskleiden ist zu erklären, welche Maßnahmen geplant sind. Häufig müssen Fragen wiederholt gestellt werden, verbunden mit der Rückfrage „Haben Sie verstanden?" (Hofmann 2017; Wächtler 2003).
- Sehr viele Ältere weisen ohnehin ein vermindertes Sehvermögen und eine Schwerhörigkeit auf. Eine Visuseinschränkung ist bei Menschen mit Demenz etwa 10 bis 20 % häufiger als in der Allgemeinbevölkerung und liegt bei 40 bis 65 % (Körting 2017). Bei beiden Funktionen handelt es sich um Einschränkungen im Bereich der peripheren Organe Augen und Ohren. Bei einer Demenz kommt es zusätzlich zu sehr speziellen Veränderungen, die die zentrale Verarbeitung im Gehirn betreffen. Räumliche Strukturen, Gegenstände und vor allem Personen werden verzerrt oder verschwommen wahrgenommen. Gerade Linien, Wegstrecken, Zielpunkte werden nicht „geortet". Die vermeintliche „Desorientierung" ist in Wirklichkeit eine Raum-Wahrnehmungs- und Explorationsstörung.
- Auch das Erkennen von Gesichtern (Physiognomie) gelingt nicht. Vertraute werden nicht erkannt, „optisch" nicht gesehen, aber „haptisch" dennoch wahrgenommen und wiedererkannt. Berührung, Zuwendung und Beruhigung kommen daher gut an. Die Geschwindigkeit, verbunden mit der erforderlichen Geduld, um verbliebene Wahrnehmungs- und Verarbeitungsmodalitäten kompensatorisch einzusetzen, spielt eine wichtige Rolle (Hofmann 2012b).
- Neueste Forschung zur zentralen Verarbeitung von Geräuschen ist ebenso zu berücksichtigen. Die Einschränkung des Hörvermögens liegt bei Menschen mit Demenz um 10 bis 20 % höher als in der Allgemeinbevölkerung und wird auf etwa 55 bis zu 80 % beziffert (Dietz et al. 2018). Sinntragende Geräusche (z. B. Telefon, Klingel, Hundegebell, Gewitter) können schon zu einem Zeitpunkt nicht erkannt werden, zu dem kognitive Funktionen gemessen in den Screenings (siehe ► Abschn. 2.2 in diesem Kapitel) noch intakt sind. Auch die Quelle von Geräuschen in der Umgebung (Lokalisation, Richtung sowie Entfernung) kann nicht identifiziert werden. Dies führt zu Unsicherheit, Angst, Irritation, Fehlleistungen und herausforderndem Verhalten – vor allem bei Umgebungswechsel. Eindeutige, klar formulierte sprachliche Erklärungen haben sich als sehr hilfreich erwiesen und können umso besser nachvollzogen werden, wenn das periphere Hören unterstützt wird (Dietz et al. 2018).

Sehen und Hören weisen eine periphere (vermindertes Seh- und Hörvermögen) und eine zentrale (veränderte Verarbeitung im Gehirn bei Demenz) Komponente auf. Brille und Hörgerät müssen im diagnostischen Prozess verfügbar sein, die zentrale Verarbeitung ist durch Empathie und Körperkontakt zu fördern.

- Kaum ein medizinischer Behandlungsanlass kann frei von Schmerzen sein (zum Thema Schmerz siehe auch ► Kap. 12). Die Prävalenz von Schmerzen bei Menschen mit Demenz wird mit 49 bis 83 % angegeben (Lukas und Drebenstedt 2014). Hier ist auf Körpersprache zu achten (Edmondstone 1995). Man kann versuchen, die Hände über verschiedene Körperregionen zu führen und anhand der Mimik interpretieren, an welcher

Körperregion die Erkrankung zu lokalisieren ist. Extreme Unruhe kann Ausdruck stärkster Schmerzen etwa bei Harnverhalt sein. Nach Erfahrung des Autors können mit zunehmender Schwere der akuten Erkrankung Verhaltensauffälligkeiten, Unruhe und aggressive Tendenzen aber auch wieder abnehmen. Dies ist fatal, weil eine vital bedrohliche Erkrankung übersehen werden kann.
- Bei der Diagnostik muss laut S3-Leitlinie die Einwilligungsfähigkeit des Betroffenen berücksichtigt und geprüft werden; gegebenenfalls muss eine gesetzliche Vertretung geschaffen werden (Jessen et al. 2017).

2.2.2 Wann liegt eine Demenz vor? Vom Screening zur elaborierten Diagnostik

Zahlreiche Symptome begründen den Verdacht auf eine Demenz (Hofmann 2012b; Hofmann et al. 2019; Wächtler 2003): Das Vergessen kurz zurückliegender Ereignisse und von Terminen, Schwierigkeiten bei komplexen alltäglichen Verrichtungen (Umgang mit Geräten), Vernachlässigen von Hobbys, sozialer Rückzug, vermehrte Reizbarkeit. Der ältere Mensch wird mürrisch, es entstehen Probleme beim Autofahren oder es fällt ihm schwer, im Gespräch das passende Wort zu finden. Das tägliche Leben kann durch aufgehobenes Urteilsvermögen (nicht mehr vorhandenes Erfassen von Zusammenhängen), Störungen der Orientierung, der Wortfindung (Aphasie), Fingerfertigkeit und/oder Bewegungsabfolgen (Apraxie) eingeschränkt werden.

Die S3-Leitlinie sagt: „Eine frühzeitige syndromale Diagnostik ist Grundlage. Eine genaue Eigen-, Fremd-, Familien- und Sozialanamnese einschließlich der vegetativen und Medikamentenanamnese sind zu erheben. Aus ihr sollen eine erste ätiologische Zuordnung erkennbar und Problembereiche, Alltagsbewältigung und bisheriger Verlauf abschätzbar sein. Bei jedem Demenzverdacht sollten MMSE, DemTect, TFDD oder MoCA und Uhrentest durchgeführt werden. Deren Sensitivität ist jedoch begrenzt und sie sind zur Differenzialdiagnostik nicht geeignet.“ (Jessen et al. 2017, S. 40).

Die S3-Leitlinie empfiehlt im Einzelnen einen der genannten „Papier- und Bleistift“-Tests (Screening-Tools, oder -Tests) zur orientierenden Einschätzung kognitiver Störungen zu verwenden:
- Mini-Mental State Examination (MMSE; Folstein et al. 1975) oder
- Demenz-Detection (DemTect; Kessler et al. 2000) oder
- Test zur Früherkennung von Demenzen mit Depressionsabgrenzung (TFDD; Ihl et al. 2000) oder das
- Montreal Cognitive Assessment (MoCA; Nasreddine et al. 2005; siehe auch ▶ www.mocatest.org) UND
- eine Variante der verschiedenen Uhrentests (Suhlmann et al. 1993; Sunderland et al. 1989; Watson et al. 1993).

Die Güte eines Screening-Ergebnisses hängt davon ab, wie der zu untersuchende Personenkreis vorab definiert wurde (Prävalenzbereich). Es muss ein „Anfangsverdacht“ für ein Gedächtnisproblem bestehen, um eine bestimmte „Trefferwahrscheinlichkeit“ zu erzielen. Auch ist der Screening-Test nur dann einzusetzen, wenn sich der Mensch mit Demenz in seiner „Tagesbestform“ befindet. Dies stellt vor allem im Akutkrankenhaus ein Problem dar und führt nach Erfahrung des Autors zu Fehlbestimmungen in einem niedrig zweistelligen Prozentbereich.

Im „Expertensetting“ mit hoher Prävalenz (Gedächtnissprechstunden, Geriatrische Kliniken) besitzt die MMSE eine positive prädiktive Wertigkeit (Erkennen der Demenz) in Höhe von >85 %, und eine negative prädiktive Wertigkeit (Ausschluss der Demenz) <80 %; im Hausarztsetting (Niedrigprävalenzbereich) besitzt die MMSE demgegenüber nur eine sehr geringe positive prädiktive Wertigkeit, um Demenzen erkennen zu können, in Höhe von <55 %, aber eine besonders hohe negative Wertigkeit zum Ausschluss der Demenz >95 % (Mitchell 2009).

Ein Screening darf – nach Schulung und bei zuverlässiger Berücksichtigung der Handlungsanleitung – von pflegerischen und therapeutischen Berufsgruppen, auch von Praxispersonal durchgeführt werden. Die Trennschärfe für das Beurteilen von Gedächtnisstörungen lässt erheblich nach, wenn die Handlungs-Anweisungen nicht befolgt werden, etwa, weil man aus „Gutmütigkeit eine Auge zudrückt".

Auch bei gründlichster Befolgung der jeweiligen Handlungsanleitung besitzt jedes Screening-Tool nur eine begrenzte Sensitivität und Spezifität. Das heißt, bei einem korrekten Hinweis auf ein Demenz-Syndrom in Höhe von 85 % „entgehen" 15 % der untersuchten Personen. Immer sind die Kriterien Zeitdauer nachgewiesener Gedächtniseinschränkungen >6 Monate und eingeschränkter Status hinsichtlich der Aktivitäten des täglichen Lebens (activities of daily living; ADL) führend. Der Untersucher hat sich seiner Verantwortung klar zu sein, dass es keinesfalls zu einer Fehldiagnose und damit unzulässiger Diskriminierung des Menschen mit Demenz kommen darf.

Ein Demenz-Syndrom liegt vor, wenn >6 Monate anhaltende Gedächtnisstörungen nachgewiesen sind, in einem Screening der Cut-Off-Wert unterschritten und die Schwelle einer erkennbaren ADL-Einschränkung überschritten ist.

Weiter empfiehlt die S3-Leitlinie, bei fraglicher oder leichtgradiger Demenz neuropsychologische Tests mit elaborierten Batterien einzusetzen. Der Untersucher wählt erst nach eingehendem persönlichen Eindruck und Fremdanamnese meist Subskalen aus verschiedenen Testkoffern aus und erstellt den Befund, der sich aus der Gesamtschau von klinischer Untersuchung und psychometrischer Testung ergibt. Zu den gängigsten Verfahren gehören z. B. die Alzheimer Disease Assessment Scale (ADAS), The Cambridge Examination for Mental Disorders of the Elderly (CAMDEX), The Consortium to Establish a Registry for Alzheimer's Disease (CERAD) (Ivemeyer und Zerfaß 2002). Die Neuropsychologie hat einen wichtigen Stellenwert in der Frühdiagnostik, um verhaltens- und umgebungsbezogene Präventionsprogramme zu initiieren.

Weiter empfiehlt die S3-Leitlinie die Bestimmung von 11 Parametern im Blut (Basislabor) sowie eine Bildgebung (Röntgen) des Kopfes als obligat durchzuführende apparative Diagnostik-Bestandteile. Das Basislabor wird gezielt erweitert, sofern Anlass besteht.

2.2.3 Vom Syndrom zur Ätiologie der Demenz

Das zweistufige Vorgehen der Demenz-Diagnostik (siehe ► Abschn. 2.2.1) erlaubt es, lediglich das Syndrom der Demenz festzustellen, wenn der Patient eine Spezifizierung nicht wünscht. Dies ist zu respektieren. ◘ Abb. 2.1 veranschaulicht die Ebene vom Syndrom der Demenz sowie verschiedene Ätiologien.

Die S3-Leitlinie enthält eine Übersicht potenziell „reversibler", also ursächlich behandelbarer Demenzen, wie in ◘ Tab. 2.1 gezeigt (Jessen et al. 2017, S. 47). In einer Metaanalyse fanden sich bei 9 % vermeintlich an Demenz Erkrankter in Wirklichkeit reversible Ursachen (Clarfield 2003).

Es existiert eine Reihe von ursächlich behandelbaren Demenzen, deren Ursachen potenziell reversibel sind.

Liegt kein Anhaltspunkt für eine reversible Ursache vor, erfolgt die Zuordnung zu einzelnen Formen der Demenz. Die S3-Leitlinie führt fünf Demenzformen in der Reihenfolge ihrer Häufigkeit auf sowie die Kategorie „andere Demenzen": Alzheimer-Demenz (AD), Vaskuläre Demenz (VD), Fronto-Temporale Demenz (FTD), Demenz bei Morbus

Tab. 2.1 Wichtige reversible Ursachen des Demenzsyndroms. (Jessen et al. 2017, S. 47)

Ausgestaltung	Ursache
Endokrinopathien	Hypo- oder Hyperthyreose Hypo- oder Hyperparathyreodismus
Mangelkrankheiten	Vitamin B12 Folsäure Vitamin B1 Vitamin B6
Metabolische Enzephalopathien	Morbus Wilson, Hämochromatose, Leberzirrhose chronische Niereninsuffizienz (Dialyse)
Intoxikationen	Kohlenmonoxid, Quecksilber, Blei, Perchlorethylen Medikamente Alkohol
Elektrolytentgleisungen	Hypo- und Hypernatriämie
Hämatologische Erkrankungen	Polyzythämie, Hyperlipidämie, Plasmozytom Anämie
Chronische Infektionserkrankungen	Bakteriell: Morbus Whipple, Neurosyphilis, Neuroborelliose Viral: Zytomegalie, HIV-Enzephalitis, progressive multifokale Leukoenzephalitis
Spätformen der Leukodystrophien	Zeroidlipofuszinose

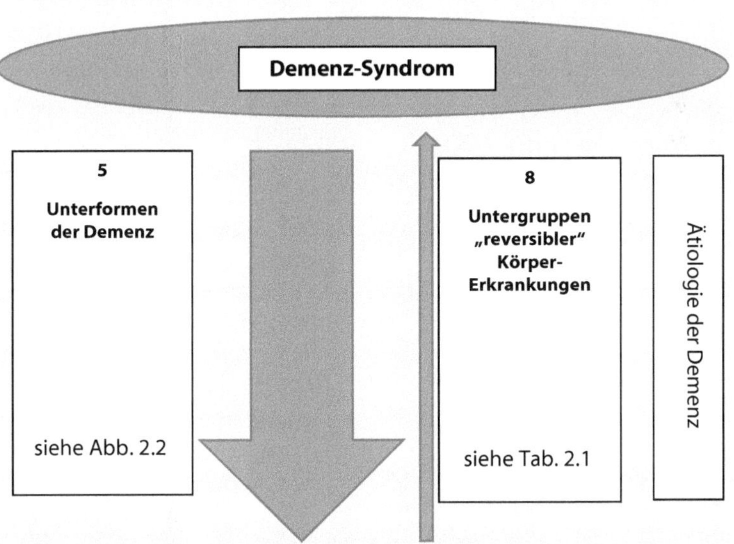

Abb. 2.1 Demenz-Syndrom und verschiedene Ätiologien

2

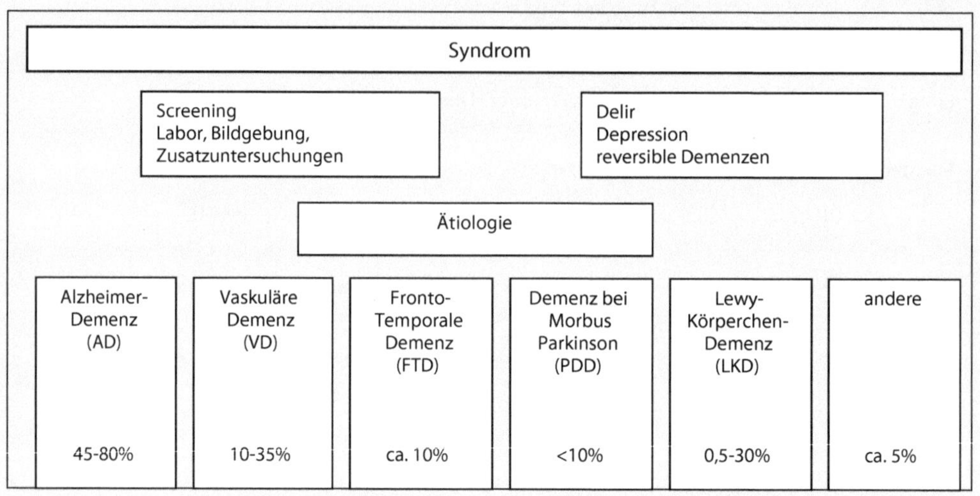

Abb. 2.2 Algorithmus der Demenz-Diagnostik vom Syndrom zur Ätiologie. (Auf Basis von Jessen et al. 2017; Hofmann 2012b; Hofmann et al. 2019)

Parkinson (PDD), Lewy-Körperchen-Demenz (LKD) sowie andere Demenzen. Eine Übersicht zeigt Abb. 2.2.

> **Es lassen sich fünf zentrale Demenzformen unterscheiden, weiter existiert die Kategorie „andere Demenzen".**

2.2.3.1 Alzheimer-Demenz (AD)

Die Demenz bei Alzheimer-Krankheit, „Alzheimer's Dementia" (AD), ist die häufigste Form der Demenz. Die AD beginnt unbemerkt nach und nach und entwickelt sich stetig über einen Zeitraum von vielen Jahren als Kontinuumserkrankung. Rezente Forschung belegt, dass bereits 20 Jahre vor der Manifestation biologische Marker als frühzeitige Zeichen für eine später auftretende, dann auch klinisch bemerkbare AD nachgewiesen werden können (Knopmann et al. 2018). Die Kriterien des NIA und der AA (McKhann et al. 2011) beschreiben die AD mit alltagsrelevanten kognitiven oder verhaltensbezogenen Symptomen, die eine Verschlechterung im Verlauf darstellen, und eine der drei Domänen Urteilsfähigkeit, räumlich-visuelle Funktion oder Sprache betreffen. Die NIA-Kriterien sind prägnanter als die des ICD aus dem Jahr 1985, aber aus der ICD abgeleitet und mit ihr kompatibel (Jessen et al. 2017).

2.2.3.2 Vaskuläre Demenz (VD)

Die vaskuläre Demenz (VD) ist die zweithäufigste aller Demenzen. In einer großen Metaanalyse verdoppelte sich bei gleichzeitig bestehender vaskulärer und neurodegenerativer Pathologie das Risiko, an einer Demenz zu erkranken (Azarpazhooh et al. 2018). Die Behandlung der kardiovaskulären Risikofaktoren ist hier besonders wichtig, um ein rasches Fortschreiten dieser Demenzerkrankung zu verhindern.

Die S3-Leitlinie (Jessen et al. 2017) fasst die VD als Obergruppe von Erkrankungen der großen und kleinen Blutgefäße des Kopfes auf, die verantwortlich für eine kognitive Verschlechterung sind. Betroffen sind vor allem Handlungs-, Urteils- und Abstraktionsfähigkeit. Das Ausmaß der morphologischen Veränderungen korreliert nicht mit der Schwere der Störungen: Sehr kleine, einzelne Infarkte können, an „strategischer Stelle" sitzend, zu massiven kognitiven Defiziten führen oder umgekehrt (große Läsion ohne Ausfälle).

Nach ICD-10 (WHO 2016) lassen sich folgende Untergruppen unterscheiden:

- VD mit akutem Beginn nach Schlaganfall oder Hirnblutung: Diese entwickelt sich schnell und wird in der Literatur auch als Post-Stroke-Demenz (PSD) bezeichnet. Es kann bereits eine Demenz vorbestehend sein (in 9 bis 14 % der Fälle; Pendlebury und Rothwell 2009).
- Multiinfarktdemenz: Sie beginnt allmählich mit Transitorisch Ischämischen Attacken (TIA's), nach denen es zu einer Anhäufung von mehreren Hirninfarkten kommt. Häufig ist ein zeitversetztes, gestuftes Auftreten zu beobachten.
- Subkortikale VD: Hierzu zählen Fälle mit Bluthochdruck in der früheren Anamnese (aktuell kann der Blutdruck aber normal sein). Im Gegensatz zur AD, die klinisch ähnlich verlaufen kann, ist die Hirnrinde intakt. Im Röntgen stellen sich Veränderungen unterhalb der Hirnrinde dar.
- Morbus Binswanger: Die1894 beschriebene Entität gehört sicher zu den häufigsten Unterformen der VD in geriatrischen Klinikabteilungen, ohne dass exakte Zahlen verfügbar sind (Binswanger 1894). Er ist ein Prädominanztyp für subkortikale Störungsmuster (Jankovits 2007). Exekutivfunktionen sind betroffen (Aufmerksamkeits-, Konzentrations- und Antriebsstörung); nervale Trennungen der subkortikalen von den Frontalhirnbahnen im Gehirn führen zu einem völlig „zerhackten", ataktisch-tappenden Gang, Hüfte und Knie sind gebeugt, der Betroffene geht extrem breitbeinig und kleinschrittig, ein Gehstock wird völlig unregelmäßig, „stochernd wie im Dunkeln" eingesetzt. Das Gangbild wird auch als „frontale Gangataxie" oder „lower body Parkinson" beschrieben, Stürze und Frakturen sind die Folge (Wallesch 2011). Es treten Dysphagie (Verschlucken) und kleine Schlaganfälle („minor strokes") auf; beide restituieren nicht selten. Die Patienten nehmen – bei entsprechendem Leidensdruck – die Defizite wahr. Da die Hirnrinde längere Zeit intakt bleibt, sind Menschen mit Morbus Binswanger ergo- und physiotherapeutischen sowie Gesprächsangeboten gut zugänglich – eine Zielgruppe zur Prävention der drohenden Stürze, Frakturen und Schluckstörungen mit Aspiration (Gefahr der Lungenentzündung).

> **Beim Morbus Binswanger ist die Hirnrinde intakt. Das Gangbild ist ataktisch-tappend, extrem breitbeinig, kleinschrittig und völlig unregelmäßig. Es besteht hoher Leidensdruck. Gespräche und präventive Maßnahmen sind erfolgreich.**

2.2.3.3 Fronto-Temporale Demenz (FTD)

Bei eingeschränkter Datenlage kann davon ausgegangen werden, dass es sich um die dritthäufigste aller Demenzen handelt (ca. 10 %). Manche Autoren (Rascovsky et al. 2011) halten sie für unterdiagnostiziert. Die FTD beginnt im mittleren Lebensalter und präsentiert sich initial durch Persönlichkeitsveränderungen (Gorno-Tempini et al. 2011): Apathie und Euphorie kommen vor, Beeinträchtigungen von Gedächtnis und Sprache folgen sowie Manipulation von Gegenständen („utilization behaviour") und extrapyramidal-motorische Phänomene (unwillkürliche Bewegungsmuster). Völlige Enthemmung und Uneinsichtigkeit sowie extreme Auffälligkeiten im Straßenverkehr stellen eine Herausforderung an die Umgebung dar. Medikamente zur Beeinflussung des Verhaltens sind unwirksam und sollten vermieden werden (Diehl-Schmid 2013). Es existieren Selbsthilfegruppen speziell für dieses Krankheitsbild (▶ www.alzheimer-gesellschaft.de).

> **Die Fronto-Temporale Demenz (FTD) stellt durch völlige Enthemmung und Uneinsichtigkeit sowie extreme Auffälligkeiten im Straßenverkehr**

eine große Herausforderung dar. Medikamente zur Beeinflussung des Verhaltens sind unwirksam und sollten vermieden werden.

2.2.3.4 Demenz bei Morbus Parkinson (PDD)

Die Demenz bei Parkinson (Parkinson Disease Dementia, PDD) scheint die vierthäufigste aller Demenzen zu sein (<10 %). Es handelt sich um eine Demenz, die sich im Verlauf einer Parkinson-Krankheit entwickelt. Es müssen Einschränkungen im täglichen Leben vorliegen, die unabhängig von den Symptomen der Parkinson-Erkrankung sind. Merkmale sind (Auswahl, Levin et al. 2016): Halluzinationen (ausgestaltete Wahrnehmung von Personen, Tieren oder Objekten), Wahn („Untreue") und verstärkte Tagesmüdigkeit.

2.2.3.5 Lewy-Körperchen Demenz (LKD)

Die Lewy-Körperchen-Demenz (LKD) dürfte die fünfhäufigste aller Demenzen sein (von 0,5 bis 30 %). Die Kriterien sind noch nicht ganz abschließend gesichert, aber mit einem ICD-10-Code versehen: Funktionseinschränkungen im Alltag, Gedächtnis relativ gut erhalten, Aufmerksamkeit gestört, visuelle Halluzinationen, Verhaltensstörungen im Schlaf (Schreien, Sprechen, motorisches Ausagieren von Träumen), ausgeprägte Neuroleptika-Überempfindlichkeit. „Hinstürzen wie ein Baum" (hochenergetisches Trauma) oder Synkopen sind Zusatzkriterien (Jessen et al. 2017).

2.2.3.6 Andere Demenzen

Andere Demenzen liegen vermutlich in ca. 5 % der restlichen Fälle vor. Mit den beschriebenen, fünf häufigsten können 95 % aller Demenzen erklärt werden. Eine komplette Liste aller in Betracht zu ziehenden Demenz-Ursachen würde etwa 100 Diagnosen, bis zu extrem seltenen, umfassen (z. B. Normaldruckhydrozephalus, Jakob-Creutzfeld-Erkrankung, Multisystemdegeneration, HIV).

2.2.4 Unterdiagnostik der Demenz

Demenz bleibt unterdiagnostiziert. Die Nichtbeachtung setzt sich bis in die originär geriatrische Forschung fort. In einem Zweijahreszeitraum wurden alle im Journal of the American Geriatrics Society (JAGS) publizierten Studien (n = 434) diesbezüglich ausgewertet: 53 % dieser ziehen bei Rekrutierung der zu untersuchenden Personen den kognitiven Status überhaupt nicht in Betracht und 29 % schließen kognitiv Eingeschränkte bereits primär aus, davon 19 % ohne jede Operationalisierung der Demenz (Taylor et al. 2012).

Das British Medical Journal (BMJ) eröffnet 2012 eine Twitter- und Internet-Plattform, um über die – vom BMJ geschätzten – 75 % von Ärzten nicht diagnostizierten Demenzen zu diskutieren. Den zahlreichen Gegnern einer frühen Diagnostik hält das BMJ entgegen, dass ein Nicht-Diagnostizieren zu weitverbreitetem Leidensdruck führt und schlichtweg schlechte Medizin ist: „The promotion of underdiagnosis (…) will lead to widespread suffering (…), which is bad medicine indeed." (Spence 2012, S. 3859).

Auch in deutschen Krankenhäusern bleibt die Demenz deutlich untercodiert und unterschätzt. Aktuelle repräsentative Studien bestätigen (Bickel et al. 2018; Kaplanek et al. 2016), dass 20 % aller Krankenhauspatienten eine Demenz haben. Kognitive Störungen anderer, vorübergehender Art weisen insgesamt 40 % aller Krankenhauspatienten auf.

Eine frühzeitige Diagnose ist für eine vorausschauende Planung und vorsorgliche Willenserklärung der Betroffenen zentral. Die Diagnose verhilft dazu, für die weitere Lebensplanung Entscheidungen zu treffen (Advance Care Planning; ACP) und präventive Maßnahmen einleiten zu können. So gibt die Bundesärztekammer (BÄK 2018) etwa Empfehlungen zu Patientenverfügungen und anderen vorsorglichen Willensbekundungen bei Menschen mit Demenz – das kann aber erst auf dem Boden einer möglichst genauen Diagnose hinreichend zum Tragen kommen.

2.3 Komorbidität und Demenz

Stellen Sie sich folgendes vor: Bedingt durch eine akute körperliche Krankheit wissen Sie nicht, was für ein Tag heute ist, wie alt Sie genau sind, wo Ihr zu Hause ist, ob sie verheiratet sind und Kinder haben. Sie sind ausgesprochen ängstlich und unsicher. Sie finden sich in einem großen, unbekannten Haus mit langen Gängen, vielen Türen, künstlichem Licht, seltsamen Geräuschen und Gerüchen wieder, alles fremde Menschen in weißer Einheitskleidung, die unbegreifliche Handlungen an Ihnen durchführen, Schmerzen zufügen und dabei völlig Unverständliches artikulieren, während die Ihnen ansonsten völlig vertrauten Personen nicht da sind. Der unbekannte Ort ist ein Akutkrankenhaus und Sie sind ein älterer Mensch – leiden Sie an einer beginnenden Demenz? Sie sind körperlich schwer krank, vielleicht haben Sie eine Lungenentzündung, einen Herzinfarkt oder anderes – und jetzt laufen Ihre Sinneswahrnehmungen und Gedächtnisfunktionen völlig aus dem Ruder.

Eine zusammenfassende Analyse von Studien der letzten Jahre zeigt, dass Patienten mit Demenz dreimal häufiger akut eingewiesen werden als andere ältere Patienten (Hofmann 2016). Der Einweisungsanlass ist aber nicht die Demenz, sondern die körperliche Begleiterkrankung, also eine Komorbidität. Besonders häufig in diesem Zusammenhang sind etwa Synkope, Sturz und Fraktur, Magen-/Darm-Erkrankungen, Lungenentzündungen und Delir.

Komorbidität bedeutet, dass eine oder mehrere Begleiterkrankung(en) zusätzlich zur Demenz vorliegen, es also zu einer Koinzidenz ohne ursächlichen Zusammenhang, einer Assoziation mit statistischem Zusammenhang oder einer unmittelbaren Kausalität kommt (Hofmann 2017). In theoretischen Konzepten gilt Demenz als Indexerkrankung begleitet von Komorbidität (Hewer 2018).

Aggressivität, Nahrungsverweigerung oder Wahn und Halluzination bei Demenz können auch somatische Ursachen wie Schmerz, Magen-Darm-Erkrankung oder Unerwünschte Arzneimittelwirkung (UAW) haben, die ebenfalls behandelbar sind (Kratz 2017). Nur, bei Menschen mit Demenz bleiben diese viel zu oft unbemerkt. Denn diese klagen nicht oder sie präsentieren die Symptome der Körperkrankheit in nur indirekter, untypischer oder „verdeckter" Weise. In der Wohnbevölkerung und in den stationären Pflegeeinrichtungen wird die Häufigkeit der körperlichen Erkrankungen bei Demenz ebenfalls deutlich unterschätzt.

In einer großen Kohortenstudie (n = 14.052) zur Multimorbidität (>3 Erkrankungen) beträgt der Anteil der Menschen mit Alzheimer 3,5 % (Sanders et al. 2016). Ebenfalls in einer Multimorbiditätsstudie (n = 3528), in der die Folgen der Multimorbidität auf Funktionsstatus und Sterblichkeit untersucht werden, liegt der Anteil der Menschen mit Demenz bei 3,7 % (Whitson et al. 2016). In beiden Studien beruhen die Angaben auf Selbstauskunft. Durch diesen Bias bedingt ist die Bedeutung der kognitiven Einschränkungen mit Sicherheit sehr weit unterbewertet.

Komorbidität

Komorbidität bedeutet, dass eine oder mehrere Begleiterkrankung(en) zusätzlich zur Demenz vorliegen.

Auch wenn eine Demenz nicht ursächlich zu behandeln ist, sollten Risikofaktoren identifiziert und ausgeschaltet werden (Pantel 2016). Umso mehr stellen die Komorbiditäten eine Behandlungsindikation dar. So kann etwa die Beeinflussung körperlicher Symptome bei Demenz häufig Mobilität, Kognition und subjektives Befinden erkennbar verbessern (Hofmann 2017).

Multimorbiditätskonzepte, meist definiert beim Vorliegen >3 Erkrankungen, beinhalten kaum die Diagnose einer Demenz. Vom National Institute for Clinical Excellence (NICE) liegt eine Leitlinie zur Multimorbidität vor (► www.nice.uk). Diese fußt auf dem Grundprinzip, Therapien und Therapieziele mit den Patienten zu kommunizieren und zu priorisieren (NICE 2016). Hausärzte empfinden diesen individualisierten Ansatz als hilfreich, aber gerade kognitive Defizite bei Patienten führen dabei zu Problemen; die erforderliche Zeit für gemeinsame Entscheidungsfindung wird zudem reklamiert (Sanders et al. 2016). Aktuell wurde auch eine deutsche S3-Leitlinie zur Multimorbidität publiziert (► www.degam.de). Therapieziele sind – aus Patientenperspektive – nicht in erster Linie die Behandlung von Krankheiten, sondern das Erzielen von Mobilität, Autonomie und kognitiver Funktionsfähigkeit (DEGAM 2017; Lühmann et al. 2019).

Bedeutsame Komorbiditäten beziehungsweise Überschneidungen mit Demenz lassen sich anhand der Literatur etwa wie folgt plakativ auf den Punkt bringen (Alzheimer's Association 2011; Bickel et al. 2018; Eckhardt et al. 2013; Frühwald et al. 2014; Givens et al. 2009; Hofmann 2012b; Hofmann 2017; Singler et al. 2014; Volkert 2017; Wang et al. 2016; Watt et al. 2018; Zieschang et al. 2018):

- Sinneswahrnehmungen: eingeschränktes Sehvermögen (40–65 %), eingeschränktes Hörvermögen (55–80 %), Schmerz (49–83 %)
- Überschneidungen der Demenz mit Delir (35–82 %)
- Überschneidungen der Demenz mit Depression (15–55 %)
- Mangelernährung und Dysphagie (10–60 %)
- Hyponatriämie (5–30 %)
- Diabetes (16–21 %)
- Herzkreislauferkrankungen und Anämie (15–70 %)
- Polypharmazie mit anticholinerg wirksamen Medikamenten (18–45 %)
- Polypharmazie mit Benzodiazepinen (16–21 %)

2.3.1 Physiologische Aspekte

2.3.1.1 Mangelernährung, Dysphagie und Dehydration

Mangelernährung, Dysphagie (Schluckstörung) und Dehydratation (Flüssigkeitsmangel) sind die wichtigsten Komorbiditäten überhaupt. Die Prävalenz dieser Erkrankungsgruppe wird vom Autor auf einen Bereich zwischen 10 bis 60 % geschätzt. Das Risiko, nach Verschlucken eine Lungenentzündung zu akquirieren und daran zu versterben, ist bei Menschen mit Demenz verdoppelt (Hewer 2018). Demenz gilt als die häufigste Ursache eines ungewollten Gewichtsverlusts. Dieser kann auch Frühzeichen für eine beginnende Demenz sein. Jeder Ältere mit Gewichtsverlust sollte unter präventiven Gesichtspunkten eine sehr eingehende Diagnostik hinsichtlich eines sich möglicherweise entwickelnden Demenzsyndroms erhalten und hinsichtlich des Themas Ernährung unterstützt werden (zum Thema Ernährung siehe auch ► Kap. 9).

Mangelernährung, Dysphagie und Dehydratation sind die wichtigsten Komorbiditäten überhaupt. Sie können Frühzeichen einer beginnenden Demenz sein. Sind sie einmal manifest, bedingen sie eine sehr hohe Mortalität.

2.3.1.2 Alterstraumatologie

Circa 180.000 ältere Patienten werden in Deutschland jährlich unfallchirurgisch versorgt. Analysen und systematische Reviews (Benzinger et al. 2017) beziffern die Häufigkeit der Demenz in der Alterstraumatologie zwischen 31 und 80 %. Stürze mit Fraktur, Gang und Demenz sind eng assoziiert. Ältere mit Gangstörungen haben ein erhöhtes Risiko, eine Demenz zu entwickeln. Präventiv stellt

Bewegungsförderung (zum Thema Bewegung siehe auch ► Kap. 11) zur Sturzprophylaxe eine extrem wichtige Aufgabe dar.

> **Stürze sind mit Fraktur, Gang und Demenz eng assoziiert. Betroffene haben ein erhöhtes Risiko, eine Demenz zu entwickeln. Präventiv stellt Bewegungsförderung zur Sturzprophylaxe eine extrem wichtige Aufgabe dar.**

Im Krankenhaus entstehen zunehmend unfallchirurgisch-geriatrische Kooperationsmodelle und -zentren. Der Geriater ist in das perioperative Management eingebunden und hat spätestens jetzt eine Osteoporose-Behandlung einschließlich frührehabilitativer Ansätze einzuleiten. Aktuell kann in einer großen europäischen Studie (n = 55.000) gezeigt werden, dass die Kooperation mit Physio- und Ergotherapeuten sowie Sozial- und Pflegedienst im Behandlungsteam die Sterblichkeit nach der Operation bei Frakturen der über 65-Jährigen um 20 % senkt (Liener et al. 2018). Die Studie befindet sich in der Endauswertung, bei der hohen Koinzidenz der Menschen mit Demenz und Sturz mit Trauma und Fraktur ist ein positiver Effekt des Teamansatzes auch für diese Personen zu erwarten (Deutsches Ärzteblatt 2018).

2.3.1.3 Hyponatriämie und Diabetes

Eine Hyponatriämie (Kochsalzmangel) liegt bei 5 bis 30 % aller Älteren vor (Zieschang et al. 2016). Sie provoziert Delire und erhöht das Sturz- und Frakturrisiko signifikant. Behandlungsleitlinien geben widersprüchliche Empfehlungen. Bei Menschen mit Demenz sollten auch leichte Hyponatriämien ausgeglichen werden (Hofmann 2012a, Weingart et al. 2014).

Es besteht eine enge Assoziation zwischen Diabetes und Demenz mit einer Prävalenz von zwischen 16 bis 21 % (Bahrmann et al. 2012; Hofmann 2017). Das Risiko eines Diabetikers, an Demenz zu erkranken ist doppelt so hoch wie bei einer Person ohne Zuckerkrankheit. Leider gibt es keine Evidenz dafür, dass eine Behandlung des Diabetes in der Population der über 75-Jährigen das Demenzrisiko senkt (Kopf 2015). Eine erste Unterzuckerung (Hypoglykämie) zeigt ggf. bereits eine bisher noch nicht diagnostizierte Demenz an. Deeskalierende, vereinfachte, an die Nahrungsaufnahme adaptierte Therapieschemata und Schulung der Betreuungspersonen (► www.deutsche-diabetes-gesellschaft.de) sind essenziell.

2.3.1.4 Herzkreislauf und Anämie

Die empfohlenen Blutdrucknormwerte für ältere und hochaltrige Menschen sind uneinheitlich. Augenblicklich wird von mehreren Experten bei über 80-Jährigen ein Blutdruckziel von 160 mmHg systolisch und bei unter 80-Jährigen von 140–160 mmHg empfohlen (Lüders und Schrader 2015). Vorhofflimmern (unregelmäßiger Herzschlag) ist ein gut gesicherter, unabhängiger Risikofaktor für das Entstehen einer Demenz, nicht nur der VD, sondern auch der AD (Müller-Werdan und Werdan 2016). Die Frage der Blutverdünnung (Antikoagulation) bei einer VD ist wegen einer per se erhöhten intrazerebralen Blutungsgefahr immer eine Entscheidung zwischen Skylla und Charybdis. Die S3-Leitlinie Demenzen (Jessen et al. 2017) empfiehlt, Acetylsalicylsäure (ASS) bei der VD nicht einzusetzen, außer bei anderer Indikation wie Koronarer Herzerkrankung.

Kognitive Einschränkungen sind ein unabhängiger Risikofaktor für erhöhte Mortalität bei Patienten mit Herzinsuffizienz (Ladwig 2016). Neue Konzepte zur Erweiterung der Herzinsuffizienzbehandlung schließen die Behandlung einer gleichzeitig bestehenden Anämie ein. Bei älteren Menschen ist eine Anämie fast immer multifaktoriell, einschließlich nutritiv, nämlich durch Eisenmangel mitbedingt. Jede Anämie verschlechtert kognitive Funktionen. Studien zur Behandlung der Anämie mit Eisenpräparaten intravenös zeigen günstige Effekte und werden in verschiedenen Leitlinien präventiv zur Verbesserung kognitiver Funktionen empfohlen. Es fehlen aber noch evidenzgestützte Daten zur Wirksamkeit. Herzkreislauferkrankungen und Anämie weisen nach Schätzung des Autors zusammen eine Prävalenz von zwischen 15 bis 70 % bei allen Menschen mit Demenz auf.

2.3.1.5 Polypharmazie

Polypharmazie führt zu einer Sterblichkeit in einer Höhe, die etwa der Sterblichkeit im Straßenverkehr entspricht (Eckhardt et al. 2013). 6,5 bis 15 % aller Älteren werden aufgrund Unerwünschter Arzneimittelwirkungen (UAW) ins Krankenhaus eingewiesen, allerdings fehlen spezielle Daten für die Demenz. Neben den vielfältigen Facetten, Interaktionen zwischen Medikamenten, nachteiliger Einwirkung auf einzelne Organe sollen an dieser Stelle zwei Substanzgruppen, die direkt kognitive Fähigkeiten einschränken und delirogen sind, näher betrachtet werden. Präventiv sollten diese Substanzen, wenn nicht ganz vermieden, so doch reduziert werden.

Die erste Substanzgruppe beinhaltet eine sogenannte „anticholinerge Last". Diese Medikamente sind delirogen und kognitionseinschränkend. Weit verbreitete Beispiele dafür sind: Furosemid, Glukokortikoide, β-Laktamantibiotika, Fluorchinolone, Fentanyl, Nichtsteroidale Antirheumatika, Digitalis, Captopril, Betablocker oder auch Nifedipin. Diese werden auch bei 18 bis 45 % der Menschen mit Demenz verordnet (Naples et al. 2015).

Benzodiazepine sind indirekt delirfördernd und in jedem Fall kognitionseinschränkend. Benzodiazepine sollten bei einem Dauergebrauch – wenn nicht entzogen – auf eine Substanz mit günstigerem Metabolismus (z. B. Oxazepam) umgesetzt werden. Etwa 12 bis 30 % der Menschen mit Demenz erhalten Benzodiazepine (Hofmann 2013).

Die hausärztliche S2-Leitlinie Multimedikation, (► www.pmvforschungsgruppe.de oder ► www.degam.de) enthält einen weit verbreiteten und gut anwendbaren Algorithmus zur Vermeidung von Polypharmazie: Medication Appropriateness Index (MAI; DEGAM 2013).

2.3.2 Komorbidität der Demenz mit Delir und Depression

Ein Mensch mit Demenz ist in besonderer Weise gefährdet, ein Delir zu entwickeln. Überschneidungen mit der Demenz sind im Umfang von 35 bis 82 % beschrieben (Davis et al. 2017, Givens et al. 2009). Ein Delir ist mit einer Beschleunigung des kognitiven Abbaus verbunden. Verlieren Menschen mit einer AD jährlich 3 bis 4 Punkte in der MMSE, so führt ein zusätzliches, einmal aufgetretenes Delir in einer kleineren Kohortenstudie (n = 98) zu einem Abbau von mehr als 5 Punkten (Davis et al. 2017). Das Delir „pfropft" sich auf einen Demenz-Zustand häufig auf, kann aber auch ohne vorbestehende Demenz auftreten.

Im Gegensatz zur Demenz gilt hier der zeitliche Cut-off von nur <6 Monaten bestehenden Gedächtnisstörungen. Der Betroffene kann seine Aufmerksamkeit nicht ausreichend lange aufrechterhalten, fokussieren oder gezielt verlagern. Dies bedingt dann auch sekundär Störungen von Gedächtnis und Orientierung (Frühwald et al. 2014). Das Delir geht mit einem „Sparprogramm des Bewusstseins" einher. „Dösigkeit", Ruhe und Apathie, Unruhe, Überaktivität und Umherlaufen fluktuieren in raschem Wechsel. Der Patient empfindet dies als „Tanz der Sinnesreize" (Zieschang et al. 2016). Kann er sich später an diesen angsterregenden Zustand noch teilweise erinnern, spricht dies eher gegen eine Demenz (Hofmann et al. 2019).

Jede akute Körpererkrankung kann ein Delir auslösen – und vor allem Medikamente. Ein Schwellenkonzept erklärt die Entstehung des Delirs als Verhältnis von Prädisposition (Vulnerabilität) und Noxe. Ist die Vulnerabilität hoch, reicht eine geringfügige Noxe und umgekehrt. Das heißt der kleinste Anlass, etwa die geringste Medikamentendosis, reicht aus, um ein Delir zu induzieren. Vor allem das Delir bei Demenz in der Notaufnahme, vor und nach Narkose sowie auf der Intensivstation ist mit einer exzessiven Sterblichkeit in Höhe von 10–65 % verbunden (Singler et al. 2014). Die Delirprävention ist daher essenziell.

Ein Delir „pfropft" sich auf eine Demenz häufig auf, ist mit einem „Sparprogramm des Bewusstseins" vergleichbar und dauert <6 Monate an.

Menschen mit Demenz haben ein drei- bis fünffach erhöhtes Risiko, nach einer Operation ein protrahiertes Delir zu erleiden („kognitives Operationsrisiko", Singler et al. 2014). Auch treten lang andauernde Delire bei Betroffenen auf, bei denen eine Demenz bisher nicht diagnostiziert war („dementia follows delirium") – vermutlich waren vorbestehende kognitive Defizite entgangen. Große Metaanalysen (Watt et al. 2018) und Registerstudien (Kim et al. 2018) repräsentieren erst seit kurzem beginnende Forschungsbemühungen. Evidenzgestützte Zahlen fehlen daher noch. Menschen mit Demenz sollten daher mit ihrem Hausarzt sehr eingehend über die Notwendigkeit einer Operation beraten – und um dieses beträchtliche Risiko wissen.

Menschen mit Demenz haben ein drei- bis fünffach erhöhtes OP-Risiko. Sie sollten mit ihrem Hausarzt sehr eingehend über die Notwendigkeit einer Operation beraten.

Klagen „über das Altern", nachlassende Vitalität und Motivation, gestörter Schlaf, geminderter Antrieb oder auch mangelnder Appetit stehen bei einer Altersdepression im Vordergrund (Wächtler 2003). Sprachliche Prägnanz und erhaltene ADL sprechen eher für eine Depression und gegen eine Demenz. So wie eine depressive Störung Vorbote einer Demenz sein kann (unabhängiger Risikofaktor für die Entwicklung einer Demenz), kann eine Depression eine Demenz auch vortäuschen (früher als sogenannte „depressive Pseudodemenz" bezeichnet), da auch Depressionen objektivierbare kognitive Einschränkungen wie eine Minderung des kognitiven Leistungstempos zur Folge haben können.

Eine Depression kann Vorbote einer Demenz sein, eine Demenz vortäuschen oder Risikofaktor für ein Delir sein.

Depression wiederum gilt als Risikofaktor für die Entwicklung eines Delirs. Von einer unausgewählten Krankenhauspopulation ($n = 459$) weisen 26 % der älteren Patienten eine Depression auf, 9 % ein Delir und 5 % – also die Hälfte der Patienten mit Delir – haben eine Kombination von Depression und Delir (Givens et al. 2009). Ein aktueller Review berichtet, dass Depression mit einem zwei- bis fünffach höherem Risiko für die Entwicklung einer Demenz verbunden ist (Gutzmann und Quazi 2015). Die Depression „überlappt" sich nicht nur mit dem Delir, sondern auch mit der Demenz. Aufgrund stadienabhängiger Ausprägungsgrade beider Erkrankungen, großer Heterogenität und schwieriger Differenzialdiagnose kann die Prävalenz des gleichzeitigen Vorliegens von Depression und Demenz vom Autor auf einen Bereich zwischen 15 bis 55 % nur orientierend geschätzt werden.

2.4 Fazit

Der Diagnoseprozess der Demenz umfasst außerordentlich differenzierte Gesichtspunkte, die exakt befolgt werden sollten. Diagnose und Behandlung der Komorbiditäten lohnen sich immer, denn dadurch lassen sich Mobilität, Kognition und subjektives Befinden erkennbar verbessern. In diesem Kontext kommt dem Hausarzt eine zentrale Bedeutung zu: Die Versorgung von Menschen mit Demenz – auf dem Hintergrund von Ko- und Multimorbidität – braucht eine gute Koordination von Pflegediensten, Therapeuten, Ehrenamtlichen und fachärztlichen

Spezialisten. Die Therapieziele müssen unter Beteiligung der unterschiedlichen Professionen und der Menschen mit Demenz gesetzt werden und das Gesamtkonzept der Behandlung und Begleitung dahin gehend ausgerichtet werden (zum Thema Partizipation siehe auch ► Kap. 7).

Regelmäßige Schulungen der in die Versorgung, Prävention und Gesundheitsförderung der Betroffenen Eingebundenen, repetitive Demenzscreenings, etwa in jährlichen Abständen zur Früherkennung, regelmäßige Erhebung von Parametern wie etwa Körpergewicht können wichtige Ansatzpunkte zur Verbesserung der Demenz- und Komorbiditätsdiagnostik sein. Wagt man einen Blick in das Setting Krankenhaus, so zeigt sich, dass Demenzscreenings kaum verbreitet sind: Laut einer repräsentativen Erhebung ist dies nur in 3,7 % der Häuser der Fall (Hendlmeier et al. 2018). Allerdings etablieren sich in den Krankenhäusern zunehmend räumliche Spezialbereiche („special care units", Zieschang et al. 2018), demenzsensible Raumgestaltung oder sogar Stationen zur Delirprävention.

Demenzbeauftragte Pflegekräfte werden benannt und Ehrenamtliche einbezogen. Die Deutsche Alzheimergesellschaft organisiert mit Sozialpädagogen neben privaten Anbietern Curricula zur in-house-Schulung des Personals (► www.deutsche-alzheimer.de). Ein richtiger Umgang mit den Menschen mit Demenz stellt eine wichtige Präventionsmaßnahme dar, um etwa Verhaltensauffälligkeiten oder Delire, vor allem im Pflegeheim und Krankenhaus zu verhindern. Konzepte einer adäquaten Herangehensweise wie Validation müssen implementiert und die Sinneswahrnehmungen Sehen, Hören und Schmerz fokussiert werden.

Krankenhauseinweisungen von Menschen mit Demenz sollten nach Möglichkeit vermieden werden, gerade im Falle von Infektionen ist etwa eine Behandlung im Pflegeheim vorzuziehen (Sivananthan et al. 2016). Sollte eine Operation unausweichlich sein, ist präoperativ stets das kognitive OP-Risiko einzuschätzen. Evidenzgestützte, generalisierbare Handlungsempfehlungen können derzeit nicht gegeben werden. Ein vertrauensvolles Verhältnis zwischen dem Menschen mit Demenz und seinem Arzt und eine individualisierte Behandlungsplanung sind daher umso wichtiger. Eins steht aber fest: Nihilismus ist nicht angebracht.

Literatur

Alzheimer's Association (2011) Alzheimer's disease facts and figures. Alzheimers Dement 7(2):208–244. ► https://doi.org/10.1016/j.jalz.2011.02.004

Azarpazhooh MR, Avan A, Cipriano LE, Munoz DG, Sposato LA, Hachinski V (2018) Concomitant vascular and neurodegenerative pathologies double the risk of dementia. Alzheimers Dement 14(2):148–156. ► https://doi.org/10.1016/j.jalz.2017.07.755

Bahrmann A, Bahrmann P, Kubiak T, Kopf D, Oster P, Sieber CC, Daniel WG (2012) Diabetes und Demenz. Z Gerontol Geriat 45:17–22. ► https://doi.org/10.1007/s00391-011-0269-z

Benzinger P, Rapp K, Becker C, Bollheimer LC, Singler K (2017) Bewegung, Immobilität und Sturzgefahr im Alter, S 1–27. ► www.eCurGeriat. Zugegriffen: 1. Nov. 2018

Bickel H, Hendlmeier I, Heßler JB, Junge MN, Leonhardt-Achilles S, Weber J, Schäufele M (2018) Prävalenz von Demenz und kognitiver Beeinträchtigung in Krankenhäusern. Dtsch Arztebl Int 115:733–740. ► https://doi.org/10.3238/arztebl.2018.0733

Binswanger O (1894) Die Abgrenzung der allgemeinen progressiven Paralyse. Klin Wochenschrift 49:1103–1105

Bundesärztekammer (BÄK) (2018) Hinweise und Empfehlungen zu Patientenverfügungen und anderen vorsorglichen Willensbekundungen bei Patienten mit einer Demenzerkrankung. Dtsch Arztebl 115:A952–956

Clarfield AM (2003) The decreasing prevalence of reversible dementias: an updated meta-analysis. Arch Intern Med 163:2219–2229

Davis DHJ, Muniz-Terrera G, Keage HA, Stephan BC, Fleming J, Ince PG, Matthews FE, Cunningham C, Ely EW, MacLullich AM, Brayne C, EClipSE Collaborative Members (2017) Association of delirium with cognitive decline in late life: a neuropathologic study of 3 population-bases cohort studies. JAMA Psychiatry 74(3):244–251. ► https://doi.org/10.1001/jamapsychiatry.2016.3423

Deutsche Gesellschaft für Allgemeinmedizin und Familienmedizin (DEGAM) (2013) Hausärztliche Leitlinie Multimedikation. ► https://www.degam.de/files/Inhalte/Leitlinien-Inhalte/Dokumente/

DEGAM-S1-Handlungsempfehlung/053-043%20 Hausaerztliche%20Leitlinie%20Multimedikation/053-043l_S2e_Multimedikation_2014-05.pdf. Zugegriffen: 15. Aug. 2018

Deutsche Gesellschaft für Allgemeinmedizin und Familienmedizin (DEGAM) (2017) S3-Leitlinie Multimorbidität. ► https://www.degam.de/files/Inhalte/Leitlinien-Inhalte/Dokumente/DEGAM-S3-Leitlinien/053-047_Multimorbiditaet/053-047l_%20Multimorbiditaet_redakt_24-1-18.pdf. Zugegriffen: 15. Aug. 2018

Deutsches Ärzteblatt (2018) Proximale Femurfraktur: Teamarbeit sorgt für geringere Sterblichkeit nach Operationen (News vom 26.09.2018). ► https://www.aerzteblatt.de/nachrichten/98125/Proximale-Femurfraktur-Teamarbeit-sorgt-fuer-geringere-Sterblichkeit-nach-Operation. Zugegriffen: 1. Nov. 2018

Diehl-Schmid J (2013) Erste Symptome unspezifisch – im Frühstadium häufig nicht erkannt. Frontotemporale lobäre Degeneration. NeuroTransmitter 24(7–8):46–53

Dietz B, Kohl S, Mayer J et al (2018) Störung des Erkennens von Umweltgeräuschen bei Demenz. Ich höre aber ich verstehe nicht. Z Gerontol Geriat 51:495–500

Eckhardt R, Steinhagen-Thiessen E, Känpfe S, Buchmann N (2013) Polypharmazie und Arzneimitteltherapiesicherheit im Alter. Z Gerontol Geriat 46:89–96

Edmondstone WM (1995) Cardiac chest pain: does body language help the diagnosis? BMJ 311:1660–1661

Folstein MF, Folstein SE, McHugh PR (1975) „Mini-Mental-State": a practical method for grading the cognitive state of patients for the clinician. J Psych Res 12:189–198

Frühwald T, Weissenberger-Leduc M, Jagsch C, Singler K, Gurlit S, Hofmann W, Böhmdorfer B, Iglseder B (2014) Delir. Z Gerontol Geriat 47:425–440

Givens JI, Jones RN, Inouye SK (2009) The overlap syndrome of depression and delirium in older hospitalized patients. J Am Geriatr Soc 57(8):1347–1353. ► https://doi.org/10.1111/j.1532-5415.2009.02342.x

Gorno-Tempini ML, Hillis AE, Weintraub S (2011) Classification of primary progressive aphasia and its variants. Neurology 76(11):1006–1014. ► https://doi.org/10.1212/wnl.0b013e31821103e6

Gutzmann H, Quazi A (2015) Depression associated with dementia. Z Gerontol Geriat 48(4):305–311. ► https://doi.org/10.1007/s00391-015-0898-8

Hendlmeier I, Bickel H, Hessler JB, Weber J, Junge MN, Leonhardt S, Schäufele M (2018) Demenzsensible Versorgungsangebote im Allgemeinkrankenhaus. Repräsentative Ergebnisse aus der General Hospital Study (GHoSt). Z Gerontol Geriat 51(5):509–516. ► https://doi.org/10.1007/s00391-017-1339-7

Hewer W (2018) Internistische Komplikationen bei kognitiven Störungen. MMW 160:45–47

Hofmann W (2012a) Tücke „Exsikkose" und Hyponatriämie. Z Gerontol Geriat 45:155–165. ► https://doi.org/10.1007/s00391-011-0284-0

Hofmann W (2012b) Leitliniengerechte Diagnose der Demenzätiologie. Z Gerontol Geriat 45:761–773. ► https://doi.org/10.1007/s00391-012-0399-y

Hofmann W (2013) Benzodiazepine in der Geriatrie. Z Gerontol Geriat 46:769–776. ► https://doi.org/10.1007/s00391-013-0551-3

Hofmann W (2016) Demenz im Akutkrankenhaus. DNP 17:26–30

Hofmann W (2017) Demenz und internistische Komorbidität. Internist 58:105–116. ► https://doi.org/10.1007/s00108-016-0182-z

Hofmann W, Wille E, Kaminsky S (2019) Exakte Diagnose und Codierung der Demenz – leitliniengerecht. Z Gerontol Geriat 51 (im Druck)

Ihl R, Grass-Kapanke B, Lahrem P, Brinkmeyer J, Fischer S, Gaab N, Kaupmannsennecke (2000) Entwicklung und Validierung eines Tests zur Früherkennung der Demenz mit Depressionsabgrenzung (TFDD). Fortschr Neurol Psychiat 68:413–422

Ivemeyer D, Zerfaß R (2002) Demenztests in der Praxis. Urban & Fischer, München

Jack CR, Bennett DA, Blennow K, Carillo MC, Dunn B, Haeberlein SB, Holtzmann DM, Jagust W, Jessen F, Liu E, Rowe CC, Scheltens P,Siemers E, Rankin KP, Snyder HM, Sperling R (2018) NIA-AA research framework: toward a biological definition of Alzheimer's disease. Alzheimers Dement 14(4):535–562. ► https://doi.org/10.1016/j.jalz.2018.02.018

Jankovits R (2007) Morbus Binswanger. Bay. Int 27:114–124

Jessen F, Spottke A, Deuschl G, Jansen S, Maier W (2017) S3-Leitlinie Demenzen. Springer, Berlin

Kaplanek M, Schäufele M, Bickel H (2016) General Hospital Study. Repräsentative Studie zu kognitiven Störungen und Demenz in den Allgemeinkrankenhäusern von Baden-Württemberg und Bayern. ► https://www.bosch-stiftung.de/sites/default/files/publications/pdf_import/Studie_Demenz_im_Akutkrankenhaus.pdf. Zugegriffen: 15. Aug. 2018

Kessler J, Clabrese P, Kalbe E, Berger F (2000) DemTect. Ein neues Screening-Verfahren zur Unterstützung der Demenzdiagnostik. Psycho 26:343–347

Kim CT, Myung W, Lewis M, Lee H, Kim S, Satbyul E, Lee K, Lee C, Choi J, Kim H, Carrol BJ, Kwan Kim D, Kim D (2018) Exposure to general anesthesia and risk of dementia: a nationwide population-based cohort study. J Alzheimers Dis 63(1):395–405. ► https://doi.org/10.3233/jad-170951

2

Klöppel S, Boldt J, Sturma D, Schroeter ML (2016) Frühdiagnostik neurodegenerativer Erkrankungen: Nur mit umfassender Beratung. Dtsch Arztbl 113:A1376–A1380

Knopmann DS, Haeberlein SB, Carrilo MC, Hendrix JA, Kerchner G, Margolin R, Maruff P, Miller DS, Tong G, Tome MB, Murray ME, Nelson PT, Sano M, Mattson N, Sultzer DL, Montine TJ, Jack CR, Kolb H, Petersen RC, Vemuri P, Canniere MZ, Schneider JA, Resnick SM, Romano G, van Harten AC, Wolk DA, Bain LJ, Siemers E (2018) The National Institute on Aging and the Alzheimer's Association Rease-arch Framework for Alzheimer's disease: perspectives from the research roundtable. Alzheimers Dement 14(4):563–575. ► https://doi.org/10.1016/j.jalz.2018.03.002

Kopf D (2015) Diabetes mellitus und Demenz. Internist 56:520–526

Körting N (2017) Ophtalmologie. In: Willkomm M (Hrsg) Praktische Geriatrie, 2. Aufl. Thieme, Stuttgart, S 484–491

Kratz T (2017) Diagnostik und Therapie von Verhaltensstörungen bei Demenz. Dtsch Arztebl Int 114(26):447–454. ► https://doi.org/10.3238/arztebl.2017.0447

Ladwig KH (2016) Kognitive Dysfunktionen bei Herz-Kreislauf-Erkrankungen. Dtsch Med Wochenschr 141:1217–1221

Levin J, Kurz A, Arzberger T, Giese A, Höglinger GU (2016) Differenzialdiagnose und Therapie der atypischen Parkinson-Syndrome. Dtsch Arztebl Int 113(5):61–69. ► https://doi.org/10.3238/arztebl.2016.0061

Liener UC, Becker C, Rapp K (2018) Weißbuch Alterstraumatologie. Kohlhammer, Stuttgart

Lüders S, Schrader J (2015) Vaskuläre Demenz und Hypertonie. Dtsch Med Wochenschr 140:1599–1603

Lühmann D, Muche-Borowski C, Schäfer I, Wagner HO, van den Bussche H, Scherer M (2019) DEGAM S3-Leitlinie Multimorbidität. Dtsch Arztebl 116 (im Druck)

Lukas A, Drebenstedt C (2014) Schmerzen. In: Pantel J, Schröder J, Bollheimer C, Sieber C, Kruse A (Hrsg) Praxishandbuch Altersmedizin. Geriatrie – Gerontopsychiatrie – Gerontologie. Kohlhammer, Stuttgart, S 415–431

Malek-Ahmadi M (2016) Reversion from mild cognitive impairment to normal cognition: a meta-analysis. Alzheimer Dis Assoc Disord 30(4):324–330

McKhann GM, Knopmann DS, Chertkow H, Hyman BT, Jack CR, Kawas CH, Klunk WE, Koroshetz WJ, Manly JJ, Mayeux R, Mohs RC, Morris JC, Rossor MN, Scheltens P, Carrillo MC, Thies B, Weintraub S, Phelps CH (2011) The diagnosis of dementia due to Alzheimer's disease: recommendations from the National Institute on Aging-Alzheimer's Association workgroups on diagnostic guidelines from Alzheimer's disease. Alzheimers Dement 7(3):263–269. ► https://doi.org/10.1016/j.jalz.2011.03.005

Mitchell AJ (2009) A meta-analysis of the accuracy of the mini-mental state examination in the detection of dementia and mild cognitive impairment. J Psychiatr Res 43(4):411–431. ► https://doi.org/10.1016/j.jpsychires.2008.04.014

Müller-Werdan U, Werdan K (2016) Chronische Herzinsuffizienz. Dtsch Arztebl 113:A 1207–A 1214

Naples JG, Marcum ZA, Perera S et al (2015) Concordance between anticholinergic burden scales. J Am Geriatr Soc 63:2120–2124

Nasreddine ZS, Philips NA, Bédririan V (2005) The montreal cognitive assessment. MoCa: a brief screening tool for mild cognitive impairment. J Am Geriatr Soc 53:695–699

National Clinical Guideline Centre (NICE) (2016) Multimorbiditity: clinical assessment and management. NICE guideline. Methods, evidence and recommendations. National Clinical Guideline Centre. ► https://www.nice.org.uk/guidance/ng56. Zugegriffen: 15. Aug. 2018

Pantel J (2016) Neurokognitive Störungen im Alter. Rolle der Pharmakotherapie bei Prävention und Behandlung. Der Internist 57:1029–1036

Pendlebury ST, Rothwell PM (2009) Prevalence, Incidence, and factors associated with prestroke and post-stroke dementia. Lancet Neurol 8(11):1006–1108. ► https://doi.org/10.1016/s1474-4422(09)70236-4

Rascovsky K, Hodges IR, Knopmann D et al. (2011) Sensivity and revised diagnostic criteria for the behavorial variant of frontotemporal dementia. Brain 134:2456–2477. ► https://doi.org/10.1093/brain/awr179

Sanders JL, Arnold AM, Hirsch CH et al. (2016) Effects of disease burden and functional adaption on morbidity and mortality on older adults. J Am Geriatr Soc 64(6):1242–1249. ► https://doi.org/10.1111/jgs.14163

Silverberg N, Elliott C, Ryan L, Masliah E, Hodes R (2018) NIA commentary on the NIA-AA research framework: towards a biological definition of Alzheimer's disease. Alzheimers Dement 14(4):576–578. ► https://doi.org/10.1016/j.jalz.2018.03.004

Singler K, Heppner HJ, Bahrmann P, Pinter G, Schoenenberger A, Gurlit S, Schippinger W (2014) Notfallmedizin im Alter. Geriat:1–32. ► www.eCur. Zugegriffen: 15. Okt. 2018

Sivananthan S, Mc Grail KM (2016) Diagnosis and disruption: population-level analysis identifying points of care at which transitions are highest for people with dementia and factors that contribute to them. J Am Geriatr Soc 64(3):569–577. ► https://doi.org/10.1111/jgs.14033

Solomon A, Mangialasche F, Richard E, Andrieu S, Bennett DA, Breteler M, Fratiglioni L, Hooshmand B, Khachaturian AS, Schneider LS, Skoog I, Kivipetto

M (2014) Advance in the prevention of Alzheimer's disease and dementia. J Intern Med 275(3):229–50. ► https://doi.org/10.1111/joim.12178

Spence D (2012) Bad medicine: dementia. BMJ 344:3859

Suhlmann KI, Gold DP, Cohen CA, Zucchero CA (1993) Clock-drawing and dementia in the community. Int J Geriatr Psychiatry 8(6):487–496. ► https://doi.org/10.1002/gps.930080606

Sunderland T, Hill J, Mellow A (1989) Clock drawing in Alheimer's disease. A novel measure of dementia severity. J Am Geriatr Soc 37(8):725–729

Taylor JS, DeMers SM, Vig EK, Borson S (2012) The disappearing subject: exclusion of people with cognitive impairment and dementia from geriatrics research. J Am Geriatr Soc 60(3):413–9. ► https://doi.org/10.1111/j.1532-5415.2011.03847.x

Volkert D (2017) Ernährung bei Demenzkranken. Internist 58:141–148

Wächtler C (2003) Demenzen. Thieme, Stuttgart

Wächtler C, Jacob U, Stieglitz B, Hofmann W (2007) Herausforderung in der Praxis. Frühdiagnostik der Demenz. Medtropole 3:348–351

Wallesch CW (2011) Das Konzept der subkortikalen Demenz. NeuroTransmitter 11:43–45

Wang LH, Xu DJ, Wei XJ, Chang HT, XU GH (2016) Electrolyte disorders and aging: risk factors for delirium in patients undergoing orthopedic surgeries. BMC Psychiatry 16:418–426

Watson YI, Arfken CL, Birge SJ (1993) Clock completion: an objective Screening test for dementia. J Am Geriatr Soc 41(11):1235–1240

Watt J, Tricco AC, Talbot-Hamon C, Rios P, Grudniewicz A, Wong C, Sinclair D, Straus SE (2018) Identifying older adults at risk of harm following elective surgery: a systematic review and meta-analysis. BMC Medicine. ► https://doi.org/10.1186/s12916-017-0986-2

Weingart C, Bertsch T, Sieber C, Bollheimer C (2014) Hyponatriämie im Alter: Neues zur Epidemiologie, Pathophysiologie und klinischen Konsequenzen. Dtsch Med Wochenschr 139:687–689

Weltgesundheitsorganisation (WHO) (2016) ICD-10 Version: 2016. ► http://apps.who.int/classifications/icd10/browse/2016/en. Zugegriffen: 14. Nov. 2018

Whitson HE, Johnson KS, Sloane R, Cigolle CT, Pieper CF, Landerman L, Hastings SN (2016) Identifying patterns of multimorbidity in older Americans: application of latent class analysis. J Am Geriatr Soc 64(8):1668–73. ► https://doi.org/10.1111/jgs.14201

Zieschang T, Wolf M, Vellappallil T, Uhlmann L, Oster P, Kopf D (2016) Assoziation von Hyponatriämie, Delirrisiko und Mortalität. Dtsch Arztebl Int 113(50):855–862. ► https://doi.org/10.3238/arztebl.2016.0855

Zieschang T, Rösler A, Bauer J (2018) Spezialstationen für Patienten mit kognitiver Einschränkung. Ergebnisse einer Umfrage in Kliniken für Geriatrie in Deutschland. Z Gerontol Geriat 51. ► https://doi.org/10.1007/s00391-018-1439-z

Theorie

Inhaltsverzeichnis

Settings der Gesundheitsförderung und Prävention für Menschen mit Demenz

Eva Mir, Holger Penz und Thomas Dorner

D. Gebhard, E. Mir (Hrsg.), *Gesundheitsförderung und Prävention für Menschen mit Demenz*,
https://doi.org/10.1007/978-3-662-58130-8_3

Der Beitrag widmet sich dem in der Gesundheitsförderung überaus prominenten Settingansatz. Nach einer Definition der Begriffe Setting, Umwelt beziehungsweise Lebenswelt wird der Unterschied zwischen Gesundheitsförderung im Setting und gesundheitsförderlichem Setting anhand eines demenzspezifischen Beispiels erläutert. Anknüpfend an die Vorstellung eines theoretisch konzeptionellen Rahmenmodells zur Analyse von Settings werden anhand eines Fallbeispiels Settings mit besonderer Relevanz für Menschen mit Demenz behandelt. Neben Settings im institutionellen und versorgungsbezogenen Kontext (Primärversorgung, Krankenhaus, Pflegeheim) werden die Region und die eigenen vier Wände als Systeme mit geringerem Formalisierungsgrad mit ihren Spezifika für Menschen mit Demenz dargestellt. Abschließend wird die aktuelle praktische und theoretische Arbeit mit dem Settingansatz kritisch verortet und Herausforderungen für die Weiterentwicklung unterstützender Umwelten für Menschen mit Demenz aufgezeigt.

3.1 Settings – allgemeine Vorbemerkungen und deren Bezüge zur Zielgruppe Menschen mit Demenz

Wer sich mit Gesundheitsförderung auseinandersetzt, kommt am Begriff des Settings nicht vorbei. So wie alle weit verbreiteten Begriffe, vereint er zwei Vorteile: Er ist einerseits spezifisch genug, um eindeutig mit der Arbeit in der und für die Gesundheitsförderung assoziiert zu sein; er ist andererseits unscharf genug, um von jeder Person in diesem Kontext in der jeweils benötigten Weise verwendet werden zu können. Bei näherem Hinsehen ergibt sich für eine analytische Darstellung die Herausforderung, sich beiden Aspekten zu nähern.

Im Großen und Ganzen wird als Definition eines Settings die Ottawa Charta der WHO herangezogen, welche formuliert: „Gesundheit wird von Menschen in ihrer alltäglichen Umwelt geschaffen und gelebt: dort, wo sie spielen, lernen, arbeiten und lieben." (WHO 1986, o. S.). An anderer Stelle in der Charta wird in diesem Zusammenhang auch der Begriff der Lebenswelt verwendet.

Die Begriffe Umwelt bzw. Lebenswelt verweisen somit darauf, dass wir es hier nicht nur mit rein individuellem Verhalten bzw. Handeln (spielen, lernen, arbeiten, lieben) zu tun haben, sondern dass der Fokus auch auf die Umgebungsfaktoren (Umwelt, Lebenswelt) eines Individuums gerichtet wird. Dabei werden die Begriffe Lebenswelt und Setting zum Teil synonym verwendet, aber auch voneinander unterschieden (Dadaczynski et al. 2016). Letzteres ist etwa abgebildet im „Sundsvall Statement on Supportive Environments for Health" (WHO 1991): Lebenswelten sind demnach hochkomplexe Umwelten, die unterschiedliche, für das Individuum und seine Gesundheit relevante Systeme, vereinen. Diese Systeme können eng umgrenzt oder auch größer sein und stellen die jeweiligen Settings dar (Dadaczynski et al. 2016). Setting meint also einen (sozialen) Ort, der Einfluss auf die Gesundheit des Individuums hat und im Rahmen von Gesundheitsförderung gezielt gestaltet wird. Das kann sich nun beispielsweise beziehen auf den Arbeitsplatz im Sinne Betrieblicher Gesundheitsförderung (Tanner und Bamberg 2018), die Kommune, etwa ausgedrückt durch den Ansatz Gesunder Gemeinden (Penz 2008) oder das Handlungsfeld Schule (Mittag und Schaal 2018), um nur einige wenige zu nennen.

Setting

„Ein ≫Setting≪ für Gesundheit ist ein Ort oder sozialer Kontext, in dem Menschen ihren Alltagsaktivitäten nachgehen, im Verlauf derer umweltbezogene, organisatorische und persönliche Faktoren zusammenwirken und Gesundheit und Wohlbefinden beeinflussen" (WHO 1998, S. 23).

Grundlage des Settingbegriffes ist somit eine systemische Sicht. Dadurch wird nicht nur individuumsorientiertes Verhalten (vgl. dazu

► Kap. 5), sondern auch die Verhältnisse in Form von psychosozialen Bedingungen und Kontextfaktoren als zentral für die Gesundheit der Bevölkerung formuliert. Grossmann und Scala bringen diesen Aspekt mehr als treffend wie folgt auf den Punkt (2001, S. 67): „Der Settings-Ansatz ist darauf gerichtet, die Einfluss-, Beteiligungs- und Wahlmöglichkeiten der Menschen zu erhöhen und Optionen für Verhaltensalternativen zu schaffen, indem auf gesundheitsrelevante Rahmenbedingungen Einfluss genommen wird. Der Ansatz vermeidet, die Verantwortung für die Gesundheit einseitig an die betroffenen Individuen zu delegieren." Darin spiegelt sich auch ganz klar der Partizipationsgedanke wieder (vgl. dazu ► Kap. 7), der neben Gleichheit, Empowerment und Partnerschaft zu den Grundprinzipien gesunder Settings gehört (Bloch et al. 2014).

Eine andere, tief in die Praxis eingedrungene Charakterisierung wurde von Baric und Conrad (1999) getroffen. Die Autoren unterscheiden nach der Art und Weise, wie Gesundheitsförderung mit dem Setting in Zusammenhang gebracht wird: Demgemäß gilt es, **„Gesundheitsförderung im Setting"** und ein **„gesundheitsförderliches Setting"** voneinander zu unterscheiden. „Gesundheitsförderung im Setting" steht in Zusammenhang mit den bereits seit langem existierenden Zugängen der Gesundheitserziehung und Gesundheitsbildung, wobei ein Setting primär als abgegrenzter Zugang zur jeweils benötigten Zielgruppe gesehen wird. Traditionellerweise werden hierbei lediglich individuumsorientierte Interventionen gesetzt, während ein gesundheitsförderliches Setting auch die Rahmenbedingungen (Strukturen, Prozesse) im Setting explizit mitverändern will (Dooris 2006). Letzteres versteht sich primär als Ansatz der Organisationsentwicklung.

Zur Illustration des Unterschiedes: Im Setting Pflegeheim soll das Thema Bewegungsförderung für Menschen mit Demenz vorangebracht werden.

„Gesundheitsförderung im Setting" könnte hier wie folgt aussehen: Eine Projektgruppe erstellt Informationsbroschüren zur Thematik für Angehörige und Mitarbeitende und legt diese im Pflegeheim zur Mitnahme auf. Zusätzlich gibt es noch einen Sensibilisierungsabend, zu dem neben den beiden genannten Zielgruppen auch Menschen mit Demenz eingeladen werden. Ziel soll es sein, über Bewegungsförderung für Menschen mit Demenz aufzuklären, Benefits aufzuzeigen und die Informationsbroschüren zu bewerben. In diesem Beispiel wird also das Pflegeheim primär als Zugang zu den drei Zielgruppen (Menschen mit Demenz, Angehörige, Mitarbeitende vor Ort) genutzt und die intendierten Interventionen sind informationsbezogen und stark individuumsorientierter Natur.

Wie könnten nun Interventionen im Sinne eines „gesundheitsförderlichen Settings" in diesem Kontext aussehen? In einem ersten Schritt könnte eine Analyse der infrastrukturellen Charakteristika des Pflegeheims stattfinden. So könnte exploriert werden, inwiefern bauliche Gegebenheiten Bewegung unterstützen oder auch nicht. Entsprechende Adaptierungen (z. B. ansprechende, partizipative Gartengestaltung) könnten sodann bewegungsförderlich wirken. Zudem könnte im Rahmen einer Teambesprechung – ausgehend von einer Analyse des Tagesablaufes im Pflegeheim – erarbeitet werden, zu welchen Zeitpunkten am Tag optimaler Weise Bewegungseinheiten angeboten werden können, und zwar regelmäßig und nachhaltig. So würde Bewegung zu einem organisationalen Fixbestandteil im Pflegeheimalltag werden. Nachdem Bewegung nicht nur für die Menschen mit Demenz im Pflegeheim bedeutsam ist, sondern auch für die dort Arbeitenden, könnte das Bewegungsthema gleich zielgruppenübergreifend gedacht, konzipiert und umgesetzt werden. So könnte das Setting Pflegeheim nicht nur für die Menschen mit Demenz, sondern auch die Mitarbeitenden (im Sinne Betrieblicher Gesundheitsförderung) gesundheitsförderlicher gestaltet werden.

3

Gesundheitsförderung im Setting dient meist dem Erreichen von speziellen Zielgruppen durch das Setting, während die Schaffung eines gesundheitsförderlichen Settings auch auf die Veränderung von Strukturen beziehungsweise Organisationsentwicklung abzielt.

Gerade der Ansatz der Organisationsentwicklung verweist auf die gängigsten praktischen Methoden der Arbeit in und mit einem Setting, welche sich ganz generell an Qualitätsmanagementzyklen beziehungsweise dem Public-Health-Action Cycle orientieren (Ruckstuhl et al. 2008; vgl. dazu ► Kap. 8). Dabei kommen die in der Gesundheitsförderung zentralen Elemente Partizipation, also die Beteiligung von Betroffenen an der Umgestaltung, sowie Empowerment, also das Ermöglichen von Kontrolle im bzw. über das Setting, hinzu. So mischen sich von extern herangetragene, normative Forderungen nach der Veränderung der Strukturen mit der Aufforderung, diese selbst in die Hand zu nehmen. Oder anders ausgedrückt: „Projekte der Entwicklung eines gesundheitsförderlichen Settings sind eine Art sozialer Reformbewegung für das jeweilige Setting, die allerdings zumeist von außen und damit „synthetisch“ induziert wird. … Das Setting „erfindet sich“ in partizipativ gestalteten Diskursen auf diese Weise kontinuierlich und stückweise „neu“.“ (Hartung und Rosenbrock 2015, o. S.).

Der Zugang über Settings ist sicherlich mit verantwortlich für den enormen Erfolg, den die Praxis der Gesundheitsförderung in den letzten Jahren erreicht hat. So steht mit seiner Gründung 1986 das Netzwerk Gesunde Städte Seite an Seite mit den von der Ottawa Charta geforderten Reformen. Die Bedeutung von Settings wurde in den Folgekonferenzen der WHO immer wieder unterstrichen, wobei sich sukzessive Netzwerke gründeten (Dooris 2009). Einen guten Einblick in die diesbezüglichen historischen und aktuellen Entwicklungen bietet die WHO unter ► https://www.who.int/healthy_settings/types/en/: So etablierte sich etwa 1990 das Netzwerk Gesunde Krankenhäuser, 1992 das europäische Netzwerk Gesunde Schulen, 1996 das europäische Netzwerk Betriebliche Gesundheitsförderung, um nur einige prominente Beispiele zu nennen. Wie aufgrund dieser kurzen Auflistung bereits erkennbar ist, sind verschiedene Arten von Settings zu unterscheiden, je nachdem ob von der Grundstruktur her eher ein organisationsbezogener, ein sozialer oder ein geografischer Bezug im Vordergrund steht. Weitere Merkmale, die in einem breiten Settingverständnis eine Rolle spielen, sind gleiche Lebenslagen oder gemeinsame Werte und Vorlieben, etwa durch geteilten kulturellen oder religiösen Hintergrund (Dadaczynski et al. 2016). Generell lässt sich beobachten, dass Gesundheitsförderung ein eher von industrialisierten Ländern getriebenes Anliegen ist, welches erst mit der Zeit in andere Regionen diffundiert (z. B. als gesunde Dörfer in der afrikanischen Region der WHO).

Settings können danach unterschieden werden, ob sie eher organisationsbezogen (z. B. Krankenhaus, Pflegeheim), eher sozial (z. B. Familie, Glaubensgemeinschaften) oder eher geografisch (z. B. Dorf, Gemeinde) charakterisiert werden können.

Der Settingansatz hat große praktische und auch politische Relevanz, in der theoretisch-konzeptionellen Entwicklung und in Hinblick auf seine Evidenzbasierung gilt es allerdings noch viel Arbeit zu leisten (Dadaczynski et al. 2016). So ist es unbestritten, dass kein Setting dem anderen gleicht und es für ein und dasselbe Setting große Variationen aufgrund situativer und lokaler Unterschiedlichkeiten geben kann. Rahmenmodelle sollen auf übergeordneter Ebene klären, welche Faktoren in der nötigen, detaillierten Analyse des jeweiligen Settings berücksichtigt werden müssen.

Einen praxisorientierten Zugang liefern hierzu Poland et al. (2009). Die Autoren stellen ein Konzept für gesundheitsförderliche Interventionen in Settings vor, welches checklistenartig in den verschiedenen Projektphasen zur Anwendung kommen kann.

So schlagen sie für die Identifikation und Definition eines Settings vor sich zu drei Themenbereichen Gedanken zu machen:

1. Einsicht in das Setting,
2. Veränderung des Settings,
3. Wissensentwicklung und -transfer.

Zu den ersten beiden Aspekten bieten die Autoren eine Liste mit jeweils 20 Fragen, die helfen, das Setting besser zu verstehen beziehungsweise Maßnahmen umzusetzen. Um sein Verständnis über das Setting zu vertiefen (Themenbereich 1), analysiert man etwa Gemeinsamkeiten mit und Unterschiede zu anderen Settings, setzt sich mit Vorurteilen zu dem Setting auseinander, beschäftigt sich mit den Determinanten der Gesundheit im speziellen Setting, identifiziert unterschiedliche Stakeholder und Interessen und findet heraus, wer im Setting Veränderung fördert beziehungsweise hemmt. Bezogen auf den Themenbereich zwei (Veränderung des Settings) wird die Geschichte der Gesundheitsförderung für das jeweilige Setting reflektiert, nötige Strukturen auf unterschiedlichen Ebenen definiert, der Fokus der Maßnahme festgelegt, über Schwierigkeiten im Zugang und die Strategien im Detail nachgedacht und evaluative Fragen bearbeitet. In der Wissensentwicklung und dem -transfer (Themenbereich 3) gilt es aufzudecken, was für das spezifische Setting speziell ist, welche Informationen man zu dem Setting haben muss, um erfolgreich darin und damit arbeiten zu können und welche Lücken zwischen Theorie und Praxis feststellbar sind.

Poland et al. (2009) empfehlen die Anwendung ihres Rahmenkonzepts aus kritischen Fragen bei der Planung, Implementierung und Evaluation von Gesundheitsförderung nach dem Settingansatz, um die Wahrscheinlichkeit für erfolgreiche, nachhaltige Interventionen zu erhöhen.

Theoretisch konzeptionelles Wissen über und in Settings muss zukünftig ausgebaut werden. Analytische Rahmenkonzepte, wie jenes von Poland et al. (2009), können helfen, Interventionen settingspezifisch zu planen, umzusetzen und zu evaluieren.

3.2 Menschen mit Demenz in unterschiedlichen Settings

Um gesundheitsförderliche Interventionen für Menschen mit Demenz planen, umsetzen und evaluieren zu können, gilt es zunächst die Frage zu klären, welche Settings für die avisierte Zielgruppe relevant sind beziehungsweise in welchen Settings die avisierte Zielgruppe Zeit verbringt (Dooris 2009).

Menschen mit Demenz halten sich unter anderem in Abhängigkeit von ihrer jeweiligen Wohnform, ihrer kognitiven und körperlichen „Mobilität“ in unterschiedlichen Settings auf. An einem verkürzt dargestellten **Fallbeispiel** soll ersichtlich werden, welche dies sein können: Frau M. hat im Zuge einer Beratung und Diagnostik in einer Gedächtnisambulanz eine leichte Demenzform attestiert bekommen. Sie lebt (noch) zu Hause in den eigenen vier Wänden und versorgt sich mit etwas Hilfe von Seiten ihrer Familie weitgehend selbst. Sie ist in die Nachbarschaft und Gemeinde gut eingebunden – so spielt sie mit ihrer Nachbarin Frau K. regelmäßig Karten und besucht auch das Seniorenkaffee im Gemeindezentrum. Wenn Frau M. gesundheitliche Fragen oder Probleme hat, nimmt sie primär die Hilfe ihres Hausarztes in Anspruch oder wendet sich gern an ihre Physiotherapeutin, die sie ambulant betreut. Nach einem nächtlichen Sturzgeschehen im eigenen Haus und einer Oberschenkelhalsfraktur muss Frau M. stationär ins Krankenhaus. Dort verschlechtert sich die körperliche und kognitive Verfassung von Frau M. und gemeinsam mit ihrer Familie entscheidet sich Frau M. nicht nach Hause zurückzukehren, sondern in eine betreute Wohngemeinschaft für Menschen mit Demenz einzuziehen. Dort lebt sie in einem selbst gestalteten Zimmer und genießt die Gesellschaft von den anderen Bewohnern und den Betreuern in den Gemeinschaftsräumlichkeiten. Gemeinsam machen sie auch regelmäßig Ausflüge, Besuch von der Familie und der Nachbarin Frau K. kündigt sich regelmäßig an. Nach einigen weiteren krankheitsbedingten Aufenthalten im Krankenhaus steht ein erneuter Wohnformwechsel an: Frau M. wechselt in ein nahegelegenes Pflegeheim, in dem sie schließlich verstirbt.

Das Fallbeispiel deutet nur ansatzweise an, wie unterschiedliche Settings verwoben sein können und gemeinsam die Lebenswelt von Menschen mit Demenz kreieren. Welche Berührungspunkte identifizierbar sind, wo Abhängigkeiten und Interaktionen bestehen, gilt es zukünftig genauer zu untersuchen und dabei vor allem auf biografische Übergänge zu achten (Dadaczynski et al. 2016). Letzteres hat im Fall von Menschen mit Demenz große Bedeutung, zumal vor allem der Auszug aus den eigenen vier Wänden aufgrund der (Demenz-)Erkrankungen als kritischer Lebensübergang angesehen werden kann.

Gesundheitsförderung nach dem Settingansatz arbeitet bisher stark isoliert in einzelnen Settings. Nach dem Motto „Staying with the bigger picture" (Dooris 2006, S. 2) gilt es künftig vermehrt settingübergreifend zu denken, was mit dem Supersetting-Ansatz (Bloch et al. 2014) geschieht.

So ist es nur mehr als naheliegend, in unterschiedlichen Settings, koordiniert und aufeinander abgestimmt, gesundheitsförderliche Interventionen für Menschen mit Demenz simultan oder aufeinander folgend zu planen, umzusetzen und zu evaluieren – diese Interventionsstrategie wird in der Fachliteratur unter dem Terminus Supersetting diskutiert (Bloch et al. 2014). Für andere Zielgruppen, vor allem Kinder, Jugendliche und deren Familien, hat dieser Gedanke bereits verstärkt Einzug in die Praxis der Gesundheitsförderung gehalten, was sich in der Präventionskette als integrierte kommunale und lebenslauforientierte Gesundheitsstrategie abbildet (Kilian et al. 2016). Der Bedarf an aufeinander abgestimmten, intersektoralen und interprofessionellen Angeboten im Sinne integrierter Versorgung ist für Menschen mit Demenz gegeben, ist in der Realität aber noch nicht angemessen abgedeckt (Richter 2015).

Welche Settings haben in diesem Zusammenhang für Menschen mit Demenz im Speziellen große Bedeutung und welche Prinzipien sollen diese allgemein formuliert erfüllen? Um die Kapazitäten und Potenziale der Menschen mit Demenz erschließen, aufrechterhalten und fördern zu können, müssen Systeme und Umgebungen demenzfreundlich gestaltet sein. Um das zu erreichen, stellen Førsund et al. (2018) vier Prinzipien ins Zentrum: 1) Sicherheit, 2) Einfachheit, 3) gute Strukturierung und 4) Vertrautheit. Letzteres bezieht sich auf das Erleben von Kontinuität und Vorhersagbarkeit, was sich im Sinne der Gesundheitsförderung als Unterstützung des Kohärenzgefühls von Menschen mit Demenz beschreiben lässt. Jann (2015) erachtet hinsichtlich der Wohnumgebung im Alter zwei Bedürfnisse als vorrangig: 1) Das Bedürfnis nach Autonomie und 2) das Bedürfnis nach Sicherheit. Spierings und Ache (2018) unterstreichen weiter die Bedeutung von „belonging", also dem Gefühl, dazu zu gehören. Damit wird gelebter Raum essenziell für die Identität des Individuums und Sinnstiftung (Førsund et al. 2018).

Sicherheit, Einfachheit, gute Strukturierung und Vertrautheit sind Prinzipien, die zu unterstützenden Umwelten für Menschen mit Demenz führen.

Gemeinschaften als wichtiges Setting der Gesundheitsförderung greifen das Dazugehören mit dem Terminus „Gemeinschaftsgefühl" sehr treffend auf. Dabei werden vier Aspekte als wesentlich erachtet (McMillan und Chavis 1986, Tones und Tilford 2001): 1) das

Gefühl, dazu zu gehören (inkl. der damit verbundenen Abgrenzungen; „membership"), 2) das Gefühl der wechselseitigen Beeinflussbarkeit, also dass es für beide – einen selbst als auch die Gruppe – bedeutsam ist, dass man dazugehört („influence"), 3) das Gefühl von Bedürfnisbefriedigung durch die Zugehörigkeit (z. B. Status und Image oder der Zugang zu Ressourcen; „integration and fulfilment of needs") und 4) das Gefühl emotionaler Bindung aufgrund gemeinsamer Erfahrungshorizonte (raum- und/oder zeitbezogene gemeinsame Erlebnisse oder auch gemeinsame „Geschichte"; „shared emotional connection").

Settings der Gesundheitsförderung müssen für Menschen mit Demenz so adaptiert werden, dass sie diesen Prinzipien und Bedürfnissen gerecht werden. Erst dann können unterstützende Umwelten geschaffen werden. Betrachtet man das Fallbeispiel, so spielen Settings wie „die eigenen vier Wände", Familie, Gemeinde, Primärversorgung, Krankenhaus oder auch Pflegeheim zum Teil simultan, zum Teil aufeinander folgend eine große Rolle. Letztere sind charakterisiert durch einen institutionalisierten, versorgungsbezogenen Charakter mit klaren organisationalen Strukturen, erstere stellen soziale Kontexte mit geringem Formalisierungsgrad dar. Beide Bereiche werden in weiterer Folge beleuchtet.

3.3 Settings im institutionellen und versorgungsbezogenen Kontext – Primärversorgung, Krankenhaus und Pflegeheim

Einrichtungen der medizinischen Versorgung werden häufig als Settings für Gesundheitsförderung gesehen. Insbesondere seit der Ottawa Charta der Weltgesundheitsorganisation (WHO 1986) oder in der Bestätigung und Aktualisierung dieser in der Vienna Declaration der Europäischen Public Health Organisationen (McKee et al. 2016) ist von „Reorienting Health Services" die Rede. Damit ist die Forderung verbunden, Gesundheitsförderung auch in die gesundheitliche Versorgung zu integrieren. Besonders Patienten mit mehreren, und in der Versorgung komplexeren Erkrankungen profitieren von einem ganzheitlicheren Zugang im Gesundheitssystem, entsprechend ihrer jeweiligen Bedürfnisse, ihrer Ressourcen und Hindernisse (McKee et al. 2016).

Das medizinische Versorgungssystem ist meist die Stelle, in der Personen mit Demenz und deren Angehörige mit der Diagnose Demenz konfrontiert sind. Deshalb ist das Versorgungssystem ein besonders wichtiges Setting in der Gesundheitsförderung für Menschen mit Demenz. Dazu ist es entscheidend, ein Versorgungssystem zu etablieren, in dem alle Aspekte der Versorgung (von Gesundheitsförderung über Prävention, Kuration bis zur Rehabilitation) sowie das gesamte Umfeld (Familie, soziales Umfeld, gebaute Umwelt, Management von sozialen Hilfen, etc.) im Versorgungssystem integriert werden (Dorner und von Mittelstaedt 2018). In Österreich wurde dazu eine eigene evidenzbasierte Leitlinie zur integrierten Versorgung von Menschen mit Demenz etabliert (Dorner et al. 2011).

Im medizinischen Versorgungssystem wird grundsätzlich zwischen Primärversorgung (vor allem allgemeinmedizinischer Bereich), Sekundärversorgung (Krankenhaus und spezialisierter niedergelassener Bereich) und Tertiärversorgung (sehr stark spezialisierter Bereich, Universitätskliniken) unterschieden (Czypionka et al. 2012).

Wie aus dem Fallbeispiel ersichtlich, stellen Primärversorgung und Krankenhaus wichtige Settings für die Gesundheitsförderung für Menschen mit Demenz dar, weshalb auf diese nun näher eingegangen wird. Weiter sind Pflegeheime für die Zielgruppe sehr bedeutsam und müssen als Orte der Gesundheitsförderung und Prävention erkannt und genutzt werden.

3.3.1 Primärversorgung als Setting der Gesundheitsförderung

Am 30. Juni 2014 wurde in der Bundes-Zielsteuerungskommission ein Konzept zur multiprofessionellen und interdisziplinären Primärversorgung in Österreich verabschiedet (Bundesministerium für Gesundheit 2014): Demnach sind neben der Behandlung von Krankheit Gesundheitsförderung und Prävention zentrale Aufgabengebiete der Primärversorgung.

Primärversorgung

Unter Primärversorgung versteht man: „Die allgemeine und direkt zugängliche erste Kontaktstelle für alle Menschen mit gesundheitlichen Problemen im Sinne einer umfassenden Grundversorgung. Sie soll den Versorgungsprozess koordinieren und gewährleistet ganzheitliche und kontinuierliche Betreuung. Sie berücksichtigt auch gesellschaftliche Bedingungen." (BGBl I Nr. 26/2017 Gesundheits-Zielsteuerungsgesetz § 3 Z 7)

Die wichtigsten Charakteristika der Primärversorgung sind die „4 cardinal Cs of primary health care" nach Barbara Starfield (1992): „First Contact", „Coordination", „Continuity" und „Comprehensiveness". „First Contact" bedeutet, dass bei einer Gesundheitsbeeinträchtigung die medizinische Primärversorgung die erste Anlaufstelle im Gesundheitssystem darstellt. „Coordination" stellt sicher, dass alle Befunde und Therapien zusammengeführt werden und einer zusammenfassenden Evaluation unterzogen werden. „Continuity of Care" bedeutet, dass die Patienten in der Primärversorgung persönlich bekannt sind und somit neu auftretende Gesundheitsprobleme rasch erkannt werden können, da Veränderungen früher auffallen. Unter „Comprehensiveness" wird eine umfassende Versorgung verstanden, die alle Modalitäten der Versorgung, von Gesundheitsförderung bis zur Rehabilitation, umfasst (Dorner und von Mittelstaedt 2018).

Aus diesen Überlegungen heraus ist die Primärversorgung ein wichtiges Setting in der Gesundheitsförderung und Prävention für Menschen mit Demenz, wobei allen erwähnten 4 Cs eine wichtige Rolle zukommt: Auch bei Demenzerkrankung ist die Primärversorgung die erste Anlaufstelle, in der von Betroffenen oder deren Angehörigen Einbußen berichtet, die weitere Abklärung, das medizinische und soziale Management koordiniert werden. Im Sinne der umfassenden Versorgung haben Gesundheitsförderung und Prävention in der Primärversorgung einen wichtigen Stellenwert. Gerade weil in der Primärversorgung die Menschen über einen langen Zeitraum bekannt sind, ist es ein wichtiges Setting, Gesundheitsförderung zu implementieren. Für Menschen mit Demenz ist diese Kontinuität der Versorgung von Vorteil, da die betreuenden Personen bekannt und vertraut sind. Schließlich hat das geriatrische Assessment und somit die Früherkennung von Funktionseinbußen in der Primärversorgung einen großen Stellenwert und somit ist die Sekundärprävention bei Demenzerkrankungen eine wichtige primärmedizinische Aufgabe.

Im Österreichischen Strukturplan Gesundheit (Bundesministerium für Arbeit, Soziales, Gesundheit und Konsumentenschutz (BMASGK) 2018) werden neben dem Kernteam der Primärversorgung (Allgemeinmediziner, Angehörige des gehobenen Gesundheits- und Krankheitspflegedienstes, Ordinationsassistenten) auch Gesundheits- und Sozialberufe (z. B. Sozialarbeiter, Physiotherapeuten, Ergotherapeuten, Psychologen) als erweitertes Primärversorgungsteam tituliert. Für alle stellt Gesundheitsförderung und Prävention eine Kernkompetenz dar. Betrachtet man deren Aufgaben hinsichtlich älterer Menschen und Menschen mit Demenz im Detail, so finden Themen wie Beratung und Unterstützung hinsichtlich Sturz, Demenz, Ernährung oder Dekubitus Eingang; Förderung von Selbstmanagement, Selbstversorgung und

Gesundheitskompetenz werden ebenso groß geschrieben (Gesundheit Österreich 2018).

Bei der Betrachtung des Kernteams, und hier der Hausarztpraxis im Besonderen, fällt auf, dass die Evidenzlage zur Gesundheitsförderung aktuell schwach, zum Teil widersprüchlich ist (Rojatz und Nowak 2018). Wir haben es also mit einem Setting der Gesundheitsförderung zu tun, das insgesamt, für Menschen mit Demenz im Speziellen, gewiss noch in den Kinderschuhen steckt. Die bestehende Praxis orientiert sich vor allem an individueller Risikoprävention (z. B. bezogen auf Alkohol- und Nikotinkonsum), die Betrachtung von Gesundheitsressourcen kommt aber noch zu kurz.

Gesundheitsförderung und Prävention hält in die Primärversorgung im Allgemeinen, für Menschen mit Demenz im Speziellen, erst langsam Einzug.

Wie Gesundheitsförderung im Allgemeinen organisational in der Primärversorgung zu verankern ist, wie die Berufsgruppen für diesen Aufgabenbereich vorbereitet und geschult werden können, wie die Angebote regional koordiniert werden sollen, sind Fragen, die es zukünftig zu beantworten gilt (Rojatz und Nowak 2018).

3.3.2 Krankenhaus und Pflegeheim als Settings der Gesundheitsförderung

Bereits mit der Ottawa Charta (WHO 1986) wurden im Rahmen des Handlungsfeldes „Gesundheitsdienste neu orientieren" Gesundheitseinrichtungen dazu aufgerufen, sich verstärkt auf die Förderung der Gesundheit auszurichten. Gesundheitsfördernde Krankenhäuser (Health Promoting Hospitals HPH) werden seit den späten 1980er Jahren als Setting der Gesundheitsförderung bearbeitet und bilden den Ausgangspunkt für Gesundheitsförderung in Gesundheitseinrichtungen insgesamt. Österreich war hier an den Entwicklungen von Anbeginn an maßgeblich beteiligt: Das Modellprojekt wurde an der Wiener Krankenanstalt Rudolfstiftung realisiert und bot wichtige Erfahrungen für das 1993 gestartete europäische Pilotprojekt mit 20 Krankenhäusern aus 11 Ländern (Österreichisches Netzwerk Gesundheitsfördernder Krankenhäuser und Gesundheitseinrichtungen (ONGKG) 2008). Mit dem von der WHO 1990 gegründeten Netzwerk gesundheitsfördernder Krankenhäuser wurde ein wichtiger Anstoß zur übernationalen Vernetzung gegeben (▶ http://www.hphnet.org/). Erst im Jahr 2007 öffnete sich dieses für alle Arten von Gesundheitseinrichtungen und trägt seither den Namen „International Network of Health Promoting Hospitals & Health Services" (Pelikan et al. 2008). Österreich löste diese Fokussierung auf Krankenhäuser 2006 auf, was sich in der Bezeichnung „Österreichisches Netzwerk Gesundheitsfördernder Krankenhäuser und Gesundheitseinrichtungen" niederschlägt (Dietscher und Hubmann 2008). Damit öffnete sich auf Netzwerkebene verhältnismäßig spät der Raum für Gesundheitsförderung in anderen Gesundheitseinrichtungen, zu denen auch Pflegeheime als Einrichtungen der stationären Langzeitversorgung zu zählen sind.

Gesundheitsförderung hat in das Setting Krankenhaus im Vergleich zu anderen Gesundheitseinrichtungen früher Einzug gehalten. Die stationäre Langzeitversorgung findet auf Netzwerkebene erst später Berücksichtigung. Pflegeheime sind somit lange Zeit vernachlässigt worden.

Wie soll nun aber Gesundheitsförderung im Krankenhaus umgesetzt werden? Unter Bezugnahme auf etablierte Mechanismen des Qualitätsmanagements und anhand von Methoden der Organisationsentwicklung sollen strukturelle Veränderungen angestrebt werden. Anhand eines von der WHO vorgeschlagenen Assessments lassen sich folgende Standards für die Implementierung von

Gesundheitsförderung im Krankenhaus identifizieren (Tønnesen 2013):

1. Es existiert eine eigene, ins Management integrierte Leitlinie, die sich an Patienten, Angehörige und Mitarbeiter richtet („Management Policy“).
2. Die Identifikation von gesundheitsförderlichen Maßnahmen wird in die täglichen Routinen der Patientenbehandlung mit eingebracht („Patient Assessment“).
3. Gesundheitsförderung ist zentraler Bestandteil der Patienteninformation bei allen Patientenpfaden („Patient Information and Intervention“).
4. Das Krankenhausmanagement verfolgt arbeitsplatzbezogene Maßnahmen im Sinne der betrieblichen Gesundheitsförderung („Promoting a Healthy Workplace“).
5. Das Krankenhaus vernetzt sich mit anderen Versorgern und Stakeholdern zum Zwecke der Gesundheitsförderung („Continuity and Cooperation“).

Welche Bemühungen lassen sich in diesem Kontext nun aber im Speziellen für Menschen mit Demenz erkennen? So wurde etwa unter dem Titel „Demenzkompetenz im Spital“ eine Orientierungshilfe vorgelegt (Juraszovich und Rappold 2017). Diese legt Maßnahmen für die folgenden fünf Kategorien fest: 1) ausreichend und adäquat geschultes Personal, 2) Partnerschaftlichkeit, 3) Assessment und Identifikation des Risikos von Patienten mit kognitiven Beeinträchtigungen, 4) individualisierte Betreuung und Versorgung sowie 5) Umgebung und Ausstattung. Neben deren inhaltlichen Beschreibung lassen sich in der Orientierungshilfe auch Praxisbeispiele finden. Die Initiative der *tirol kliniken* „Demenz braucht Kompetenz“ will beispielsweise ein demenzgerechtes Versorgungsangebot im Setting Krankenhaus gestalten und bemüht sich um die Sensibilisierung und Befähigung der Mitarbeitenden für das Thema Demenz (Czegka 2018). Zu diesem Zweck wurde ein multiprofessionelles Schulungskonzept entwickelt, demenzspezifische Plakate und Informationsbroschüren erarbeitet und ein Netzwerk aus Memory Beauftragen und Memory Nurses etabliert (weitere Informationen unter ► www.demenz.tirol-kliniken.at). Derartige Initiativen liefern wichtige Beiträge zur (Früh-)Erkennung von Demenz, fördern ein positives Bild der Betroffenen und der Arbeit mit ihnen und zeigen Ansätze ressourcenorientierter Arbeit wie sie im Rahmen von Gesundheitsförderung zum Tragen kommt. Zudem helfen sie, die Handlungsziele der 2015 veröffentlichten österreichischen Demenzstrategie „Gut leben mit Demenz“ zu erreichen (Mir et al. 2018).

Blickt man nun auf das Pflegeheim als Setting der Gesundheitsförderung, so kann dieses als für lange Zeit vergessen wahrgenommen werden. Mit der eigenen Programmlinie „Gesundheitsförderung in der Long Term Care“ hat sich das Ludwig Boltzmann Institute Health Promotion Research (LBIHPR) dieser Thematik angenommen (Krajic et al. 2011). Das Projekt „Gesundheit hat kein Alter“ stellt den Versuch dar, Gesundheitsförderung in der Altenpflege umfassend und systematisch zu implementieren (Krajic und Cichocki 2012). Prävention und Gesundheitsförderung in der stationären Langzeitversorgung soll durch gesundheitliches Monitoring die Ausweitung von Beeinträchtigungen vermeiden, Gesundheitsrisiken identifizieren und vermeiden, soziale Beziehungen unterstützen, die Gesundheitskompetenz der Patienten bzw. Bewohner fördern, die gesundheitliche Situation stabilisieren und Wohlbefindensarbeit leisten (Schaeffer und Büscher 2009). Hält man sich vor Augen, dass über 80 % der in österreichischen Pflegeheimen Lebenden von demenziellen Veränderungen betroffen sind (Auer et al. 2018), wird klar, dass sich Gesundheitsförderung und Prävention im Setting Pflegeheim in besonderem Ausmaß an Menschen mit Demenz richten muss. Um deren Bedürfnissen gerecht zu werden, gilt es maßgeschneiderte Angebote zu schaffen, wie es etwa im Beispiel des Projekts „Gesundheit in Bewegung 2.0“ der Fall ist (vgl. ▶ Kap. 11). Dabei wurde ein gesundheitswirksames Bewegungsprogramm für Menschen mit Demenz im Pflegeheim entwickelt, umgesetzt und evaluiert.

3.4 Settings mit geringem Formalisierungsgrad – von der Region und den „eigenen vier Wänden“

Neben Settings, die hohen Formalisierungsgrad aufweisen und in Form von Organisationen abgebildet sind (z. B. Pflegeheim), lassen sich auch Settings finden, die einen vergleichsweise geringen Formalisierungsgrad haben. Dazu können etwa regionale Settings und auch die „eigenen vier Wände“ gezählt werden.

3.4.1 Regionale Settings

Menschen mit Demenz sind stets in einen regionalen Kontext eingebettet, den es im Rahmen der Gesundheitsförderung zu erschließen gilt. Mit regionalem Bezug wird zumeist in zwei Zusammenhängen von Settings gesprochen: Einmal mit dem eher im Deutschen gängigen Begriff der Gemeinde (oder etwas kleinteiliger des „Viertels“, des „Grätzels“ oder des „Quartiers“; Trojan et al. 2013), und einmal mit dem eher aus der anglo-amerikanischen Tradition stammenden Begriff der Gemeinschaft (Community; Naidoo und Wills 2010). Wie immer sind die Grenzen fließend, und natürlich weisen auch andere Settings regionale Bezüge auf.

In der Praxis werden in ganz pragmatischer Weise zumeist politisch-geografische Grenzziehungen verwendet, wenn es um regionale Settings geht: Gesunde Stadt, Gesunde Gemeinde, Gesunde Kommune, Gesunde Region. Sie sind für die Gesundheitsförderung aufgrund ihres politisch-administrativen Profils von besonderem Interesse (z. B. Mitverantwortlichkeit für Pflegethemen).

Etwas anders konnotiert und eher mit dem Versuch einhergehend, dass die Identifikation eines Settings stärker entlang sozialer Beziehungen oder Netzwerke orientiert ist als an der „administrativen“ Zugehörigkeit, ist der Zugang über den Begriff Gemeinschaft oder Community. In der Praxis wird dabei zumeist ein Gebilde verstanden, das aufgrund seiner Größe, der geografisch-räumlichen Abgeschlossenheit, des ihm eigenen Charakters eines sozialen Netzwerkes und der dort vorherrschenden Normen gegenüber anderen sozialen Aggregaten abgegrenzt werden soll (Tones und Tilford 2001). Dieser Ansatz trägt dadurch auch den aktuellen Entwicklungen digitaler und somit räumlich und zeitlich entgrenzter Kommunikation stärker Rechnung als der andere. Zur Identifikation von Gemeinschaften rückt insbesondere der Begriff des „Gemeinschaftsgefühls“ („sense of community“) ins Zentrum (vgl. ▶ Abschn. 3.2).

Für die Gestaltung gerechter Lebensbedingungen im Alter und im Speziellen für Menschen mit Demenz werden Ansätze wie die „Sorgende Gemeinde“ („caring community“) oder die demenzfreundliche Kommune diskutiert (Heimerl et al. 2018). Beiden ist gemein, dass die Sorge für Menschen mit Demenz in der Gemeinde verankert wird und unterschiedlichste Akteure (von der Verkäuferin im Supermarkt, über Polizisten, bis hin zu Angehörigen und Betroffenen selbst) damit betraut sind. Damit zeigt sich auch eine klare Durchlässigkeit bzw. Verbindung zu versorgungsbezogenen, stärker formalisierten Settings, die in die Gemeinde eingebunden sind, wie etwa Pflegeheim oder Apotheken (Plunger et al. 2016).

Interessant ist, dass in den vergangenen Jahren die Entwicklung von Demenzinitiativen in Gemeinden eher aus der Regionalentwicklung betrieben wurde. Genuin mit Gesundheitsförderung beschäftigte Organisationen oder Initiativen entdecken dieses Thema erst in jüngerer Zeit. (Was – kritisch betrachtet – mit der Fokussierung auf Gesunderhaltung zu tun haben dürfte. Die Diskussion um Gesundheitsförderung bei chronisch kranken Menschen beginnt hingegen erst.) In der multidisziplinären Zusammenschau hat sich daraus eine Diskussion entwickelt, die den Begriff „care" im Sinne der erwähnten „caring community" neu entdeckt und eingeführt hat (Rothe et al. 2015): Gemeint sind damit Initiativen und Zugänge, welche den Gedanken von gesundheitlicher „*Ver*sorgung" infrage stellen und diesem den Begriff des „Sorgens" gegenüberstellen. In den Vordergrund gerückt werden dabei Begriffe wie menschliche Nähe, wechselseitiges Kümmern und Umsorgen, Empathie und Wertschätzung, offenes Eingehen aufeinander. Betont wird, dass diese Aspekte in ökonomischen Kontexten oft vernachlässigt werden, gerade in der Auseinandersetzung mit Gesundheitsförderung und in der Auseinandersetzung mit Demenz jedoch von besonderer Wichtigkeit sind. Sie sind deshalb nicht nur im nachbarschaftlichen, sondern gerade auch im organisatorisch-professionellen Zugang wiederzuentdecken. Dadurch wird „Sorge" zum verbindenden Element für Demenzarbeit im Setting Gemeinde. Überlegungen wie diese fließen mittlerweile auch auf bundespolitischer Ebene ein, wie sich am Beispiel der österreichischen Demenzstrategie (Juraszovich et al. 2015) erkennen lässt. Insgesamt scheint der Ansatz der Caring Communities auch auf andere Settings gut übertragbar zu sein.

Die Bewegung der „Sorgenden Gemeinde" stellt die gemeinsame, gesellschaftliche Verantwortung für die Sorge um Menschen mit Demenz in den Vordergrund.

In Deutschland wurden unter dem Titel „Aktion Demenz e. V." insgesamt 78 Initiativen, die Menschen mit Demenz in der Kommune unterstützen, von der Robert Bosch Stiftung finanziert (► https://www.aktion-demenz.de/). Unterstützt wurden lokale Projekte, die das Thema Demenz aufgriffen und Menschen mit Demenz Begleitung und Partizipation ermöglichten (Rothe 2018). Die Erfahrungen aus einem Jahrzehnt Projektzeit wurden in dem Buch „Im Leben bleiben – Unterwegs zu Demenzfreundlichen Kommunen" veröffentlicht (Rothe et al. 2015) und mit der Internetplattform ► www.demenzfreundliche-kommunen.de disseminiert. Allen Projekten ist dabei gemein, dass sie wichtige Sensibilisierungsarbeit für das Thema Demenz leisten, an der Partizipation von Menschen mit Demenz und deren Angehörigen im kommunalen Bereich arbeiten, damit Isolation und Ausgrenzung verhindern wollen und Menschen mit Demenz als Bürger und nicht als Kranke betrachten (Rothe et al. 2015). Über das Thema Demenz hinaus wird damit ein wichtiger Beitrag zum „Wir-Gefühl" in der Kommune geleistet und die Nachbarschaftlichkeit revitalisiert. Eine Auswahl an Projekten wurde im Sinne systematischer Evaluation von externer Seite begleitet, wodurch ein Verstehen der Komplexität der Projekte möglich wurde und die Erfahrungen für zukünftige Vorhaben nun zugänglich sind (Rothe et al. 2015). „Aktion Demenz e. V." liefert neben anderen Initiativen einen wichtigen Beitrag zur Erfüllung von „Handlungsfeld II: Gesellschaftliche Verantwortung" der Agenda „Gemeinsam für Menschen mit Demenz", die vom bundesweiten Netzwerk „Allianz für Menschen mit Demenz" im Auftrag der deutschen Bundesregierung ins Leben gerufen wurde (Bundesministerium für Familie, Senioren, Frauen und Jugend, Bundesministerium für Gesundheit 2018). Damit wird auf politischer, intersektoraler Ebene zur gemeinsamen Verantwortungsübernahme und zur Gestaltung eines unterstützenden familiären, nachbarschaftlichen und ehrenamtlichen Umfeldes aufgerufen.

Um diesen Ansinnen gerecht zu werden, müssen bereits in der Identifikation von Gemeinschaften partizipative Ansätze zu tragen kommen. Verabsäumt man dies, läuft man Gefahr, an den eigentlichen Zielgruppen vorbei zu arbeiten, wie etwa Jewkes und Murcott (1996) aufzeigen: Die Identifikation von „communities" durch Experten anstatt durch deren (vermeintliche) Mitglieder schlägt in der Regel fehl. In einer Untersuchung bei Projektverantwortlichen und den durch diese identifizierten Gemeinschaften stellte sich heraus, dass die jeweils zugeordneten „Gemeindemitglieder" meist ganz andere Bilder davon haben, zu welcher Gemeinschaft sie gehören, und dass die von den Experten identifizierten „communities" oftmals gar nicht im gemeinten Sinn existierten.

In Projekten im regionalen Setting werden zunächst meist geografische oder politische Abgrenzungen angewendet. Eine gemeinsame Identifikation der dort vorhandenen Gemeinschaften bzw. sozialen Netzwerke ist im Projektverlauf aber jedenfalls erfolgsrelevant.

Letztendlich bewegt man sich bei der genaueren Identifikation immer entlang der Grenze zwischen der Überschaubarkeit des bzw. Erreichbarkeit der Menschen innerhalb des Settings versus des Entscheidungs- und Handlungsspielraums, den ein regionales Setting mit Blick auf Determinanten bzw. Strukturen hat (Trojan und Süß 2015). Zugleich steht diese Form des Pragmatismus vor der Herausforderung, dass die vorhandenen internen (Sektoren-)Grenzen des gewählten Settings erst einmal überwunden werden müssen: „Deshalb ist Intersektoralität zugleich Ziel wie auch ständige Achillesferse." (Böhme und Stender 2015, S. 415).

Interessant ist, dass ein anderer Kontext von Geografie im Rahmen von Gesundheitsförderung kaum beachtet zu werden scheint: der Unterschied von Stadt und Land. Wenn, dann beziehen sich Untersuchungen v. a. auf die versorgungsbedingte Benachteiligung ländlicher Regionen, mit Schwerpunkt auf eher periphere Gebiete in USA, Kanada, Australien. Übrig bleiben Überlegungen, die allgemein bekannt sind (Fehr 2016; Rind et al. 2017):

So zeichnen sich urbane Ballungsräume vor allem durch Verdichtung und Heterogenität aus. Dies betrifft sowohl die Wohndichte als auch die Versorgungsdichte, insbesondere mit medizinischen und kulturellen Angeboten. Damit unmittelbar verknüpft ist eben die Vielfalt, sowohl in einem positiv konnotierten Kontext (eben etwa der Vielfalt von Versorgung), als auch mit eher problematisch gesehener Vielfalt an Kulturen oder Migrationshintergründen. Zugleich sind Ballungsräume mit Wachstum konfrontiert, und durch den stetigen Zuzug verfügen sie über vergleichsweise junge Bevölkerungen. Rothe et al. (2015) bringen es etwas überspitzt auf den Punkt: „Die Entwicklung der Stadt und die Entwicklung der Gesellschaft haben heute zu einem Zustand geführt, in dem das Leben und das, was Menschen zusammenhält, weitgehend zum Erliegen oder zum Verschwinden gekommen ist" (S. 33).

Im ländlichen Kontext wird das als grundsätzlich positiv gesehene Vorhandensein von Weite und Natur betont (z. B. Zugang zu frischer Luft, (Selbst-)Anbau von Obst und Gemüse, körperliche Aktivität im Freien); ebenfalls wird auf die eher traditionelle Bedeutung von Nachbarschaftshilfe und sozialem Zusammenhalt verwiesen, aber auch auf die zunehmende Ausdünnung und Abwanderung der Jüngeren (Fehr 2016; Rind et al. 2017). Dem ländlichen Kontext wird demnach großes Potenzial in Hinblick auf Einbindung durch Nachbarschaftlichkeit zugesprochen; dieses gilt es allerdings auch hier aktiv zu gestalten.

Egal ob in urbanen Ballungsräumen oder dem ländlichen Kontext, Menschen mit Demenz und deren Angehörige brauchen An- und Einbindung und müssen als vollwertige Bürger in das Gemeinschaftsleben integriert werden. Hier kann Gesundheitsförderung wichtige Beiträge leisten, wobei bedürfnis- und bedarfsgerechte Angebote hinsichtlich der Unterschiedlichkeiten Stadt vs. Land im Konkreten variieren können. Das ist zusätzlich vom lokalen Kontext stark beeinflusst und muss bereits in der Projektplanung berücksichtigt werden.

3

3.4.2 Die „eigenen vier Wände" als Setting der Gesundheitsförderung

In den eigenen vier Wänden zu wohnen bzw. wohnen zu bleiben ist für viele ältere Menschen und auch im Speziellen für Menschen mit Demenz ein großer Wunsch (Klug und Jagsch 2017). Die eigenen vier Wände zeichnen sich dadurch aus, dass die Umgebung und die darin lebenden Personen vertraut sind, da die von Demenz betroffene Person meist bereits vor Beginn der Demenzerkrankung dort gelebt hat. Gesundheitsförderung kann dabei helfen, den möglichst langen Verbleib im eigenen Heim zu unterstützen.

Aber wie kann eine unterstützende Umwelt für Menschen mit Demenz in diesem Kontext aussehen? Dies könnte, ausgehend von dem Fallbeispiel von Frau M., wie folgt skizziert werden: Frau M. ist von einer demenziellen Erkrankung betroffen und lebt (noch) in dem Haus, das sie gemeinsam mit ihrem verstorbenen Mann gebaut hatte und in dem sie seit ihrem frühen Erwachsenenalter lebt. Die beiden Töchter sind schon vor vielen Jahren ausgezogen, eine ist in eine weit entfernte Großstadt abgewandert, die andere lebt im Nachbarort. Diese schaut nun jeden Tag bei Frau M. vorbei, versorgt sie mit einer warmen Mahlzeit und begleitet sie bei Einkäufen, Behördenwegen und auch zum Hausarzt. Um das Haus in Schuss zu halten, kommt einmal wöchentlich eine bezahlte Reinigungskraft und um den Garten kümmern sich Menschen mit besonderen Bedürfnissen, die über ein Arbeitsprojekt einer gemeinnützigen Initiative zu Frau M. kommen. Wenn Frau M. akut Hilfe braucht, kann sie jederzeit bei ihrer Nachbarin Frau K. durchläuten oder vorbeischauen. Einmal wöchentlich kommt zudem eine Physiotherapeutin, sie lebt auch in der Nachbarschaft und Frau M. kennt sie von Kindheit an. Die Physiotherapeutin hilft bei den chronischen Rückenschmerzen, unter denen Frau M. schon seit 15 Jahren leidet, animiert zu Bewegung und gibt auch Tipps, wie Frau M. Stolperfallen vermeiden und das Haus sicherer machen kann. Der Schwiegersohn von Frau M. kümmert sich aktuell um die bauliche Umgestaltung der sanitären Einrichtungen des Hauses – alles soll barrierefrei und demenzfreundlich werden, damit Frau M. sicher und möglichst selbstständig im Bereich der Körperpflege agieren kann. Auch über den Einsatz assistiver Technologien zur Unterstützung von Frau M. macht sich ihr Schwiegersohn Gedanken und ist bereits mit Anbietern im Gespräch.

Dieses, gewiss sehr positiv gefärbte Szenario, verdeutlicht die Bedeutung unterschiedlicher Akteure im Setting „eigene vier Wände": Vorrangig zu nennen sind hier gewiss die Angehörigen, die durch ihre Unterstützungsleistungen auf vielen Ebenen den Verbleib zu Hause mitermöglichen. Aufgrund des allgemein zu verortenden Rückgangs des familiären Unterstützungs- und Pflegepotenzials braucht es weitere Angebote: Zusätzliche Hilfen von „außen" – sei es in der Alltagsbewältigung (Haushalts-, Gartenarbeiten) oder in Bezug auf gesundheitliche Fragen (Physiotherapie) – können Menschen mit Demenz hinsichtlich unterschiedlicher Aspekte fördern. Wenn etwa bei Haushalts- und Gartenarbeiten die Betroffenen integriert werden, kann durch das Mithelfen eine sinnhafte Betätigung geschaffen werden und zugleich der Erhalt der Aktivitäten des täglichen Lebens (activities of daily living, ADL; vgl. ► Kap. 8) unterstützt werden. Die Identifikation von Gefahrenquellen im eigenen Heim, z. B. in Form der Analyse und Beseitigung von Stolperfallen oder der baulichen, barrierefreien Gestaltung der eigenen vier Wände, stellt eine wichtige Maßnahme zur Verhinderung von Stürzen dar, die zu unvermeidbaren Krankenhausaufenthalten und einer Verschlechterung des Allgemeinzustandes führen können (vgl. ► Kap. 12). So gefährdet etwa ein Sturzgeschehen nicht nur die Gesundheit der Menschen mit Demenz, sondern auch den weiteren Verbleib in den eigenen vier Wänden.

Das Beispiel von Frau M. zeigt aber auch auf, wie eng das eigene Heim als Setting mit regionalen Settings verknüpft ist: Nachbarschaftlichkeit und regional organisierte Unterstützungsleistungen spielen hier eine große Rolle, charakterisiert durch aufsuchende Angebote. Akteure aus dem Bereich der Primärversorgung finden dabei Eingang in die eigenen vier Wände.

Diese Verknüpfung kann an einem Projektbeispiel verdeutlicht werden. In einer dreijährigen Projektlaufzeit wurden im Projekt „Allein lebende Demenzkranke – Schulung in der Kommune" der Deutschen Alzheimer Gesellschaft e. V., allein lebende Menschen mit Demenz in den Fokus gerückt. Durch das Projekt soll eine Sensibilisierung für die schwierige Lebenssituation von allein lebenden Menschen mit Demenz erreicht werden. Ein weiteres Ziel war es, notwendige Bedingungen und Bedürfnisse zu erfassen, um Menschen mit Demenz ein möglichst langes Leben in der gewählten Wohnform zu ermöglichen. Dafür wurden in einem ersten Schritt die Bedürfnisse, Ängste, Wünsche, Sorgen der Betroffenen mittels Interview erfragt. Parallel dazu fand auch eine umfangreiche Literaturrecherche zu bestehenden Unterstützungsformen statt. In einem weiteren Schritt wurde Schulungsmaterial für unterschiedliche Berufs- und Bevölkerungsgruppen entwickelt, um für dieses Thema sensibilisieren zu können – dabei lag der Fokus insbesondere auf Berufsgruppen, die öfters Kontakt mit Menschen mit Demenz haben (z. B. Polizei, Bankangestellte, Personen aus dem Einzelhandel sowie Nachbarn, Vereins- und Gemeindemitglieder) (Deutsche Alzheimer Gesellschaft e. V. ► https://www.deutsche-alzheimer.de/ueber-uns/projekte/allein-lebende-demenzkranke.html). Da großes Interesse an den Schulungen bestand, wurden die gesammelten Erfahrungen und die erarbeiteten Materialien in einem Handbuch zusammengefasst (► https://www.deutsche-alzheimer.de/fileadmin/alz/pdf/Handbuch_Allein_leben_mit_Demenz.pdf; Deutsche Alzheimergesellschaft e. V. 2011).

3.5 Fazit

Bereits seit langem wird der Settings-Ansatz dafür kritisiert, dass sich in der Praxis die Intervention in/mit einem Setting vielfach als allzu komplex darstellt und damit die Stärke der Evidenz abnimmt (Dadaczynski et al. 2016). Gerade deshalb werden oft nur eher wenig innovative und zu sehr an den Individuen orientierte Maßnahmen gesetzt. Verhältnisbezogene bzw. auf die Strukturen eines Settings bezogene Maßnahmen finden hingegen wenig Berücksichtigung. Gerade für Menschen mit Demenz, für die Gesundheitsförderung in unterschiedlichen Settings erst am Anfang steht, wiegen diese Einschränkungen besonders stark.

Hauptkritik am Settingansatz ist meist, dass man sich mit verhaltensorientierten Maßnahmen bei leicht zu erreichenden Zielgruppen zufriedengibt. Verhältnisorientierte Maßnahmen oder gar die Veränderung von Machtstrukturen zugunsten von benachteiligten Zielgruppen sind hingegen schwer zu erreichen.

Bezogen auf das Thema Demenz ist diese Kritik beachtlich: Da Menschen mit Demenz und ihre Angehörigen zu Rückzug neigen und Isolation ein gängiges Schicksal zu sein scheint, sind sowohl „Ohnmächtigkeit" als auch Individualisierung der Probleme jene zwei wunden Punkte, die sich ungünstigerweise decken. Dies unterstreicht die Wichtigkeit, öffentliche Sensibilisierung und neue Chancen der Teilhabe zu schaffen.

Verstärkt wird die Hauptkritik gerne durch wichtige Entscheidungsträger innerhalb der Settings, die umfassende Interventionen lieber verhindern, als aufgrund von Empowerment und Partizipation anderer auf eigene Macht zu verzichten (Green et al. 2000). In der Praxis ist es damit unumgänglich, mit den vorhandenen Machthabern zu koalieren und auch deren Interessen zu vertreten. Gerade schwierig zu erreichende Zielgruppen werden so womöglich eher abgeschreckt denn ins Boot geholt. Parallel dazu stehen oft Settings im Mittelpunkt, die über gut etablierte Macht- und Entscheidungsstrukturen verfügen, während alternative Settings nur spärlich in Betracht gezogen werden. Zukünftig gilt es hier in der Gesundheitsförderung für Menschen mit Demenz neuartige, sich erst entwickelnde Settings zu berücksichtigen (z. B. Tagesbetreuung am Bauernhof (Ibsen et al. 2018), Seniorendörfer u. ä.). Bisher werden beinahe systematisch gerade jene Settings und/oder Zielgruppen ausgeschlossen, wo gesundheitlich problematische Verhaltensweisen besonders häufig anzutreffen sind, die starken Veränderungen unterworfen sind, die nur geringe formale Strukturen besitzen und/oder die gängigen gesellschaftlichen Mainstreamvorstellungen besonders entgegenstehen (Idealvorstellung gesunden, aktiven Alterns vs. Menschen mit Demenz).

So verwundert es nicht, dass etwa Krankenhäuser als Setting der Gesundheitsförderung schon länger bearbeitet werden als etwa Pflegeheime. Letztere leiden zumeist unter dem Beigeschmack der „Restversorgung" und die Sinnhaftigkeit von Gesundheitsförderung für ältere, hochbetagte Menschen (mit Demenz) wird infrage gestellt (Schaeffer und Büscher 2009). Diesem erhöhten Legitimationsdruck kann und muss mit systematischen Evaluationsbemühungen (vgl. ► Kap. 8) begegnet werden.

Gesundheitsförderung für Menschen mit Demenz muss in unterschiedlichen Settings Einzug halten. Dabei gilt es, diese nicht isoliert zu bearbeiten, sondern deren Interdependenzen und Synergien zu erkennen und im Sinne des Supersetting-Ansatzes zu agieren (Bloch et al. 2014). Das führt allerdings unweigerlich zu einer (erneuten) Erhöhung der Komplexität an Systemen und darin stattfindenden Maßnahmen, was eine adäquate Evaluation und den häufig eingeforderten Evidenznachweis erschwert.

Um für Menschen mit Demenz unterstützende Umwelten zu schaffen, müssen in der settingspezifischen Arbeit vier Aspekte analysiert und gefördert werden (Førsund et al. 2018): 1) Das Gefühl, dem Ort zugehörig zu sein, 2) das Erleben von Sinnhaftigkeit (z. B. durch bedeutungsvolle Aktivitäten), 3) das Wahrnehmen von Sicherheit (gut ausbalanciert mit Freiheit) sowie 4) das Autonomieerleben. Je nach Setting können diese Aspekte unterschiedlich ausgeprägt sein und müssen auch mit unterschiedlichen Maßnahmen angesprochen werden. So ist gerade im Setting Pflegeheim das Autonomieerleben im Vergleich zu dem Setting „eigene vier Wände" zumeist eingeschränkt, was sich nicht zuletzt aus institutionellen Restriktionen, weniger Möglichkeiten zu individuellen Entscheidungen und Mangel an Privatsphäre ergeben kann. Hier entsprechend gegenzusteuern, ist eine große Herausforderung für die Gesundheitsförderung.

Bei der Beleuchtung aller Unterschiedlichkeiten, ist der Umsetzung von Gesundheitsförderung für Menschen mit Demenz in den verschiedenen Settings gemein, dass sie sich im Ablauf an Methoden des Projektmanagements orientieren müssen. Dazu zählen insbesondere Planungs-, Kommunikations-, und Evaluationselemente, beispielsweise die Formulierung von konkreten Zielen und dazu passenden Maßnahmen, gezielte Dokumentation und Öffentlichkeitsarbeit, begleitende und summative (möglichst externe) Evaluation. Wie sich derartige allgemein gültige Vorgaben im speziellen Setting niederschlagen, kann anhand analytischer Rahmenkonzepte wie jenem von Poland et al. (2009) reflektiert werden. Egal in welchem Setting an Gesundheitsförderung für Menschen mit Demenz gearbeitet wird, empfiehlt sich wie für ältere Menschen ein niederschwelliger Zugang (Resch et al. 2018). Betrachtet man gesundheitsförderliche Projekte mit Demenzbezug, so kommt der Entstigmatisierung der Betroffenen eine bedeutende Rolle zu. Vor allem im Gemeindesetting ist eine demenzielle Erkrankung ein Tabuthema, welches aktiv bearbeitet werden muss. Das Verändern der Wahrnehmung von Demenz braucht somit viel Zeit und es dauert lange, bis Betroffene identifiziert und angesprochen werden können (Heimerl et al. 2018). Erst auf dieser Basis können unterstützende Umwelten für Menschen mit Demenz geschaffen werden.

Literatur

Auer SR, Höfler M, Linsmayer E, Beránková A, Prieschl D, Ratajczak P, Šteffl M, Holmerová I (2018) Cross-sectional study of prevalence of dementia, behavioural symptoms, mobility, pain and other health parameters in nursing homes in Austria and the Czech Republic: results from the DEM-DATA project. BMC Geriatrics 18:178. ▶ https://doi.org/10.1186/s12877-018-0870-8

Baric L, Conrad G (1999) Gesundheitsförderung in Settings: Konzept, Methodik und Rechenschaftspflichtigkeit zur praktischen Anwendung des Settingsansatzes der Gesundheitsförderung. Verlag für Gesundheitsförderung, Gamburg

BGBl (Nr. 26/2017) Gesamte Rechtsvorschrift für Gesundheits-Zielsteuerungsgesetz. Rechtsinformationssystem des Bundes. ▶ https://www.ris.bka.gv.at/GeltendeFassung.wxe?Abfrage=Bundesnormen&Gesetzesnummer=20009791. Zugegriffen: 11. Dez. 2018

Bloch P, Toft U, Reinbach HC, Clausen LT, Mikkelsen BE, Poulsen K, Jensen BB (2014) Revitalizing the setting approach – supersettings for sustainable impact in community health promotion. Int J Behav Nutr Phys Act 11:118. ▶ https://doi.org/10.1186/s12966-014-0118-8

Böhme C, Stender K (2015) Gesundheitsförderung und Gesunde/Soziale Stadt/Kommunalpolitische Perspektive. Leitbegriffe der Gesundheitsförderung. ▶ https://www.leitbegriffe.bzga.de/pdf.php?id=c49a652714fb8d68ee20f6bcd3a65cd8. Zugegriffen: 11. Dez. 2018

Bundesministerium für Arbeit, Soziales, Gesundheit und Konsumentenschutz (BMASGK) (2018) Österreichischer Strukturplan Gesundheit 2017. Bundesministerium für Arbeit, Soziales, Gesundheit und Konsumentenschutz (BMASGK), Wien

Bundesministerium für Familie, Senioren, Frauen und Jugend, Bundesministerium für Gesundheit (2018) Gemeinsam für Menschen mit Demenz. Bericht zur Umsetzung der Agenda der Allianz für Menschen mit Demenz 2014–2018. Bundesministerium für Familie, Senioren, Frauen und Jugend, Bundesministerium für Gesundheit, Berlin

Bundesministerium für Gesundheit (2014) „Das Team rund um den Hausarzt": Konzept zur multiprofessionellen und interdisziplinären Primärversorgung in Österreich. Bundesministerium für Gesundheit, Wien

Czegka B (2018) Initiative Demenz braucht Kompetenz. In: ÖGPH, Dorner TE, Lackinger C (Hrsg) Abstract-Band. Health in all societies. SVD GmbH, Wien, S 52

Czypionka T, Kraus M, Riedel M, Sigl C (2012) Aufgabenorientierung im österreichischen Gesundheitswesen. Institut für höhere Studien. ▶ http://www.hauptverband.at/cdscontent/load?contentid=10008.566484. Zugegriffen: 11. Dez. 2018

Dadaczynski K, Baumgarten K, Hartmann T (2016) Settingbasierte Gesundheitsförderung und Prävention. Kritische Würdigung und Herausforderungen an die Weiterentwicklung eines prominenten Ansatzes. Präv Gesundheitsf 11:214–221. ▶ https://doi.org/10.1007/s11553-016-0562-1

Deutsche Alzheimergesellschaft e. V. (2011) Allein leben mit Demenz. Herausforderung für Kommunen. ▶ https://www.deutsche-alzheimer.de/fileadmin/alz/pdf/Handbuch_Allein_leben_mit_Demenz.pdf. Zugegriffen: 5. Dez. 2018

Dietscher C, Hubmann R (2008) Das Österreichische Netzwerk Gesundheitsfördernder Krankenhäuser und Gesundheitseinrichtungen (ONGKG). In: Bundesministerium für Gesundheit, Familie und Jugend, Sektion IV (Hrsg) Gesundheitsfördernde Krankenhäuser und Gesundheitseinrichtungen. Konzept und Praxis in Österreich. Bundesministerium für Gesundheit, Familie und Jugend, Sektion IV, Wien, S 108–113

Dooris M (2006) Health promoting settings: future directions. IUHPE –. Promotion & Education 13(1):2–4

Dooris M (2009) Holistic and sustainable health improvement: the contribution of the settings-based approach to health promotion. Perspect Public Health 129(1):29–36

Dorner T, Rieder A, Stein V, Competence Center Integrierte Versorgung der Wiener Gebietskrankenkasse (Hrsg) (2011) Besser leben mit Demenz. Medizinische Leitlinie zur integrierten Versorgung Demenzkranker und ihren Angehörigen – primär für den niedergelassenen Bereich. Wiener Gebietskrankenkasse, Wien

Dorner T, von Mittelstaedt G, (2018) Primärversorgung im deutschsprachigen Raum. Gesundheitswesen 80:431–432. ▶ https://doi.org/10.1055/a-0602-2476

Fehr R (2016) Urban health/StadtGesundheit. Leitbegriffe der Gesundheitsförderung. ▶ https://doi.org/10.17623/bzga:224-i124-1.0

Førsund LH, Grov EK, Helvik AS, Juvet LK, Skovdahl K, Eriksen S (2018) The experience of lived space in persons with dementia: a systematic meta-synthesis. BMC Geriatr 18(1):33. ▶ https://doi.org/10.1186/s12877-018-0728-0

3

Green LW, Poland BD, Rootman I (2000) The settings approach to health pro-motion. In: Poland BD, Green LW, Rootman I (Hrsg) Settings for health promotion. Linking theory and practice. Sage, Thousand Oaks, S 1–43

Grossmann R, Scala K (2001) Gesundheit durch Projekte fördern. Ein Konzept zur Gesundheitsförderung durch Organisationsentwicklung und Projektmanagement, 3. Aufl. Juventa, Weinheim

Hartung S, Rosenbrock R (2015) Settingansatz/ Lebensweltansatz. Leitbegriffe der Gesundheitsförderung. ► https://www.leitbegriffe.bzga.de/alphabetisches-verzeichnis/settingansatz-lebensweltansatz/. Zugegriffen: 11. Dez. 2018

Heimerl K, Plunger P, Zechner P, Wegleitner K (2018) ‚Sorgende Gemeinden' – Demenzfreundliche Kommunen. Ansätze für eine gemeinsame Gestaltung gerechter Lebensbedingungen im Alter. In: Fonds Gesundes Österreich (Hrsg) Faire Chancen gesund zu altern. Beiträge zur Förderung gesundheitlicher Chancengerechtigkeit älterer Menschen. Fonds Gesundes Österreich, Wien, S 193–204

Ibsen TL, Eriksen S, Patil GG (2018) Farm-Based day care in Norway – a complementary service for people with dementia. J Multidiscip Healthc 11:349–358. ► https://doi.org/10.2147/jmdh.s167135

Jann A (2015) Age-Wohnmatrix. Bedürfnisse statt Begriffe ins Zentrum stellen. Z Gerontol Geriatr 48(2):164–168. ► https://doi.org/10.1007/s00391-013-0566-9

Jewkes R, Murcott A (1996) Meanings of community. Soc Sci Med 43(4):555–563

Juraszovich B, Rappold E (2017) Demenzkompetenz im Spital. Eine Orientierungshilfe. ► https://www.demenzstrategie.at/fxdata/demenzstrategie/prod/media/DemenzkompetentesKH-Orientierungshilfe.pdf. Zugegriffen: 11. Dez. 2018

Juraszovich B, Sax G, Rappold E, Pfabigan D, Stewig F (Hrsg) (2015) Demenzstrategie Gut Leben mit Demenz. Bundesministerium für Gesundheit und Sozialministerium, Wien

Kilian H, Lehmann F, Richter-Kornweitz A, Kaba-Schönstein L, Mielck A (2016) Gesundheitsförderung in den Lebenswelten gemeinsam stärken. Der Kooperationsverbund „Gesundheitliche Chancengleichheit". Bundesgesundheitsbl. 59(2):266–273. ► https://doi.org/10.1007/s00103-015-2287-2

Klug G, Jagsch C (2017) Gemeindenahe psychosoziale Versorgung von Menschen mit Demenz. Z Gerontol Geriatr 50:609–615. ► https://doi.org/10.1007/s00391-017-1316-1

Krajic K, Cichocki M (2012) Gesundheitsförderung als Thema in der Altenbetreuung und Pflege – Bedarf und Möglichkeiten. Soziale Sicherheit 2:80–81

Krajic K, Cichoki M, Wagreich T (2011) Förderbar. Das Österreichische Gesundheitswesen – ÖKZ. 52:30–31

McKee M, Stuckler D, Zeegers Paget D, Dorner T (2016) The Vienna declaration on public health. Eur J Public Health 26(6):897–898. ► https://doi.org/10.1093/eurpub/ckw194

McMillan DW, Chavis DM (1986) Sense of community: A definition and theory. J Community Psychol 14(1):6–23

Mir E, Auer S, Czegka B, Plunger P, Rappold E, Gebhard D (2018) Österreichische Demenz-Expertise vernetzen. Exemplarische Ausgestaltungen der Demenzstrategie „Gut Leben mit Demenz". Pflege Professionell 20:63–68

Mittag W, Schaal S (2018) Schule als Handlungsfeld psychologischer Gesundheitsförderung. In: Kohlmann C-W, Salewski C, Wirtz MA (Hrsg) Psychologie in der Gesundheitsförderung. Hogrefe, Bern, S 479–492

Naidoo J, Wills J (2010) Lehrbuch der Gesundheitsförderung. Verlag für Gesundheitsförderung, Gamburg

ONGKG (2008) Das österreichische Netzwerk gesundheitsfördernder Krankenhäuser und Gesundheitseinrichtungen. Ein Beitrag zur Gesundheitsförderung und Qualität im Gesundheitswesen. ONGKG, Wien

Pelikan JM, Dietscher C, Krajic K (2008) Einleitung. In: Bundesministerium für Gesundheit, Familie und Jugend, Sektion IV (Hrsg) Gesundheitsfördernde Krankenhäuser und Gesundheitseinrichtungen. Konzept und Praxis in Österreich. Bundesministerium für Gesundheit, Familie und Jugend, Sektion IV, Wien, S 14–16

Penz H (2008) Gemeindebezogene Gesundheitsförderung: Eine Fallstudie zu etablierten Konzepten in der landesweiten Umsetzung. VS Verlag, Wiesbaden

Plunger P, Tatzer V, Heimerl K, Reitinger E (2016) Dementia-friendly pharmacy. A doorway in the community in Vienna and Lower Austria. In: Wegleitner K, Heimerl K, Kellehear A (Hrsg) Compassionate communities. Case studies from Britain and Europe. Routledge, New York, S 137–152

Poland B, Krupa G, McCall D (2009) Settings for health promotion: An analytic framework to guide intervention design and implementation. Heal Prom Pract 10(4): 505–516. ► https://doi.org/10.1177/1524839909341025

Resch K, Wanka A, Fassl A, Demmer J, Kolland F (2018) Bildungs- und Beteiligungschancen im Alter. In: Fonds Gesundes Österreich (Hrsg) Faire Chancen gesund zu altern. Beiträge zur Förderung gesundheitlicher Chancengerechtigkeit älterer Menschen. Fonds Gesundes Österreich, Wien, S 109–117

Richter S (2015) Integrierte Versorgung für Menschen mit Demenz. Ein Beispiel für gelingende Praxis. Gesundheitswesen 77:845–847. ► https://doi.org/10.1055/s-0035-1559706

Rind E, Reime B, Weidmann C (2017) Rural health/ Gesundheit im ländlichen Raum. Leitbegriffe der Gesundheitsförderung. ▸ https://doi.org/10.17623/bzga:224-i133-1.0

Rojatz D, Nowak P (2018) Gesundheitsfördernde Primärversorgung? Das Österreichische Gesundheitswesen 59(5):22–24

Rothe V (2018) Demenzfreundliche Kommunen. Gemeinsam für ein besseres Leben mit (und ohne) Demenz. In: Bleck C, van Rießen A, Knopp R (Hrsg) Alter und Pflege im Sozialraum. Theoretische Erwartungen und empirische Bewertungen. Springer, Wiesbaden, S 267–281

Rothe V, Kreutzner G, Gronemeyer R (2015) Im Leben bleiben. Unterwegs zu Demenzfreundlichen Kommunen. transcript, Bielefeld

Ruckstuhl B, Somaini B, Twisselmann W (2008) Förderung der Qualität in Gesundheitsprojekten. Der Public Health Action Cycle als Arbeitsinstrument. ▸ https://www.quint-essenz.ch/de/files/Foerderung_der_Qualitaet.pdf. Zugegriffen: 6. Nov. 2018

Schaeffer D, Büscher A (2009) Möglichkeiten der Gesundheitsförderung in der Langzeitversorgung. Empirische Befunde und konzeptionelle Überlegungen. Z Gerontol Geriat 42:441–451. ▸ https://doi.org/10.1007/s00391-009-0071-3

Spierings TGM, Ache PM (2018) Assessing social quality of sheltered independent housing: challenges of scale and group mix. J Hous Built Environ 33(2):339–358. ▸ https://doi.org/10.1007/s10901-017-9567-0

Starfield B (1992) Primary care: Concept, evaluation, and policy. Oxford University Press, New York

Tanner G, Bamberg E (2018) Betriebliche Gesundheitsförderung. In: Kohlmann C-W, Salewski C, Wirtz MA (Hrsg) Psychologie in der Gesundheitsförderung. Hogrefe, Bern, S 523–534

Tones K, Tilford S (2001) Health promotion. Effectiveness, efficiency and equity, 3. Aufl. Nelson Thornes, Cheltenham

Tønnesen H (2013) Implementation of health promotion in the clinical daily work. Clin Heal Prom 3(3):73–74

Trojan A, Süß W (2015) Gemeindeorientierung. Leitbegriffe der Gesundheitsförderung. ▸ https://doi.org/10.17623/bzga:224-i021-1.0

Trojan A, Süß W, Lorentz C, Wolf K, Nickel S (2013) Quartiersbezogene Gesundheitsförderung : Umsetzung und Evaluation eines integrierten lebensweltbezogenen Handlungsansatzes. Beltz Juventa, Weinheim

WHO (1986) Ottawa charter for health promotion. ▸ http://www.euro.who.int/de/publications/policy-documents/ottawa-charter-for-health-promotion,-1986. Zugegriffen: 30. Aug. 2018

WHO (1991) Sundsvall statement on supportive environments for health. Third international conference on health promotion, Sundsvall, Sweden, 9–15 June 1991. ▸ https://www.who.int/healthpromotion/conferences/previous/sundsvall/en/. Zugegriffen: 11. Dez. 2018

WHO (1998) Glossar Gesundheitsförderung. Verlag für Gesundheitsförderung, Gamburg

Gesundheitsförderung und Prävention für Menschen mit Demenz – ethische Implikationen und exemplarische Entscheidungskonflikte

Annette Riedel

D. Gebhard, E. Mir (Hrsg.), *Gesundheitsförderung und Prävention für Menschen mit Demenz*,
https://doi.org/10.1007/978-3-662-58130-8_4

Entscheidungen in der Pflege und Versorgung von Menschen mit Demenz sind vielfältig und komplex. Das zeigt sich u. a. darin, dass in der Pflege- und Versorgungspraxis – aufgrund situativ divergierender moralischer und fachlicher Bewertungen – wiederholt Handlungs- und Entscheidungsunsicherheiten aufscheinen. Die Darlegungen stellen anhand exemplarischer ethischer Fragestellungen praxisorientiert die Bedeutsamkeit heraus, dass jede Entscheidung im Rahmen der Gesundheitsförderung und Prävention bewusst und verantwortungsvoll einem ethischen Abwägungs-, Reflexions- und Begründungsprozess zu unterziehen ist, insbesondere im Versorgungskontext einer höchst vulnerablen Zielgruppe: den Menschen mit Demenz. Der Beitrag zeigt exemplarische Entscheidungskonflikte auf, konturiert die Relevanz ethischer Reflexion und verweist auf Möglichkeiten systematisierter ethischer Analyse, Reflexion und Begründung als genuiner Gegenstand professionellen Handelns im Gesundheitswesen.

4.1 Hinführung

Demenzielle Erkrankungen – als Oberbegriff für ein Spektrum von Erkrankungen – und die damit einhergehenden kognitiven Veränderungen stellen trotz der bestehenden hohen und nach wie vor steigenden Prävalenz (Wendel 2018; Deutsche Gesellschaft für Psychiatrie und Psychotherapie, Psychosomatik und Nervenheilkunde und Deutsche Gesellschaft für Neurologie [DGPPN und DGN] 2017) eine Gegebenheit dar, die zu Unsicherheiten in der Pflege- und Versorgungspraxis führt und wiederholt moralische Unsicherheiten provoziert. Aus dem Bestreben nach einer optimalen und zielgruppenbezogenen Versorgung resultieren einerseits versorgungsbezogene Sonderwege und spezifische konzeptionelle Ausrichtungen (z. B. segregative Wohn- und Pflegegruppen) und andererseits der Anspruch einer gleichwertigen – wenngleich auch nicht gleichartigen – Begleitung, Pflege und medizinischen Behandlung, wie diese für Menschen ohne kognitive Veränderungen selbstverständlich ist. Hierzu gehören auch Maßnahmen der Gesundheitsförderung und Prävention. Das heißt, vorhandene Ressourcen, Schutzfaktoren und Bedingungen, die zur Stärkung der Gesundheit beitragen zu fördern und gesundheitliche Krisen und Belastungen abzuwehren. Das heißt auch, im Rahmen der Prävention Risiken zu verhindern, vermeidbaren Abwärtsentwicklungen entgegenzuwirken und in der Folge die Vulnerabilität zu begrenzen, Leiden zu lindern und die Lebensqualität bestenfalls zu steigern (Kruse 2017a; Kruse 2014; Pohlmann 2016; Wendel 2018; Wöhl et al. 2018). Diese Perspektive ist auch angesichts dessen evident, dass trotz diagnostizierter Demenz die (noch) erhaltenen individuellen Ressourcen und persönlichen Potenziale des Menschen mit Demenz in Bezug auf das persönliche Wohlbefinden über den gesamten Krankheitsverlauf bedeutsam sind. Grundlegend ist in diesem Kontext ein Gesundheitsbegriff, der auf der individuellen Lebensqualität und dem situativen Wohlbefinden basiert und nicht auf der Abwesenheit körperlicher und/oder kognitiver Einschränkungen bzw. Defizite beruht.

Im Krankheitsverlauf einer Demenz geht es zunehmend darum neben der körperlichen Integrität insbesondere die seelisch-geistige und existenzielle Integrität zu wahren und die Aspekte der Personalität zu schützen. Dies wiederum fordert die Bedürfnisse und Werte des Menschen mit Demenz zu achten und die „fundamentale Würde“ (Kruse 2017a, S. 347) – die nicht an kognitive Fähigkeiten und Fertigkeiten gebunden ist – im Rahmen jeglicher (gesundheitsförderlichen und präventiven) Interventionen anzuerkennen und abzusichern. Insbesondere durch eine beziehungs-, wert- und bedürfnisorientierte Versorgung und Begleitung können die Lebensqualität, das Wohlbefinden und die Selbstwirksamkeit der Menschen mit Demenz gefördert und stabilisiert werden (Remmers 2010; Wendel 2018).

Entscheidungen in der Pflege (der genuin gesundheitsförderliche und präventive Elemente inhärent sind) von Menschen mit Demenz sind vielfältig und komplex. Das zeigt sich u. a. darin, dass in der Pflege- und Versorgungspraxis – aufgrund situativ divergierender moralischer und fachlicher Bewertungen – wiederholt Handlungs- und Entscheidungsunsicherheiten aufscheinen (Linde und Riedel 2018; Riedel 2019; Riedel und Linde 2017; Wetzstein 2017; Wunder 2017). Der Beitrag konturiert im Folgenden zwei zentrale – im Sinne von wiederkehrend – und zugleich exemplarische Entscheidungssituationen im Kontext der Gesundheitsförderung und Prävention von Menschen mit Demenz in der letzten Phase der Erkrankung. Diese Entscheidungskonflikte verdeutlichen beispielhaft, dass jegliche Entscheidung der Gesundheitsförderung und Prävention bewusst und verantwortungsvoll (auch) einem ethischen Abwägungs-, Reflexions- und Begründungsprozess zu unterziehen ist, insbesondere im Versorgungskontext einer höchst vulnerablen Zielgruppe: den Menschen mit Demenz. Der Beitrag akzentuiert diesen genuinen professionellen Auftrag und die Bedeutsamkeit einer konsequent verantwortungsvollen systematisierten ethischen Abwägung. Um situativ und strukturiert zu einer ethisch gut begründeten Entscheidung zu gelangen, sind systematisierende Entscheidungsverfahren der Ethikberatung hilfreich. Parallel dazu ermöglicht deren Einsatz dem „moral distress" präventiv zu begegnen. Damit rückt ferner die Gesundheitsförderung der Pflegenden sowie der an der Versorgung Beteiligten in den Fokus, was der Versorgungsqualität und insbesondere den Menschen mit Demenz dient.

4.2 Die gesellschaftliche Perspektive – Konsequenzen für die Menschen mit Demenz

Gemäß dem ICD-10 Demenzsyndrom geht die Erkrankung mit einer Abnahme des Gedächtnisses, der Urteilsfähigkeit, dem Denkvermögen sowie mit einer Verminderung der Affektkontrolle, des Antriebs und/oder des Sozialverhaltens einher („emotionale Labilität, Reizbarkeit, Apathie, Vergröberung des Sozialverhaltens") (Schaub und Freyberger 2017, S. 88). Die Komplexität des Krankheitsbildes zeigt sich im Begriff des „Syndroms". Es wird deutlich, dass mehrere Defizite/Einschränkungen parallel existieren. Diese negativ konnotierten Charakteristika sind es auch, die das Bild und die Einstellungen in der Gesellschaft mit prägen. Demenz ist immer noch ein Tabuthema (Klie 2017). Insbesondere Medien tragen dazu bei, dass Demenz zu einem Krankheitsbild avanciert, welches mit großen Ängsten assoziiert ist (Klie 2017; Schuhmacher 2018; Stoffers 2016). Die jeweilige Einschätzung des von einer Demenzerkrankung ausgehenden Bedrohungspotenzials ist in hohem Maße davon abhängig, welche Bilder, welche Assoziationen angesichts der Erkrankung antizipiert werden. Medial vermittelte Bilder und Informationen sind hierbei äußerst wirkmächtig. Das heutige „Menschenbild und das auf Rationalität und Logik aufbauende Denk- und Wissenschaftsmodell" steigert die angstauslösenden Attribute, da die Krankheit den Menschen etwas gesellschaftlich Fundamentales nimmt: Funktions-, Leistungsfähigkeit, Geschwindigkeit und Rationalität (Stoffers 2016, S. 29).

Demenz kann zu einer gesellschaftlichen, familiären und auch institutionellen Exklusion führen. Ethisch reflexionswürdig ist diesbezüglich insbesondere, dass „Exklusionen von Menschen mit Demenz (...) häufig unumkehrbar (sind) und (...) mit Verweis auf das nahe Lebensende auf Dauer gestellt" werden (Schuhmacher 2018, S. 147). Exklusion von Menschen mit Demenz basiert auf der Zuschreibung umfassender Bedeutungslosigkeit und Stigmatisierung. Exklusion zeigt sich in Elimination, Ausgrenzung, in Formen der Fixierung wie auch der De-Personalisierung (Schumacher 2018). Exklusion kann sich auch auf die Teilhabe an Angeboten der Gesundheitsförderung und der Prävention beziehen, bzw. können die damit intendierten Zieldimensionen Exklusion provozieren, dann wenn die Zielerreichung durch die gängigen Methoden und den grundgelegten Kostenrahmen bei Menschen mit Demenz nicht realisierbar ist.

In zeitgenössischen Diskursen lassen sich ferner kulturelle Metaphern identifizieren, wie zum Beispiel die „Rückkehr in die Kindheit“ oder des „Todes bei lebendigen Leib“. Beiden Metaphern liegt eine verengte und reduzierende Perspektive zugrunde, die „die wichtige Rolle von Leiblichkeit, persönlicher Entwicklung und sozialer Verbundenheit“ außen vor lässt (Schweda und Jongsma 2018, S. 198). Dieses – hier exemplarisch dargelegte – verkürzte Verständnis der Demenz ist ethisch äußerst reflexionswürdig, da es primär defizitorientiert und reduktionistisch konnotiert ist und die jeweils individuelle Bedeutung des Lebens(ver-)laufs, der Biografie, der prämorbiden Persönlichkeit und auch der persönlichen Lebensleistung außen vor lässt. Ferner können mit Metaphern dieser Genese ethisch problematische Konsequenzen einhergehen, die insbesondere den Umgang und die Begegnung mit den Erkrankten tangieren, die Personalität, die Identität, die Subjektivität, den Respekt der Autonomie und die Selbstbestimmung berühren. Derart verkürzte Assoziationen können in der Entwertung der Person, der Geringschätzung und Abneigung, dem Würdeverlust aber auch in gesellschaftlicher und institutioneller Exklusion der Menschen mit Demenz resultieren. Deren Wirkmächtigkeit ist demzufolge nicht zu unterschätzen (Schweda und Jongsma 2018). Prägende Bilder und Assoziationen zum Krankheitsbild der Demenz sind auch angesichts gesundheitsförderlicher und präventiver Maßnahmen sensibel zu reflektieren und konsequent zu hinterfragen: Inwieweit orientiert sich die Ausrichtung der jeweiligen Maßnahme an den Bedürfnissen und Bedarfen der Menschen mit Demenz? Inwieweit wirken sich die gelebte Praxis, die damit verbundenen Ziele und Intentionen, die gegebenen Strukturen stigmatisierend oder gar exkludierend auf die Zielgruppe aus?

Aus ethischer Perspektive wären demzufolge eine Neukonzeptualisierung des Demenzbildes, ein Überdenken bislang verfolgter (segregierender) Demenzkonzepte, angepasste Angebots- und Dienstleistungsstrukturen – die primär inkludieren statt zu exkludieren – obligat. Ferner bedarf es einer neuen Rolle der Medien sowie der Dienstleister im Gesundheitswesen, die zukünftig eine neutrale Informationsvermittlung und Enttabuisierung forcieren.

4.3 Ethik und zentrale Bezugspunkte ethischer Reflexion – Grundlagen und Gegenstand ethischer Abwägungen

Maßnahmen der Gesundheitsförderung und Prävention bei Menschen mit Demenz verfügen insofern über ethische Implikationen, da sowohl der Verzicht einer Intervention als auch deren Durchführung eine ethisch begründete Entscheidung einfordert. Das heißt in der Folge, Ethik im Kontext von Gesundheitsförderung und Prävention verlangt einen verantwortungsvollen Dialog, der die ethisch guten Gründe für die jeweilige Handlungsoption professionell und nachvollziehbar eröffnet. Hierfür genügt es nicht, den Blick primär oder gar ausschließlich auf die (pflege-)fachlichen bzw. therapeutischen Ziele auszurichten. Gemäß den Prämissen professionellen (Pflege-)Handelns ist es evident, stets (auch) die ethischen Implikationen, die inhärenten moralischen Bezüge – über die alltäglichen moralischen Intuitionen hinausgehend – systematisch zu erfassen und in der Folge die intendierten Maßnahmen konsequent (auch) unter ethischen Gesichtspunkten verantwortungsvoll abzuwägen und ethisch begründet zu vertreten (Giese 2018; Monteverde 2018; Remmers 2018; Riedel und Linde 2018; Riedel et al. 2017).

Ethik

„Die Ethik beschäftigt sich allgemein mit der Frage: Wie soll ich (bzw. wie sollen wir) handeln? Sie fragt nicht nach dem was *ist*, sondern nach dem was sein *soll*. (…) Dabei gehört es zu den Kernaufgaben der Ethik, diese Urteile zu begründen: Warum ist eine bestimmte Handlung moralisch geboten?“ (Marckmann 2015a, S. 3).

Im Rahmen der ethischen Entscheidungsfindung wird versucht „durch eine systematische Analyse einen Beitrag (zu einer) ethisch besser begründeten Entscheidung" zu leisten. Entscheidungssituationen werden demgemäß „analysiert und die verfügbaren Handlungsoptionen ethisch bewertet" (Marckmann 2013, S. 88). Die ethischen Entscheidungsfindungsprozesse, die systematisierte ethische Reflexion im Alltag der Gesundheitsversorgung verfolgen das Ziel, eine für die jeweilige Situation ethisch gut begründete Antwort anzustreben (Marckmann 2015a). Im Ergebnis geht es darum, dass die handelnden Personen eine Orientierung erlangen, „welches Vorgehen aus ethischer Perspektive zu bevorzugen ist" (Marckmann 2013, S. 88).

Ethik wird gemäß der Definition nachfolgend als strukturierte Aushandlung und Reflexion verstanden mit dem Ziel, in der situativ anstehenden Entscheidung eine ethisch gut begründete Entscheidung und Intervention zu generieren (Baumann-Hölzle et al. 2018; Riedel und Linde 2018). Diese Entscheidungen basieren auf Werten sowie auf im Gesundheitswesen gängigen und einschlägigen Orientierungsdirektiven. Im Folgenden werden zentrale ethische Orientierungsdirektiven dargelegt, die in Entscheidungskonflikten Wirksamkeit entfalten können, deren Nichtbeachtung indes zugleich einen Entscheidungskonflikt provozieren kann.

▪ Selbstbestimmung

Die hier im Fokus stehenden demenziellen Veränderungen betreffen sowohl das Denken und das Handeln, aber auch das jeweils subjektive Erleben der betroffenen Person. Demenzielle Veränderungen tangieren somit genuine personale Eigenschaften, die sozialen Lebensbedingungen und die persönliche Lebensgestaltung. Die Einwilligungsfähigkeit und die Selbstbestimmung fordern bei Menschen mit Demenz im gesamten Krankheitsverlauf ein besonderes Augenmerk ein. Die Einwilligungsfähigkeit ist weniger vom Stadium der Demenz abhängig als vielmehr von der Komplexität und Folgenschwere der anstehenden Entscheidung. Menschen mit Demenz verfügen in jeder Phase der Erkrankung über eine, zwar sich sukzessive reduzierende, aber stets beachtenswerte Selbstbestimmungsfähigkeit. Der Beitrag geht von dem Verständnis von Selbstbestimmung aus, welches folgende drei Aspekte umfasst, wie sie Wunder (2017) konturiert: Der Mensch mit Demenz „muss über verschiedene Handlungsmöglichkeiten verfügen (anders können)", unter denen er „aufgrund von Überlegungen wählen kann (Gründe haben)" und er muss das „Bewusstsein seiner eigenen Urheberschaft haben (ich bin es)" (Wunder 2017, S. 208). Für jegliche Form des „selbstbestimmungsermöglichenden Umgangs" sind die jeweils individuellen und situationsbezogenen Ausdrucks- und Äußerungsformen bedeutsam, um den Willen des Menschen mit Demenz zu identifizieren und zu deuten (Wunder 2017, S. 209). Evident ist diesbezüglich eine spezifische Aufmerksamkeit und Zugewandtheit, eine Haltung der Sorge. Diese Haltung umfasst die Sorge für den Menschen mit Demenz (unterstützen, da wo situativ Unterstützung gefordert ist) wie auch die Sorge um den Menschen mit Demenz (angesichts seiner Selbstbestimmungsmöglichkeiten, seiner Potenziale, seiner Lebenssituation und Lebensqualität). Diese „selbstbestimmungsermöglichende Sorge" (Deutscher Ethikrat 2016, S. 47) soll im Folgenden leitend sein und einem paternalistischen/maternalistischen Fürsorgeverständnis (Schramme 2016) sowie einer unreflektierten Beziehungsgestaltung entgegenstehen. Es geht um die Balance zwischen Selbstverantwortung des Menschen mit Demenz und der Mitverantwortung der Versorgenden und Begleitenden (Kruse 2017a; Müller-Busch 2015).

▪ Lebensqualität

Mit Fortschreiten der demenziellen Erkrankung wird es für den Menschen mit Demenz zunehmend schwieriger eigens Auskunft über seine situative Lebensqualität und sein

4

(psychisches und physisches) Wohlbefinden zu geben. Die Lebensqualitätsorientierung fordert in der Folge im Krankheitsverlauf – komplementär – objektive wie auch subjektive Zugänge (Gutzmann 2013; Riedel 2015c), ergänzend zum beobachteten (non)verbalen, leiblichen Ausdrucksverhalten. Hierbei ist beachtlich, dass die Einschätzung Außenstehender (Fremdbeurteilung) vielfach Diskrepanzen zu der Selbsteinschätzung des Menschen mit Demenz aufweist (Riedel 2015a; Riedel 2015c; Riedel und Linde 2017). Lebensqualität wird nachfolgend konsequent als ein hochgradig subjektives, individuumsbezogenes Konzept verstanden (Linde 2018; Riedel 2016) dem subjektive Bewertungen und persönliche Wertvorstellungen inhärent sind, die wiederum angesichts der unterschiedlichen Schweregrade der Demenz jeweils unterschiedlich erfasst und situativ kontextualisiert werden müssen. Aufgrund ihrer Bedeutsamkeit im Alter (Conrad und Riedel-Heller 2016; Pohlmann 2016) und bei Demenz (Gutzmann 2013; Linde und Riedel 2018; Müller-Busch 2015; Riedel und Linde 2017), fungiert die Lebensqualität im Rahmen der Pflege und Begleitung von Menschen mit Demenz als zentraler ethisch-normativer Bezugspunkt und ist angesichts dessen bedeutend (▶ Kap. 6).

▪ ICN-Ethikkodex

Der international gültige und international anerkannte ICN (International Council of Nurses) Ethikkodex beschreibt für die Berufsgruppe der Pflegenden vier grundlegende Aufgaben: „Gesundheit zu fördern, Krankheit zu verhüten, Gesundheit wieder herzustellen, Leiden zu lindern“. Zentrale Prämissen sind hierbei das Recht „auf Leben und Entscheidungsfreiheit, auf Würde und auf respektvolle Behandlung“ (ICN 2014, Präambel, S. 1). Im Rahmen der Advocacy treten die professionell Pflegenden für das Wohlbefinden des pflegebedürftigen Menschen ein (Barlow et al. 2018; Giese 2018; ICN 2014). Diese international anerkannten professionellen Orientierungsdirektiven sind im Rahmen der pflegerischen, inklusive der gesundheitsförderlich und präventiv ausgerichteten Versorgung von Menschen mit Demenz folglich substanziell. Indes ersetzen sie weder die individualethische Reflexion noch den situativen ethischen Diskurs, sondern bilden deren Gegenstand und einen ethisch-normativen Bezugspunkt.

▪ Normen für eine Public-Health-Ethik

Des Weiteren sei auf den „Ethik-Rahmen“, bzw. die „zentralen Normen für eine Public-Health-Ethik“ verwiesen, wie sie Schröder-Bäck (2014, S. 241–249) vertritt: „Gesundheitsmaximierung, Achtung vor der Menschenwürde, Effizienz, Gerechtigkeit und Verhältnismäßigkeit“. Diese „fünf Leitgesichtspunkte“ (Schröder-Bäck 2014, S. 244) lassen sich zwar nicht uneingeschränkt auf die ethischen Abwägungen im Einzelfall übertragen, dennoch können sich Facetten einer situationsbezogenen Operationalisierung als ethische Dimensionen gesundheitsförderlicher und präventiver Maßnahmen und Interventionen als bedeutungsvoll erweisen.

▪ Wohltun und Nichtschaden

In Bezug auf die Entscheidung hinsichtlich möglicher bzw. zur Diskussion stehender (pflegerischer, medizinischer, gesundheitsförderlicher, präventiver) Interventionen, sind neben dem Respekt der Autonomie vielfach noch zwei weitere Prinzipien signifikant: Das Prinzip des Wohltuns (oder Nutzens) und das Prinzip des Nichtschadens (Marckmann 2015a, Riedel 2015b).

Wohltun

„Während das Prinzip des Wohltuns die Verhinderung oder Beseitigung von gesundheitlichen Schäden sowie die aktive Förderung des Patientenwohls fordert, bezieht sich das Prinzip des Nichtschadens auf die Unterlassung möglicherweise schädigender Handlungen“ (Marckmann 2015a, S. 11).

Die exemplarischen Darlegungen verdeutlichen: es gibt nicht die eine ethische Orientierungsdirektive, vielmehr fordert die ethische Reflexion eine Abwägung und systematische Analyse angesichts der jeweiligen ethischen Orientierung und Begründung ein. Die exemplarischen Darlegungen unterstreichen somit die Bedeutsamkeit systematisierter ethischer Abwägungsprozesse, da situativ divergierende Werteorientierungen, wirkende Wertekonflikte einer qualitätsvollen Intervention vielfach entgegenstehen beziehungsweise diese sogar blockieren. Dieser – eine Vielzahl an Entscheidungen im Gesundheitswesen prägende Sachverhalt – wird anhand der nachfolgenden ethischen Implikationen exemplarisch konturiert und die Bedeutsamkeit einer systematisierten ethischen Analyse, Reflexion und Begründung – als genuiner Gegenstand professionellen Handelns – herausgearbeitet.

Professionelles Handeln fordert die Reflexions- und Begründungskompetenz dahin gehend ein, wie eine Handlungsoption ethisch bewertet und eine Handlung ethisch gut begründet werden kann.

4.4 Ethische Implikationen in der Versorgung von Menschen mit Demenz – exemplarische Entscheidungskonflikte

Im Sinne der Exemplarität ethischer Konflikte/ethischer Probleme in der Begleitung und Versorgung von Menschen mit Demenz beziehen sich die nachfolgenden Ausführungen auf das letzte Stadium der Demenz. Die (idealtypische) Orientierung an den Phasen des und den Symptomen im Krankheitsverlauf/s soll an dieser Stelle ausschließlich strukturgebende Wirksamkeit entfalten und in keinster Weise den moralischen Status der Menschen mit Demenz kategorisieren. An keiner Stelle und in keiner Phase der Erkrankung ist den Menschen mit Demenz die Würde, das Personsein, die persönliche Identität, die Integrität abzusprechen, was in der Folge zu einer Erosion der Würde und der Schutzbedürftigkeit führen würde (Wetzstein 2012; Wetzstein 2017). Die Personalität des Menschen mit Demenz, seine Identität, seine Lebensgeschichte (und die damit verbundenen Erfahrungen, Präferenzen, Vorlieben wie auch Abneigungen), seine Werte und insbesondere auch seine unbedingte Würde sind unabhängig der kognitiven Leistungsfähigkeit beachtlich, ausgerichtet an dem Leitgedanken „des Schutzkonzeptes durch die Menschenwürde“ (Wetzstein 2017, S. 225).

Das letzte Stadium der demenziellen Erkrankung ist u. a. durch einen schweren kognitiven Abbau gekennzeichnet. Bezugspersonen und Familienangehörige werden nicht mehr erkannt (Forstmeier 2015). Häufig begleiten Aphasien, Inkontinenz und Schluckstörungen (Schmidtke und Otto 2017) sowie Probleme bei der Nahrungs- und Flüssigkeitsaufnahme diese Phase der Demenz (Riedel 2019). Die Betroffenen sind vollständig auf die Hilfe und Pflege Anderer angewiesen, vielfach ortsfixiert und somit anfällig für Pneumonien (Schmidtke und Otto 2017). In dieser Phase der höchsten Angewiesenheit und Verletzlichkeit fordert professionelles Handeln eine besondere Achtsamkeit ein. Die Vulnerabilität als individuelle, anthropologische Eigenschaft wie auch die spezifische Vulnerabilität, die aus der besonderen Lebenssituation des Menschen mit Demenz resultiert, sind in dieser Phase der demenziellen Erkrankung als zentrale Gegebenheiten (pflege-)professioneller Handlungspraxis (Cortina und Conill 2016; Kruse 2017a; Lehmeyer 2018; Riedel und Linde 2017; Sarvimäki und Stenbock-Hult 2016) beachtlich. Die Vulnerabilität als grundsätzlich dynamisches, und relationales Konzept (Birnbacher 2012), als „elementare anthropologische Tatsache“ (Birnbacher 2012, S. 560), als „anthropologische Konstante“ (Streich 2006, S. 290) verweist auf die Schutzbedürftigkeit der Menschen mit Demenz (Kruse 2017b; Miksch 2017; ten Have 2016; Wetzstein 2017). Die mit der Vulnerabilität assoziierten potenziellen ethischen Konflikt- und Spannungsfelder, Asymmetrien und

Diversitäten, fordern im Verlauf der Erkrankung eine zunehmende ethische Sensibilität und angesichts der situativen Komplexität eine verantwortungsvolle, systematisierte ethische Abwägung. Die Orientierungsdirektiven dieses Stadiums bzw. die Entscheidungsbasis sind jetzt „Wohlsein, Zufriedenheit, Abwehr negativer Gefühle" (Wunder 2017, S. 209). Wohl steht hier sowohl für das subjektive Erleben im Sinne von Wohlsein, Wohlbefinden und Lebensqualität wie auch für das professionelle Verständnis dahin gehend, was im besten Interesse für den Menschen mit Demenz entscheidungs- und handlungsleitend ist (Helmchen 2017).

Zu akzentuieren ist: Auch in diesem Stadium ist es dem Menschen mit Demenz möglich, auf eine zugewandte und feinsinnige Ansprache zu reagieren, auch wenn in diesem schweren Stadium der Demenz derartige Interaktionen im leiblichen Ausdrucksverhalten, in Mimik und Gestik erschlossen werden müssen. Emotionen und Affekte, Erlebens- und Ausdrucksfähigkeit bleiben in ihrer jeweils individuellen Ausprägung lange bestehen (Kruse 2017a; Schweizerische Akademie der Medizinischen Wissenschaften (SAMW) 2017). Die Leiblichkeit des Menschen mit Demenz, die nonverbale und leibliche Ausdrucksfähigkeit erlangt demgemäß eine besondere Bedeutsamkeit und fordert im Rahmen jeglicher Interaktion und Intervention ein hohes Maß an situativer Empathie. Aus ethischer und fachlicher Perspektive sind authentische, wahrhaftige Zugewandtheit und konzentrierte Sensibilität zentrale Prämissen der persönlichen Begegnung, Beziehungsgestaltung und Versorgung. Biografie- und lebensweltorientierte Stimulationen werden zu zentralen Aspekten der Zuwendung und lassen Facetten der Personalität aufscheinen. An dieser Stelle ist aus ethischer Perspektive ein begrenzter Exkurs zur Robbe Paro (ein Plüschtier einer Babysattelrobbe) signifikant. Hierbei handelt es sich um eine spezifische Form eines Roboters zur sozialen Begleitung, als Interaktions- und Kommunikationsangebot, welcher in der Versorgung von Menschen mit Demenz zunehmend Eingang findet und Akzeptanz erfährt, obgleich die positive Wirkung auf Lebensqualität und Wohlbefinden aktuell noch nicht belegt werden können (Birks et al. 2016; Deutsches Netzwerk für Qualitätsentwicklung in der Pflege (DNQP) 2018; Moyle et al. 2017). Ersetzt der Einsatz der Robbe Beziehungsarbeit, zwischenmenschliche Interaktion und Zuwendung, ist dies ethisch nicht akzeptabel. Denn: Gerade dann, wenn der Kontakt zunehmend erschwert erscheint begreift sich Würde in der wahrhaftigen Zuwendung, in der konzentrierten Interaktion und in der täglich neuen lebendigen Beziehungsgestaltung von Mensch zu Mensch. Ethische Implikationen ergeben sich ferner einerseits aus der Verwiesenheit des Menschen mit Demenz auf das Vertrauen in Bezug auf die Realisierung moralischer Güter, wie Wohlergehen und Freiheit von Leid, aber auch hinsichtlich der situativen Verwiesenheit auf eine würdevolle, wahrhaftige, zugewandte, professionelle und ethisch fundierte Begleitung und Unterstützung.

Die nachfolgenden Beispiele aus der Praxis greifen die dargelegten Prämissen wiederum auf bzw. verdeutlichen die Relevanz von Orientierungsdirektiven im Kontext ethischer Reflexions- und Abwägungsprozesse.

Zwei exemplarische ethische Entscheidungssituationen

In der letzten Phase der Demenz treten wiederkehrende ethische Probleme auf, die an dieser Stelle als exemplarische ethische Konfliktsituationen beschrieben werden.

> **Ethische Konfliktsituation**
>
> Ein ethisches Problem repräsentiert eine „Situation, die durch Unsicherheit bezüglich der ethisch angemessenen Handlungsweise gekennzeichnet ist." In diesen Situationen ist weitestgehend unklar „welche Handlungsweise aus ethischer Perspektive korrekt ist, da wichtige Argumente sowohl für wie auch gegen die entsprechende Handlung" sprechen (Salloch et al. 2016, S. 274).

Vielfach geht es in dem weit fortgeschrittenen Krankheitsverlauf um Entscheidungen im Spannungsfeld von (weiter) leben und sterben (lassen). Parallel sind in dieser Krankheitsphase die Entscheidungen durch das Spannungsfeld zwischen dem Willen (des Menschen mit Demenz) und dem Wohl (für den Menschen mit Demenz) geprägt, wie auch zwischen Wohltun und Nichtschaden. Zwei ethische Entscheidungskonflikte im Kontext intendierter Gesundheitsförderung (bei bestehender Pneumonie) und Prävention (in Bezug auf Mangelernährung) werden nachfolgend exemplarisch in den Fokus gerückt:

1. Soll der Mensch mit einer schweren Demenz und einem insgesamt schlechten Allgemeinzustand aufgrund einer Pneumonie (noch) in das Krankenhaus verlegt werden? (In der letzten Phase der Demenz kommt es aufgrund der zunehmenden Ortsgebundenheit – vielfach an das Bett – und den zunehmenden Schluckstörungen wiederholt zu (Aspirations-)Pneumonien).
2. Wie gehen wir in dieser Phase der Demenz, das heißt in der letzten Lebensphase des Menschen mit Demenz, mit ablehnendem Verhalten gegenüber Essen und Trinken um? (Ablehnendes Verhalten gegenüber Essen und Trinken kann in jeder Phase der Demenz auftreten, am häufigsten ist es indes in der Endphase der Demenz (Schmidl und Kojer 2016)).

Angesichts dieser beiden Fragestellungen lassen sich übergreifend folgende ethisch reflexionswürdigen Fragen ableiten, die in der jeweils einmaligen und höchst individuellen Situation einen ersten Analyseanstoß bieten:

- **A Fragestellungen, die die Vielfalt der relevanten Abwägungen und beteiligten Werteorientierungen aufgreifen:**
  - Welche beeinflussende Rolle spielt im Rahmen der Entscheidung die subjektive Werteorientierung und die Lebensqualität des Menschen mit Demenz?
  - Welche Entscheidung/welche Handlungsoption lässt sich angesichts der gebotenen Fürsorglichkeit bzw. der vermeintlichen Fürsorgeverpflichtung assoziieren, die jedoch möglicherweise dem Respekt vor dem vorausverfügten, dem mutmaßlichen oder dem aktuellen Willen entgegensteht?
  - Welche Entscheidung/welche Handlungsoption lässt sich angesichts der Abwägung zwischen Wille und Wohl ethisch begründen?
  - Welche Entscheidung/welche Handlungsoption lässt sich angesichts der Abwägung zwischen Wohltun und Nichtschaden ethisch begründen?
  - Welche Entscheidung/welche Handlungsoption fordert der Respekt vor der inhärenten Menschenwürde?
  - Welche beeinflussende Rolle spielt im Rahmen der Entscheidung das ethische Prinzip der Gerechtigkeit – auch angesichts knapper (Personal-)Ressourcen?

- **B Fragestellungen, die die relevanten und beteiligten Perspektiven herausstellen:**
  - Welche Rolle spielen unsere persönlichen/professionsspezifischen Impulse und Werte, unsere persönlichen/professionsspezifischen Sichtweisen und Bewertungen?
  - Welche Rolle spielt im Rahmen der Entscheidung unsere persönliche/professionelle Vorstellung von einem „guten Sterben" und/oder von Leidenslinderung?
  - Welche subjektive (Ideal-)Vorstellung von Lebensqualität ist in diesem Kontext seitens des Menschen mit Demenz, angesichts seines bisherigen Lebens und seines Umgangs mit der Krankheit zu rekonstruieren (im Sinne einer subjektiven Qualitätszuschreibung der aktuellen Lebenssituation)? Wodurch kann die situative Lebensqualität verbessert werden?
  - Wie würde der betroffene Mensch mit Demenz für sich entscheiden?

- Was glauben wir möchte der betroffene Mensch mit Demenz auf gar keinen Fall?
- Welche Rolle spielen ökonomische Aspekte im Rahmen der Entscheidung?

▪ Zur ersten Fragestellung

Krankenhauseinweisungen sind bei Menschen mit Demenz zumeist angstauslösend, vielfach unverhältnismäßig belastend und risikoreich (Diehl-Schmid et al. 2018; Riedel und Linde 2017; Wunder 2017) und angesichts dessen – insbesondere in dieser Krankheitsphase und am Lebensende – ethisch verantwortungsvoll abzuwägen. Die Abwägung zwischen „Wohltun und Nichtschaden" kann hier aufschlussreich und hilfreich sein (Marckmann 2015a; Riedel 2015b). Wohltun im Sinne der Verhinderung oder Beseitigung von gesundheitlichen Schäden, mit dem Ziel der aktiven Förderung des Wohls des Menschen mit Demenz, kann für die Entscheidung einer Krankenhauseinweisung stehen. Das Prinzip des Nichtschadens würde sich auf die Unterlassung der möglicherweise schädigenden – insbesondere belastenden und risikoreichen – Krankenhauseinweisung beziehen. Bei dieser Bewertung ist zu prüfen, welche der verfügbaren gesundheitsförderlichen Strategien „aus der Fürsorgeperspektive" (Marckmann 2015b, S. 19) für den Menschen mit Demenz situativ vertretbar sind. Das heißt, an dieser Stelle tritt im Kontext des Wohltuns zugleich die Fürsorgeperspektive als ein normativer Orientierungspunkt in den Fokus der ethischen Analyse und Reflexion. Maßgeblich ist hier – so Marckmann (2015b) – „weniger das aktuelle Wohlbefinden, sondern vielmehr das längerfristige Wohlergehen" (S. 19). Zugleich sind frühere Willensäußerungen, der mutmaßliche Wille wie auch die aktuelle Lebenssituation (Lebensqualität, Wohlbefinden, Lebenswille etc.) im Prozess der ethischen Abwägung und Reflexion konsequent beachtlich. Deutlich ist: Es gilt situativ und verantwortungsvoll zwischen den beteiligten Prinzipien/ethischen Orientierungsdirektiven abzuwägen, um eine ethisch gut begründete Entscheidung treffen und professionell vertreten zu können.

▪ Zur zweiten Fragestellung

Fragen zur Ernährung und Flüssigkeitszufuhr am Lebensende sind ebenfalls ethisch reflexionswürdig und vielfach emotional (Hammar et al. 2016; Husebo und Mathis 2017; Schmidl und Kojer 2016). Demzufolge genügt es nicht, den Blick ausschließlich auf die (pflege-)fachlichen, gesundheitsförderlichen, präventiven bzw. therapeutischen Interventionen auszurichten. Gemäß den Prämissen professionellen (Pflege-)Handelns ist es elementar, verantwortlich die ethischen Implikationen, die inhärenten moralischen Bezüge zu erfassen und in der Folge die intendierten Maßnahmen konsequent (auch) unter ethischen Gesichtspunkten verantwortungsvoll abzuwägen und ethisch begründet zu vertreten (Giese 2018; Monteverde 2018; Remmers 2018; Riedel 2019; Riedel und Linde 2018; Riedel et al. 2017). Dies betrifft hier die Fragen bezüglich dem Ablehnen von Essen und Trinken oder auch nach der Anlage einer PEG-Sonde in der letzten Lebensphase. Das Legen einer PEG-Sonde darf zu keinem Zeitpunkt über den vorausverfügten, mutmaßlichen oder aktuellen Willen des Menschen mit Demenz hinweg erfolgen. Bei der Durchführung einer indizierten medizinischen Maßnahme liegt eine klare Rangfolge vor, wie die jeweiligen Formen der Willensäußerungen beachtlich sind (Bundesärztekammer (BÄK) 2018; Diehl-Schmid et al. 2018):

- Erst Patientenverfügungen (bestenfalls erstellt im Rahmen eines Advance Care Planning/ACP),
- dann früher explizit geäußerte Behandlungswünsche,
- zuletzt mutmaßlicher Wille.

Bei ablehnendem Verhalten gegenüber Essen und Trinken darf die PEG-Sonde zu keiner Zeit mit der Intention der Pflegeerleichterung begründet werden. In Bezug auf das Prinzip des Nichtschadens fordert die Entscheidung die Abwägung möglicher Nebenwirkungen (z. B. Diarrhö, Übelkeit, Aspirationsgefahr in Bezug auf den eigenen

Speichel) (Diehl-Schmid et al. 2018; Synofzik 2016) sowie die Beachtung potenzieller Nebeneffekte (z. B. die Reduktion der Pflegekontakte, fehlender sensorischer Genuss). Da es äußerst schwierig ist, die letzte Lebensphase/das sich nähernde Lebensende bei Menschen mit Demenz zu identifizieren (SAMW 2017; Murphy et al. 2016; Müller-Busch 2015), sind eine Dysphagie (Dahlin und Cohen 2015; Volkert 2017) wie auch weitere potenzielle physische Ursachen (wie Schmerzen, Multimedikation, schmerzhafte Veränderungen im Mund etc.) und psychische Einflussfaktoren auf ablehnendes Essverhalten (Schmidl und Kojer 2016) verantwortungsvoll auszuschließen. Ferner ist beachtlich, dass in der letzten Lebensphase Appetit und Durst vielfach nachlassen. Essen und Trinken werden oftmals als Belastung empfunden. Die professionell Begleitenden müssen sich dahin gehend bewusst sein, dass es in der letzten Lebensphase nicht mehr darum geht, eine Bedarfsdeckung an Nährstoffen und Flüssigkeit zu erzielen (Aspekte der Gesundheitsförderung und Prävention), sondern darum, fehlenden Hunger und Durst als Teil des Sterbens anzuerkennen (Riedel 2019). Es stellt sich somit die folgende ethische Fragestellung: Was entspricht aus der Fürsorgeperspektive dem längerfristigen Wohlergehen und was belastet derart, dass das subjektive Wohlbefinden dadurch reduziert wird? Auch hier ist die Abwägung zwischen „Wohltun und Nichtschaden" geboten. Bezieht sich das Wohltun auf die Prävention von Mangelernährung, stehen die damit verbundenen Handlungen dem Nichtschaden – im Sinne der Unterlassung möglicherweise belastender Interventionen wie der Zufuhr von Nahrung und Flüssigkeit über eine Sonde – entgegen. Auch hier ist eine verantwortungsvolle, systematisierte ethische Abwägung gefordert.

Die bestehenden Einschränkungen der verbalen Willensäußerung und die Schwierigkeit, nonverbale Willensäußerungen eindeutig bzw. im interdisziplinären Team einheitlich zu deuten, beeinflussen die anstehenden Entscheidungen hinsichtlich des Umgangs mit ablehnendem Verhalten zusätzlich. Wiederholte, eindeutige Willensäußerungen des Menschen mit Demenz (Kuehlmeyer et al. 2015) – welche sich im kontextbezogenen Abwenden, Wegdrehen des Kopfes, Zusammenpressen der Lippen oder Ausspucken der Nahrung Ausdruck verleihen – sind situativ beachtlich (Birnbacher 2016; SAMW 2017). In diesem Spannungsfeld zwischen dem Respekt der wiederholten „natürlichen Willensäußerungen" (Helmchen 2017, S. 195) bzw. Willensbekundungen und der Fürsorgeperspektive sind Essen und Trinken konsequent und zugewandt weiter anzubieten (Fürsorge), allerdings ohne etwas aufzudrängen (Respekt der Autonomie). Eine vorausgehende, vorausschauende, prospektive, verantwortungsvolle ethische Analyse und Reflexion stützt auch hier die jeweilige Handlung ab.

In der letzten Phase der Demenz rücken neben den bis dahin aufgeführten Prinzipien, ferner die Prinzipien und Werteorientierungen der Palliative Care Versorgung in den Vordergrund – insbesondere auch dann, wenn es darum geht, Grenzen der Gesundheitsförderung und Prävention zu erkennen und zu respektieren (Diehl-Schmid et al. 2018; Müller-Busch 2015; van der Steen et al. 2014). Die jetzt geforderte Sorge richtet sich in dieser Lebens- und Krankheitsphase insbesondere an den Schutz der Identität und der existenziellen Integrität des Menschen mit Demenz aus und orientiert sich konsequent an der Lebensqualität im jeweiligen Augenblick. Die Versorgung umfasst neben den begleitenden Komponenten nach wie vor präventive und gesundheitsförderliche Elemente, zum Beispiel in Bezug auf die Verhinderung möglicher schmerzhafter Veränderungen im Mund- und Rachenraum. Belastende und schmerzhafte Lagerungen zur Prävention von Hautläsionen sind wiederum verantwortungsvoll zwischen Wohltun und Nichtschaden abzuwägen. Leider ist die Evidenz zu den spezifischen Bedarfen der spezifischen Zielgruppe in der letzten Lebensphase derzeit noch nicht akzeptabel (Murphy et al. 2016), was angesichts der Vulnerabilität der Zielgruppe aus ethischer Perspektive als fatal zu bewerten ist. Eine Orientierung eröffnet das Papier der European Association for Palliative Care (van der Steen et al. 2014).

Komplexe Entscheidungen bei einer höchst vulnerablen Zielgruppe fordern im Rahmen professionellen Handelns und Entscheidens stets eine verantwortungsvolle, kompetente ethische Analyse und Reflexion der beteiligten und tangierten Werte bzw. Prinzipien ein.

4.5 Von der ethischen Entscheidungsunsicherheit zur Handlungssicherheit und individuellen Entlastung – die Bedeutung der Ethikberatung für ethisch begründete Entscheidungen im Rahmen gesundheitsförderlicher und präventiver Interventionen bei Menschen mit Demenz

Die im vorausgehenden Abschnitt dargelegten Fragestellungen repräsentieren die Komplexität ethischer Konfliktsituationen und begründen die Bedeutsamkeit einer strukturierten Entscheidungsfindung sowie die Relevanz entsprechender Ethik-Kompetenzen. Die exemplarisch dargelegten ethischen Handlungs- und Entscheidungsunsicherheiten müssen als solche erkannt und im Praxisalltag verantwortungsvoll aufgegriffen werden. Auf der Suche nach ethischer Orientierung und der ethisch am besten begründbaren Entscheidung sind Formen der systematisierten ethischen Analyse und Reflexion wie auch das dialogische Ringen um die wirkenden, die handlungsleitenden ethischen Werte konstitutiv (Riedel und Linde 2018; Riedel et al. 2017). Den Rahmen und die Grundlage für eine systematisierte ethische Reflexion und Abwägung, hin zu einer ethisch gut begründeten Entscheidung, eröffnen die Elemente der Ethikberatung, die in allen Settings der Gesundheitsversorgung – das heißt auch im Kontext der Gesundheitsförderung und der Prävention – ihre unterstützende Wirksamkeit entfalten.

Ethikberatung

„Ethikberatung identifiziert Probleme und Konflikte in einer Einrichtung und trägt dazu bei (…) Entscheidungsprozesse hinsichtlich ihrer ethischen Anteile transparent zu gestalten und an moralisch akzeptablen Kriterien auszurichten, d. h. gute Entscheidungen in guten Entscheidungsprozessen zu treffen" (Vorstand der Akademie für Ethik in der Medizin 2010, S. 150–151).

Die Aufgaben der Ethikberatung umfassen drei Elemente: „die Durchführung individueller ethischer Fallbesprechungen (Ethik-Fallberatung), die Erstellung von internen Leitlinien bzw. Empfehlungen (Ethik-Leitlinien) sowie die Organisation von internen und öffentlichen Veranstaltungen" zu ethischen Themen (Ethik-Fortbildung) (Vorstand der Akademie für Ethik in der Medizin 2010, S. 150). Das heißt, unter Ethikberatung sind institutionalisierte Prozesse der ethisch systematisierten Reflexion (Ethik- Fallberatung), Orientierungshilfen für wiederkehrende ethische Konflikte (Ethik-Leitlinien) sowie Qualifizierungsangebote zu subsumieren (Baumann-Hölzle et al. 2018; Neitzke et al. 2015; Riedel und Linde 2018; Vorstand der Akademie für Ethik in der Medizin 2010). Insbesondere situationsbezogene Ethik-Fallberatungen können strukturierte Entscheidungsprozesse eröffnen und verantwortungsvolle, ethisch gut begründete, konsentierte Entscheidungen absichern (Baumann-Hölzle et al. 2018; Riedel und Lehmeyer 2018; Vorstand der Akademie für Ethik in der Medizin 2010).

Ethik-Fallberatung

Ethik-Fallberatungen strukturieren den interdisziplinären ethischen Entscheidungsfindungsprozess. Qualifizierte Ethik-Fallberatung „versteht sich als eine Sortierhilfe für die vielfältigen, oft divergierenden Einschätzungen, Bewertungen, Haltungen und Präferenzen" (Neitzke 2015, S. 26) der situativ im Entscheidungsprozess Beteiligten.

Ziel der Beratung ist die Verständigung über die ethischen Aspekte der Entscheidungssituation und die Erarbeitung eines Konsens. Ethik-Fallberatungen werden von einem eigens dafür qualifizierten Ethik-Moderator moderiert. Eine partizipative, bestenfalls interdisziplinäre ethische Entscheidungsfindung trägt zur Akzeptanz und zum situativen Verständnis der getroffenen Entscheidung bei. Leitend ist das Bestreben zu der ethisch am besten begründeten und verantworteten Handlung zu gelangen (Marckmann 2013; Vorstand der Akademie für Ethik in der Medizin 2010) und Entscheidungsqualität abzusichern. Es geht hierbei nicht nur um die situative Entscheidung an sich, sondern auch um ein systematisches, verantwortungsvolles, kritisches Hinterfragen oder gar Unterbrechen von (bisherigen) Argumentationsmustern, von bisherigen Handlungs- und Entscheidungsautomatismen. Es geht um Verantwortungsübernahme und um „gute Entscheidungen in guten Entscheidungsprozessen" (Vorstand der Akademie für Ethik in der Medizin 2010, S. 151), die die Versorgungsqualität und Handlungssicherheit abstützen. Ethikberatung ist somit genuiner Gegenstand einer qualifizierten und verantwortungsvollen Pflege- und Versorgungspraxis.

In Bezug auf die Methoden und Modelle der Ethik-Fallberatung ist ein klar definiertes und transparentes methodisches Vorgehen grundlegend (Marckmann 2013). Zwischenzeitlich gibt es eine Vielfalt an Methoden und Vorgehensweisen (Marckmann 2013; Rabe 2018; Schildmann et al. 2017), nachfolgend seien drei exemplarisch genannt:

- Das Modell der prinzipienorientierten Falldiskussion (Marckmann 2015b)
- Der 7-Schritte Dialog (Baumann-Hölzle et al. 2018)
- Das Integrative Modell (Reiter-Theil 2018)

Die jeweilige Auswahl hängt von der Institution, der Zielgruppe, der inhärenten Werteorientierung aber möglicherweise auch vom Ethikmoderator ab.

Neben den ethischen Fallbesprechungen stellen Ethik-Leitlinien ein weiteres anerkanntes, unterstützendes und systematisierendes Verfahren bei ethischen Einzelfallentscheidungen dar.

Ethik-Leitlinien

Ethik-Leitlinien sind „Handlungsempfehlungen, die sich aus immer wiederkehrenden Situationen (…) ableiten und die als Orientierungshilfe für Einzelfallentscheidungen dienen." (Vorstand der Akademie für Ethik in der Medizin 2010, S. 152) „Sie leisten einen wichtigen Beitrag zur Professionalisierung von Ethik-Fallberatungen und in der Folge zur Versorgungsqualität insgesamt" (Neitzke et al. 2015, S. 243).

Ethik-Leitlinien werden demzufolge als Orientierungshilfe für wiederkehrende ethische Entscheidungssituationen in den jeweiligen Teams bzw. Einrichtungen entwickelt (Neitzke et al. 2015; Riedel und Linde 2018). Das heißt, stellt sich in einem Team im Kontext der Gesundheitsförderung bzw. der Prävention wiederholt eine ethische Fragestellung (z. B. in Bezug auf die Krankenhauseinweisung in der letzten Lebensphase eines Menschen mit Demenz), handelt es sich um eine Situation, die aufgrund ihrer Komplexität wiederkehrend ethische Dissenssituationen im Praxisalltag der Gesundheitsversorgung provoziert (z. B. die Ablehnung von Essen und Trinken). So kann dieser wiederkehrende ethische Konflikt Anlass zu Erstellung einer Ethik-Leitlinie sein. Die Ethik-Leitlinie zeichnet keinen spezifischen, eindeutigen Weg der Entscheidungsfindung vor beziehungsweise wird der zentrale Prozess der ethischen Reflexion durch die Nutzung einer Ethik-Leitlinie nicht kompensiert. Im Gegenteil: Gute Ethik-Leitlinien sind so formuliert, dass sie zur Reflexion anregen, die Diskussion versachlichen, leicht zu übersehende Aspekte in Erinnerung rufen und damit eine ethisch fundierte, aber persönlich verantwortete Entscheidung fördern (Jox 2014). Das Ziel einer Ethik-Leitlinie ist es, die „dringend benötigte ethische Orientierung bei konkreten Entscheidungen" (Jox 2014, S. 90) zu konzeptualisieren, zu systematisieren und zu sichern.

Sowohl die Sensibilität für ethische Konflikte wie auch die Initiierung einer Ethik-Fallberatung in ethischen Konfliktsituationen, die professionelle Partizipation an Prozessen der ethischen Analyse, Abwägung und Reflexion fordern genuine Ethik-Kompetenzen (Riedel et al. 2017). Hier kommt das dritte Element der Ethikberatung zum Tragen: Das regelmäßige Angebot von Ethik-Fortbildungen (Vorstand der Akademie für Ethik in der Medizin 2010), das nicht nur neue Ethik-Kompetenzen entwickelt, sondern zugleich bestehende Ethik-Kompetenzen verdichtet und vertieft.

Ethik-Kompetenzen

Ethik-Kompetenzen umfassen u. a. die Sensibilität für ethische Konfliktsituationen, die Fähigkeit zum Perspektivenwechsel im Rahmen der systematisierten ethischen Analyse und Abwägung, die Fähigkeit zur strukturierten und diskursiven ethischen Reflexion und die ethische Begründung beruflichen Handelns basierend auf einer Haltung professioneller Verantwortung (Riedel et al. 2017).

Das übergreifende Ziel der dargelegten Elemente der Ethikberatung, der Verfahren kollektiver Deliberation ist es, eine Orientierung zu bieten, welches Vorgehen aus ethischer Sicht zu bevorzugen ist, das heißt im Entscheidungsprozess die ethisch am besten begründete und verantworte Entscheidung sowie die damit verbundene Handlung bzw. Intervention klarzulegen. Die Bedeutsamkeit von verantwortungsvollen, strukturierten und im Team getroffenen ethischen Entscheidungen ist auch angesichts dessen hervorzuheben, dass komplexe Entscheidungserfordernisse per se Auslöser für „moral distress" sein können (Spencely et al. 2015), dann wenn die Orientierung an situativ bedeutsamen, (professions-)ethischen Kriterien als gefährdet eingeordnet oder als unerfüllbar erfahren wird (Barlem und Ramos 2015; Gallagher 2016; Schweizer Berufsverband der Pflegefachfrauen und Pflegefachmänner (SBK/ASI) 2018).

Moralischer Stress

„Moralischer Stress bezeichnet ein Gefühl der Hilflosigkeit, wenn eine Pflegefachperson ihre beruflichen und persönlichen Werte nicht mehr einhalten kann" (SBK/ASI 2018, S. 2).

„Moral distress" repräsentiert demzufolge eine starke emotionale Belastung (Campbell et al. 2018). Die subjektiven Auswirkungen auf die Betroffenen sind vielfältig und können bis hin zu Burn-out-Syndromen führen. In der Versorgung selbst führt „moral distress" zu Qualitätseinbußen (Heinze et al. 2017; McCarthy und Gastmans 2015; Oh und Gastmans 2015; Rathert et al. 2016). Hilfreiche methodische Unterstützung und zugleich individuelle moralische Entlastung bieten die genannten systematisierten Verfahren der Ethikberatung, wie ethische Fallbesprechungen, die Entwicklung von Ethik-Leitlinien (Baumann-Hölzle et al. 2018; Neitzke et al. 2015; Riedel und Linde 2017) aber auch regelmäßige Angebote der

Fort- und Weiterbildung. Ethikberatung kann einen Beitrag dahin gehend leisten, „moral distress" in komplexen Entscheidungssituationen zu reduzieren und moralische Resilienz (American Nurses Association (ANA) 2017) (weiter) zu entwickeln. Die zuvor ausgeführten Facetten der Ethikberatung dienen der emotionalen Entlastung und sind in der Folge gesundheitsförderlich für die Professionellen, sie dienen zugleich der Berufszufriedenheit, dem Berufsverbleib und insbesondere der Pflege- und Versorgungsqualität.

Die drei Elemente der Ethikberatung sichern eine systematisierte und ethisch gut begründete Entscheidung ab und tragen zur Reduktion von moral distress bei.

4.6 Fazit

Die positive Konnotation von Gesundheitsförderung und Prävention kann in Situationen, in denen diese in Bezug auf die intendierte Intervention ausschließlich rein fachlich argumentativ vertreten und parallel nicht zugleich ethisch reflektiert und begründet erfolgt, vielfach Schaden verursachen, Würde verletzen, dem Wohltun und der Lebensqualität des Menschen mit Demenz entgegenstehen, die Versorgungsqualität negativ beeinflussen, moral distress provozieren und in der Folge eine negative Konnotation erlangen. Nehmen wir die ethischen Irritationen und moralischen Verunsicherungen ernst, die durch unterschiedliche Werte und Normen, durch variierende Orientierungsdirektiven wie auch durch die Komplexität der Entscheidungserfordernisse entstehen, ist der bewusste und bestenfalls systematisierte ethische Dialog zwischen den Beteiligten und Betroffenen unabdingbar. Dies auch, um die Maßnahmen der Gesundheitsförderung und Prävention durch eine vorausgehende ethische Abwägung begründen zu können und in der Folge das professionelle Handeln im Gesundheitswesen nicht nur fachlich, sondern auch ethisch abzustützen und abzusichern. Insbesondere bei der höchst vulnerablen Zielgruppe – den Menschen mit Demenz bzw. mit kognitiven Veränderungen – sind diese beiden Perspektiven professioneller Handlungsbegründung als Ausgangspunkt jeglicher Intervention konstitutiv. Denn: Systematisierte ethische Abwägungs- und Reflexionsprozesse tragen dazu bei, die Würde und Integrität des Menschen mit Demenz – angesichts der jedem Menschen inhärenten Fragmentarität und Vulnerabilität – nicht aus dem Blick zu verlieren. Sie ermöglichen es, verantwortungsvoll eine Balance zwischen der Fürsorge und der (relationalen) Autonomie zu realisieren und so eine „selbstbestimmungsermöglichende Sorge" (Deutscher Ethikrat 2016, S. 47) einem paternalistischen/maternalistischen Fürsorgeverständnis (Schramme 2016) wie auch einer unreflektierten Beziehungsgestaltung und Verrichtungsorientierung entgegenzusetzen. Leitgedanke hierbei ist „das oft als antagonistisch erlebte Verhältnis" (zwischen Autonomie und Fürsorge) „als komplementär zu verstehen" (Helmchen 2017, S. 190, S. 192) und die beteiligten Perspektiven, potenziellen Asymmetrien und bedeutsamen Sorgehaltungen im Rahmen der ethischen Abwägungsprozesse situativ achtsam und verantwortungsbewusst in die ethische Reflexion einzubeziehen. Systematisierte ethische Entscheidungen reduzieren Entscheidungs- und Handlungsautomatismen, sie tragen zur Entscheidungsqualität wie auch zur gesundheits- und pflegebezogenen Versorgungsqualität und somit letztendlich zur Lebensqualität der Menschen mit Demenz bei.

Literatur

American Nurses Association (ANA) (2017) Exploring moral resilience toward a culture of ethical practice. ► https://www.nursingworld.org/~4907b6/globalassets/docs/ana/ana-call-to-action–exploring-moral-resilience-final.pdf. Zugegriffen: 1. Mai 201 8

Barlem ELD, Ramos FR (2015) Constructing a theoretical model of moral distress. Nurs Ethics 22:608–615

4

Barlow NA, Hargreaves J, Gillibrand WP (2018) Nurses' contributions to the resolution of ethical dilemmas in practice. Nurs Ethics 25(2):230–242. ► https://doi.org/10.1177/0969733017703700

Baumann-Hölzle R, Riedel A, Dinges S (2018) Ethische Entscheidungen strukturieren und begründen. In: Riedel A, Linde A-C (Hrsg) Ethische Reflexion in der Pflege. Konzepte-Werte-Phänomene. Springer, Heidelberg, S 31–40

Birks M, Bodak M, Barlas J, Harwood J, Pether M (2016) Robotic seals as therapeutic tools in aged care facility: a qualitative study. J Aging Res. ► https://doi.org/10.1155/2016/8569602

Birnbacher D (2012) Vulnerabilität und Patientenautonomie – Anmerkungen aus medizinethischer Sicht. MedR 30:560–565. ► https://doi.org/10.1007/s00350-012-3223-1

Birnbacher D (2016) Patientenverfügungen und Advance Care Planning bei Demenz und anderen kognitiven Beeinträchtigungen. Ethik Med 28(4):283–294. ► https://doi.org/10.1007/s00481-016-0388-6

Bundesärztekammer (BAK) (2018) Hinweise und Empfehlungen der Bundesärztekammer zu Patientenverfügungen und anderen vorsorglichen Willensbekundungen bei Patienten mit einer Demenzerkrankung. Stand 16.03.2018. Deutsches Ärzteblatt 115(19)A952–A956

Campbell M, Ulrich CM, Grady C (2018) A broader understanding of moral distress. In: Ulrich CM, Grady C (Hrsg) Moral distress in the health professions. Springer International Publishing, Cham, S 59–77

Conrad I, Riedel-Heller SG (2016) Lebensqualität im Alter. In: Müller SV, Gärtner C (Hrsg) Lebensqualität im Alter. Springer, Wiesbaden, S 39–51

Cortina A, Conill J (2016) Ethics of vulnerability. In: Masferrer A, García-Sánchez E (Hrsg) Human dignity of the vulnerable in the age of rights. Springer International Publishing, Cham, S 45–60

Dahlin CM, Cohen AK (2015) Dysphagia, xerostomia, and hiccups. In: Ferrell BR, Coyle N, Paice JA (Hrsg) Oxford textbook of palliative nursing. University Press, Oxford, S 191–216

Deutscher Ethikrat (2016) Patientenwohl als ethischer Maßstab für das Krankenhaus. Stellungnahme 5. April 2016. ► http://www.ethikrat.org/dateien/pdf/stellungnahme-patientenwohl-als-ethischer-massstab-fuer-das-krankenhaus.pdf. Zugegriffen: 1. Mai 2018

Deutsche Gesellschaft für Psychiatrie und Psychotherapie, Psychosomatik und Nervenheilkunde und Deutsche Gesellschaft für Neurologie (DGPPN und DGN) (Hrsg) (2017) S3-Leitlinie Demenzen. Springer, Heidelberg

Deutsches Netzwerk für Qualitätsentwicklung in der Pflege (DNQP) (Hrsg) (2018) Expertenstandard Beziehungsgestaltung in der Pflege von Menschen mit Demenz. Sonderdruck einschließlich Kommentierung und Literaturstudie. Eigenverlag, Osnabrück

Diehl-Schmid J, Riedl I, Rüsing U, Hartman J, Bertok M, Levin C, Hamann J, Arcand M, Lorenzl S, Federson B, Jox RJ (2018) Palliativversorgung von Menschen mit fortgeschrittener Demenz. Nervenarzt 89:524–529. ► https://doi.org/10.1007/s00115-017-0468-y

Forstmeier S (2015) Beginnende Alzheimer-Demenz. In: Maercker A (Hrsg) Alterspsychotherapie und klinische Gerontopsychologie. Springer, Berlin, S 231–256

Gallagher A (2016) Mindfulness, moral distress and dementia care. Nurs Ethics 23(6):599–600. ► https://doi.org/10.1177/0969733016666703

Giese C (2018) Professionelles Selbstverständnis und Ethik. In: Riedel A, Linde AC (Hrsg) Ethische Reflexion in der Pflege. Konzepte-Werte-Phänomene. Springer, Heidelberg, S 21–29

Gutzmann H (2013) Ethische Herausforderungen in Geriatrie und Gerontopsychiatrie am Beispiel der Demenzerkrankungen. In: Hedenigg S, Henze G (Hrsg) Ethik im Gesundheitssystem. Kohlhammer, Stuttgart, S 100–113

Hammar LM, Swall A, Meranius MS (2016) Ethical aspects of caregivers' experience with persons with dementia at mealtimes. Nurs Ethics 23(6):624–635. ► https://doi.org/10.1177/0969733015580812

Heinze KE, Holtz HK, Rushton CH (2017) Strategies for promoting high-quality care and personal resilience in palliative care. AMA J Ethics 19(6):601–607. ► https://doi.org/10.1001/journalofethics.2017.19.6.pfor2-1706

Helmchen H (2017) Ethische Fragen bei demenziellen Erkrankungen. In: Erbguth F, Jox RJ (Hrsg) Angewandte Ethik in der Neuromedizin. Springer, Heidelberg, S 189–200

Husebo S, Mathis G (2017) Ethik. In: Husebo S, Mathis G (Hrsg) Palliativmedizin. Springer, Heidelberg, S 11–98

ICN (2014) ICN-Ethikkodex für Sterbende. ► www.icn@icn.ch Zugegriffen: 27. Apr. 2018

Jox RJ (2014) Entwicklung einer ethisch-rechtlichen Klinik Policy. Hessisches Ärzteblatt 5:268–281

Klie T (2017) Leben mit Demenz – Schreckgespenst des Alters? In: Storm A (Hrsg) Pflegereport 2017. Gutes Leben mit Demenz: Daten, Erfahrungen und Praxis, Bd 19. medhochzwei, Heidelberg, S X–XII

Kruse A (2014) Prävention und Gesundheitsförderung im hohen Alter. In: Hurrelmann K, Klotz T, Haisch J (Hrsg) Lehrbuch Prävention und Gesundheitsförderung. Huber, Bern, S 89–99

Kruse A (2017a) Lebensphase hohes Alter. Verletzlichkeit und Reife. Springer, Heidelberg

Kruse A (2017b) Old age, potentials, and vulnerability. In: Schweda M, Pfaller L, Brauer K, Adloff F, Schicktanz S (Hrsg) Planning later life. Bioethics and public health in ageing societies. Routledge, New York, S 75–88

Kuehlmeyer K, Schuler A, Kolb C, Borasio GD, Jox RJ (2015) Evaluating nonverbal behavior of individuals with dementia during feeding: a survey of the nursing staff in residential care homes for elderly adults. J Am Geriatr Soc 63(12):2544–2549. ▶ https://doi.org/10.1111/jgs.13822

Lehmeyer S (2018) Vulnerabilität. In: Riedel A, Linde AC (Hrsg) Ethische Reflexion in der Pflege. Konzepte-Werte-Phänomene. Springer, Heidelberg, S 75–87

Linde AC (2018) Lebensqualität. In: Riedel A, Linde AC (Hrsg) Ethische Reflexion in der Pflege. Konzepte-Werte-Phänomene. Springer, Heidelberg, S 65–74

Linde AC, Riedel A (2018) Herauforderndes Verhalten. In: Riedel A, Linde A-C (Hrsg) Ethische Reflexion in der Pflege. Konzepte-Werte-Phänomene. Springer, Heidelberg, S 137–149

Marckmann G (2013) Wann ist eine ethische Analyse eine gute ethische Analyse? Ein Plädoyer für die Methodenreflexion in der Medizinethik. Ethik Med 25:87–88. ▶ https://doi.org/10.1007/s00481-013-0252-x

Marckmann G (2015a) Grundlagen ethischer Entscheidungsfindungen in der Medizin. In: Marckmann G (Hrsg) Praxisbuch Ethik in der Medizin. MWV, Berlin, S 3–13

Marckmann G (2015b) Im Einzelfall ethisch gut begründet entscheiden: Das Modell der prinzipienorientierten Falldiskussion. In: Marckmann G (Hrsg) Praxisbuch Ethik in der Medizin. MWV, Berlin, S 15–22

McCarthy J, Gastmans C (2015) Moral distress: a review of the argument-based nursing ethics literature. Nurs Ethics 22(1):131–152. ▶ https://doi.org/10.1177/0969733014557139

Miksch A (2017) Vulnerability and health. In: Springhart H, Thomas G (Hrsg) Exploring vulnerability. Vandenhoeck & Ruprecht, Göttingen, S 207–214

Monteverde S (2018) Die Bedeutung der Professionsethiken im Zeitalter der Interprofessionalität. Bioethica Forum 10:98–99

Moyle W, Jones CJ, Murfield JE, Thalib L, Beattie ERA, Shum DKH, O'Dwyer ST, Mervin MC, Draper BM (2017) Use of a robotic seal as a therapeutic tool to improve dementia symptoms: a cluster-randomizes controlled trial. J Am Med Dir Assoc 18(9):766–773. ▶ https://doi.org/10.1016/j.jamda.2017.03.018

Müller-Busch HC (2015) Palliative Aspekte in der Begleitung am Lebensende. In: Maercker A (Hrsg) Alterspsychotherapie und klinische Gerontopsychologie. Springer, Berlin, S 348–375

Murphy E, Froggatt K, Connolly S, O'Shea E, Sampson EL, Casey D, Devane D (2016) Palliative care interventions in advanced dementia. Cochrane Database Syst Rev 12:CD011513. ▶ https://doi.org/101002/14651858.CD011513.pub2

Neitzke G (2015) Ethikberatung und Ethikkomitees als Instrumente der Entscheidungsunterstützung. In: Marckman G (Hrsg) Praxisbuch Ethik in der Medizin. MWV, Berlin, S 23–33

Neitzke G, Riedel A, Brombacher L, Heinemann W, Herrmann B (2015) Empfehlungen zur Erstellung von Ethik-Leitlinien in Einrichtungen des Gesundheitswesens. Ethik Med 27:241–248

Oh Y, Gastmans C (2015) Moral distress experienced by nurses: a quantitative literature review. Nurs Ethics 22(1):15–31. ▶ https://doi.org/10.1177/0969733013502803

Pohlmann S (2016) Prävention im Alter verstehen – eine Einführung. In: Pohlmann S (Hrsg) Alter und Prävention. Springer, Wiesbaden, S 11–45

Rabe M (2018) Ethische Reflexion und Entscheidungsfindung in der intensivmedizinischen Praxis. In: Salomon F (Hrsg) Praxisbuch Ethik in der Intensivmedizin. MWV, Berlin, S 29–39

Rathert C, May DR, Chung HS (2016) Nurse moral distress: a survey identifying predictors and potential interventions. Int J Nurs Stud 53:39–49. ▶ https://doi.org/10.1016/j.ijnurstu.2015.10.007

Reiter-Theil S (2018) Hilfestellungen in ethischen Entscheidungskonflikten – Basiswissen zur Ethikberatung in der Klinik. In: Salomon F (Hrsg) Praxisbuch Ethik in der Intensivmedizin. MWV, Berlin, S 40–50

Remmers H (2010) Der Beitrag der Palliativpflege zur Lebensqualität demenzkranker Menschen. In: Kruse A (Hrsg) Lebensqualität bei Demenz? Zum gesellschaftlichen und individuellen Umgang mit einer Grenzsituation im Alter. Akademische Verlagsgesellschaft, Heidelberg, S 117–133

Remmers H (2018) Ethik in der Pflege. In: Riedel A, Linde AC (Hrsg) Ethische Reflexion in der Pflege. Konzepte-Werte-Phänomene. Springer, Heidelberg, S 3–11

Riedel A (2015a) Ethische Reflexion in der Gerontologischen Pflege. In: Brandenburg H, Güther H (Hrsg) Lehrbuch Gerontologische Pflege. Hogrefe, Bern, S 149–162

Riedel A (2015b) Ethische Herausforderungen in der Pflege. In: Marckmann G (Hrsg) Praxisbuch Ethik in der Medizin. Medizinisch Wissenschaftliche Verlagsgesellschaft, Berlin, S 89–102

Riedel A (2015c) Welche Perspektive ist maßgeblich? Ethische Reflexion im Rahmen professioneller Pflege älterer Menschen mit kognitiven Veränderungen. In: Frewer A, Bergemann L, Schmidhuber M (Hrsg) Demenz und Ethik in der Medizin. Standards zur guten klinischen Praxis. Königshausen & Neumann, Würzburg, S 49–72

Riedel A (2016) Ist Lebensqualität ein angemessener Wert im Rahmen einer ethischen Entscheidungsfindung im Palliative Care Setting? Exemplarische Reflexion. In: Kovács L, Kipke R, Lutz R (Hrsg) Lebensqualität in der Medizin. Springer, Wiesbaden, S 347–362

4

Riedel A (2019) Ernährung am Lebensende – Situationen moralischer Ungewissheit fordern ethisch reflektierte Entscheidungen. In: Coors M, Simon A, Alt-Epping B (Hrsg) Freiwilliger Verzicht auf Nahrung und Flüssigkeit. Medizinische und pflegerische Grundlagen – ethische und rechtliche Bewertungen. Kohlhammer, Stuttgart, S 75–93

Riedel A, Lehmeyer S (2018) Ethik-Fallberatungen in der Pflegepraxis. Onkologische. Pflege 8(4):32–38. ► https://doi.org/10.4486/j.fop.2018.04.04

Riedel A, Behrens J, Giese C, Geiselhart M, Fuchs G, Kohlen H, Pasch W, Rabe M, Schütze L (2017) Zentrale Aspekte der Ethikkompetenz in der Pflege. Ethik Med 29(2):161–165. ► https://doi.org/10.1007/s00481-016-0415-7

Riedel A, Linde AC (2017) Menschen mit Demenz im Krankenhaus – Exemplarische ethische Konfliktfelder und situative Effekte. Z med Ethik 63:163–178

Riedel A, Linde AC (Hrsg) (2018) Ethische Reflexion in der Pflege. Konzepte – Werte – Phänomene. Springer, Heidelberg

Salloch S, Ritter P, Wäscher S, Vollmann J, Schildmann J (2016) Was ist ein ethisches Problem und wie finde ich es? Theoretische, methodologische und forschungspraktische Fragen der Identifikation ethischer Probleme am Beispiel einer empirischen Interventionsstudie. Ethik Med 28:267–281. ► https://doi.org/10.1007/s00481-016-0384-x

Sarvimäki A, Stenbock-Hult B (2016) The meaning of vulnerability to older persons. Nurs Ethics 23(4):372–383. ► https://doi.org/10.1177/0969733014564908

Schildmann J, Nadolny S, Haltaufderheide J, Gysels M, Vollmann J, Bausewein C (2017) Ethical case interventions for adults patients (Intervention Protocol). Cochrane Database Syst Rev 4. ► https://doi.org/10.1002/14651858.cd012636

Schmidl M, Kojer M (2016) Die ärztliche Sicht: Ernährung und Nahrungsverweigerung bei Hochbetagten mit fortgeschrittener Demenz. In: Kojer M, Schmidl M (Hrsg) Demenz und Palliative Geriatrie in der Praxis. Springer, Heidelberg, S 79–92

Schweizerische Akademie der Medizinischen Wissenschaften (SAMW) (2017) Medizin-ethische Richtlinien und Empfehlungen „Betreuung und Behandlung von Menschen mit Demenz". 1. Aufl. ► www.samw.ch/richtlinien. Zugegriffen: 26. Apr. 2018

Schweizer Berufsverband der Pflegefachfrauen und Pflegefachmänner (SBK/ASI) (2018) Ethische Standpunkte 5. Umgang mit moralischem Stress des Pflegepersonals bei der Begleitung von Menschen am Lebensende. ► https://www.sbk.ch/fileadmin/sbk/service/online_shop/publikationen/de/docs/Standpunkt_5_DEUTSCH_01.pdf. Zugegriffen: 31. Okt. 2018

Schaub RT, Freyberger HJ (2017) Diagnostik und Klassifikation. In: Wallesch CW, Förstl H (Hrsg) Demenzen. Thieme, Stuttgart, S 87–125

Schmidtke K, Otto M (2017) Alzheimer Demenz. In: Wallesch CW, Förstl H (Hrsg) Demenzen. Thieme, Stuttgart, S 203–227

Schramme T (2016) Autonomie und Paternalismus. In: Schröder-Bäck P, Kuhn J (Hrsg) Ethik in den Gesundheitswissenschaften. Beltz Juventa, Weinheim, S 81–90

Schröder-Bäck P (2014) Ethische Prinzipien für die Public-Health-Praxis. Campus, Frankfurt

Schumacher B (2018) Inklusion für Menschen mit Demenz. Exklusionsrisiken und Teilhabechancen. Springer, Wiesbaden

Schweda M, Jongsma K (2018) ‚Rückkehr in die Kindheit' oder ‚Tod bei lebendigem Leib?' Ethische Aspekte der Altersdemenz in der Perspektive des Lebensverlaufs. Z Prakt Philosophie 5(1):181–206

Spenceley S, Witcher CSG, Hagen B, Hall B, Kardolus-Wilson A (2015) Sources of moral distress for nursing staff providing care to residents with dementia. Dementia 16(7):815–834. ► https://doi.org/10.1177/1471301215618108

Stoffers T (2016) Demenz erleben. Innen- und Außensichten einer vielschichtigen Erkrankung. Springer, Wiesbaden

Streich W (2006) Vulnerable Gruppen: „Verwundbarkeit" als politiksensibilisierende Metapher in der Beschreibung sozialer Ungleichheit. In: Richter M, Hurrelmann K (Hrsg) Gesundheitliche Ungleichheit. Grundlagen, Probleme, Konzepte. Springer, Wiesbaden, S 289–295

Synofzik M (2016) Künstliche Ernährung und Flüssigkeitsgabe: Verfahren, Indikationen, Ziele und Risiken. In: May A, Kreß A, Verrel T, Wagner T (Hrsg) Patientenverfügungen. Springer, Berlin, S 209–224

ten Have H (2016) Vulnerability. Challenging bioethics. Routledge, New York

van der Steen JT, Radbruch L, Hertogh CMPM, de Boer ME, Hughes JC, Larkin P, Francke AL, Jünger S, Gove D, Firth P, Koopmans RT, Volicer L, European Association for Palliative Care (EAPC) (2014) White paper defining optimal palliative care in older people with dementia: a Delphi study and recommendations form the European Association for Palliative Care. Palliat Med 28(3):197–209. ► https://doi.org/10.1177/0269216313493685

Volkert D (2017) Ernährung bei Demenzerkrankungen. Internist 58:141–148

Vorstand der Akademie für Ethik in der Medizin (2010) Standards für Ethikberatung in Einrichtungen des Gesundheitswesens. Ethik Med 22:149–153. ► https://doi.org/10.1007/s00481-010-0053-4

Wendel C (2018) Demenzielle Erkrankungen. In: Kohlmann CW, Salewski C, Wirtz MA (Hrsg) Psychologie in der Gesundheitsförderung. Hogrefe, Bern, S 647–650

Wetzstein V (2012) Demenz als Ende der Personalität? Plädoyer für eine Ethik der Relationalität. In: Schicktanz S, Schweda M (Hrsg) Pro Age oder Anti-Aging? Altern im Fokus der modernen Medizin. Campus, Frankfurt, S 179–195

Wetzstein V (2017) Menschen mit Demenz im Krankenhaus. Eine Frage der Ethik. Z med Ethik 63:217–229

Wöhl C, Siebert H, Blättner B (2018) Körperliche Aktivität zur Stärkung kognitiver Ressourcen. Präv Gesundheitsf 13:32–38. ▶ https://doi.org/10.1007/s11553-017-0612-3

Wunder M (2017) Selbstbestimmung und Demenz – Herausforderung für die Behandlung im Krankenhaus. Z med Ethik 63:205–215

Sozial-kognitive Theorien und Modelle des Gesundheitsverhaltens – Problemlagen und Potenziale in der Gesundheitsförderung und Prävention für Menschen mit Demenz

Eva Mir, Tiara Ratz und Sonia Lippke

D. Gebhard, E. Mir (Hrsg.), *Gesundheitsförderung und Prävention für Menschen mit Demenz*,
https://doi.org/10.1007/978-3-662-58130-8_5

Welche Bedeutung gesundheitsbezogene Verhaltensweisen bei Menschen mit Demenz haben und wie sie gefördert werden können, ist bislang wenig systematisch erforscht. Entlang sozial-kognitiver Theorien und Modelle des Gesundheitsverhaltens stellt dieses Kapitel die generellen Einflussfaktoren Risikowahrnehmung, Ergebniserwartung, Selbstwirksamkeitserwartung, Intention und Volition als zentrale Determinanten gesundheitsbezogenen Verhaltens allgemein und speziell bei Menschen mit Demenz dar. Als theoretischer Hintergrund wird dabei der Health Action Process Approach (HAPA) hinzugezogen. Dabei finden weitere zu integrierende Aspekte wie Lebensspannenorientierung Berücksichtigung. Auch wenn sich bereits einige Handlungsempfehlungen für Menschen mit Demenz ableiten lassen, sollte zukünftige Forschung sozial-kognitive Theorien und Modelle des Gesundheitsverhaltens speziell an Menschen mit Demenz weiter systematisch untersuchen und bei dieser Zielgruppe für die Gesundheitsförderung evaluieren.

5.1 Gesundheitsbezogenes Verhalten bei Menschen mit Demenz

Gesundheitsbezogenes Verhalten (kurz Gesundheitsverhalten) stellt einen zentralen Forschungsgegenstand der Gesundheitsförderung und Prävention dar. Betrachtet wird hier eine Vielzahl von Verhaltensweisen – gesundheitsförderlicher wie auch gesundheitsschädigender Natur – welche die Gesundheit direkt oder indirekt beeinflussen. Neben „Klassikern", die mit Demenzprävention im Zusammenhang stehen, wie körperlicher Aktivität, Ernährungs- und Schlafverhalten, Stressbewältigung/-management, Rauchen oder Alkoholkonsum, werden generell auch Verhaltensweisen wie Sonnenschutz-, Sexual-, Hygiene- oder Mediennutzungsverhalten untersucht (für eine Übersicht siehe Salewski und Opwis 2018). Diese können durch Demenz beeinflusst sein und sollten deswegen nicht vollkommen außer Acht gelassen, werden.

Gesundheitsbezogenes Verhalten

Gesundheitsbezogenes Verhalten umfasst gesundheitsförderliche und gesundheitsschädigende Verhaltensweisen.

Menschliches Verhalten ist, individuell und über die Lebensspanne variierend, charakterisiert durch unterschiedliche „Sets" von gesundheitsbezogenen Verhaltensweisen, welche unter dem definitorisch schwer fassbaren Terminus „Lebensstil" zusammengefasst und diskutiert werden (Salewski und Opwis 2018).

Welche dieser gesundheitsbezogenen Verhaltensweisen sind nun im Speziellen für die Zielgruppe „Menschen mit Demenz" relevant? Dieser Frage kann man sich unter anderem vor dem Hintergrund gesundheitspolitisch relevanter Dokumente nähern.

Im „World Alzheimer Report 2016" (Alzheimer's Disease International, ADI 2016) wird die Gesundheitsförderung, wenn auch nur am Rande, als Möglichkeit zur Optimierung psychischer und physischer Gesundheit für Menschen mit Demenz erwähnt; Mobilität bzw. Sturzprophylaxe sowie Ernährung stehen hier im Zentrum des Interesses.

Im „Global action plan on the public health response to dementia 2017–2025" der Weltgesundheitsorganisation (WHO 2017) werden Gesundheitsförderung und gesundheitsbezogenes Verhalten hingegen lediglich im Rahmen der Demenzrisikoreduktion thematisiert: Auch hier stehen körperliche Aktivität und gesunde Ernährung im Vordergrund. Auf der Ebene nationaler Demenzstrategien werden die Themen gesundheitsbezogenes Verhalten und Gesundheitsförderung für Menschen mit Demenz stark vernachlässigt.

Der Spitzenverband Bund der Krankenkassen (GKV-Spitzenverband) hat im Juni 2018 den Leitfaden Prävention in stationären

Pflegeeinrichtungen in überarbeiteter Version veröffentlicht. Darin werden für dieses Setting, in dem die Mehrheit der Bewohner an Demenz erkrankt ist (Auer et al. 2018), die folgenden Themen als die zentralen Handlungsfelder beschrieben:

- Ernährung,
- körperliche Aktivität,
- die Stärkung kognitiver Ressourcen durch kognitive Interventionen,
- die psychosoziale Gesundheit/Resilienzstärkung sowie
- Gewaltprävention.

An dieser Stelle ist festzuhalten, dass gesundheitsbezogenes Verhalten und dessen Förderung bei Menschen mit Demenz im gesundheitspolitischen Kontext relativ wenig Aufmerksamkeit erhalten. Dies ist verwunderlich, da es mittlerweile empirische Befunde gibt, die die Bedeutung von gesundheitsbezogenen Verhaltensweisen klar nachweisen – wie etwa die abmildernden Effekte von körperlicher Aktivität oder dyadischer psychosozialer Interventionen auf den funktionellen Abbau bei Demenz (Laver et al. 2016).

Obwohl, oder gerade weil eine hinreichende Auseinandersetzung mit relevantem gesundheitsbezogenen Verhalten bei Menschen mit Demenz aktuell ausständig ist, soll in diesem Beitrag der Frage nachgegangen werden, welche Faktoren von Bedeutung sind und wie sie gefördert werden können. Folgend werden dazu allgemeine und zielgruppenspezifische Ansätze und Aspekte vorgestellt.

5.2 Sozial-kognitive Theorien und Modelle des Gesundheitsverhaltens und deren Anwendbarkeit auf Menschen mit Demenz

Gesundheitsbezogenes Verhalten wird durch eine Vielzahl von Faktoren bestimmt. Deren Erforschung stellt die Grundlage für die evidenzbasierte Konzipierung von gesundheitsförderlichen und präventiven Interventionen im Allgemeinen dar. Besonders bewährt haben sich in diesem Zusammenhang sogenannte sozial-kognitive Theorien und Modelle des Gesundheitsverhaltens (für einen Überblick siehe Lippke et al. 2018). Diese fassen Einflussfaktoren von gesundheitsbezogenem Verhalten zusammen. Ihre Bedeutsamkeit wurde für unterschiedliche Zielgruppen und Settings sowie für eine Vielzahl gesundheitsförderlicher und gesundheitsgefährdender Verhaltensweisen untersucht und empirisch nachgewiesen.

Sozial-kognitive Theorien und Modelle des Gesundheitsverhaltens

Sozial-kognitive Theorien und Modelle beschreiben, wie und unter welchen Bedingungen bestimmte Einflussfaktoren zusammenwirken und das Kriterium „gesundheitsbezogenes Verhalten“ (z. B. regelmäßige körperliche Aktivität auszuüben) beeinflussen. Sie sind umfangreich getestet und können genutzt werden, um Modifikationsprogramme (z. B. eine Intervention zur Ausübung regelmäßiger körperlicher Aktivität) theoriegeleitet und evidenzbasiert zu entwickeln.

Grob können die sozial-kognitiven Theorien und Modelle in zwei Gruppen unterteilt werden:

- **Kontinuumsmodelle** gehen von einem kontinuierlichen, linearen Prozess der Verhaltensänderung aus. Der Änderungsprozess besteht darin, die Wahrscheinlichkeit gesundheitsbezogenen Verhaltens (z. B. körperliche Aktivität) zu erhöhen. So wird davon ausgegangen, dass eine Stärkung der in diesen Modellen abgebildeten Einflussfaktoren die Wahrscheinlichkeit einer Ausübung des jeweiligen gesundheitsbezogenen Verhaltens erhöht (Lippke et al. 2018).
- **Stadien- oder Stufenmodelle** postulieren, dass sich der Mensch in unterschiedlichen

„Zuständen" bzw. Stufen der Verhaltensänderung befindet. Das Durchlaufen mehrerer Stadien, in denen unterschiedliche Einflussfaktoren relevant sind, ergibt die Entwicklung hin zum Zielverhalten (z. B. körperlich aktiv werden). Demzufolge reagieren Menschen in den unterschiedlichen Stadien nur auf die für sie „passenden" Einflussfaktoren, die dann das Überwechseln in das nächste Stadium positiv beeinflussen (Lippke et al. 2018).

Tab. 5.1 gibt einen Überblick über gängige sozial-kognitive Theorien und Modelle des Gesundheitsverhaltens und stellt dar, welche Einflussfaktoren, auch Determinanten genannt, jeweils darin berücksichtigt werden.

Die gängigen sozial-kognitiven Theorien und Modelle berücksichtigen, wie aus Tab. 5.1 ersichtlich, unterschiedliche „Sets" von Determinanten, die gesundheitsbezogenes Verhalten vorhersagen bzw. die im Prozess der Verhaltensänderung relevant sind. Das Sozial-kognitive Prozessmodell des Gesundheitsverhaltens, auch Health Action Process Approach (HAPA, Schwarzer 1992) genannt, weist dabei die umfassendste Berücksichtigung von relevanten Einflussfaktoren auf und wird daher an dieser Stelle näher beschrieben. Es gilt als Hybridmodell, welches explizit lineare und stadiumsbezogene Annahmen vereint. In Abb. 5.1 sind die Annahmen des HAPA-Modells grafisch dargestellt.

Das HAPA-Modell kombiniert eine Reihe empirisch gut geprüfter Einflussfaktoren und unterscheidet hinsichtlich des Prozesses der Verhaltensänderung zwischen zwei Phasen (Schwarzer 1992; Schwarzer et al. 2011):

- Die **intentionale Motivationsphase** ist durch das Überdenken bisherigen Verhaltens gekennzeichnet. In diesem Rahmen sind drei Faktoren besonders relevant: 1) Die **Risikowahrnehmung** bezogen auf Erkrankungen, die mit diesem Verhalten in Verbindung stehen, besteht aus der subjektiven Einschätzung des Schweregrads von Erkrankungen sowie der Vulnerabilität (die eigene Verwundbarkeit). 2) Das Erkennen von Kontingenzen zwischen dem eigenen Verhalten und den ihm nachfolgenden Ergebnissen

Tab. 5.1 Übereinstimmungen der sozial-kognitiven Theorien und Modelle hinsichtlich der postulierten sozial-kognitiven Determinanten von Gesundheitsverhalten

	Sozial-kognitive Determinanten von Gesundheitsverhalten				
Theorie	SWE	ErgebnisE	Risikow.	Ziele	Pläne
HBM	–	✓	✓	–	–
PMT	✓	✓	✓	✓	–
TRA	–	✓	–	✓	–
TPB	✓	✓	–	✓	–
SCT	✓	✓	–	✓	–
TTM	✓	✓	✓	–	–
HAPA	✓	✓	✓	✓	✓

Anmerkungen. ✓ Theorie beschreibt sozial-kognitive Variable als bedeutsam für Verhalten(sänderung) (nach Bandura 2004, S. 147); SWE = Selbstwirksamkeitserwartung; ErgebnisE = Ergebniserwartung; Risikow. = Risikowahrnehmung; sozial-kognitive Determinanten werden in den Theorien teilweise anders benannt. HBM = Health Belief Model (Becker 1974); PMT=Protection Motivation Theory (Rogers 1975); TRA = Theory of Reasoned Action (Fishbein und Ajzen 1975); TPB = Theory of Planned Behavior (Ajzen 1991); SCT=Social-Cognitive Theory (Bandura 1997); TTM = Transtheoretical Model (Prochaska et al. 1992); HAPA = Health Action Process Approach (Schwarzer 1992)

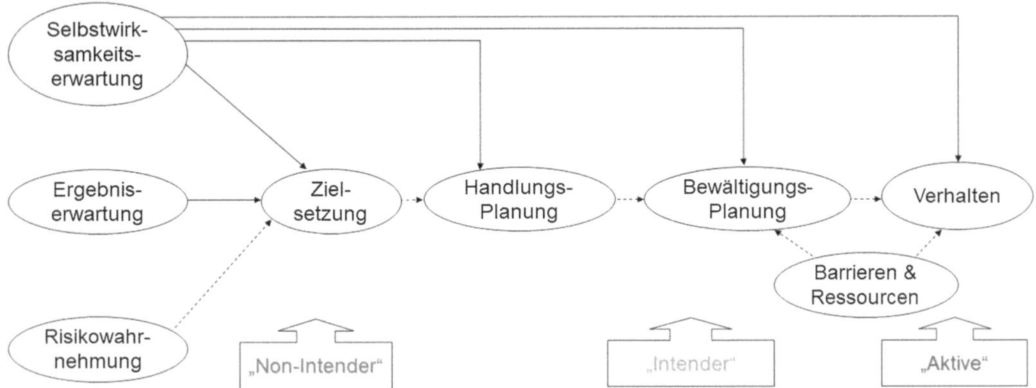

Abb. 5.1 Das HAPA-Modell. (Eigene Darstellung Schwarzer 1992; Schwarzer et al. 2011)

(Ergebniserwartung) spielt in einem Abwägungsprozess positiver und negativer Handlungsfolgen eine Rolle. 3) Das Vertrauen in die eigenen Kompetenzen hinsichtlich einer Verhaltensänderung (Selbstwirksamkeitserwartung **(SWE)**) stellt den dritten Schlüsselfaktor dar. Erst auf der Basis dieser drei Einflussfaktoren kann die Absicht bzw. **Intention** für Verhaltensänderung entwickelt werden. Allerdings führt Absicht nicht automatisch zu Verhaltensänderung, weshalb das Modell eine zweite Phase postuliert.

- Die **volitionale Phase** lässt sich in drei untergeordnete Phasen unterteilen: 1) Die **präaktionale Phase** ist der aktiven **Handlungsplanung** gewidmet. Konkrete Pläne determinieren, wann, wo, wie und mit wem die Absicht zur Verhaltensänderung umgesetzt werden soll. Dabei sollten auch Schwierigkeiten, die auftreten können, berücksichtigt werden. Mögliche Barrieren und deren Überwindungsmöglichkeiten zu antizipieren ist dabei die zentrale Aufgabe der **Bewältigungsplanung.**
  2) Die **aktionale Phase** beginnt mit der **Initiierung der Handlung.** Dabei findet eine ständige **Kontrolle der Handlungsausführung** statt, die sowohl die Intention als auch die Handlung gegenüber Distraktoren abschirmen soll. Es müssen Barrieren in der Handlungsumsetzung gemeistert werden und soziale Ressourcen so genutzt werden, dass das Verhalten zielgerichtet ausgeübt werden kann.
  3) Die **postaktionale Phase** widmet sich der **Handlungsbewertung.** Hier fällt die Entscheidung, ob das Verhalten weiterhin verfolgt wird oder ob es zum Abbruch des Verhaltens im Sinne von Disengagement (postaktionale Zielentbindung) kommt. Eine derartige Zielentbindung ist nicht wünschenswert, der Umgang mit potenziellen Rückfällen ist in diesem Zusammenhang ein zentrales Interventionsthema. In der volitionalen Phase spielen vor allem personale Ressourcen in Form von SWE sowie soziale Ressourcen wie die Fähigkeit zur Mobilisierung sozialer Netzwerke eine bedeutsame Rolle, um etwa Hindernisse zu überwinden und Ziele dauerhaft in die Tat umzusetzen (Lange et al. 2018).

Es wird also angenommen, dass Menschen zunächst einen konflikthaften Entscheidungs- und Motivierungsprozess durchlaufen, der in einer Zielsetzung (Intention) gipfelt. Daraufhin beginnen sie damit, das neue, oftmals schwierige Verhalten zu planen, zu initiieren und in den Alltag zu integrieren. Dabei wird zwischen Handlungsplanung (insbesondere was, wann und wie) und Bewältigungsplanung (was tun, wenn Schwierigkeiten auftauchen) unterschieden.

> **Das HAPA-Modell postuliert drei Einflüsse auf die Intention, füllt die Lücke zwischen Intention und Verhalten mit Planung und berücksichtigt volitionale Aspekte wie soziale Unterstützung. Es modelliert Verhaltensänderung dynamisch und weist stadienspezifisch die Adressierung der Variablen an.**

Es liegen mittlerweile zahlreiche Studien vor, die zeigen, dass die Intention durch Risikowahrnehmung, Ergebniserwartung und SWE vorhergesagt werden kann, und dass die Handlungsplanung eine wichtige Rolle bei der erfolgreichen Umsetzung von Zielen in Verhalten spielt (Lippke et al. 2018; Zhang et al. 2019). Für die Vorhersage tatsächlichen Verhaltens sind außerdem vor allem die Selbstwirksamkeitserwartung, wahrgenommene Barrieren und soziale Unterstützung bedeutsam (Young et al. 2014). Zudem konnte die über beide Phasen zentrale Bedeutung der SWE belegt werden und deren phasenspezifische Ausgestaltung gilt als gut untersucht (Schwarzer et al. 2011; Zhang et al. 2019). Stadienspezifische Einflüsse der einzelnen Faktoren sind ebenso gut belegt: Sowohl für Ernährung (z. B. Schwarzer et al. 2011) als auch für Bewegung (z. B. Lippke et al. 2004) konnte gezeigt werden, dass die Risikowahrnehmung nur bei der Intentionsbildung relevant ist. Genauso hilft Planung bei der erfolgreichen Verhaltensänderung erst dann, wenn eine starke Zielbindung vorliegt (Zhang et al. 2019).

Welche Relevanz haben nun sozial-kognitive Modelle wie das HAPA-Modell für die Erforschung, Vorhersage und Veränderung von gesundheitsbezogenen Verhaltensweisen bei Menschen mit Demenz? Betrachtet man die empirische Befundlage, so steht eine Anwendung derartiger Ansätze auf Menschen mit Demenz weitgehend aus.

> **Sozial-kognitive Modelle und Theorien bieten einen empirisch gut geprüften, bisher wenig genutzten Rahmen, um Gesundheitsförderung und Prävention für Menschen mit Demenz zu gestalten. Entwicklung und Erhalt von Selbstwirksamkeit vor dem Hintergrund kognitiver Veränderungen scheinen zentral zu sein.**

Wie können sich die Annahmen des HAPA-Modells in der Praxis der Gesundheitsförderung und Prävention bei Menschen mit Demenz äußern? Das folgende fiktive **Fallbeispiel** versucht sich dieser Frage anwendungsorientiert zu nähern und die einzelnen Modellkomponenten greifbarer zu machen.

Frau F., 83 Jahre, lebt in einem Pflegeheim und leidet unter einer mittelgradigen Demenz. In ihrer Wahrnehmung haben demenzielle Erkrankungen schwerwiegende Auswirkungen auf die Gesundheit und soziale Teilhabe (hohes Ausmaß an wahrgenommenem Schweregrad). „Seit ich weiß, dass ich eine Demenzerkrankung habe, kann ich dabei zuschauen, wie ich mir Dinge schwerer merke. Ich werde im Geist und im Körper immer starrer. Ich bin mir sicher, dass ich irgendwann nicht einmal mehr weiß, wer Sie sind", erzählt sie ihrer Bezugspflegerin. Frau F. nimmt also Auswirkungen der Erkrankung auf die Gesundheit und soziale Teilhabe wahr und sieht einen klaren Bezug zu sich selbst, indem sie sich für die Krankheitsauswirkungen als verwundbar erlebt (hohes Ausmaß an wahrgenommener Vulnerabilität). „Liebe Frau F., wenn Sie sich nicht den ganzen Tag hier im Zimmer verstecken würden, sondern mit in die Bewegungsgruppe kämen, dann würden Sie sich gewiss weniger starr fühlen", entgegnet die Bezugspflegerin. Damit wird eine (positive) Handlungsergebniserwartung formuliert: Wenn körperlicher Aktivität in einem sozialen Kontext nachgegangen wird, dann hat das positive Auswirkungen auf die Symptome der Demenz (zum Thema Bewegung siehe auch

► Kap. 11). „Aber wenn ich mich körperlich betätige, dann kann es ja sein, dass ich stürze und mich verletze", wendet Frau F. ein. In dieser Aussage spiegelt sich ebenso eine Ergebniserwartung wider, die allerdings gegen die Durchführung körperlicher Aktivität spricht – die sog. negative Handlungsergebniserwartung. Nach gründlicher Überlegung überwiegen für Frau F. die positiven Ergebnisse hinsichtlich körperlicher Aktivität (wie etwa regelmäßig aus dem Zimmer zu kommen, Spaß daran zu haben, mit anderen Bewohnern in Kontakt zu treten, …). Ihr fehlt jedoch das Vertrauen in die eigenen Fähigkeiten: „Schaffe ich es überhaupt, regelmäßig in diese Bewegungsgruppe zu gehen? Bin ich denn überhaupt in der Lage, den Anleitungen zur Bewegung zu folgen und diese dann auch umzusetzen?". Geplagt von solchen Zweifeln (geringes Ausmaß an SWE) verwirft sie den Gedanken an eine mögliche Teilnahme.

Anhand dieser Beschreibung ist erkennbar, wie wichtig das Zusammenspiel von adäquater Risikowahrnehmung (Schweregrad und Vulnerabilität), Ergebniserwartung und SWE für die Bildung der Intention ist. Frau F. entwickelt aufgrund gering ausgeprägter SWE erst gar keine Absicht, an der Bewegungsgruppe im Pflegeheim teilzunehmen. Gehen wir nun davon aus, dass sie durch Bestärkung seitens der Bezugspflegerin oder weiterer bedeutender Anderer, durch Erzählungen von Teilnehmenden oder das Beobachten von Modellpersonen (eine Bewohnerin, die an der Bewegungsgruppe erfolgreich teilnimmt) zu der Überzeugung gelangt, doch an der Bewegungsgruppe teilnehmen zu können. Dann stehen die Aussichten gut, dass Frau F. zu folgender Ansicht gelangt: „Ja, ich nehme mir vor, regelmäßig an der Bewegungsgruppe teilzunehmen!". Damit wäre der Übergang in die Volitionsphase möglich. Gemeinsam mit der Bezugspflegerin plant Frau F. die Teilnahme an der Bewegungsgruppe in ihrem Alltag. Sie planen, dass die Bezugspflegerin Frau F. an die Termine der Bewegungsgruppe erinnert, sie dorthin begleitet und darauf achtet, dass keine anderen Termine (z. B. Friseur, Pediküre) in der Zeit der Bewegungsgruppe angesetzt sind. Dieses Vorgehen zeichnet knapp Inhalte der präaktionalen Phase nach. Endlich kommt der Tag X und Frau F. geht zum ersten Mal in die Bewegungsgruppe; körperliche Aktivität wird also initiiert.

Im Anschluss fragt die Bezugspflegerin, wie denn die Bewegungsgruppe gewesen sei. „Wissen Sie, es hat mir wirklich Spaß gemacht und ich fühle mich heute mal richtig angenehm ausgelastet. Ich habe ja auch etwas dafür getan!", meint Frau F. lachend. Eine derartig positive Bewertung im Rahmen der postaktionalen Phase erhöht die Wahrscheinlichkeit einer Aufrechterhaltung der körperlichen Aktivität bzw., dass an dem nächsten Termin der Bewegungsgruppe wieder teilgenommen wird.

Aus diesem Beispiel wird außerdem ersichtlich, dass sich Frau F. entlang der vom HAPA-Modell postulierten Phasen hin zu körperlicher Aktivität in der Bewegungsgruppe entwickelt. In diesem Prozess bedarf es unterschiedlicher Unterstützungsangebote, welche gesundheitsförderliche und präventive Maßnahmen für Menschen mit Demenz berücksichtigen. So ist etwa die hier beschriebene Handlungsplanung gemeinsam mit der Bezugspflegerin nur im Falle einer Absicht zur Verhaltensänderung sinnhaft, während es in der Motivationsphase erst mal auf die Entwicklung eines Problembewusstseins und die Stärkung des Vertrauens in die eigenen Fähigkeiten ankommt.

Jedoch sollte an dieser Stelle berücksichtigt werden, dass eine solche Krankheitseinsicht und ein solches Bewusstsein wie im skizzierten Beispiel bei vielen Menschen mit Demenz nicht vorliegen. Deswegen sind viele Menschen mit Demenz in geringerem Maße über ihre Symptome motivierbar als es Frau F. ist. Vielmehr sollten sie über andere Handlungsergebniserwartungen oder Maßnahmen motiviert werden. Auch hinsichtlich des Erfolgs von Interventionen ist auf das Maß des Erkrankungsbewusstseins zu achten. Beispielsweise beobachteten Clare et al. (2004), dass Personen mit einer Alzheimer-Erkrankung, die sich ihrer Gedächtnisdefizite stärker bewusst waren, bessere Lernergebnisse bei kognitivem Training erzielten.

Das Fallbeispiel verdeutlicht einen zentralen Nutzen des HAPA-Modells, nämlich die stadienspezifische Konzipierung und Umsetzung von Unterstützungsangeboten zur gesundheitsbezogenen Verhaltensänderung. So muss im ersten Schritt das Stadium, in dem sich eine Person unabhängig von ihrer Demenzsymptomatologie befindet, festgestellt werden. Anschließend geht es dann darum, die stadienspezifischen Faktoren im Rahmen von gesundheitsförderlichen und präventiven Maßnahmen zu optimieren. Dieses Prinzip wird als „Matched Design" bezeichnet (Lippke et al. 2018; Schwarzer et al. 2011).

Dies setzt allerdings voraus, dass Begleitende und Betreuungspersonen von Menschen mit Demenz (in Gesundheitsberufen Tätige, allen voran professionell Pflegende, Angehörige, Freunde, Freiwillige…) Wissen über die HAPA-Annahmen haben und befähigt werden, entlang der Grundannahmen diagnostische und unterstützende Schritte zu setzen. Das heißt in anderen Worten: Bedeutende Andere müssen wissen, wie das Stadium der Verhaltensänderung, in dem sich der Mensch mit Demenz befindet, erkannt werden kann (diagnostisches Element) und welche Einflussfaktoren auf die Verhaltensänderung dann mittels adäquater Maßnahmen angesprochen werden sollten (unterstützendes Element). Eine Integration derartiger Inhalte in die Aus-, Fort- und Weiterbildung ist demnach erforderlich. Zudem müssten allgemeine Themen wie etwa der Umgang mit agitiertem Verhalten sowie die Umsetzung gesundheitsförderlicher und präventiver Maßnahmen vor dem Hintergrund physischer und kognitiver demenzbezogener Einschränkungen fokussiert werden. Smit et al. (2017) konnten zeigen, dass diese demenzspezifischen Aspekte einen relevanten Einfluss auf aktivitätsbezogene Involvierung von Menschen mit Demenz in der Langzeitpflege haben und somit über die zentralen HAPA-Komponenten hinausgehend Berücksichtigung finden sollten.

> **Die Vermittlung von Wissen über sozial-kognitive Theorien und Modelle des Gesundheitsverhaltens an Begleitende und Betreuungspersonen von Menschen mit Demenz ist zentral. Mit diesem Wissen kann dann theorie- und evidenzbasiert gesundheitsbezogenes Verhalten gefördert werden.**

Neben der ausgesprochenen Relevanz der Angehörigen und professionellen Pflegekräfte ist die Bedeutung der Diagnoseübermittlung durch den behandelnden Arzt explizit zu nennen. An diesem Punkt im Erkrankungsprozess sollten Ärzte nicht nur frühestmöglich gesundheitsförderliches Verhalten initiieren, Angehörige einbeziehen und dafür sorgen, dass die Patienten sich ausreichend unterstützt fühlen (Mountain 2006; Mountain und Craig 2012). Sondern es geht auch um die Diagnoseübermittlung selbst basierend auf sozial-kognitiven Theorien. Beispielsweise haben Foy et al. (2007) diesbezüglich eine Intervention für Professionelle entwickelt, welche die Berücksichtigung der SWE, der Einstellung sowie des Verhaltens des Patienten trainiert.

Kliegel (2004) argumentiert, dass das HAPA-Modell in der Anwendung auf ältere, chronisch erkrankte Menschen aus gerontologischer Perspektive um drei altersabhängige, lebensspannenorientierte Faktoren erweitert werden sollte: 1) So unterstreicht er die Bedeutung von **Altersstereotypien,** etwa ablesbar an Äußerungen wie „In meinem Alter lohnt es sich nicht mehr gesünder zu leben". 2) Zudem muss den **kognitiven Ressourcen** mehr Beachtung geschenkt werden; damit sind etwa die alters- und krankheitsspezifische Fähigkeit zum Verstehen komplexer Wirkungszusammenhänge oder die Fähigkeit zu Handlungsplanung, -kontrolle und -bewertung gemeint. Die sich mit dem Alter und mit Demenzerkrankungen verändernden kognitiven Rahmenbedingungen beeinflussen nicht nur die Anwendbarkeit des HAPA-Modells, sondern auch die darauf basierende Interventionskonzeption. 3) **Lebenslange Vorerfahrungen** mit Gesundheit und Krankheit, welche die aktuellen Wahrnehmungen und Einstellungen gegenüber Erkrankungen und Einschränkungen prägen, gilt es ebenso zu integrieren. Diese **lebensspannenorientierte Perspektive** unterstreicht die Bedeutsamkeit personenzentrierten, biografischen Vorgehens sowie der Berücksichtigung von Strategien zur Adaptation an die eingeschränkte Verfügbarkeit von Ressourcen.

Wenn man sich nun auf die Zielgruppe Menschen mit Demenz fokussiert, so existieren nach Wissen der Autorinnen keine systematischen Studien, die das HAPA-Modell oder ähnliche Ansätze in ihrem Vorhersagewert auf gesundheitsbezogenes Verhalten untersuchen. Allerdings liegen Befunde zu einzelnen Modellkomponenten für Menschen mit Demenz, oder zumindest für ältere Menschen vor. Diese sollten bei der Entwicklung gesundheitsförderlicher und präventiver Interventionen für Menschen mit Demenz berücksichtigt werden.

Neben den Annahmen der sozial-kognitiven Theorien und Modelle des Gesundheitsverhaltens sollten Altersstereotypien, individuelle kognitive Ressourcen und lebenslange Vorerfahrungen mit Gesundheit und Krankheit von Menschen mit Demenz berücksichtigt werden.

Die SWE als die zentrale HAPA-Komponente geht auf die **Sozial-kognitive Theorie (Social-Cognitive Theory, SCT)** von Bandura (1997) zurück. Sie wird auch für die Zielgruppe ältere Menschen als bedeutsam für gesundheitsbezogene Verhaltensmodifikation und -aufrechterhaltung diskutiert. Subjektiv wahrgenommene, altersspezifische Barrieren können allerdings das Ausmaß an erlebter SWE negativ beeinflussen: So berichten ältere Menschen im Zusammenhang mit körperlicher Aktivität etwa von ihrem schlechten gesundheitlichen Allgemeinzustand oder Sturzangst (Lee et al. 2008). Derartige Aspekte inhibieren die Entwicklung des eigenen Kompetenzerlebens in Hinblick auf körperliche Aktivität. Daher müssen diese im Rahmen gesundheitsförderlicher und präventiver Interventionen Berücksichtigung finden. Eine adäquate SWE ist zudem für soziale Unterstützung zentral (Berkman et al. 2000; van Dam et al. 2005): Nur wer seine Kompetenzen als ausreichend wahrnimmt, wird soziale Unterstützung mobilisieren können. Studien haben zudem gezeigt, dass soziale Integration und das Empfangen sowie das Entgegenbringen sozialer und emotionaler Unterstützung mit Gesundheit, sozialer Teilhabe und dem Gesundheitsverhalten assoziiert sind (Brown et al. 2003; Reblin und Uchino 2008; Resnick et al. 2002; Uchino 2006). Doch speziell bei Menschen mit Demenz könnten auftretende Gedächtnisdefizite die eigene SWE weiter beeinträchtigen und dazu führen, dass Personen sich aus sozialen Aktivitäten zurückziehen (Choi und Twamley 2013). Eine Auseinandersetzung mit altersspezifischen Barrieren hinsichtlich verschiedener gesundheitsbezogener Verhaltensweisen (z. B. Bewegung und Ernährung) ist wichtig. Gleichermaßen gilt es, die damit zusammenhängende SWE bei Menschen mit Demenz besser zu verstehen und individuell passend zu fördern.

Fankhauser et al. (2017) beschäftigen sich in einer Studie mit kognitiv gesunden und eingeschränkten älteren Menschen (leichte kognitive Störungen oder Frühstadium der Alzheimer-Erkrankung) mit der allgemeinen SWE. Zum einen betrachteten die Autoren die wahrgenommene SWE durch die jeweilige Person (Selbstbericht). Zum anderen berücksichtigten sie die eingeschätzte SWE durch bedeutende Andere (Fremdbericht durch Betreuungspersonen). Das Ausmaß an selbstberichteter SWE variierte nicht nach kognitivem Status. Dagegen fiel die fremdeingeschätzte SWE für kognitiv eingeschränkte Personen geringer aus als für die kognitiv uneingeschränkten Personen. Gerade im höheren Alter kommt Betreuungspersonen in ihrer Rolle als Unterstützer bei Prozessen der Verhaltensadaption und Zielerreichung eine zunehmend bedeutende Rolle zu. Deren Wahrnehmung der Kompetenzen und Fähigkeiten der älteren (kognitiv beeinträchtigten) Person gilt es daher in gesundheitsförderlichen und präventiven Interventionen zu berücksichtigen. Führt man sich nämlich vor Augen, dass die SWE unter anderem durch Überredung bzw. Zuspruch vonseiten bedeutender Anderer gefördert werden kann (zu den Quellen der SWE siehe Bandura 2004), wird die Relevanz fremdeingeschätzter SWE deutlich. Schätzen bedeutende Andere die SWE kognitiv beeinträchtigter Menschen als gering ein, so wird auch die Ermunterung zu z. B. körperlicher Aktivität gering ausfallen (Lee et al. 2008). Gerade ältere Menschen tendieren dazu, ihre eigenen Fähigkeiten hinsichtlich körperlicher Aktivität infrage zu stellen und nutzen die adaptive Strategie, bedeutsame Andere als Unterstützung im Management der Verhaltensänderung hinzuzuziehen (Bray et al. 2006). Diese fungieren als sogenannte „proxy agents“ (Bandura 1997) und beeinflussen mit ihrem Zutrauen in die Fähigkeiten der Zielperson (im Sinne von „proxy efficacy“) deren Verhalten (z. B. körperliche Aktivität, Bray et al. 2006). So gilt es im Rahmen gesundheitsförderlicher und präventiver Interventionen für Menschen mit Demenz aktiv nicht nur an der SWE, sondern auch an der proxy efficacy der Betreuungspersonen zu arbeiten, um die Aufnahme gesundheitsbezogenen Verhaltens wie etwa körperlicher Aktivität zu erleichtern.

Über die Selbstwirksamkeitserwartung von Menschen mit Demenz hinaus sollte das Zutrauen bedeutender Anderer („proxy efficacy“) in gesundheitsförderlichen und präventiven Interventionen adressiert werden.

Menschen mit Demenz nehmen meistens den graduellen Verlust kognitiver und physiologischer Fähigkeiten wahr, was in der Folge auch zu einer reduzierten Einschätzung der SWE führen kann. Dieses Phänomen kann durch niedrige Ausprägungen in der „proxy efficacy“ verstärkt werden (Choi und Twamley 2013; Tziraki et al. 2017). Trauen hingegen bedeutsame Andere den Menschen mit Demenz auf realistischer Ebene viel zu, so kann dies im Leben insgesamt zu einem hohen Grad an Involviertheit führen (z. B. hinsichtlich der Erfüllung von Aktivitäten des täglichen Lebens), frühzeitigen Rückzug verhindern und die SWE von Menschen mit Demenz stärken.

Dies stellt, gemeinsam mit einer adäquaten SWE, eine Grundlage für die Bereitstellung sozialer Unterstützung bei gesundheitsbezogener Verhaltensänderung dar. Erst durch das Zutrauen in die eigenen Fähigkeiten und eine veränderungsunterstützende proxy efficacy kann soziale Unterstützung, die vor allem für Menschen mit Demenz aufgrund kognitiver Einschränkungen sehr bedeutsam ist, mobilisiert bzw. bereitgestellt werden.

Sozialer Unterstützung kommt im Rahmen gesundheitsbezogener Verhaltensänderung bei Menschen mit Demenz eine zentrale Rolle zu, da sie kognitive Einschränkungen kompensieren kann.

Viele sozial-kognitive Theorien und Modelle sehen Gesundheit zwar als potenzielles Outcome gesundheitsbezogenen Verhaltens, lassen aber **Gesundheit und soziale Teilhabe als Motiv höherer Ordnung,** das die Ausübung gesundheitsbezogenen Verhaltens beeinflusst, außer Acht und betrachten nur Gesundheit und soziale Teilhabe als Handlungsergebniserwartung. Gesundheit als Handlungsergebniserwartung oder Motiv höherer Ordnung ist jedoch im Zusammenhang mit Altern von großer Bedeutung: In einer Studie an einer Teilstichprobe des Deutschen Alterssurveys konnte gezeigt werden, dass bei Menschen mit stärker ausgeprägten Gesundheitsmotiven die Intention einen stärkeren indirekten Einfluss auf körperliche Aktivität hat als bei Menschen, die Gesundheit im Vergleich zu anderen Lebensdomänen als für sie unbedeutender einschätzen (Schüz et al. 2014). Ältere Menschen, die dem Thema Gesundheit eine hohe subjektive Bedeutung beimessen, sind demnach eher bereit, sich gesundheitsförderlich zu verhalten. Bei der Konzeption gesundheitsförderlicher und präventiver Interventionen sollte daher die subjektive Bedeutsamkeit von Gesundheit aus einer lebensspannenorientierten Perspektive berücksichtigt und gegebenenfalls an deren Optimierung gearbeitet werden.

Der **Lebensspannenorientierung** folgend sollte über die Annahmen sozial-kognitiver Theorien und Modelle des Gesundheitsverhaltens hinaus auch der Frage nachgegangen werden, welche **biografische Bedeutung gesundheitsbezogenes Verhalten** für den jeweiligen Menschen mit Demenz hat. Erst durch die Herstellung dieses Bezuges, können die Konzipierung und Bereitstellung bedeutsamer Aktivitäten sichergestellt werden und der Erfolg der Maßnahme erhöht werden. Han et al. (2016) verdeutlichen dies an einem Beispiel: Ein Mann mit Demenz war in seiner Vergangenheit ein leidenschaftlicher Radfahrer, weil er vor allem den Aufenthalt in der Natur genossen hat. Wenn ihm nun in einem Pflegeheim eine Indoor-Bewegungsmöglichkeit auf einem Ergometer geboten wird, so wird er diese nicht gern annehmen, weil ihm die Bewegung in der Natur fehlt, und Radfahren als körperliche Aktivität nicht aufrechterhalten. Im Garten des Pflegeheims spazieren zu gehen, könnte unter Bezugnahme auf seine Biografie eine alternative bewegungsbezogene Aktivität sein, die erfolgreicher initiiert und aufrechterhalten werden kann. Es geht also darum, gesundheitsbezogenes Verhalten bei Menschen mit Demenz durch für das Individuum bedeutsame Aktivitäten zu fördern, die eine Verbindung mit dem Selbst, mit anderen und der Umgebung sicherstellen.

Die biografische Bedeutung gesundheitsbezogenen Verhaltens mit Erfolgs- und Handlungsergebniserfahrungen sowie die Identifikation individuell bedeutsamer Aktivitäten spielen für den Erfolg gesundheitsförderlicher und präventiver Interventionen für Menschen mit Demenz eine signifikante Rolle.

Die Determinanten des Gesundheitsverhaltens, wie im HAPA-Modell postuliert, bringen das Verständnis über sich selbst, über andere und über die Interaktion mit anderen in Bezug auf zielgerichtetes Verhalten zum Ausdruck. Christidi et al. (2018) zeigen auf, dass dieses Verständnis bei Menschen mit Demenz zu den beeinträchtigten Funktionen gehören kann. Aus diesem Grund sollten bei Menschen mit Demenz vor allem die **individuellen kognitiven Ressourcen** (Kliegel 2004) in der Anwendung sozial-kognitiver Theorien und Modelle des Gesundheitsverhaltens berücksichtigt werden. Je nach Art und Schweregrad der Demenzerkrankung zeigt sich ein hohes Ausmaß an Variabilität der sozialen und kognitiven Funktionsfähigkeit: So weisen beispielsweise Menschen mit einer behavioralen Form der Frontotemporalen Demenz (behavioral variant frontotemporal dementia, bvFTD) im Vergleich zu Menschen mit Morbus Alzheimer stärkere Einschränkungen hinsichtlich der sogenannten Theory of Mind (ToM) auf (Christidi et al. 2018). In anderen Worten: Sie haben größere Probleme damit, das Denken und Verhalten anderer Personen zu verstehen sowie zu benennen. Auch verlieren sie früh im Krankheitsverlauf Entscheidungsfindungskompetenzen und Empathie (Adenzato et al. 2010; Lough et al. 2006; Manes et al. 2011). Laut einer Meta-Analyse können sozial-kognitive Defizite in der ToM bereits bei milder kognitiver Beeinträchtigung auftreten (Bora und Yener 2017). In der Konzipierung und Umsetzung gesundheitsförderlicher und präventiver Interventionen für Menschen mit

Demenz bedarf es demnach einer differenzierten Betrachtung der Krankheitsbilder und -stadien hinsichtlich kognitiver und sozialer Funktionsfähigkeit. Erst dann können individuumsorientiert jene Funktionen identifiziert und gefördert werden, die dem Menschen mit Demenz als Ressource zur Verfügung stehen.

Dass gewisse kognitive Ressourcen durch gesundheitsförderliches Verhalten trotz ausgeprägter Neurodegeneration lange Zeit erhalten oder wiederhergestellt werden können, stellt eine in jüngster Zeit vielfach diskutierte Annahme dar (Mahncke et al. 2006). Beispielsweise deuten die Befunde der sogenannten Nonnen-Studie auf die **Neuroplastizität** des Gehirns, also die Fähigkeit, neurodegenerative Prozesse unter gewissen Bedingungen zu kompensieren, hin (Snowdon 2003; Qiu und Fratiglioni 2018). Jene Bedingungen meinen beispielsweise das Vermögen, kognitive Bewältigungsstrategien anzuwenden und einer klinischen Manifestation demenzbedingter Veränderungen durch die Bildung von Motivationsreserven (motivational reserve) entgegen wirken zu können (Forstmeier und Maercker 2008; Forstmeier et al. 2012). Diese Ansicht lässt sich dem salutogenetischen Modell zuordnen (zum Thema Paradigmenwechsel in der Demenzforschung von der Pathogenese zur Salutogenese siehe auch ► Kap. 19). Eine gewissenhafte Berücksichtigung und Stärkung kognitiver, physiologischer und motivationaler Ressourcen sollte demnach vor allem im frühen Stadium einer Demenz als eine zentrale Säule von Maßnahmen zur Gesundheitsförderung und Prävention betrachtet werden.

Die individuelle, soziale und kognitive Funktionsfähigkeit von Menschen mit Demenz variiert nach Erkrankungsform und -schweregrad. Nur auf dieser Grundlage kann reflektiert werden, in welchem Ausmaß sozial-kognitive Determinanten gesundheitsbezogenen Verhaltens mit Interventionen ansprechbar sind.

5.3 Fazit und Handlungsempfehlungen

Sozial-kognitive Theorien und Modelle des Gesundheitsverhaltens liefern im Allgemeinen eine wissenschaftlich fundierte und evidenzbasierte Grundlage zur Vorhersage, Modellierung und Verbesserung gesundheitsbezogenen Verhaltens. Techniken, die die verhaltensbezogenen Determinanten beeinflussen (z. B. Überredung und Zuspruch zur Steigerung der SWE; Bandura 2004), können daraus abgeleitet und in Interventionen zur Gesundheitsförderung und Prävention eingesetzt werden. Inwiefern die Annahmen der sozial-kognitiven Theorien und Modelle des Gesundheitsverhaltens und die abgeleiteten Techniken für Menschen mit Demenz anwendbar sind, gilt es zukünftig systematisch zu prüfen (Foy et al. 2007).

Die weitere Erforschung der Neurodegeneration und der inneren Prozesse von Menschen mit Demenz sind in diesem Kontext unerlässlich. Studien, die sich mit dem Erhalt beziehungsweise der Wiederherstellung der Neuroplastizität durch soziale, körperliche und kognitive Aktivität bei Menschen mit Demenz beschäftigen, stellen hier einen bedeutsamen Baustein dar. Soziale, körperliche und kognitive Aktivitäten sollten an die unterschiedlichen funktionalen Niveaus der Betroffenen angepasst werden und zur Gesundheitsförderung und Prävention für Menschen mit Demenz genutzt werden (Quinn et al. 2015).

Die Frage, wie Komponenten gesundheitsförderlicher und präventiver Interventionen je nach Demenzart und -stadium variieren müssen, können damit beantwortet werden: Eine Individualisierung der Interventionsinhalte und -umsetzung sollte maßgeschneidert erfolgen. Menschen mit Demenz profitieren von Interventionen, die etwa planerische Fähigkeiten ansprechen, nicht unbedingt in ähnlicher Weise wie Menschen mit uneingeschränkter Funktionsfähigkeit. Hier bedarf es systematischer Forschung und Entwicklung. Gerade im Falle fortgeschrittener Demenzstadien zeichnen sich kognitive Einschränkungen ab, die das Verständnis für das Denken Anderer und für das Selbst einschränken. Die Potenziale von Interventionen, die die angemessene Verarbeitung externer Stimuli voraussetzen, und damit die Anwendbarkeit der sozial-kognitiven Theorien und Modelle des Gesundheitsverhaltens, sind krankheitsbedingt limitiert. Der sozialen Unterstützung durch bedeutende Andere kommt spätestens bei fortschreitenden Einschränkungen in den kognitiven Funktionen eine zunehmend wichtige Rolle zu.

Welche Handlungsempfehlungen lassen sich nun aus diesem Kapitel ableiten?

- Erkenntnisse sozial-kognitiver Theorien und Modelle des Gesundheitsverhaltens sollten in der Gesundheitsförderung und Prävention für Menschen mit Demenz berücksichtigt und um weitere Faktoren ergänzt werden.
- Die SWE stellt eine zentrale Komponente dar. Gemeinsam mit der proxy efficacy sollte sie in der Konzeption gesundheitsförderlicher und präventiver Maßnahmen für Menschen mit Demenz adressiert werden.
- Der sozialen Unterstützung sollte aufgrund ihres Potenzials zur Kompensierung kognitiver Einschränkungen bei Menschen mit Demenz besondere Aufmerksamkeit geschenkt werden.
- Je nach Demenzart und -schweregrad gilt es jene Funktionen in Interventionen anzusprechen, die individuell trainierbar oder intakt sind und weiter optimiert werden können.
- Die Bedeutung von Gesundheit und sozialer Teilhabe vor dem Hintergrund lebenslanger Vorerfahrungen mit Gesundheit, Krankheit und sozialer Teilhabe nehmen Einfluss auf die Absicht, Verhalten zu verändern. So gilt es Gesundheit und soziale Teilhabe als Motiv höherer Ordnung in Gesundheitsförderung und Prävention für Menschen mit Demenz zu berücksichtigen.
- Um sozial-kognitive Prozesse bei Menschen mit Demenz möglichst lange zu erhalten, müssen die Betroffenen im Bewusstseinsgewinn über die Erkrankung und in der Wahrung des Sinns für das Selbst unterstützt werden (Clare 2003). Der Zugang zu bedeutsamen, sinnhaften Aktivitäten ist hier zentral für die Gesundheitsförderung und soziale Teilhabe.
- Gesundheitsförderung und Prävention für Menschen mit Demenz muss sich mit (demenzspezifischen) Altersstereotypien der Betroffenen, aber auch der Angehörigen und Begleitenden, die Verhaltensänderung inhibieren können, auseinandersetzen.
- Durch die zentrale Rolle bedeutsamer Anderer gilt es diese Personen in Aus-, Fort- und Weiterbildung über sozial-kognitive Theorien und Modelle des Gesundheitsverhaltens zu informieren und zu befähigen. Erst dann können deren Potenzial in gesundheitsförderlichen und präventiven Interventionen genutzt werden.

Zusammengefasst lässt sich also festhalten: Regelmäßige Anregung kognitiver und physiologischer Art in einer unterstützenden Umgebung muss auf einem angemessenen Aktivitätsniveau stattfinden (keine Über- oder Unterforderung). Die Berücksichtigung individueller Bedürfnisse, Funktionsfähigkeiten und kognitiver Ressourcen ist damit unerlässlich. So gilt es unter Zuhilfenahme biografischer Informationen und angepasst an die kognitiven und physiologischen Potenziale maßgeschneidert Interventionen zu planen und umzusetzen. Demenzspezifische Einschränkungen, etwa in Hinblick auf motivationale Fähigkeiten, können durch ausgeprägte soziale Netzwerke und soziale Unterstützung kompensiert werden.

Literatur

Adenzato M, Cavallo M, Enrici I (2010) Theory of mind ability in the behavioural variant of frontotemporal dementia: an analysis of the neural, cognitive, and social levels. Neuropsychologia 48(1):2–12. ► https://doi.org/10.1016/j.neuropsychologia.2009.08.001

5

Ajzen I (1991) The theory of planned behavior. Organ Behav Hum Dec 50:179–211. ► https://doi.org/10.1016/0749-5978(91)90020-t

Alzheimer's Disease International, ADI (Hrsg) (2016) World Alzheimer Report 2016. Improving health-care for people living with dementia. Coverage, quality and costs now and in the future. London. ► https://www.alz.co.uk/research/WorldAlzheimerReport2016.pdf. Zugegriffen: 14. Aug. 2018

Auer SR, Höfler M, Linsmayer E, Beránková A, Prieschl D, Ratajczak P, Šteffl M, Holmerová I (2018) Cross-sectional study of prevalence of dementia, behavioural symptoms, mobility, pain and other health parameters in nursing homes in Austria and the Czech Republic: results from the DEM-DATA project. BMC Geriatr. 18:178. ► https://doi.org/10.1186/s12877-018-0870-8

Bandura A (1997) Self-efficacy: the exercise of control. Freeman, New York

Bandura A (2004) Health promotion by social cognitive means. Health Educ Behav 31(2):143–164. ► https://doi.org/10.1177/1090198104263660

Becker MH (1974) The health belief model and personal health behavior. Slack, Thorofare

Berkman LF, Glass T, Brissette I, Seeman TE (2000) From social integration to health: Durkheim in the new millennium. Soc Sci Med 51(6):843–857. ► https://doi.org/10.1016/S0277-9536(00)00065-4

Bora E, Yener GG (2017) Meta-analysis of social cognition in mild cognitive impairment. J Geriatr Psychiatry Neurol 30(4):206–213. ► https://doi.org/10.1177/0891988717710337

Bray SR, Brawley LR, Millen JA (2006) Relationship of proxy efficacy and reliance to home-based physical activity after cardiac rehabilitation. Rehabil Psychol. 51(3):224–231. ► https://doi.org/10.1037/0090-5550.51.3.224

Brown SL, Nesse RM, Vinokur AD, Smith DM (2003) Providing social support may be more beneficial than receiving it: results from a prospective study of mortality. Psychol Sci 14(4):320–327. ► https://doi.org/10.1111/1467-9280.14461

Choi J, Twamley EW (2013) Cognitive rehabilitation therapies for Alzheimer's disease: a review of methods to improve treatment engagement and self-efficacy. Neuropsychol Rev 23(1):48–62. ► https://doi.org/10.1007/s11065-013-9227-4

Clare L (2003) Managing threats to self: awareness in early stage Alzheimer's disease. So Sci Med 57(6):1017–1029. ► https://doi.org/10.1016/s0277-9536(02)00476-8

Clare L, Wilson BA, Carter G, Roth I, Hodges JR (2004) Awareness in early-stage Alzheimer's disease: relationship to outcome of cognitive rehabilitation. J Clin Exp Neuropsychol 26(2):215–226. ► https://doi.org/10.1076/jcen.26.2.215.28088

Christidi F, Migliaccio R, Santamarià-Garcìa H, Santangelo G, Trojsi F (2018) Social cognition dysfunctions in neurodegenerative diseases: neuroanatomical correlates and clinical implications. Behav Neurol. ► https://doi.org/10.1155/2018/1849794

Fankhauser S, Maercker A, Forstmeier S (2017) Social network and cognitive functioning in old age: self-efficacy as a mediator? Z Gerontol Geriatr. 50(2):123–131. ► https://doi.org/10.1007/s00391-016-1178-y

Fishbein M, Ajzen I (1975) Belief, attitude, intention, and behavior: an introduction to theory and research. Addison-Wesley, Reading

Forstmeier S, Maercker A (2008) Motivational reserve: lifetime motivational abilities contribute to cognitive and emotional health in old age. Psychol Aging 23(4):886–899. ► https://doi.org/10.1037/a0013602

Forstmeier S, Maercker A., Maier W, van den Bussche H, Riedel-Heller S, Kaduszkiewicz H, Pentzek H, Weyerer M, Bickel S, Tebarth H, Luppa F, Wollny M, Wiese A, Wagner B, AgeCoDe Study Group (2012) Motivational reserve: motivation-related occupational abilities and risk of mild cognitive impairment and Alzheimer disease. Psychol Aging 27(2):353–363. ► https://doi.org/10.1037/a0025117

Foy R, Francis JJ, Johnston M, Eccles M, Lecouturier J, Bamford C, Grimshaw J (2007) The development of a theory-based intervention to promote appropriate disclosure of a diagnosis of dementia. BMC Health Serv Res 7:207. ► https://doi.org/10.1186/1472-6963-7-207

GKV-Spitzenverband (Hrsg) (Juni, 2018) Leitfaden Prävention in stationären Pflegeeinrichtungen nach § 5 SGB XI. Berlin. ► https://www.gkv-spitzenverband.de/media/dokumente/presse/publikationen/Leitfaden_Pravention_stationar_2018_barrierefrei.pdf. Zugegriffen: 14. Aug. 2018

Han A, Radel J, McDowd JM, Sabata D (2016) Perspectives of people with dementia about meaningful activities: a synthesis. Am J Alzheimers Dis Other Demen. 31(2):115–23. ► https://doi.org/10.1177/1533317515598857

Kliegel M (2004) Gesundheitsverhalten bei chronischen Krankheiten im höheren Erwachsenenalter. In: Kruse A, Martin M (Hrsg) Enzyklopädie der Gerontologie. Huber, Bern, S 314–327

Lange D, Corbett J, Knoll N, Schwarzer R, Lippke S (2018) Fruit and vegetable intake: the interplay of planning, social support, and sex. Int J Behav Med. 25(4):421–430. ► https://doi.org/10.1007/s12529-018-9718-z

Laver K, Dyer S, Whitehead C, Clemson L, Crotty M (2016) Interventions to delay functional decline in people with dementia: a systematic review of systematic reviews. BMJ Open 6(4):e010767. ► https://doi.org/10.1136/bmjopen-2015-010767

Lee L-L, Arthur A, Avis M (2008) Using self-efficacy theory to develop interventions that help older people overcome psychological barriers to physical activity: a discussion paper. Int J Nurs Stud. 45(11):1690–1699. ► https://doi.org/10.1016/j.ijnurstu.2008.02.012

Lippke, S., Schüz, B., Godde, B. (2018). Verhaltensbezogene Theorien, Ansätze und Konzepte in der Prävention und Gesundheitsförderung. In: Tiemann & Mohokum (Hrsg). Prävention und Gesundheitsförderung Prävention und Gesundheitsförderung. Springer, Berlin

Lippke S, Ziegelmann JP, Schwarzer R (2004) Initiation and maintenance of physical exercise: stage-specific effects of a planning intervention. Res Sports Med 12:221–240. ► https://doi.org/10.1080/15438620490497567

Lough S, Kipps CM, Treise C, Watson P, Blair JR, Hodges JR (2006) Social reasoning, emotion and empathy in frontotemporal dementia. Neuropsychologia 44(6):950–958. ► https://doi.org/10.1016/j.neuropsychologia.2005.08.009

Mahncke HW, Bronstone A, Merzenich MM (2006) Brain plasticity and functional losses in the aged: scientific bases for a novel intervention. Prog Brain Res 157:81–109. ► https://doi.org/10.1016/s0079-6123(06)57006-2

Manes F, Torralva T, Ibañez A, Roca M, Bekinschtein T, Gleichgerrcht E (2011) Decision-making in frontotemporal dementia: clinical, theoretical and legal implications. Dement Geriatr Cogn Disord 32(1):11–17. ► https://doi.org/10.1159/000329912

Mountain GA (2006) Self-management for people with early dementia. Dementia 5(3):429–446. ► https://doi.org/10.1177/1471301206067117

Mountain GA, Craig CL (2012) What should be in a self-management programme for people with early dementia? Aging Ment Health 16(5):576–583. ► https://doi.org/10.1080/13607863.2011.651430

Prochaska JO, DiClemente CC, Norcross JC (1992) In search of how people change: applications to addictive behaviors. Am Psychol 47(9):1102–1114. ► https://doi.org/10.1037/0003-066X.47.9.1102

Quinn C, Toms G, Anderson D, Clare L (2015) A review of self-management interventions for people with dementia and mild cognitive impairment. J Appl Gerontol. 35(11):1154–1188. ► https://doi.org/10.1177/0733464814566852

Qiu C, Fratiglioni L (2018) Aging without dementia is achievable: current evidence from epidemiological research. J Alzheimers Dis 62(3):933–942. ► https://doi.org/10.3233/JAD-171037

Reblin M, Uchino BN (2008) Social and emotional support and its implication for health. Curr Opin Psychiatry 21(2):201–205. ► https://doi.org/10.1097/YCO.0b013e3282f3ad89

Resnick B, Orwig D, Magaziner J, Wynne C (2002) The effect of social support on exercise behavior in older adults. Clin Nurs Res 11(1):52–70. ► https://doi.org/10.1177/105477380201100105

Rogers RW (1975) A protection motivation theory of fear appeals and attitude change. J Psychol 91:93–114. ► https://doi.org/10.1080/00223980.1975.9915803

Salewski C, Opwis M (2018) Gesundheitsbezogenes Verhalten. In: Kohlmann C-W, Salewski C, Wirtz MA (Hrsg) Psychologie in der Gesundheitsförderung. Hogrefe, Bern, S 31–43

Schüz B, Wurm S, Warner LM, Wolff JK, Schwarzer R (2014) Health motives and health behaviour self-regulation in older adults. J Behav Med. 37(3):491–500. ► https://doi.org/10.1007/s10865-013-9504-y

Schwarzer R (1992) Self-efficacy in the adoption and maintenance of health behaviours: theoretical approaches and a new model. In Schwarzer R. (Hrsg) Self-efficacy: thought control of action. Taylor & Francis, Bristol, S 217–234

Schwarzer R, Lippke S, Luszczynska A (2011) Mechanisms of health behavior change in persons with chronic illness or disability: the Health Action Process Approach (HAPA). Rehabil Psychol 56(3):161–170. ► https://doi.org/10.1037/a0024509

Smit D, de Lange J, Willemse B, Pot AM (2017) Predictors of activity involvement in dementia care homes: a cross-sectional study. BMC Geriatr. 17:175. ► https://doi.org/10.1186/s12877-017-0564-7

Snowdon DA (2003) Healthy aging and dementia: findings from the Nun Study. Ann Intern Med 139(5_Part_2):450–454. ► https://doi.org/10.7326/0003-4819-139-5_Part_2-200309021-00014

Tziraki C, Berenbaum R, Gross D, Abikhzer J, Ben-David BM (2017) Designing serious computer games for people with moderate and advanced dementia: interdisciplinary theory-driven pilot study. JMIR Serious Games 5(3):e16. ► https://doi.org/10.2196/games.6514

Uchino BN (2006) Social support and health: a review of physiological processes potentially underlying links to disease outcomes. J Behav Med 29(4):377–387. ► https://doi.org/10.1007/s10865-006-9056-5

van Dam HA, van der Horst FG, Knoops L, Ryckman RM, Crebolder HFJM, van den Borne BHW (2005) Social support in diabetes: a systematic review of controlled intervention studies. Patient Educ Couns 59:1–12. ► https://doi.org/10.1016/j.pec.2004.11.001

WHO (2017) Global action plan on the public health response to dementia 2017–2025. Geneva. ► http://apps.who.int/iris/bitstream/handle/10665/259615/

9789241513487-eng.pdf;jsessionid=1AE39A6523EFA2446E7A407A3CCB3D65?sequence=1. Zugegriffen: 14. Aug. 2018

Young MD, Plotnikoff RC, Collins CE, Callister R, Morgan PJ (2014) Social cognitive theory and physical activity: a systematic review and meta-analysis. Obes Rev 15(12):983–995. ► https://doi.org/10.1111/obr.12225

Zhang C, Zhang R, Schwarzer R, Hagger MS (2019) A meta-analysis of the health action process approach. Health Psychol. ► http://dx.doi.org/10.1037/hea0000728

5

Lebensqualität im Kontext von Gesundheitsförderung und Prävention für Menschen mit Demenz

Martin N. Dichter und Margareta Halek

D. Gebhard, E. Mir (Hrsg.), *Gesundheitsförderung und Prävention für Menschen mit Demenz*,
https://doi.org/10.1007/978-3-662-58130-8_6

Lebensqualität ist ein häufig genutzter Endpunkt in der Demenzforschung und Versorgungspraxis. Bisher existiert jedoch keine allgemeingültige Definition demenzspezifischer Lebensqualität. Unterschiede zwischen Lebensqualität im höheren Lebensalter und bei Demenz sind eher marginal. In Bezug auf die eingesetzten Instrumente unterscheiden sich demenzspezifische vor allem durch ihre Perspektive und Operationalisierung der Lebensqualität, welche den spezifischen Einschränkungen im Zusammenhang mit der Demenz versucht Rechnung zu tragen. Trotzdem können aktuell 19 demenzspezifische Lebensqualitätsinstrumente unterschieden werden. Eine Abfolge von Fragen hilft bei der Auswahl des jeweils geeigneten Instruments. Potenziale für Gesundheitsförderung und Prävention zeigen sich bei der Bearbeitung von Adaptionsaufgaben im Zuge der Demenz sowie bei der Verhinderung von Begleitsymptomen oder Konsequenzen, die sich aus der Demenz und den mit ihr verbundenen Einschränkungen ergeben.

6.1 Die Bedeutung des Begriffs Lebensqualität

Lebensqualität als Begriff erfreut sich einer weiten Verbreitung seit Anfang der 1970er Jahre (Kovács 2016). Verantwortlich hierfür ist u. a. eine Wahlrede von US Präsident Lyndon B. Johnson (1964). Der Begriff Lebensqualität wurde allerdings bereits deutlich früher verwendet und sehr heterogen interpretiert. So wurde Lebensqualität als Begriff bereits in der Eugenik im frühen 20. Jahrhundert genutzt. Unter Eugenik werden Maßnahmen verstanden, deren Ziel eine Verbesserung (Positive Eugenik) oder die Verhinderung der Verschlechterung des menschlichen Erbguts ist (Negative Eugenik).

Kovács (2016) beschreibt, dass der englische Arzt und Sexualforscher Havelock Ellis den Begriff Lebensqualität als Synonym für die Qualität des Menschen verwendete. Diese Verwendung des Begriffs Lebensqualität steht im deutlichen Kontrast zur heutigen Verwendung des Begriffs Lebensqualität beispielsweise im Zusammenhang mit Menschen mit Demenz (siehe ▶ Abschn. 6.3). Mit dem Buch „The Economics of Welfare" von Arthur Cecil Pigou (1920) veränderte sich die Interpretation des Begriffs Lebensqualität. Die Veröffentlichung des Buches gilt als Geburtsstunde von Lebensqualität als ökonomisches Wohlfahrtsmaß. Lebensqualität wurde nicht mehr länger als Maß für die Qualität eines Menschen aus der Perspektive der Gesellschaft gesehen, sondern als Bewertung des Lebens aus der individuellen Perspektive des Menschen verstanden.

Seit den 1970er Jahren wurde der Begriff Lebensqualität zunehmend in den Sozialwissenschaften, der Psychologie und Medizin genutzt (Kovács 2016). Ein entscheidender Auslöser hierzu war die bereits erwähnte Rede des 36. Präsidenten der USA Lyndon B. Johnson 1964. In seiner Rede definierte er Lebensqualität als oberstes Ziel und Erfolgskriterium seiner Politik: „*These goals cannot be measured by the size of our bank balance. They can only be measured in the quality of the lives that our people lead*" (Johnson 1964). Anstatt dem bisherigen "*Wie viel man hat*" forderte er einen Perspektivwechsel hin zum „*Wie gut man lebt*". Lebensqualität definiert also wie es einem oder mehreren Menschen geht und nicht wie viel sie besitzen (Kovács 2016).

Die Heterogenität in der Interpretation und Definition des Begriffs Lebensqualität zeigt sich auch in seiner aktuellen Nutzung in den Gesundheitswissenschaften. So wird Lebensqualität oft synonym zu den Begriffen gesundheitsbezogene Lebensqualität und Gesundheitsstatus verwendet. Karimi und Brazier (2016) weisen auf die Unterschiede der genannten Begriffe jedoch anhand häufig genutzter Definitionen hin:

Die Weltgesundheitsorganisation definiert Lebensqualität als „individuals' perceptions of their position in life in the context of the culture and value systems in which they live and in relation to their goals, expectations, standards and concerns"(WHO 1995, S. 1405). Diese Definition unterstreicht die Individualität, den kulturellen Einfluss und die Breite des Konzepts Lebensqualität.

Gesundheitsbezogene Lebensqualität wird demgegenüber beispielsweise als Einschätzung der funktionellen Fähigkeiten einer Person sowie ihres Wohlbefindens in körperlichen, geistigen und sozialen Gesundheitsbereichen definiert (Hays und Reeve 2010). Die Funktionsfähigkeit eines Menschen bezieht sich auf die Fähigkeit vordefinierte Aktivitäten durchzuführen und Wohlbefinden bezieht sich auf individuelle subjektive Gefühle (Karimi und Brazier 2016). Basierend auf dieser und weiteren Definitionen wird gesundheitsbezogene Lebensqualität als eine bestimmte Form der Gesundheitsbeschreibung verstanden (Karimi und Brazier 2016). Hierbei wird Gesundheit breit im Sinne der Definition von Gesundheit der Weltgesundheitsorganisation verstanden: „a state of complete physical, mental and social wellbeing, and not merely the absence of disease and infirmity" (WHO 2014, S. 1). Auch wenn diese Beschreibung von Gesundheit über klassische klinische Endpunkte hinausgeht, zielt sie dennoch auf Gesundheit und nicht auf Lebensqualität ab. Deshalb steht gesundheitsbezogene Lebensqualität für einen selbsteingeschätzten Gesundheitsstatus und nicht für Lebensqualität (Karimi und Brazier 2016).

6.2 Lebensqualität als subjektive Bewertung

Nach Kovácz (2016) ist Lebensqualität ein Reformbegriff sowohl in der Politik als auch der Medizin. Der rasante medizinische Fortschritt führte bis in die 1970er Jahre zu einer Dominanz des biomedizinischen Paradigmas. Im Vordergrund der medizinischen Versorgung standen naturwissenschaftlich-technische Erfolgskriterien. Hierdurch entstand der Bedarf das Wohlbefinden des Patienten wieder stärker in den Blick zu nehmen. Zahlreiche Krankheiten, die nicht geheilt, wohl aber das Leben verlängert werden konnte, förderten diese Entwicklung. Chronische Krankheiten wie beispielsweise Diabetes oder Wachkoma mit teilweise sehr belastenden Therapieformen führten dazu, dass im Rahmen der Evaluation medizinischer Interventionen individuelle Lebenskonzepte und die subjektive Krankheitslast wieder stärker berücksichtigt wurden (Kovács 2016). Mittlerweile ist diese subjektive Bewertung von Interventionen fester Bestandteil der Gesetzgebung im Gesundheitssystem. Die Verbesserung der Lebensqualität ist als ein Teilziel der Gesundheitsversorgung neben der Verbesserung des Gesundheitszustands, der Verkürzung der Krankheitsdauer, der Verlängerung der Lebenszeit sowie der Verringerung der Nebenwirkungen im fünften Sozialgesetzbuch der Bundesrepublik Deutschland festgehalten (Sozialgesetzbuch V.). Im genannten Sozialgesetzbuch werden Mortalität, Morbidität und Lebensqualität als Endpunkte benannt, die einen patientenrelevanten Nutzen repräsentieren.

Hiervon ausgehend ist Lebensqualität ein wichtiger Endpunkt im Rahmen der Gesundheitsversorgung und -forschung. Dies schließt auch die Prävention ein. Lebensqualität wird beispielsweise als Endpunkt in Studien zur Prävention kognitiver Einschränkungen oder Depression bei Menschen mit Demenz genutzt.

Obwohl die theoretische Debatte zu Definition und Modellen der Lebensqualität andauert, ist Lebensqualität bereits jetzt ein wichtiger Endpunkt in Interventionsstudien.

6.3 Lebensqualität von Menschen mit Demenz

Ähnlich zu der generell wenig differenzierten Verwendung des Begriffs Lebensqualität in den Gesundheitswissenschaften, fehlt es bisher auch an einem Konsens hinsichtlich der Definition der Lebensqualität von Menschen mit Demenz. Das Modell „*The good life*“ von Lawton (1991, 1994) ist das wohl einflussreichste und am weitesten verbreitete Modell zur Lebensqualität von Menschen mit Demenz. Dies gilt sowohl für die Definition von Lebensqualität im höheren Lebensalter als auch für die Definition von Lebensqualität von Menschen mit Demenz. Das Modell benennt insgesamt vier Dimensionen der Lebensqualität, die jeweils mit einander in Verbindung stehen: Verhaltenskompetenz und Umwelt als objektive Dimensionen sowie wahrgenommene Lebensqualität und psychologisches Wohlbefinden als subjektive Dimensionen. Das Modell ist die Grundlage mehrerer Instrumente zur Erfassung der Lebensqualität von Menschen mit Demenz (z. B. Alzheimer Disease related Quality of Life (ADRQL), Quality of Life in Alzheimer's Disease (QoL-AD)). Aufgrund der eher oberflächlichen Beschreibung bzw. Definition der benannten Lebensqualitätsdimensionen wurde das Modell jedoch sehr unterschiedlich operationalisiert bzw. interpretiert (Bowling et al. 2015). Unabhängig hiervon beinhaltet das Modell den bis heute gültigen Konsens aller Definitionen und Modelle zur Lebensqualität von Menschen mit Demenz. Lebensqualität wird als ein multidimensionales Konzept bestehend aus subjektiven und objektiven Dimensionen verstanden (Ettema et al. 2005b).

Ausgehend von Lawton's Modell entwickelten Jonker et al. (2004) ein hierarchisches Modell der Lebensqualität von Menschen mit Demenz: „*Lawton's next step*“. Dieses Modell beschreibt psychologisches Wohlbefinden als Startpunkt und gleichzeitig zentralen Indikator demenzspezifischer Lebensqualität. Sie ist das Ergebnis der Evaluation von persönlichen nicht mit der Demenz im Zusammenhang stehenden Faktoren (z. B. Geschlecht, berufliche Biografie), persönlichen mit der Demenz im Zusammenhang stehenden Faktoren (z. B. Schwere der Demenz) und Umgebungsfaktoren. Das Modell gibt somit der Subjektivität im Konzept Lebensqualität einen höheren Stellenwert im Vergleich zu objektiven Faktoren wie der körperlichen oder kognitiven Funktionsfähigkeit.

Im Jahr 2005 publizierten Ettema und Kollegen (2005b) eine neue Definition der Lebensqualität von Menschen mit Demenz. Sie definierten Lebensqualität als „*the multi-dimensional evaluation of the person-environment system of the individual, in terms of adaption to the perceived consequences of the dementia*“. Diese Definition basiert auf dem Adaption-Coping Modell von Dröes (1991), welches auf der Stress-Appraisal Coping Theorie von Lazarus und Folkman (1984) sowie der Krisen-Theorie von Moos und Schaefer (1977) fußt. Hierbei wird davon ausgegangen, dass Menschen mit Demenz mit den folgenden sieben Adaptionsaufgaben (am Beispiel der stationären Altenpflege) konfrontiert sind: 1) mit den persönlichen Einschränkungen zurechtkommen, 2) eine adäquate Pflegebeziehung entwickeln, 3) eine emotionale Balance bewahren, 4) ein positives Selbstbild erhalten, 5) sich auf eine ungewisse Zukunft vorbereiten, 6) soziale Beziehungen entwickeln und aufrechterhalten und 7) mit dem Umfeld der Pflegeeinrichtung zurechtkommen. Diese Anpassungsaufgaben, werden als wichtige Dimensionen der Lebensqualität interpretiert (Ettema et al. 2005b). Das Modell unterstreicht die Bedeutung von Adaption und psychosozialen Dimensionen, hier vor allem dem in Beziehung stehen von Menschen mit Demenz, als relevante Dimensionen demenzspezifischer Lebensqualität. Diese Definition erlaubt die theoretische Annahme, dass auch eine hohe Lebensqualität im fortgeschrittenen Stadium der Demenz möglich ist, da die Lebensqualität hier das Ergebnis einer gelungenen oder weniger gelungenen Adaption ist und nicht das Ergebnis von objektiv vorhandenen Fähigkeiten. Dies ist eine wichtige Perspektive für Menschen mit Demenz, pflegende Angehörige, Mitarbeiter im Gesundheitswesen und Wissenschaftler, weil es die Möglichkeit für die Effektivität von

Interventionen zur Förderung der Lebensqualität und weiterer psychosozialer Endpunkte ermöglicht. Das Modell widerspricht dem Stigma einer unvermeidlich abnehmenden Lebensqualität im Verlauf der Demenz. Auch ein Modell, welches die Lebensqualität beeinflussende Faktoren (z. B. Zugang und Nutzung von Unterstützungsangeboten, individuelle Lebensereignisse, psychische Verfassung) zusammenfasst, unterstreicht die enorme Relevanz von Adaption (Clare et al. 2014).

Abseits dieser recht aktuellen Definition von demenzspezifischer Lebensqualität, untersuchten zwei Metasynthesen beeinflussende Faktoren der Lebensqualität von Menschen mit Demenz. In der ersten Arbeit von O'Rourke und Kollegen (2015) wurden vier Faktoren identifiziert, welche die Lebensqualität aus Sicht von Menschen mit Demenz beeinflussen. Die Faktoren *Beziehungen, wahrgenommenes Wohlbefinden, Selbstbestimmtheit im Leben* und *Lebensumfeld* stehen alle miteinander in Verbindung und können jeweilig positiv oder negativ ausgeprägt sein, was die Lebensqualität maßgeblich beeinflussen kann. Beziehungen werden näher definiert als liebevoller, freundlicher sowie respektvoller Kontakt zu anderen Menschen. Unter wahrgenommenem Wohlbefinden kann u. a. die Ausprägung und persönliche Bedeutsamkeit von gesundheitsbezogenen Faktoren (z. B. Schmerzempfinden) verstanden werden. Zur Selbstbestimmtheit im Leben gehört zusammengefasst, dass eine Person autonom und selbstständig das eigene Leben gestalten und persönliche Ziele erreichen kann. Unter Lebensumfeld sind die individuelle Beziehung zum Wohnumfeld und das Gefühl sich zu Hause zu fühlen zu verstehen. Die Verbindung zwischen allen vier Faktoren ist das Gefühl verbunden zu sein. Sich verbunden fühlen ist assoziiert mit glücklich und traurig sein als Indikatoren guter oder schlechter Lebensqualität. Das Gefühl verbunden zu sein (z. B. ein Ziel haben oder mit anderen zusammen sein) beeinflusst die Lebensqualität positiv, während das Gefühl nicht verbunden zu sein (z. B. sich einsam oder wertlos fühlen), diese negativ beeinflusst. Das auf den Daten aus elf qualitativen Primärstudien beruhende Modell zeigt die Relevanz von psychosozialen Faktoren und deren individuelle Evaluation durch den Menschen mit Demenz. Mit *sich verbunden fühlen* als zentrale Verbindung zwischen den vier Faktoren fokussiert das Modell auch auf die Adaption des Menschen mit Demenz hinsichtlich der Veränderungen im Leben durch die Demenz. Es schließt auch die vorhandene oder nicht vorhandene Unterstützung bei der Adaption durch das Umfeld des Menschen mit Demenz ein.

Die Interpretation von Lebensqualität als Ergebnis einer gelungenen oder nicht gelungenen Adaption widerspricht dem Stigma einer unvermeidlich abnehmenden Lebensqualität im Verlauf der Demenz. So besteht auch im fortgeschrittenen Stadium der Demenz die Chance auf eine gute Lebensqualität.

6.4 Prävention und Gesundheitsförderung als Potenziale für die Lebensqualität von Menschen mit Demenz

Welche Potenziale Prävention und Gesundheitsförderung für die Lebensqualität von Menschen mit Demenz haben, hängt von der jeweiligen Definition ab. So beinhalten ältere Definitionen einen starken Bezug zu objektiven Faktoren als entscheidend für die Lebensqualität. Hier kann im Sinne der Verhältnisprävention ein Beitrag zu besseren Lebensbedingungen erfolgen. Als Autoren sind wir jedoch eher davon überzeugt, dass Lebensqualität als das Ergebnis von gelungenen oder weniger gelungenen Adaptionsaufgaben zu verstehen ist (Ettema et al. 2005b). In diesem Sinne bieten sich zahlreiche Möglichkeiten bei der Unterstützung von Menschen mit Demenz hinsichtlich ihrer Adaptionsaufgaben. Beispiele hierfür sind technische Hilfsmittel zur Förderung der

Kommunikationsfähigkeit, wie funktionierende Hörgeräte, passender Zahnersatz oder adäquate Sehhilfen. Daneben bieten Prävention und Gesundheitsförderung große Potenziale bei der Verhinderung von Begleitsymptomen oder Konsequenzen, die sich aus der Demenz und den mit ihr verbundenen Einschränkungen ergeben. Hierzu zählen beispielsweise mögliche Schmerzen der Menschen mit Demenz. Die Einschränkungen in den kommunikativen Fähigkeiten führen dazu, dass Schmerzen bei Menschen mit Demenz häufig nicht erkannt oder geäußert werden. Folglich sind Demenz bzw. schwere kognitive Einschränkungen assoziiert mit einer höheren Prävalenz von Schmerzen bei Bewohnern stationärer Altenpflegeeinrichtungen (Achterberg et al. 2010). Eine aktuelle Untersuchung zeigte eine Prävalenz von Schmerzen von 43 % bei Menschen mit Demenz in stationären Altenpflegeeinrichtungen. Unabhängig von der Schmerzmedikation litten 1/3 der Menschen mit Demenz an leichten bis schweren Schmerzen (van Kooten et al. 2017). Hier bedarf es weiterer Forschung, um wirksame Interventionen zur Prävention und Reduktion der Schmerzen von Menschen mit Demenz zu erreichen.

Auch im Zusammenhang mit der Prävention und Reduktion von herausforderndem Verhalten bieten sich zahlreiche Potenziale. Die Prävalenz von herausforderndem Verhalten wird auf 11 % bis 90 % im ambulanten Bereich (Borsje et al. 2015), im Krankenhaus auf 75 % (Sampson et al. 2014) und auf bis zu 82 % in der stationären Altenpflege (Selbaek et al. 2013) geschätzt. Herausforderndes Verhalten wie Agitation oder Apathie ist negativ assoziiert mit fremdeingeschätzter Lebensqualität (Beerens et al. 2013). Dies erscheint logisch, wenn herausforderndes Verhalten als Stress und Ergebnis von nicht erfüllten Bedürfnissen interpretiert wird. Herausforderndes Verhalten wird auch als Indikator für eine hohe oder niedrige Lebensqualität angesehen. Bisher fehlt es jedoch, trotz einzelner vielversprechender Intervention, noch an wirksamen psycho-sozialen Interventionen zur Prävention und Reduktion von herausforderndem Verhalten. Kales und Kollegen (2015) gehen anhand ihres Modells davon aus, dass individuelle Charakteristika des Menschen mit Demenz, Charakteristika des pflegendenden Angehörigen oder beruflich Pflegenden und Umgebungsfaktoren ursächlich sind für das herausfordernde Verhalten. Daher gilt es vor allem, die möglichen Ursachen für das Verhalten eines Menschen mit Demenz zu verstehen, um so Maßnahmen zur Prävention und Reduktion von herausforderndem Verhalten zu entwickeln.

Ähnliches gilt auch für die Prävention und Reduktion von Depressionen von Menschen mit Demenz (Verkaik et al. 2011), sowie weitere mögliche negative Konsequenzen die mit einer Demenz assoziiert sind wie beispielsweise Stürze und Sturzfolgen sowie Krankenhauseinweisungen oder Umzüge in stationäre Altenpflegeeinrichtungen (Luppa et al. 2012).

Die Forschung zur Effektivität von nicht-pharmakologischen Interventionen für die Lebensqualität von Menschen mit Demenz steht noch am Anfang, da bisher nur wenige Studien vorliegen, die die Wirkung anhand des Endpunkts Lebensqualität von Menschen mit Demenz untersucht haben (Cooper et al. 2012; Weidekamp-Maicher 2013). Insgesamt kommen die vorliegenden Interventionsstudien auch zu einem eher heterogenen oder sogar negativen Ergebnis. So identifizierten Cooper und Kollegen (2012) insgesamt 20 Originalarbeiten zu den Interventionen kognitive Verhaltenstherapie, kognitive Rehabilitation, Person-zentrierte Pflege, Aromatherapie, Schulungen für pflegende Angehörige (z. B. Kommunikationstraining, Kompetenzen zur Problemlösung), Reminiszenz-Therapie, Psychologische Unterstützungsgruppen und Aktivierungsprogramme für pflegende Angehörige und Menschen mit Demenz. Im Ergebnis zeigte die Mehrzahl der Studien ($n = 12$) keinen Effekt für die untersuchte Intervention. In ihrer narrativen Zusammenfassung gehen die Autoren von einem Effekt für zu Hause lebende Menschen mit Demenz durch auf Coping-Strategien basierende Therapieansätze für pflegende Angehörige aus. Für alle anderen Interventionen konnte kein ausreichender Nachweis für deren Effektivität identifiziert werden (Cooper et al. 2012). Es besteht also noch enormer Forschungsbedarf auf dem Gebiet nicht-pharmakologischer Interventionen und deren Effektivität für den Endpunkt Lebensqualität. Ein wichtiger Faktor ist das jeweils eingesetzte Lebensqualitätsinstrument und dessen Operationalisierung der Lebensqualität von Menschen mit Demenz. Nachfolgend werden daher zentrale Aspekte bei der quantitativen Messung von Lebensqualität vorgestellt.

6.5 Messung von Lebensqualität von Menschen mit Demenz

Im Zuge der theoretischen Entwicklung des Konzepts Lebensqualität wurden zahlreiche demenzspezifische Lebensqualitätsinstrumente entwickelt. Grundsätzlich kann zwischen Instrumenten zur Selbst- und Fremdeinschätzung, beobachtungsbasierten Instrumenten und Instrumenten, die eine Kombinationen dieser Methoden anwenden, unterschieden werden (Bowling et al. 2015; Dichter et al. 2016b). Demenzspezifische Instrumente sind gegenüber generischen Instrumenten zu bevorzugen, da sie relevante Lebensqualitätsdimensionen aus der Perspektive von Menschen mit Demenz operationalisieren. Die Items sind so gewählt, dass sie die spezielle Situation von Menschen mit Demenz und Interventionen im Rahmen der Gesundheitsversorgung von Menschen mit Demenz reflektieren. Daneben versuchen die genutzten Erfassungsmethoden den Einschränkungen im Zusammenhang mit einer Demenz gerecht zu werden. Somit bieten demenzspezifische Instrumente eine höhere Wahrscheinlichkeit für eine Veränderungssensitivität im Verlauf der Demenz.

6.5.1 Perspektiven der Messung von Lebensqualität von Menschen mit Demenz

Lebensqualität von Menschen mit Demenz ist ein individuelles und multidimensionales Konzept. Folglich gilt die Selbsteinschätzung durch Menschen mit Demenz als Goldstandard zur Messung der Lebensqualität (Kane et al. 2003). Im fortgeschrittenen Stadium der Demenz sind Menschen mit Demenz jedoch häufig nicht mehr in der Lage ihre Lebensqualität mithilfe eines standardisierten Instruments zu messen (Huang et al. 2009).

Die zunehmenden kognitiven Einschränkungen von Menschen mit Demenz führen zu Erinnerungs- und Konzentrationseinschränkungen, einer reduzierten Entscheidungsfähigkeit sowie nachlassenden kommunikativen Fähigkeiten. Für Menschen mit Demenz ist es zunehmend schwierig Fragen richtig zu verstehen und sich relevante Situationen zu vergegenwärtigen. Damit fehlt ihnen dann häufig die Grundlage für eine valide Bewertung (Streiner et al. 2015). Hiervon ausgehend wird die Reliabilität und Validität von Selbsteinschätzungen der Lebensqualität von Menschen mit Demenz im fortgeschrittenen Stadium bezweifelt. Zur Erfassung der Lebensqualität von Menschen mit Demenz im Längsschnitt sowie im fortgeschrittenen Stadium der Demenz wird die Fremdeinschätzung empfohlen (Ettema et al. 2005b).

Typischerweise erfolgt die Fremdeinschätzung durch Angehörige oder Pflegende mit einer engen Beziehung zu den Menschen mit Demenz. Jedoch ist die Fremdeinschätzung der Lebensqualität mit methodischen Schwierigkeiten verbunden. Die Lebensqualität wird, verglichen mit der Selbsteinschätzung, anhand einer Fremdeinschätzung systematisch niedriger eingeschätzt (Huang et al. 2009). In den letzten Jahren haben zahlreiche Studien den Unterschied zwischen Selbst- und Fremdeinschätzung und möglichen beeinflussenden Faktoren untersucht (Robertson et al.

2017). Die Fremdeinschätzung durch Angehörige wird beeinflusst durch deren Belastung, und mögliche Depressionen (Fuh und Wang 2006). Demgegenüber wird die Einschätzung von beruflich Pflegenden in stationären Altenpflegeeinrichtungen durch Einstellungen, deren Lebenszufriedenheit, die Rahmenbedingungen der Fremdeinschätzung und ein mögliches herausforderndes Verhalten der Menschen mit Demenz beeinflusst (Gräske et al. 2014).

Der Verlust der Subjektivität gilt als Hauptproblem bei der Fremdeinschätzung der Lebensqualität. Nach Pickard und Knight (2005) kann zwischen zwei unterschiedlichen Fremdeinschätzungsperspektiven unterschieden werden. Bei einer Fremd-Fremdeinschätzung schätzt der Angehörige oder der beruflich Pflegende die Lebensqualität ausgehend von seiner eigenen Perspektive ein (z. B.: „Wie schätzen Sie die Lebensqualität von ihr/ihm ein?"). Diese Perspektive unterscheidet sich von der Selbsteinschätzung des Menschen mit Demenz, aber auch von der Fremd-Selbsteinschätzungsperspektive. Unter einer Fremd-Selbsteinschätzungsperspektive wird die Fremdeinschätzung durch eine Angehörige oder eine beruflich Pflegende verstanden, wobei diese versuchen, die Perspektive des Menschen mit Demenz einzunehmen (z. B.: „Bitte schätzen Sie ein, wie die Bewohnerin/der Bewohner ihre/seine Lebensqualität beurteilen würde?"). Gegenüber der Fremd-Selbsteinschätzung unterscheidet sich die Fremd-Fremdeinschätzung deutlicher von der Perspektive der Selbsteinschätzung (Pickard und Knight 2005). Erste Untersuchungen geben Hinweise hinsichtlich der Vorzüge einer Fremd-Selbsteinschätzung (Leontjevas et al. 2016), wobei deren tatsächliche Umsetzung beispielsweise in Bezug auf die Reliabilität herausfordernd ist (Dichter et al. 2018).

Neben Instrumenten zur Selbst- und Fremdeinschätzung existieren auch noch Instrumente, die auf direkten Beobachtungen von in der Regel geschulten Pflegenden oder externen Beobachtern basieren. In der Umsetzung bedeutet dies, dass ein Beobachter vorher definierte Lebensqualitätsdimensionen anhand bestimmter beobachteter Kategorien und anhand bestimmter Zeitintervalle über einen ebenfalls festgelegten Zeitraum erfasst. Die Beobachtungskategorien beziehen sich beispielsweise auf die Interaktion des Menschen mit Demenz mit anderen Personen oder auch Aktivitäten und mögliche positive und negative Gefühle des Beobachteten (Bowling et al. 2015). Beobachtungsbasierte Lebensqualitätseinschätzungen werden vor allem im Endstadium der Demenz empfohlen.

6.5.2 Instrumente zur Einschätzung der Lebensqualität

Demenzspezifische Lebensqualitätsinstrumente können theoretisch anhand der zugrunde liegenden Definition von Lebensqualität sowie den anhand von Items operationalisierten Lebensqualitätsdimensionen unterschieden werden. Daneben besteht die Möglichkeit, sie anhand ihrer Einschätzungsperspektive, ihrer Praktikabilität, ihrer testtheoretischen Eigenschaften, dem Versorgungssetting sowie dem Demenzschweregrad für den sie entwickelt wurden, zu differenzieren (Bowling et al. 2015; Ettema et al. 2005a).

Nachfolgend werden einzelne demenzspezifische Instrumente zur Erfassung der Lebensqualität oder gesundheitsbezogenen Lebensqualität vorgestellt. Diese Liste an Instrumenten basiert auf einer aktuellen Übersichtsarbeit, wobei hier nur Instrumente vorgestellt werden, die unter Beteiligung von Menschen mit Demenz entwickelt wurden (Dichter et al. 2016b). In Abhängigkeit zu dem jeweiligen Versorgungsbereich und Land werden diese Instrumente in Forschung und/oder Praxis eingesetzt. Ausgehend von den bereits dargestellten Unterschieden in der Definition von Lebensqualität und gesundheitsbezogener Lebensqualität wird eine Differenzierung der

Instrumente vorgenommen. Dies ist wichtig, da vorherige Übersichtsarbeiten hier keine Unterscheidung vorgenommen haben (Bowling et al. 2015, Ettema et al. 2005a). Auf eine differenzierte Darstellung der testtheoretischen Eigenschaften eines jeden Instrumentes wird an dieser Stelle verzichtet. Hierzu existieren aktuelle Übersichtsarbeiten (Bowling et al. 2015, Dichter et al. 2016b).

6.5.2.1 Instrumente zur Selbsteinschätzung

- **Bath Assessment of Subjective Quality of Life in Dementia – BASQID**

Das BASQID Instrument ist ein eher neues Instrument zur Selbsteinschätzung der Lebensqualität von Menschen mit leichter bis mittlerer Demenz (Trigg et al. 2007a, Trigg et al. 2007b). Es besteht aus insgesamt 14 Items die den beiden Subskalen *Lebenszufriedenheit* und das *Gefühl positiver Lebensqualität* zugeordnet werden. Die Selbsteinschätzung bezieht sich auf die aktuelle Situation des Menschen mit Demenz. Die Einschätzungsfähigkeit des Menschen mit Demenz wird anhand von drei zusätzliche Items erfasst. Das Instrument ist nur in der Originalversion (britisches Englisch) erhältlich (Dichter et al. 2016b). Das Instrument wird jedoch aktuell (ähnlich wie das Instrument AAIQOL) am Deutschen Zentrum für Neurodegenerative Erkrankungen am Standort Witten in die deutsche Sprache übersetzt. Hier soll das Instrument aufgrund seiner Praktikabilität im Rahmen einer Studie zur Lebensqualität von Menschen mit frontotemporaler Demenz eingesetzt werden. Weitere Informationen hierzu sind über die Autoren dieses Buchkapitels erhältlich.

- **Dementia Quality of life scale – DQol**

Das Dementia Quality of Life Instrument wurde 1999 von Brod und Kollegen veröffentlicht (1999). Ziel des Fragebogens ist die Selbsteinschätzung der Lebensqualität durch Menschen mit einer leichten bis mittleren Demenz. Das Instrument besteht aus 29 Items, die sich in die folgenden fünf Subskalen aufteilen: *Selbstwertgefühl, Positiver Affekt, Negativer Affekt, Sich zugehörig fühlen* und *Sich an der Umgebung erfreuen können* (Gefühl für Ästhetik). Ergänzt wird das DQoL durch eine Frage, in der die Lebensqualität insgesamt eingeschätzt wird sowie drei Probefragen, mit deren Hilfe die Fähigkeit zur Selbsteinschätzung erfasst wird. Neben der US amerikanischen Originalversion steht u. a. auch eine deutsche Version zur Verfügung.

6.5.2.2 Instrumente zur Selbst- und Fremdeinschätzung

- **Dementia Quality of Life questionnaire – DEMQOL & DEMQOL-proxy**

Die beiden Instrumente DEMQOL und DEMQOL-proxy dienen zur Selbst- bzw. Fremdeinschätzung der gesundheitsbezogenen Lebensqualität bei leichter bis schwerer Demenz (Smith et al. 2005). Die Selbsteinschätzungsversion besteht aus 28 und die Fremdeinschätzungsversion aus 31 Items. Beide Versionen werden ergänzt um ein zusätzliches Item, mit dessen Hilfe die Lebensqualität insgesamt eingeschätzt wird. Inhaltlich unterscheiden sich beide Instrumentenversionen. Das DEMQOL besteht aus vier Subskalen: *Tägliche Aktivitäten, Gedächtnis, Negative Emotionen* und *Positive Emotionen*. Demgegenüber bildet das DEMQOL-Proxy zwei Subskalen ab: Funktionsfähigkeit und Emotionen. Die Einschätzung basiert jeweils auf der vorherigen Woche. Neben der englischen Originalversion existiert u. a. auch eine deutsche Version (Dichter et al. 2016b).

- **Quality of Life in Alzheimer's Disease – QoL-AD**

Das Quality of Life in Alzheimer's Disease Instrument besteht aus 13 Items zur Erfassung gesundheitsbezogener Lebensqualität

(Hylla et al. 2016, Logsdon et al. 1999). Die Items werden als Gesamtwert ausgerechnet, sie repräsentieren die Dimensionen *Physische und psychische Gesundheit* sowie *Soziales Netzwerk* (Hylla et al. 2016). Das Instrument kann zur Selbst- und Fremdeinschätzung genutzt werden. Die Einschätzung basiert jeweils auf den vorherigen zwei Wochen. Die Selbst- und Fremdeinschätzung kann je nach Anwendung getrennt voneinander ausgewertet werden. Angedacht ist jedoch auch eine Lebensqualitätseinschätzung durch Kombination von Selbst- und Fremdeinschätzung. Hierbei werden beide Perspektiven im Verhältnis zwei zu eins miteinander verrechnet. Der Selbsteinschätzung wird also ein höheres Gewicht beigemessen. Aufgrund seiner Praktikabilität gilt das QoL-AD als am häufigsten genutztes demenzspezifisches Lebensqualitätsinstrument in der Forschung (Bowling et al. 2015). Auch die Fremdeinschätzungsversion wird häufig angewendet, wobei in der Regel unklar bleibt, ob sie anhand einer Fremd-Fremdeinschätzung oder einer Fremd-Selbsteinschätzung angewendet wird (Dichter et al. 2018). Neben der US-amerikanischen Version wurde das Instrument in zahlreiche Sprachen übersetzt (u.a. in die deutsche Sprache, Dichter et al. 2016b).

6

- **Quality of Life in Alzheimer's Disease Nursing Home version – QoL-AD NH**

Ergänzend zur Originalversion des Quality of Life in Alzheimer´s Disease Instrument liegt auch eine adaptierte Version für die stationäre Altenpflege (QoL-AD NH) vor. Diese adaptierte Version basiert auf 15 Items, diese bilden sich aus elf Originalitems und vier neuen Items speziell für die stationäre Altenpflege (Dichter et al. 2016c; Edelman et al. 2005). Auch für diese Instrumentenversion besteht die Möglichkeit zur Selbst- und Fremdeinschätzung. Neben der US-amerikanischen Version liegt eine deutschsprachige Version des Instruments vor (Dichter et al. 2016b).

- **Quality of Life Assessment Schedule – QOLAS**

QOLAS ist ein demenzspezifisches Instrument zur individualisierten Lebensqualitätserfassung für Menschen mit einer leichten bis mittleren Demenz (Selai et al. 2001). Das Instrument besteht aus fünf Dimensionen: *Körperliche Lebensqualität, Psychische Lebensqualität, Soziale Beziehungen/Familie, Aktivitäten des täglichen Lebens* und *Kognitive Fähigkeiten.* QOLAS wird zur Selbst- und Fremdeinschätzung im Rahmen eines halbstandardisierten Interviews angewendet. Die Einschätzenden werden dazu angeleitet, eine aktuelle Einschätzung sowie ihre Zielvorstellung für die jeweilige Dimension anzugeben. Ausgehend von diesen beiden Angaben pro Dimension wird ein Wert für die aktuelle Lebensqualität ermittelt. Neben der englischen Originalversion (Dichter et al. 2016b) wird das Instrument aktuell am Deutschen Zentrum für Neurodegenerative Erkrankungen, Standort Witten in die deutsche Sprache übersetzt. Hier wird das Instrument im Rahmen einer Validitätsstudie eingesetzt und auf erste testtheoretische Eigenschaften untersucht. Weitere Informationen hierzu sind über die Autoren dieses Buchkapitels erhältlich.

6.5.2.3 Instrumente zur Fremdeinschätzung

- **Psychological Well-being in Cognitively Impaired Persons – PWP-CIP**

Der Psychological Well-being in Cognitively Impaired Persons-Fragebogen erlaubt die Fremdeinschätzung der Lebensqualität von Menschen mit leichten bis mittleren kognitiven Einschränkungen (Burgener et al. 2005). Hierbei werden die beiden Dimensionen *Positiver Affekt/Interaktion* und *Negativer Affekt/Interaktion* anhand von elf Items erfasst. Die Einschätzung erfolgt in Bezug auf die jeweils letzten 24 h. Das Instrument liegt bisher nur in der US-amerikanischen Originalversion vor (Dichter et al. 2016b).

- **QUALIDEM**

Das QUALIDEM wurde in den Niederlanden zur Fremdeinschätzung der Lebensqualität von leichter bis sehr schwerer Demenz in der stationären Altenpflege entwickelt (Dichter et al. 2016a; Ettema et al. 2007a; Ettema et al. 2007b,). Es besteht aus zwei aufeinander aufbauenden Versionen für Menschen mit einer leichten bis schweren Demenz (37 Fragen, 9 Dimensionen) und Menschen mit einer sehr schweren Demenz (18 Fragen, 6 Dimensionen), wobei die kürzere Form eine Auswahl der Items der Langform darstellt. Für leichte bis schwere Demenz werden die Subkalen *Pflegebeziehung, Positiver Affekt, Negativer Affekt, Unruhiges angespanntes Verhalten, Positives Selbstbild, Soziale Beziehungen, Soziale Isolation, Sich zu Hause fühlen* und *Etwas zu tun haben* erfasst. Für Menschen mit sehr schwerer Demenz wird auf die Erfassung der Subskalen *Positives Selbstbild, Sich zu Hause fühlen* und *Etwas zu tun haben* verzichtet. Die Einschätzung der Lebensqualität erfolgt aufgrund der Beobachtungen der letzten zwei Wochen durch die Bezugspflegeperson. Neben der Originalversion sind eine englische und deutsche Version erhältlich (Dichter et al. 2016b).

6.5.3 Die Auswahl eines geeigneten Instruments

Anhand der dargestellten demenzspezifischen Lebensqualitätsinstrumente wird deren Heterogenität vor allem auch in Bezug auf die operationalisierten Dimensionen der Lebensqualität deutlich. Einzig in Bezug auf die Erfassung von positivem und negativem Affekt scheint Einigkeit unter den Instrumentenautoren zu herrschen. Basierend auf dieser Varianz in den Instrumenten stellt sich die Frage, wie das geeignetste Instrument für den jeweiligen Zweck ausgewählt werden kann. Bisher existiert hierzu keine allgemeingültige Empfehlung. Ein schrittweiser Prozess, basierend auf den nachfolgenden Fragen, wird empfohlen. Diese Fragen wurden erstmalig von Schölzel-Dorenbos und Kollegen publiziert (2007). Deren Fragen wurden ergänzt anhand unserer Erfahrung in der Anwendung von Lebensqualitätsinstrumenten für Menschen mit Demenz:

Fragen zur Auswahl eines geeigneten Lebensqualitätsinstruments

1. Welches Konzept von Lebensqualität soll gemessen werden: Lebensqualität oder gesundheitsbezogene Lebensqualität?
2. Welche Perspektive der Lebensqualitätserfassung wird präferiert oder ist möglich: Selbst-, Fremd- oder beobachtungsbasierte Einschätzung?
3. In welchem Stadium der Demenz befinden sich die einzuschätzenden Menschen?
4. In welchem Versorgungssetting soll die Einschätzung der Lebensqualität erfolgen?
5. Erfasst das Instrument die für die Forschungsfrage oder Intervention relevanten Dimensionen der Lebensqualität? Erfasst das Instrument die relevanten Dimensionen der Lebensqualität für die Pflegepraxis oder aus der Sicht der Pflegenden?
6. Welche Informationen liegen zu den testtheoretischen Eigenschaften des Instruments (Praktikabilität, Reliabilität, Validität) vor?
7. Sollen die Lebensqualitätswerte mit den Werten anderer Personen (zum Beispiel pflegenden Angehörigen) verglichen werden?

Anhand dieser Fragen ist die Auswahl eines geeigneten Instruments möglich. An dieser Stelle muss jedoch darauf hingewiesen werden, dass trotz der hohen Anzahl an Instrumenten das ideale Instrument längst nicht immer vorhanden ist. In solchen Fällen, in denen bei der Auswahl der bestmögliche Kompromiss eingegangen werden muss, halten wir die Fragen 5 und 6 für die relevantesten. Dies erscheint insbesondere relevant für Studien, in denen die Effektivität von psycho-sozialen Interventionen bei allen Bewohnern von stationären Altenpflegeeinrichtungen untersucht werden soll. Auch in solchen Situationen, in denen ein Teil der Studienteilnehmer gar keine Demenz hat und der restliche Teil alle Demenzschweregrade aufweist, ist die Anwendung eines demenzspezifischen Instruments sinnvoll. Hierfür sprechen die Praktikabilität und Validität der Instrumente in der Anwendung bei Menschen mit Demenz. Sollten Informationen zu den testtheoretischen Eigenschaften für die jeweilige Zielgruppe fehlen, empfehlen wir die begleitende Evaluation dieser Eigenschaften.

Die Auswahl des jeweils geeigneten Lebensqualitätsinstruments hängt von verschiedenen Faktoren ab. Die quantitative Erfassung von Lebensqualität ist eine Herausforderung, für die in Praxis und Forschung ausreichend Zeit und Geld zur Verfügung stehen muss.

6.6 Fazit

Neuere theoretische Definitionen und Modelle zur Lebensqualität von Menschen mit Demenz unterstreichen die Individualität der Lebensqualität und die Relevanz von psycho-sozialen Dimensionen der Lebensqualität. Lebensqualität wird zunehmend als das Ergebnis einer gelungenen oder nicht gelungenen Adaption verstanden. Diese Perspektive eröffnet die Möglichkeit, dass auch im fortgeschrittenen Stadium einer Demenz die Lebensqualität gut sein kann. Ferner bietet dieser Ansatz auch die Möglichkeit, dass Interventionen, deren Ziel die Unterstützung der Adaptionsfähigkeiten des Menschen mit Demenz ist, einen Beitrag zu einer guten Lebensqualität leisten können. Hierzu zählen auch Maßnahmen der Prävention und Gesundheitsförderung.

Literatur

Achterberg WP, Gambassi G, Finne-Soveri H, Liperoti R, Noro A, Frijters DH, Cherubini A, Dell'aquila G, Ribbe MW (2010) Pain in European long-term care facilities: cross-national study in Finland, Italy and The Netherlands. Pain 148(1):70–74. ► https://doi.org/10.1016/j.pain.2009.10.008

Beerens HC, Zwakhalen SM, Verbeek H, Ruwaard D, Hamers JP (2013) Factors associated with quality of life of people with dementia in long-term care facilities: a systematic review. Int J Nurs Stud:1259–1270. ► https://doi.org/10.1016/j.ijnurstu.2013.02.005

Borsje P, Wetzels RB, Lucassen PL, Pot AM, Koopmans RT (2015) The course of neuropsychiatric symptoms in community-dwelling patients with dementia: a systematic review. Int Psychogeriatr S 385–405. ► https://doi.org/10.1017/s1041610214002282

Bowling A, Rowe G, Adams S, Sands P, Samsi K, Crane M, Joly L, Manthorpe J (2015) Quality of life in dementia: a systematically conducted narrative review of dementia-specific measurement scales. Aging Ment Health 19(1):13–31. ► https://doi.org/10.1080/13607863.2014.915923

Brod M, Stewart AL, Sands L, Walton P (1999) Conceptualization and measurement of quality of life in dementia: the dementia quality of life instrument (DQoL). Gerontologist 39(1):25–35

Burgener SC, Twigg P, Popovich A (2005) Measuring psychological well-being in cognitively impaired persons. Dementia 4(4):463–485. ► https://doi.org/10.1177/1471301205058303

Clare L, Nelis SM, Quinn C, Martyr A, Henderson C, Hindle JV, Jones IR, Jones RW, Knapp M, Kopelman MD, Morris RG, Pickett JA, Rusted JM, Savitch NM, Thom JM, Victor CR (2014) Improving the experience of dementia and enhancing active life–living well with dementia: study protocol for the IDEAL study. Health Qual Life Outcomes 12:164. ► https://doi.org/10.1186/s12955-014-0164-6

Cooper C, Mukadam N, Katona C, Lyketsos CG, Ames D, Rabins P, Engedal K, de Mendonca Lima C, Blazer D, Teri L, Brodaty H, Livingston G, World Federation of Biological Psychiatry – Old Age T (2012) Systematic review of the effectiveness of non-pharmacological interventions to improve quality of life of people with dementia. Int Psychogeriatr 24(6):856–870. ► https://doi.org/10.1017/s1041610211002614

Dichter MN, Ettema TP, Schwab CGG, Meyer G, Bartholomeyczik S, Halek M (2016a) Benutzerhandbuch für die deutschsprachige QUALIDEM Version 2.0. DZNE/VUm, Witten

Dichter MN, Schwab CG, Meyer G, Bartholomeyczik S, Halek M (2016b) Linguistic validation and reliability properties are weak investigated of most dementia-specific quality of life measurements-a systematic review. J Clin Epidemiol 70:233–245. ► https://doi.org/10.1016/j.jclinepi.2015.08.002

Dichter MN, Wolschon EM, Meyer G, Köpke S (2016c) Cross-cultural adaptation of the German version of the Quality of Life in Alzheimer's Disease scale – Nursing Home version (QoL-AD NH). Int Psychogeriatr:1399–1400. ► https://doi.org/10.1017/s1041610216000107

Dichter MN, Wolschon EM, Schwab CGG, Meyer G, Kopke S (2018) Item distribution and inter-rater reliability of the German version of the quality of life in Alzheimer's disease scale (QoL-AD) proxy for people with dementia living in nursing homes. BMC Geriatr 18(1):145. ► https://doi.org/10.1186/s12877-018-0834-z

Dröes RM (1991) In movement; on psychosocial care for elderly people with dementia [In beweging: over psychosociale hulpverlening an demente ouderen]. PhD Thesis, Vrije Universiteit

Edelman P, Fulton BR, Kuhn D, Chang CH (2005) A comparison of three methods of measuring dementia-specific quality of life: perspectives of residents, staff, and observers. Gerontologist 45 Spec No 1(1):27–36

Ettema TP, Dröes RM, de Lange J, Mellenbergh GJ, Ribbe MW (2005a) A review of quality of life instruments used in dementia. Qual Life Res 14(3):675–86

Ettema TP, Dröes RM, de Lange J, Ooms ME, Mellenbergh GJ, Ribbe MW (2005b) The concept of quality of life in dementia in the different stages of the disease. Int Psychogeriatr 17(3):353–370

Ettema TP, Dröes RM, de Lange J, Mellenbergh GJ, Ribbe MW (2007a) QUALIDEM: development and evaluation of a dementia specific quality of life instrument – validation. Int J Geriatr Psychiatry 22(5):424–430

Ettema TP, Dröes RM, de Lange J, Mellenbergh GJ, Ribbe MW (2007b) QUALIDEM: development and evaluation of a dementia specific quality of life instrument. Scalability, reliability and internal structure. Int J Geriatr Psychiatry 22(6):549–556

Fuh JL, Wang SJ (2006) Assessing quality of life in Taiwanese patients with Alzheimer's disease. Int J Geriatr Psychiatry 21(2):103–107

Gräske J, Meyer S, Wolf-Ostermann K (2014) Quality of life ratings in dementia care – a cross-sectional study to identify factors associated with proxy-ratings. Health Qual Life Outcomes 12(1):177. ► https://doi.org/10.1186/s12955-014-0177-1

Hays RD, Reeve BB (2010) Measurement and modeling of health-related quality of life. In: Killewo J, Heggenhougen HK, Quah SR (Hrsg) Epidemiology and demography in public health. Academic Press, San Diego, S 195–202

Huang HL, Chang MY, Tang JS, Chiu YC, Weng LC (2009) Determinants of the discrepancy in patient- and caregiver-rated quality of life for persons with dementia. J Clin Nurs 18(22):3107–3118. ► https://doi.org/10.1111/j.1365-2702.2008.02537.x

Hylla J, Schwab CGG, Isfort M, Halek M, Dichter MN (2016) Internal consistency and construct validity of the Quality of Life in Alzheimer's Disease (QoL-AD) proxy – a secondary data analysis. Pflege 29(4):183–191. ► https://doi.org/10.1024/1012-5302/a000494

Johnson LB (1964) Text of Johnson's address at rally in the garden. ► http://www.nytimes.com/books/98/04/12/specials/johnson-garden.html. Zugegriffen: 20. Okt. 2016

Jonker C, Gerritsen DL, Bosboom PR, Van der Steen JT (2004) A model for quality of life measures in patients with dementia: Lawton's next step. Dement Geriatr Cogn Disord 18(2):159–164

Kales HC, Gitlin LN, Lyketsos CG (2015) Assessment and management of behavioral and psychological symptoms of dementia. BMJ 350:369. ► https://doi.org/10.1136/bmj.h369

Kane RA, Kling KC, Bershadsky B, Kane RL, Giles K, Degenholtz HB, Liu J, Cutler LJ (2003) Quality of life measures for nursing home residents. J Gerontol A Biol Sci Med Sci 58(3):240–248

Karimi M, Brazier J (2016) Health, health-related quality of life, and quality of life: what is the difference? Pharmacoeconomics 34(7):645–649. ► https://doi.org/10.1007/s40273-016-0389-9

Kovács L (2016) The "development" of quality of life. about the history and career of a new evaluation criterium in medicine. [Die "Entstehung" der Lebensqualität. Zur Vorgeschichte und Karriere eines neuen Evaluationskriteriums in der Medizin]. In: Kovács L, Kipke R, Lutz R (Hrsg) Lebensqualität in der Medizin. Springer VS, Wiesbaden, S 11–26

Lawton MP (1991) A multidimensional view of quality of life in Frail Elders. In: Birren EJ, Lubben EJ, Rowe CJ, Deutchman ED (Hrsg) The concept and measurement of quality of life in the frail elderly. Academic Press, San Diego, S 3–23

Lawton MP (1994) Quality of life in Alzheimer disease. Alzheimer Dis Assoc Disord 8(Suppl 3):138–150

Lazarus RS, Folkman S (1984) Stress, appraisal and coping. Springer Publishing Company, New York

Leontjevas R, Teerenstra S, Smalbrugge M, Koopmans RT, Gerritsen DL (2016) Quality of life assessments in nursing homes revealed a tendency of proxies to moderate patients' self-reports. J Clin Epidemiol 80:123–133. ► https://doi.org/10.1016/j.jclinepi.2016.07.009

Logsdon RG, Gibbons LE, McCurry SM, Teri L (1999) Quality of life in Alzheimer's sisease: patient and caregiver reports. J Ment Health Aging 5(1):21–32

Luppa M, Riedel-Heller SG, Stein J, Leicht H, Konig HH, van den Bussche H, Maier W, Scherer M,

Bickel H, Mosch E, Werle J, Pentzek M, Fuchs A, Eisele M, Jessen F, Tebarth F, Wiese B, Weyerer S (2012) Predictors of institutionalisation in incident dementia–results of the German study on Ageing, Cognition and Dementia in Primary Care Patients (AgeCoDe study). Dement Geriatr Cogn Disord 33(4):282–288. ▶ https://doi.org/10.1159/000339729

Moos RH, Schaefer JA (1977) The crisis of physical illness: an overview. In: Moos R (Hrsg) Coping with physical illness. Plenum Medical Book Company, New York, S 3–25

O'Rourke HM, Duggleby W, Fraser KD, Jerke L (2015) Factors that affect quality of life from the perspective of people with dementia: a metasynthesis. J Am Geriatr Soc 63(1):24–38. ▶ https://doi.org/10.1111/jgs.13178

Pickard AS, Knight SJ (2005) Proxy evaluation of health-related quality of life: a conceptual framework for understanding multiple proxy perspectives. Med Care 43(5):493–499

Pigou AC (1920) The Economics of welfare. Macmillan and Co, London

Robertson S, Cooper C, Hoe J, Hamilton O, Stringer A, Livingston G (2017) Proxy rated quality of life of care home residents with dementia: a systematic review. Int Psychogeriatr 29(4):569–581. ▶ https://doi.org/10.1017/S1041610216002167

Sampson EL, White N, Leurent B, Scott S, Lord K, Round J, Jones L (2014) Behavioural and psychiatric symptoms in people with dementia admitted to the acute hospital: prospective cohort study. Br J Psychiatry 205(3):189–196. ▶ https://doi.org/10.1192/bjp.bp.113.130948

Schölzel-Dorenbos CJ, Ettema TP, Bos J, Boelens-van der Knoop E, Gerritsen DL, Hoogeveen F, de Lange J, Meihuizen L, Droes RM (2007) Evaluating the outcome of interventions on quality of life in dementia: selection of the appropriate scale. Int J Geriatr Psychiatry 22(6):511–519

Selai C, Trimble MR, Rossor MN, Harvey RJ (2001) Assessing quality of life in dementia: preliminary psychometric testing of the Quality of Life Assessment Schedule (QOLAS). Neuropsychol Rehabil 11(3–4):219–243. ▶ https://doi.org/10.1080/09602010042000033

Selbaek G, Engedal K, Bergh S (2013) The prevalence and course of neuropsychiatric symptoms in nursing home patients with dementia: a systematic review. J Am Med Dir Assoc 14(3):161–169. ▶ https://doi.org/10.1016/j.jamda.2012.09.027

Smith SC, Lamping DL, Banerjee S, Harwood RH, Foley B, Smith P, Cook JC, Murray J, Prince M, Levin E, Mann A, Knapp M (2005) Measurement of health-related quality of life for people with dementia: development of a new instrument (DEMQOL) and an evaluation of current methodology. Health Technol Assess 9(10):1–93

Sozialgesetzbuch V. § 35b Abs. 1 SGB V [Online]. ▶ http://www.sozialgesetzbuch-sgb.de/sgbv/35b.html. Zugegriffen: 6. Juli 2018

Streiner DL, Norman GR, Cariney J (2015) Health measurement scales. A practical guide to their development and use. Oxford University Press, Oxford

Trigg R, Jones RW, Skevington SM (2007a) Can people with mild to moderate dementia provide reliable answers about their quality of life? Age Ageing 36(6):663–669

Trigg R, Skevington SM, Jones RW (2007b) How can we best assess the quality of life of people with dementia? The Bath Assessment of Subjective Quality of Life in Dementia (BASQID). Gerontologist 47(6):789–797

van Kooten J, Smalbrugge M, van der Wouden JC, Stek ML, Hertogh C (2017) Prevalence of pain in nursing home residents: the role of dementia stage and dementia subtypes. J Am Med Dir Assoc 18(6):522–527. ▶ https://doi.org/10.1016/j.jamda.2016.12.078

Verkaik R, Francke AL, van Meijel B, Spreeuwenberg PM, Ribbe MW, Bensing JM (2011) The effects of a nursing guideline on depression in psychogeriatric nursing home residents with dementia. Int J Geriatr Psychiatry 26(7):723–732. ▶ https://doi.org/10.1002/gps.2586

Weidekamp-Maicher M (2013) Nonpharmacological treatments: their influence on quality of life of people with dementia and possible impacts by corresponding instruments. A systematic review of literature. Z Gerontol Geriatr 46(2):134–143. ▶ https://doi.org/10.1007/s00391-012-0341-3

WHO (1995) The World Health Organization Quality of Life assessment (WHOQOL): position paper from the World Health Organization. Soc Sci Med 41(10):1403–1409

WHO (2014) Constitution of the World Health Organization. Basic documents of the Word Health Organization. Geneva

Partizipation von Menschen mit Demenz fördert ihre Gesundheit

Katharina Heimerl, Barbara Pichler, Petra Plunger, Verena C. Tatzer und Elisabeth Reitinger

D. Gebhard, E. Mir (Hrsg.), *Gesundheitsförderung und Prävention für Menschen mit Demenz*,
https://doi.org/10.1007/978-3-662-58130-8_7

Gesellschaftliche Teilhabe ist für alle Menschen ein wichtiges Gut. Für Menschen mit Demenz ist sie besonders wichtig, da sie zur Entstigmatisierung beiträgt und umgekehrt: je weniger Menschen mit Demenz stigmatisiert werden, desto mehr Teilhabe wird ihnen ermöglicht. In unserem Beitrag gehen wir der Frage nach, was das Besondere an Partizipation für Menschen mit Demenz ist und wie sie mit Gesundheitsförderung zusammenhängt. Anhand von ausgewählten Forschungsprojekten der Autorinnen zeigen wir auf, mit welchen Herausforderungen Partizipation von Menschen mit Demenz verbunden ist und was zu ihrem Gelingen beitragen kann. Wir nutzen das Stufenmodell der Partizipation in der Gesundheitsförderung (Wright et al. 2010), um zu analysieren, ob und wie weit Partizipation in diesen Projekten ermöglicht wurde.

7.1 Stigmatisierung und Partizipation von Menschen mit Demenz hängen eng miteinander zusammen

Verletzlichkeit ist ein Teil des Mensch-Seins. Menschen mit Demenz sind über dieses „gewöhnliche" Maß hinaus außerordentlich verletzlich – der belgische Care Ethiker Gastmans (2013, S. 150) spricht von „extraordinary vulnerability". Menschen mit Demenz sind in vieler Hinsicht verletzlich, psychisch, physisch, sozial und spirituell. Eine besondere Form der Vulnerabilität von Menschen mit Demenz ist die gesellschaftliche Verletzlichkeit, die durch die Stigmatisierung entsteht (Heimerl 2015). Forschungsarbeiten im gesamten Europäischen und Englischsprachigen Raum zeigen, dass die Sprache, die in Medien, Büchern und Filmen verwendet wird, um Demenz zu beschreiben, negativ und abwertend ist (siehe ► Kap. 4).

So identifiziert die australische Pflegewissenschaftlerin Megan-Jane Johnstone (2013) in einer Forschungsarbeit zentrale Metaphern, die im öffentlichen Diskurs verwendet werden: Epidemie, Krieg, Raub und Euthanasie sind die dominierenden Sprachbilder, die sie gefunden hat. In einer weit disseminierten Broschüre der European Foundations' Initiative on Dementia (De Rynck 2012) beschreibt der Autor sechs frames oder gedankliche Gerüste, die den gesellschaftlichen Diskurs prägen und die er als stigmatisierend bezeichnet. Ein solcher frame ist die Beschreibung, dass die Demenz mit einem „Verlust von dem, was uns zum Menschen macht" einhergeht (S. 19). Diese negativen Bilder von Demenz sind Ausdruck von Ängsten und schüren Ängste in der Bevölkerung, dies führt zur Ausgrenzung der Betroffenen im Sinne von Stigmatisierung (van Gorp und Vercruysse 2012).

Stigmatisierung und Partizipation sind eng miteinander verbunden: Kate Swaffer ist selbst von Demenz betroffen. Für sie verstärken Stigma und fehlende Partizipation einander in negativer Weise: Einerseits trägt es zur Stigmatisierung bei, dass Menschen mit Demenz von gesellschaftlicher Teilhabe ausgeschlossen sind (Swaffer 2014). Andererseits – so Kate Swaffer, hindert die gesellschaftliche Abwertung Menschen mit Demenz daran zu partizipieren – ein „Teufelskreis", den es zu durchbrechen gilt.

> **Stigmatisierung und Partizipation sind eng miteinander verbunden. Einerseits trägt es zur Stigmatisierung bei, dass Menschen mit Demenz von gesellschaftlicher Teilhabe ausgeschlossen sind. Andererseits hindert die gesellschaftliche Abwertung Menschen mit Demenz daran zu partizipieren.**

Dieser Abwertungsspirale wurde in den 1980er Jahren der Ansatz der person-zentrierten Kommunikation mit Menschen mit Demenz entgegengesetzt (Kitwood 2004). Neuere soziale Bewegungen engagieren sich dafür, dass Gemeinwesen geschaffen werden, in denen Akzeptanz und Einbezogensein von

Menschen mit Demenz gelebte Wirklichkeit sind (Demenzsupport Stuttgart 2018).

7.2 Demenz als soziale Konstruktion: Krankheit, Lebensform oder Behinderung?

Fachspezifische Diskurse bestimmen die Bilder von Krankheiten mit (Schroeter 2002). Im Bereich der Demenz dominierte über lange Zeit der biomedizinische Fachdiskurs, der den Blick auf Menschen mit Demenz geformt hat und somit auch geprägt hat, wie wir als Gesellschaft mit dieser Personengruppe umgehen. Aus medizinischer Sicht sind Demenzen als schwere und unheilbare Erkrankungen aufzufassen (Kojer und Schmidl 2015). Es gilt als erwiesen, dass die Demenz die Lebenserwartung verkürzt (Brookmeyer et al. 2002). In fortgeschrittenen Phasen brauchen Menschen mit Demenz medizinische Hilfe zur Symptomlinderung.

Demenz ist mehr als eine Krankheit, sie ist eine soziale Konstruktion und ein gesellschaftliches Problem (De Rynck 2012).

Wie wir mit und über Menschen mit Demenz sprechen und ob uns als Gesellschaft wertschätzende Diskurse und ein person-zentrierter Zugang zu den Betroffenen gelingt, ist entscheidend dafür, ob das Leben mit Demenz als lebenswert erlebt wird (Klie 2011).

Würde, Wohlbefinden und Lebenszufriedenheit von Menschen mit Demenz werden auch durch normative Rahmungen und Gesetze mitbestimmt. Die Forderung, dass Menschen mit Demenz die gleichen Rechte an Inklusion zustehen sollen, wie Menschen mit Behinderung, wird vielerorts erhoben. So fordert Thomas Klie (2015), dass Menschen mit Demenz als Behinderte mit all den damit verbundenen rechtlichen Implikationen und umfänglichen Leistungsansprüchen anerkannt und unter die UN-Behindertenrechtskonvention gestellt werden. Dies bedeutet gleichzeitig die Abkehr vom biomedizinischen Modell der Demenz. Vielmehr soll Demenz „als eine Lebensform in der Vielfalt von Lebensformen" (Klie 2015, S. 15) anerkannt werden. Dies stellt einen Paradigmenwechsel dar und eröffnet andere Handlungsmöglichkeiten. Nicht die Defizite der Betroffenen stehen im Mittelpunkt, sondern die Wechselwirkungen zwischen den individuellen Kompetenzen und den Umweltbedingungen. Dabei rücken die strukturellen Bedingungen, welche Menschen mit Demenz behindern, ins Zentrum (Gronemeyer 2013).

Es besteht jedoch noch eine tiefe Kluft zwischen Theorie und Praxis. Wiewohl es von hoher Wichtigkeit ist, Inklusion und Teilhabe am Leben in der Gemeinschaft als universelles Menschenrecht zu betonen, so genügt es nicht, einen abstrakten Rechtsanspruch zu haben, dessen Umsetzung auf bürokratischer Ebene bezüglich Zuständigkeit und Finanzierung großteils nicht geklärt ist (Beck 2017). Ein Verständnis von Unterstützung im Sinne von Assistenz, wie es in der Behindertenarbeit bereits etabliert ist, ist erst langsam im Entstehen (Wißmann 2017b). Gleichzeitig fehlen nach wie vor entsprechende Rahmenbedingungen bzw. gilt es, exkludierende Barrieren abzubauen. Um Teilhabe zu ermöglichen, müssen inklusive Umwelten geschaffen werden, kognitive und körperliche Veränderungen, die mit der Demenz und dem hohen Alter einhergehen, müssen beispielsweise in der Verkehrs- und Stadtplanung Berücksichtigung finden.

Partizipation von Menschen mit Demenz erfordert sowohl individuelle Unterstützung der Personen als auch Strukturen und Prozesse, die einen Zugang für Menschen mit kognitiver Beeinträchtigung ermöglichen. Partizipation von Menschen mit Demenz ist auch eine politische Frage auf Ebene der Menschenrechte.

Mit dem Verständnis von Demenz als Behinderung rücken Probleme auf der gesellschaftlichen Ebene in den Blick anstatt sie zu individualisieren. Dennoch stellt sich die Frage, wie das „Wording" auf der Ebene der betroffenen Einzelpersonen ankommt. Gracia Schade, die in einer Beratungsstelle und Interessensvertretung für Menschen mit Behinderung arbeitet, gibt zu bedenken, dass ältere Menschen, selbst wenn sie eine Einschränkung haben, sich nicht zu der Zielgruppe Menschen mit Behinderung zählen und sie deshalb auch nicht als Interessensvertretung wahrnehmen (Kynast 2017). Zur Diskussion steht, wer sich wie definiert und ob sich Menschen mit Demenz als Menschen mit Behinderung bezeichnen möchten.

7.3 Partizipation in der Gesundheitsförderung

Gesundheitsförderung, wie sie in der Ottawa Charta der WHO (1986) definiert wird, unterscheidet sich deutlich von „herkömmlicher Präventionspraxis" (Wright et al. 2010, S. 37), geht es doch um einen Prozess „of enabling people to increase control over, and to improve, their health" (WHO 1986, ohne Seitenzahl). Während die Präventionspraxis bis zum Verfassen der Ottawa Charta eindeutig expertenzentriert war, bezieht sich die Ottawa Charta auf subjektive Gesundheit, über die nur die Betroffenen selbst Auskunft geben können. Gesundheitsförderung erhält so eine politische Dimension, gesundheitsförderliche Umwelten entstehen unter Beteiligung der Menschen, um deren Gesundheit es geht. Damit verknüpft Gesundheitsförderung das Konzept der Partizipation mit der Präventionspraxis (Wright et al. 2010).

Gleichzeitig stellt sich bei einer oft als prinzipiell positiv konnotierten Praxis die Frage, wer wie und woran partizipieren kann (von Unger 2012), und wer über diese Fragen entscheidet. So besteht durchaus die Möglichkeit, dass eine auf Empowerment ausgelegte Praxis zur Fortschreibung bestehender (Ohn-)Machtsverhältnisse führen kann.

Partizipation in der Gesundheitsförderung bedeutet die „(...) individuelle oder auch kollektive Teilhabe an Entscheidungen, welche die eigene Gesundheit, die eigene Lebensgestaltung und die eigene soziale, ökonomische und politische Situation betreffen." (Rosenbrock und Hartung 2012, S. 9).

Mit Rosenbrock und Hartung (2012) vertreten wir hier die Hypothese, dass „gelebte und erlebte Partizipation den Raum für gesundheitsdienliche und gesundheitsförderliche Entscheidungen" (S. 10) erweitert. Wenn Menschen an Entscheidungen und an der Gestaltung der Verhältnisse teilhaben, so trägt das zu einer positiven Entwicklung ihrer Gesundheit bei. Partizipation kann daher selbst als eine Maßnahme der Gesundheitsförderung gesehen werden – oder plakativ gesprochen: Partizipation fördert die Gesundheit.

Wie kann nun Teilhabe ermöglicht und gestaltet werden, wenn man davon ausgehen muss, dass nicht allen potenziell Betroffenen die Möglichkeit zur Teilhabe an Entscheidungen offensteht bzw. Unsicherheit über den Sinn des Engagements besteht? Marent et al. (2012) schlagen vor, einerseits der Rolle der Akteure mehr Aufmerksamkeit zu widmen und andererseits danach zu fragen, wie partizipative Prozesse verstanden und initiiert werden können.

Handelnde in der Gesundheitsförderung werden in den meisten Fällen als Experten ihrer Lebenssituation beschrieben. Ihre Lebenserfahrung und ihr Wissen treffen auf professionelles Wissen, stellen es u. U. infrage, und helfen dabei, dass Problemstellungen im lokalen Kontext adressiert werden können. Akteure beteiligen sich dann an Initiativen, Programmen etc., wenn sie sich mit den Zielen identifizieren können und sich angesprochen fühlen. Teilhabe ist somit eng mit Identitätsfragen verknüpft (Marent et al. 2012).

Teilhabeprozesse sind komplex, aufgrund der Vielzahl an involvierten Akteursgruppen

Tab. 7.1 Stufen der Partizipation in der Gesundheitsförderung. (Nach Wright et al. 2010, eigene Darstellung)

	Stufen der Partizipation	Einschätzung
9.	Selbstorganisation	Über Partizipation hinausgehend
8.	Entscheidungsmacht	Partizipation
7.	Teilweise Entscheidungskompetenz	
6.	Mitbestimmung	
5.	Einbeziehung	Vorstufen der Partizipation
4.	Anhörung	
3.	Information	
2.	Anweisung	Nicht-Partizipation
1.	Instrumentalisierung	

und der unterschiedlichen Wissensbestände, die verhandelt werden. Gleichzeitig bleibt das Ergebnis solcher Teilhabeprozesse unsicher. Um der Dominanz der Sichtweisen mächtiger Akteure gegenzusteuern, bewähren sich Vorgehensweisen, die auf Gleichwertigkeit der Beiträge, wechselseitige Verantwortlichkeit, gemeinsame Aktivitäten, auf Aushandlungsprozesse und wertschätzende Kritik setzen. Teilhabe in der Gesundheitsförderung gelingt dann, wenn die Akteure die Problemstellung selbst definieren und diese nicht durch die Forschenden vorgegeben wird. Wirkungsvolle Teilhabe hängt davon ab, inwieweit es den Akteuren gelingt, ihre Position als legitim zu vertreten.

Partizipation in der Gesundheitsförderung und Prävention unterliegt nicht einer „Alles oder nichts“-Dynamik, sondern erfährt unterschiedliche Ausprägungen. Wright et al. (2010) entwickeln ein Modell der Beteiligung an Maßnahmen. Wie Tab. 7.1 zeigt, unterscheidet das Modell 9 Stufen, die ersten beiden stellen keine Partizipation dar, die letzte geht über Partizipation hinaus. Die unterschiedlichen Stufen der Partizipation beinhalten keine Wertung (im Sinne von „mehr ist besser“). Am Beispiel von Projekten der Autorinnen (siehe ► Abschn. 7.5) wird das Stufenmodell als Reflexionsfolie herangezogen.

7.4 Partizipation von Menschen mit Demenz

Soziale Teilhabe in der Gesundheitsförderung spielt gerade für Menschen mit Demenz, die nach wie vor der gesellschaftlichen Stigmatisierung ausgesetzt sind, eine zentrale Rolle. Partizipation kann dabei auf unterschiedliche Weise definiert werden. Peter Wißmann (2017a) benennt folgende handlungsorientierte Aspekte, die Teilhabe von Menschen mit Demenz ermöglichen.

Partizipation von Menschen mit Demenz

„Beteiligt Sein (Partizipation) bedeutet für Menschen mit Demenz:
- Möglichkeit der Einflussnahme auf die eigenen Lebensumstände (empowerment)
- Kooperation auf Augenhöhe
- Möglichkeit an der Gesellschaft teilzuhaben
- Über Angehörtwerden hinaus
- Effektive Unterstützungsstruktur
- Lebendige Beteiligungskultur“ (Wißmann 2017a, S. 19 ff.).

Ein breiteres Verständnis von Partizipation, wie das von Perenboom und Chorus (2003) betont das Erfüllen von persönlichen Zielen und gesellschaftlichen Rollen. Demnach können Menschen mit Demenz potenziell teilhaben, auch wenn sie Aktivitäten nicht selbst vollständig oder ohne Hilfe ausführen können. Eine solche Definition berücksichtigt deutlicher die Anliegen von Menschen mit fortgeschrittener Demenz.

Partizipation

„Participation is the involvement in life situations, which includes being autonomous to some extent or being able to control your own life, even if one is not actually doing things themselves. This means that not only the actual performance should be the key indicator, but also the fulfillment of personal goals and societal roles" (Perenboom und Chorus 2003, S. 578).

Wenn wir Fragen der Partizipation diskutieren, ist es entscheidend darüber Klarheit zu erhalten, woran partizipiert werden kann und soll (von Unger 2012). Im internationalen Diskurs wird Partizipation von Menschen mit Demenz anhand von vier großen Themen diskutiert: Partizipation am Leben in der Community, an der Gestaltung von Diensten und Angeboten, in der Forschung und Teilhabe in unterstützten Selbsthilfegruppen.

7.4.1 Partizipation am Leben in der Community

Die Demenzfreundliche Kommune ist eine soziale Bewegung. Die Frage, wie die Umgebung für Menschen mit Demenz zu Orten der Wärme (Rothe et al. 2015) werden kann – statt zu Orten der Stigmatisierung, steht im Zentrum.

Vielversprechende Ansätze der Gesundheitsförderung bieten Optionen, um die Care, die Sorge für Menschen mit Demenz, in den Gemeinden zu verankern. Die Ottawa Charta für Gesundheitsförderung fordert „koordinierte Aktionen von allen, die Betroffene sind" (WHO 1986, ohne Seitenzahl). In der Demenzfreundlichen Kommune wird nach Möglichkeiten gesucht, wie sich Angehörige, Menschen mit Demenz, Vertreter der Gemeinde und professionell Pflegende gut einbringen können. Der Ansatz geht aber noch weiter und bezieht alle Akteure in der Gemeinde mit ein, die zur Demenzfreundlichkeit beitragen können: Die Polizei, die hilft, verirrte Menschen mit Demenz nach Hause zu bringen, ebenso wie Apotheken, die niederschwellig Beratung anbieten können, oder Mitarbeitende im Supermarkt, die beim Einkauf unterstützen (Heimerl et al. 2018b).

In einem europaweiten Mapping-Prozess haben Nicholls und Wiliamson (o. J.) drei Gruppen von Faktoren beschrieben, die wesentlich für die Entwicklung von dementia-friendly communities sind:

a) „Raising awareness, providing information, education and training;
b) Inclusion of people with dementia: involvement, participation, influencing;
c) Building partnerships, networks, collaboration" (Nicholls und Wiliamson o. J.).

Der Ansatz ist im deutschsprachigen Raum gut verankert: Unter dem Titel „Aktion Demenz" hat die Robert-Bosch-Stiftung insgesamt 78 Initiativen aus dem Bereich Demenzfreundliche Kommune im deutschsprachigen Raum gefördert. Auch in Österreich gibt es inzwischen immer mehr Demenzfreundliche Bezirke und Gemeinden.

7.4.2 Partizipation an der Gestaltung von Diensten und Angeboten

Mitarbeitende in Gesundheitseinrichtungen, die sich an Menschen mit Demenz wenden, empfinden es als große Herausforderung, wenn sie über die Erkrankung schreiben oder sprechen sollen – insbesondere mit den Betroffenen. Oftmals wird das Thema vermieden oder beschönigt (Hansen et al. 2016).

Das Engagement und die Partizipation von Menschen mit Demenz an der Gestaltung von Gesundheits- und Sozialeinrichtungen wird auch als „service user involvement“ bezeichnet. Die britische Demenzstrategie hat user involvement zu einer Priorität erklärt (Social Care Institute for Excellence, SCIE 2018). So bietet beispielsweise die britische Alzheimers' Society (2018) zahlreiche Projekte an, in denen Menschen mit Demenz Einfluss auf die Gestaltung von Angeboten der Alzheimers' Society selbst, aber auch weiterer Sozial- und Gesundheitsprogramme nehmen können.

So wichtig es uns erscheint, dass Menschen mit Demenz in die Gestaltung der Dienste und Angebote, die sie betreffen, einbezogen werden – Partizipation von Menschen mit Demenz geht weit darüber hinaus. Wenn es um gesellschaftliche Teilhabe geht, so lassen sich die Betroffenen nicht auf service user reduzieren, ihre Rollen sind vielfältiger: sie sind unter anderem auch Nachbarinnen, Freundinnen, Mitglieder in Vereinen, Familienmitglieder und Bürger der Gemeinde (Heimerl et al. 2012).

7.4.3 Partizipation in der Forschung

Menschen mit Demenz haben ein Recht, an allen Phasen von Forschung zu partizipieren, wenn sie dies wünschen, dies ist eines der Prinzipien, die Alzheimer Europe in Bezug auf Partizipation in der Forschung definieren (Gove et al. 2018). Die Betroffenen wollen sich an der Agendasetzung von Forschung, in dem wesentliche Entscheidungen z. B. über Forschungsfragen getroffen werden, beteiligen (Scottish Dementia Working Group [SDWG] 2013). Sie aus dem Forschungsprozess auszuschließen bedeutet, negative Stereotype über Demenz zu verstärken und die Perspektive der Menschen mit Demenz selbst zu marginalisieren (Reitinger et al. 2018).

Für den deutschsprachigen Raum fällt auf, dass bis auf wenige Ausnahmen (Tatzer 2017) hauptsächlich *über* Menschen mit Demenz geforscht wird und nicht gemeinsam *mit* ihnen. Um etwas über die Lebenssituation von Menschen mit Demenz herauszufinden, wurden und werden weitgehend ihre Pflege- und Betreuungspersonen sowie ihre An- und Zugehörigen befragt. Internationale Forschungsprojekte zu Demenz beziehen zunehmend Menschen mit Demenz in die Forschungspraxis ein. Methodische und ethische Fragen werden zunehmend diskutiert (Brorsson et al. 2016; Hellström et al. 2007).

James McKillop, selbst von Demenz betroffen, wertet gemeinsam mit einer Pflegewissenschaftlerin seine Erfahrungen als Interviewpartner aus und betont die Bedeutung der Beziehung und des sozialen Settings im Interview (McKillop und Wilkinson 2004). Damit wird die Bedeutung des Forschungsprozesses bzw. die Gestaltung der Interaktionen der Beteiligten im Forschungsverlauf deutlich.

Forschende brauchen ein Bewusstsein für Demenz, in den Worten der Scottish Dementia Working Group sollen sie „dementia aware“ sein (SDWG 2013, S. 14), das heißt vor allem empathisch und respektvoll gegenüber den Betroffenen. Eine Herausforderung ist die eigene Abwehrreaktion von Forschenden, die oft selbst von Ageismus und Ableismus (Alters- und Behindertenfeindlichkeit) geprägt sind (Froggatt et al. 2009). Tatsächlich beschreiben Menschen mit Demenz ihre Lebenssituation nicht als ausschließlich negativ – positive Aspekte werden aber in Forschung und Thematisierung zu wenig beachtet.

Sehr sorgfältig sollte die Frage abgewogen werden, ob Menschen mit Demenz alleine oder gemeinsam mit ihren Angehörigen an Forschung partizipieren. Einerseits besteht das Risiko, dass die Stimme der Betroffenen untergeht, wenn gleichzeitig auch Angehörige befragt werden (Murphy et al. 2015), andererseits fühlen sich manche Betroffene sicherer und wohler, wenn ihre Nächsten sie begleiten (SDWG 2013).

Der Prozess des informierten Einverständnisses ist besonders wichtig: Die Einwilligung ist bei Menschen mit Demenz nicht nur durch eine einmalige Unterschrift gegeben, sondern die Zustimmung für die Forschungsteilnahme ist während des gesamten Forschungsverlaufs als kontinuierlicher Prozess zu organisieren (Bödecker 2015; Dewing 2008). Jan Dewing (2008) spricht diesbezüglich von „process consent". Da die Informationen vergessen werden können, werden sie bei jedem Kontakt wiederholt. Wenn die Person die Teilnahme ablehnt, wird dies akzeptiert und ggf. zu einem anderen Zeitpunkt nochmals versucht.

Bei einer Forschungsteilnahme bei fehlender Einwilligungsfähigkeit ist der „informed consent" bzw. „proxy consent" von dem Sachwalter oder der Betreuungsbevollmächtigten zu leisten, wobei mit der Person mit Demenz dennoch eine verbale oder non-verbale Zustimmung zur Forschungssituation (assent) als Voraussetzung für die Teilnahme an der Studie einzuholen ist. In der Forschungsliteratur wird diesbezüglich auch von „double consent" oder „partnership in consent" (Bödecker 2015) gesprochen. „Dissent", eine verbale oder nonverbale Weigerung, ist in jedem Fall zu respektieren. Um situativ entsprechend reagieren zu können und damit Ablehnung auch auf emotionaler Ebene gut erkannt werden kann, empfiehlt es sich die Forschenden entsprechend zu qualifizieren (Reitinger et al. 2018).

7.4.4 Teilhabe in unterstützten Selbsthilfegruppen

Das Konzept der unterstützten Selbsthilfe von Menschen mit Demenz geht davon aus, dass Menschen mit Demenz Selbsthilfekompetenz besitzen, sich also mit ihrer Lebenssituation auseinandersetzen wollen (Netzwerk Pflegen 2012). Grundlegend ist die Fähigkeit, mit anderen in kommunikativen Austausch zu treten und Empathie und Mitgefühl mit den anderen Teilnehmenden sowie ihren Lebenssituationen zu zeigen. In der Gruppe tauschen sich die Mitglieder über ihren Alltag aus mit dem Ziel der gemeinsamen Bewältigung schwieriger Lebenssituationen. In manchen Gruppen wird Fachberatung, teilweise in geschlossenen Gruppen über einen bestimmten Zeitraum angeboten. Auch advocacy – das Eintreten für die eigenen Bedürfnisse in unterschiedlichen Kontexten – kann ein Teil der (sich entwickelnden) Aktivitäten von unterstützten Selbsthilfegruppen sein, ganz im Sinne von „nothing about us without us" (Swaffer 2015). Ein gelungenes Beispiel stellt die Gruppe „Promenz" (► www.promenz.at) in Österreich dar. Freiwilligkeit der Teilnahme (auch wenn die Anregung von z. B. Betreuungspersonen kommt) und die Bereitschaft, sich auch mit belastenden Situationen auseinanderzusetzen sind Voraussetzungen für die Teilnahme an einer unterstützten Selbsthilfegruppe. Die Gruppen definieren spezifische Ein- und Ausschlusskriterien, um dem Gruppensetting gerecht zu werden, z. B. Sprachfähigkeit, bestimmte Altersgrenzen, oder Abwesenheit von psychiatrischen Erkrankungen und bieten Vorgespräche zur Klärung der Gruppenteilnahme an. Allgemein werden Menschen in einem frühen Stadium der Demenz angesprochen.

Die Gruppen sind ausschließlich Menschen mit Demenz, bzw. Menschen mit Gedächtnisproblemen vorbehalten, wobei eine Demenzdiagnose in vielen Fällen keine Voraussetzung für die Gruppenteilnahme ist, vielmehr geht es darum, dass sich Menschen in ähnlichen Problemlagen austauschen und unterstützen wollen. Dieser Austausch muss nicht immer verbal erfolgen, es kann auch das gemeinsame Tun (z. B. kulturelle Aktivitäten, gemeinsame Ausflüge) in sogenannten Erlebnisgruppen im Vordergrund stehen. Die Gruppe bestimmt, welche Themen behandelt werden. Unterstützungsbedarf durch Moderatoren entsteht aufgrund der Einschränkungen, die mit kognitiven Beeinträchtigungen und demenziellen Veränderungen einhergehen.

Unterstützte Selbsthilfe kann einen wichtigen Beitrag zum Empowerment der Gruppenmitglieder leisten (Snyder et al. 2007): Es wächst das Verständnis für Demenz, und die Betroffenen können besser mit den einhergehenden Veränderungen umgehen, sie fühlen sich weniger isoliert und verspüren weniger Angst. Einzig Konfliktsituationen mit Betreuenden verringern sich nicht wesentlich. Durch den Gruppenprozess können das Selbstwertgefühl und die Kommunikationsfähigkeit sowie das Mitgefühl für die Lebenssituation der anderen Teilnehmenden gestärkt werden (Netzwerk Pflegen 2012).

7.4.5 Risiken der Partizipation von Menschen mit Demenz

Wir sehen vor allem drei Risiken der Partizipation in der Gesundheitsförderung für und mit Menschen mit Demenz:

a) **Pseudo-Partizipation:** Eine Entscheidung orientiert sich nicht alleine dadurch an den Bedürfnissen von Menschen mit Demenz, dass Betroffene im Raum gesessen sind, als sie getroffen wurde. Eine solche Form von Pseudo-Partizipation beschreiben Rosenbrock und Hartung (2012) so:
„Eine notwendige (aber nicht immer hinreichende) Bedingung des Gelingens von Teilhabe ist die Teilhabe an Entscheidungen bei den jeweils in Rede stehenden Aktivitäten, Bezügen oder Feldern des Lebens. Diese Bedingung reicht dann nicht hin, wenn die so zustande kommenden Entscheidungen nicht die Verwirklichungschancen vermehren, sondern lediglich bestehende Strukturen und Verteilungen durch die ‚Einbindung' von ‚Betroffenen' legitimieren" (S. 9).

b) **Partizipations-Zwang:** Für die partizipative Gesundheitsforschung formuliert Hella von Unger (2012, [29]): „Entscheidend ist die Teilhabe an Entscheidungsprozessen. Wenn Personen nur angehört werden, z. B. in beratender Funktion, aber keine Entscheidungsmacht besitzen, wird dies nur als Vorstufe von Partizipation (Stufe 4) gewertet. Partizipation beginnt da, wo Personen oder Einrichtungen mitentscheiden können."
Partizipation heißt für Menschen mit Demenz nicht ausschließlich die Teilhabe an Entscheidungen. Das Leben mit Demenz stellt die Betroffenen vor große Herausforderungen im sozialen Zusammenleben. Auch sind nicht alle sozialen Kontexte in der Lage, sich an die Bedürfnisse der Betroffenen anzupassen. Gerade für Menschen mit fortgeschrittener Demenz braucht es Möglichkeiten der sozialen Teilhabe ohne, dass sie dem Druck ausgesetzt sind, sich aktiv einbringen zu müssen. Für Menschen mit Demenz kann das Gefühl, mitgedacht und willkommen zu sein, auch wenn sie gerade keinen aktiven Gesprächsbeitrag leisten können oder wollen, ein wichtiger Aspekt von Partizipation sein.

c) **Othering:** Die Forschungsteilnahme ermächtigt die Personen mit Demenz dazu, als Experten über die eigenen Lebenslagen, Alltagserfahrungen und Bedürfnisse sichtbar zu werden. Gleichzeitig wird mit der Adressierung „Mensch mit Demenz" im Forschungsprozess die Identität mit diesem zentralen Merkmal „Demenz" markiert, wodurch andere relevante Identitäten in den Hintergrund treten. Implizit ist darin das dichotome Verhältnis, dass die „normalen" Forschenden, die „Anderen" untersuchen, angelegt, das auch als „Othering" bezeichnet werden kann. Im Rahmen des Forschungsprojekts „Demenz in Bewegung" (Reitinger et al. 2018) zeigte sich jedoch, dass die Vorstellung des Forschungsteams von Andersheit im Zuge des Forschungsprozesses sich zunehmend relativierte.

Die Möglichkeit der hier angeführten Risiken sollte während des gesamten Gesundheitsförderungsprozesses und Forschungsverlaufs reflektiert werden.

Das Angewiesen-Sein auf andere ist nicht nur ein Spezifikum von Menschen mit Demenz. Care-ethische und feministische Diskurse haben deutlich gemacht, dass wir als Menschen zu jedem Zeitpunkt unseres Lebens in Beziehung zueinander leben und voneinander abhängig sind (siehe u. a. Conradi 2001). Deutlicher zum Vorschein kommt diese Abhängigkeit, wenn bestimmte Fähigkeiten nachlassen oder verlorengehen (Pichler 2016). In unserer Kultur herrscht ein statisches und autarkes Verständnis von Autonomie vor. Demgegenüber sehen wir es als notwendig, Autonomie als „relational" (Reitinger und Heller 2010; Walser 2010) zu begreifen. Trotz unabdingbarer Abhängigkeit sind wir Menschen niemals nur hilflos, sondern erhalten vom Gewährenden Unterstützung, um handlungsfähig zu sein. Bei der Partizipation von Menschen mit Demenz stellt sich die Frage, wie diese Unterstützung gestaltet ist, um ein autonomes Handeln mit oder trotz Demenz zu ermöglichen. Das Bedürfnis nach Reziprozität sollte aber noch viel mehr Aufmerksamkeit erhalten. Wie Peter Wißmann zu bedenken gibt, muss Teilhabe um den Aspekt der „Teilgabe" ergänzt werden. „Denn kaum ein Mensch will immer nur Empfänger sein, sondern möchte selbst auch etwas geben" (Wißmann 2017b, S. 47).

Zu den großen Herausforderungen im Umgang mit Partizipation von Menschen mit Demenz gehört es, dass Menschen mit Demenz auf die Unterstützung anderer angewiesen sind, damit sie Teilhabe leben können.

7.5 Wege der Beteiligung von Menschen mit Demenz

Im folgenden Abschnitt stellen wir ausgewählte Projekte dar, an denen wir Autorinnen in unterschiedlichen Rollen beteiligt sind oder waren und reflektieren, welchen Stellenwert Partizipation in den unterschiedlichen Phasen der Projekte einnimmt.

7.5.1 Projekt: Demenz in Bewegung

Außerhäusliche Mobilität hat einen hohen Stellenwert für soziale Teilhabe von Menschen mit Demenz und ihren An- und Zugehörigen, das bedeutet u. a.: Einkäufe erledigen, Bekannte, Freundinnen und Freunde im Kaffeehaus treffen, Arztbesuche selbstständig tätigen oder auch spazieren gehen.

Das Projekt „Demenz in Bewegung. Studie und Handlungsempfehlungen für demenzfreundliches Unterwegssein im öffentlichen Verkehrssystem"[1] widmet sich der Erforschung von Grundlagenwissen zu außerhäuslicher Mobilität von Menschen mit Demenz im großstädtischen Bereich in Österreich am Beispiel von Wien.

Die Teilnahme von Menschen mit beginnender Demenz erfolgte im Projekt bislang vor allem in der Erhebungsphase. Es wurden narrative Interviews mit 24 Personen mit Demenz durchgeführt. Konkrete Motive und Erfahrungen im alltäglichen Unterwegs-Sein aber auch Bedürfnisse in Bezug auf die Gestaltung des öffentlichen Raums und von öffentlichen Verkehrsmitteln waren Inhalte dieser Gespräche. Spaziergänge im Rahmen der Begehungsstudie (15 Personen) erlaubten direkte Begleitung von Menschen mit Demenz in Alltagssituationen und zeigten auf, welche Strategien des Unterwegs-Seins Personen, die vergesslich werden und deren Orientierung zunehmend verloren geht, entwickeln. In einer Usability Study (15 Teilnehmende) wurden gemeinsam mit Menschen mit Demenz und ihren An- und Zugehörigen bereits bestehende Technologien zur Unterstützung von außerhäuslicher Mobilität untersucht.

1 Das Projekt wird mit Mitteln des österreichischen Bundesministeriums für Verkehr, Innovation und Technologie (BMVIT) in der Förderschiene „Mobilität der Zukunft", mit einer Laufzeit von 28 Monaten ab September 2016, gefördert. Die Projektabwicklung erfolgt über die österreichische Forschungsförderungsgesellschaft (FFG) unter der Projektnummer 855001.

Im weiteren Verlauf des Projekts sind nun Gespräche mit Personen mit Demenz geplant, in deren Rahmen Erkenntnisse vorgestellt und validiert werden.

7.5.2 Projekt: Demenzfreundliche Apotheke

Das Projekt „Demenzfreundliche Apotheke" wurde als partizipatives Forschungs-Praxisprojekt (ICPHR 2013) entwickelt. Insgesamt 40 Apotheken aus Wien, Niederösterreich und der Stadt Salzburg haben sich daran beteiligt. Ziel war es, die Lebensqualität von Menschen mit Demenz und betreuenden Angehörigen zu fördern, indem Apotheken als Settings im Sinne der Gesundheitsförderung – re-orienting health services (WHO 1986) – weiterentwickelt werden (Plunger et al. 2015).

Am Beginn des Projektes standen (Gruppen-)Interviews mit betreuenden Angehörigen und mit Apothekenmitarbeitern. In einer Workshopreihe für Mitarbeitende in Apotheken wurden Wissen und Kompetenzen zur Arzneimitteltherapie, zu Beratungs- und Unterstützungsangeboten, zu Vernetzung und zur Kommunikation mit Menschen mit Demenz vermittelt. In der zweiten Projektphase entwickelten die Apotheken Initiativen mit Partnern im regionalen Umfeld, um das Thema „Leben mit Demenz" auch kommunal sichtbar zu machen und damit einen Beitrag zur Entstigmatisierung zu leisten.

Im Projektverlauf waren betreuende Angehörige in allen Phasen eingebunden. Insbesondere ihre Teilnahme an den Workshops für Apothekenmitarbeiter hat sich bewährt.

Menschen mit Demenz waren im Projektverlauf (nur) phasenweise eingebunden. Eine breitere und durchgängige Beteiligung war zwar im Projekt erwünscht, sie erwies sich jedoch als herausfordernd, z. B. aufgrund unterschiedlicher Zeitlogiken der beteiligten Projektpartner. Bei der Entwicklung des Projektlogos war die Teilnahme einer Person mit Demenz mitentscheidend dafür, den Begriff „Demenz" im Logo zu verwenden und damit „zu benennen, worum es geht". An der Abschlusstagung des Pilotprojekts hat ebenfalls eine Person mit Demenz teilgenommen. Die inzwischen gegründete unterstützte Selbsthilfegruppe für Menschen mit Demenz (Promenz) ist als Ressource für die nachhaltige Verankerung im Netzwerk „Demenzfreundliche Apotheke" anzusehen.

7.5.3 Projekt: Aktivität und Partizipation von Menschen mit mittelschwerer bis schwerer Demenz in der Langzeitpflege

Menschen mit Demenz, die in Langzeitpflegeeinrichtungen leben, laufen Gefahr, von der Teilhabe an für sie sinnvollen Aktivitäten ausgeschlossen zu werden. Sinnvolle Aktivitäten müssen dabei nicht nur Faktoren der Person (wie z. B. veränderte Fertigkeiten) berücksichtigen, sondern auch die Anforderungen, die eine Aktivität mit sich bringt (d. h. einfach oder komplex) und den jeweiligen Kontext, in dem sie stattfindet. In einem Dissertationsprojekt wurde das Erleben von Aktivität und Partizipation von Menschen mit mittelschwerer und schwerer Demenz untersucht. Dafür wurde ein ethnografisches Design mit teilnehmenden Beobachtungen und mehrmonatiger Feldforschung in zwei unterschiedlichen Langzeiteinrichtungen durchgeführt (Tatzer 2017).

Die Ergebnisse zeigen, dass Aktivitäten und auch Partizipation durch das soziale Umfeld der Teilnehmenden unterstützt, verhindert oder gestört werden können. Die teilnehmenden Personen waren trotz kognitiver und physischer Einschränkung, hohem Alter und Institutionalisierung in der Lage, an Aktivitäten teilzuhaben und drückten Selbstbestimmung aus. Bei Care-Aktivitäten, also beispielsweise sich „zu kümmern", Trost zu spenden, Essen und Trinken zu teilen und bei sozialen Aktivitäten wurden die Ressourcen der Teilnehmenden mit fortgeschrittener Demenz besonders deutlich. Sinnvolle

Betätigungen waren vor allem solche, die Kontinuität und das Erleben von Identität ermöglichten.

Strukturierte Aktivitätsangebote waren häufig zu schwierig (d. h. nicht den Fertigkeiten der Personen entsprechend) oder nicht interessant (d. h. irrelevant für die betreffende Person).

Mitarbeitende unterstützen die Personen mit Demenz in ihren Betätigungsversuchen vor allem dann, wenn sie selbst die Aktivitäten als sinnvoll einstuften. Individuelle Bedeutungen von Aktivitäten sind von außen oft nicht erkennbar.

Die Bedeutung von Aktivitäten verändert sich mit dem Fortschreiten der kognitiven Einschränkung. Nicht mehr das Ergebnis (z. B. ein gepflegtes Äußeres), sondern Erlebnisqualität und Freude am Tun rücken in den Vordergrund und sollten mehr Aufmerksamkeit erhalten.

7.5.4 Projekt: Inklusion, Partizipation und Teilhabe von Menschen mit Demenz und ihren Angehörigen

Das Praxisforschungsprojekt wurde vom Zentrum Schönberg für Palliative Care und Demenz in Bern beauftragt. Es ging darum, in der Inklusion von Menschen mit Demenz neue Wege zu gehen und konkrete Möglichkeiten zur Partizipation zu erarbeiten. Neben anderen Interventionen führten Interviewer Gespräche mit Menschen mit Demenz und ihren Angehörigen zur Frage, welche Bedeutung Partizipation für sie hat und ob sie sich gemeinsam mit anderen Betroffenen an der Angebotsentwicklung des Zentrums Schönbergs und des Stadtquartiers beteiligen wollen. Für eine Interviewte war es „ganz klar, dass ich das mitmache". Andere Interviewpartner waren weitaus zurückhaltender „Man mag nicht mehr so viel machen, wenn man alt ist. Und da muss man sich auch nicht Sachen aufbürden". Wichtig war den befragten Menschen mit Demenz wahrgenommen zu werden und am Wissen über die Demenz partizipieren zu können: „Es gibt so Broschüren, wo beschrieben wird: die Verläufe und alles ganz wunderbar. (…) Mir ist aufgefallen, wenn sie über Alzheimer anfangen zu schreiben, die reden immer nur für die Angehörigen, aber die, die das wirklich haben … Wir sind nicht erwähnt.", so eine betroffene Interviewpartnerin. Die Forschenden haben aus den Interviews geschlossen, dass das Recht auf Rückzug, das Recht auf gute Sorge und das Recht auf Partizipation für Menschen mit Demenz einander bedingen (Heimerl et al. 2018a).

Die ◘ Tab. 7.2 zeigt die Möglichkeiten zur Partizipation für Menschen mit Demenz in ausgewählten Projekten, an denen die Autorinnen beteiligt waren, auf.

Die hier dargestellten Überlegungen und Beispiele machen deutlich: Partizipation von Menschen mit Demenz deckt ein breites Spektrum an Stufen der Partizipation ab. In einigen der dargestellten Projekte wurden Vorstufen der Partizipation erreicht, in anderen konnte partizipiert werden. Auch wenn für uns als Forschende die Teilhabe und Teilnahme von Menschen mit Demenz immer willkommen erscheint, so schließen wir aus der Analyse unserer Projekte, dass Partizipation kein Selbstzweck ist. Die Benefits durch die Teilhabe in den Projekten müssen für die beteiligten Menschen mit Demenz unmittelbar einsichtig sein, damit Partizipation nicht zum Zwang wird.

Auch machen unsere Projekte deutlich, dass die Formen der Partizipation in biografischer Kontinuität stehen und stehen müssen und davon abhängig sind, wie weit fortgeschritten die kognitiven Einschränkungen der beteiligten Menschen mit Demenz sind.

Die Möglichkeiten und Bereitschaften von Menschen mit Demenz zu partizipieren sind so vielfältig wie die Betroffenen selbst. Sie reichen von dem Gefühl, willkommen zu sein bis zu unterstützter Selbstorganisation.

Tab. 7.2 Ausgewählte Projekte und Möglichkeiten zur Partizipation

Projekt	Instrumente der Partizipation/ Methoden	Stufe der Partizipation	Einschätzung	Chancen und Risiken
Demenz in Bewegung	Narrative Interviews	Anhörung	Vorstufe	Menschen mit Demenz kommen selbst zu Wort Erzählen und empathisches Zuhören stärkt Gefühl für eigene Person Belastungen durch schwierige oder defizitorientierte Fragen
	Begleitete Spaziergänge: Begehungsstudie	Anhörung	Vorstufe	Lebensweltliche Erfahrungen von Menschen mit Demenz werden begleitet Spazieren gehen bereitet Freude und bietet Abwechslung im Alltag Verlieren von Orientierung bereitet Unsicherheit
	Usability Tests bestehender Technologien	Einbeziehung	Vorstufe	Kennen lernen bislang unbekannter Technologien Überforderung durch Handling mit unbekannter Technologie
	Validation der Ergebnisse	Einbeziehung	Vorstufe	Direkter Einfluss auf Maßnahmen Überforderung durch kognitiv orientierte Inhalte

(Fortsetzung)

Tab. 7.2 (Fortsetzung)

Projekt	Instrumente der Partizipation/ Methoden	Stufe der Partizipation	Einschätzung	Chancen und Risiken
Demenzfreundliche Apotheke	Logoentwicklung	Mitbestimmung	Partizipation	Chance: ein zentrales „Projektprodukt" benennt „Demenz" als Maßnahme der Entstigmatisierung, Erfahren der Kompetenz von Menschen mit Demenz für die anderen Teilnehmenden an der Logoentwicklung Risiken: Legitimität der Position Benennung – es gäbe auch Argumente dagegen
	Abschlusstagung	Information	Vorstufe	Chance: soziale Teilhabe schafft Sichtbarkeit und ein anderes Sprechen über Demenz, wenn Menschen mit Demenz im Raum sind Risiken: Teilnahme bedeutet noch nicht Teilhabe
Aktivität und Partizipation von Menschen mit mittelschwerer bis schwerer Demenz in der Langzeitpflege	Teilnehmende Beobachtungen	Anhörung	Vorstufe	Erhebung der Perspektive und lebensweltliches Verständnis sind auch bei Menschen mit schwerer kognitiver Einschränkung möglich
	Informelle Gespräche mit Teilnehmenden und Angehörigen	Einbeziehung	Vorstufe	Hoher Zeitaufwand, geringe Fallzahl Das Projekt diente dem Gewinnen von Erkenntnissen über Partizipation und war ethnografisch unter Einbeziehung von Menschen mit Demenz angelegt

(Fortsetzung)

Tab. 7.2 (Fortsetzung)

Projekt	Instrumente der Partizipation/ Methoden	Stufe der Partizipation	Einschätzung	Chancen und Risiken
Inklusion, Partizipation und Teilhabe von Menschen mit Demenz und ihren Angehörigen	Interviews mit Menschen mit Demenz und Angehörigen	Anhörung	Vorstufe	Interviews wurden mit Menschen mit Demenz und deren Angehörigen geführt. Es dauerte ein paar Wochen bis Interviewpartner gefunden werden konnten
	Fokusgruppe zur Rückkoppelung der Ergebnisse	Einbeziehung	Vorstufe	Bei einigen Interviewpartnern war das Bedürfnis nach verlässlicher Versorgung größer als das Interesse an Partizipation. Die Fokusgruppe fand im Zentrum Schönberg statt und ist auf reges Interesse gestoßen. Der soziale Kontakt mit Vertreterinnen des ZSB war sehr erwünscht

Die Partizipation von Menschen mit fortgeschrittener Demenz stellt eine besondere Herausforderung dar. Es gibt zunehmend Hinweise, dass es für Personen mit Einschränkungen in der Kognition besonders herausfordernd ist, Aktivitäten zu beginnen, wenn jedoch einmal eine bekannte Handlungskette in Gang ist, kann diese auch zum Teil ohne weitere Hilfe weiter ausgeführt werden (Giebel und Sutcliffe 2017). Eine Herausforderung besteht daher darin, Möglichkeiten zur Partizipation zu bieten, die den Fertigkeiten der Personen entsprechen und diese auch im Verlauf ständig anzupassen. Menschen mit fortgeschrittener Demenz sind zunehmend darauf angewiesen, dass Aktivitäten gemeinsam mit anderen durchgeführt werden, man spricht von Ko-Aktivitäten (van Nes et al. 2009).

7.6 Fazit: Partizipation von Menschen mit Demenz fördert ihre Gesundheit

Abschließend wollen wir noch einmal die Eingangshypothese aufgreifen: Partizipation von Menschen mit Demenz wirkt einerseits der Stigmatisierung entgegen, die Menschen mit Demenz erfahren. Die damit verbundene Ausgrenzung schränkt die Lebensqualität von Menschen mit Demenz ein. Stigmatisierung verhindert soziale Teilhabe per se, zusätzlich schließt sie Menschen mit Demenz von Maßnahmen der Gesundheitsförderung und der Gesundheitsversorgung aus.

Partizipation ermöglicht Menschen mit Demenz die Einflussnahme auf ihre eigenen Lebensumstände und damit Empowerment. Sie trägt dazu bei, dass den am meisten gefürchteten Folgen von Demenz – der Ausgrenzung und der sozialen Isolation – vorgebeugt wird. Partizipation zu ermöglichen, stellt damit eine der wichtigsten Maßnahmen der Gesundheitsförderung und Prävention für Menschen mit Demenz dar.

Angemessene Formen der Partizipation in der Gesundheitsförderung und Prävention von Menschen mit Demenz müssen Bezug nehmen auf die Biografie der Beteiligten und sie müssen berücksichtigen, wie weit die kognitiven Einschränkungen fortgeschritten sind. Sie reichen von unterstützter Selbsthilfe einerseits, bis zum Gefühl willkommen zu sein andererseits.

Teilhabe von Menschen mit Demenz am sozialen Leben, am Leben in der Community, an der Gestaltung von Diensten und Angeboten und an der Forschung ist nicht nur zu fördern, sie ist auch politisch zu fordern.

Literatur

Alzheimers' Society (2018) What is engagement and participation? ► https://www.alzheimerSorg.uk/info/20105/engagement_and_participation. Zugegriffen: 5. Apr. 2018

Beck A (2017) Über die Köpfe und die Seelen der Menschen mit Behinderung oder Demenz wird hinweg geredet, entschieden und bestimmt. DEMENZ Das Magazin 33:48–49

Bödecker F (2015) Wie forschen mit Menschen mit Demenz? Probleme, Lösungen, offene Fragen. In: Schneider A, Molnar D, Link S, Köttig M (Hrsg) Forschung in der Sozialen Arbeit. Grundlagen Konzepte Perspektiven. Barbara Budrich, Leverkusen, S 151–164

Brookmeyer R, Corrada M, Curriero F (2002) Survival following a diagnosis of Alzheimer disease. Arch Neurol 59(11):1764–1767. ► https://doi.org/10.1001/archneur.59.11.1764

Brorsson A, Öhman A, Lundberg S, Nygård L (2016) Being a pedestrian with dementia: a qualitative study using photo documentation and focus group interviews. Dementia 15(5):1124–1140. ► https://doi.org/10.1177/1471301214555406

Conradi E (2001) Take Care. Grundlagen einer Ethik der Achtsamkeit. Campus, Frankfurt a. M.

Demenzsupport Stuttgart (2018) Arbeitsfeld Teilhabe & Gesellschaft. ► http://www.demenz-support.de/portraet/arbeitsfelder/teilhabe_und_gesellschaft. Zugegriffen: 5. Apr. 2018

De Rynck P (2012) „Ich bin noch immer derselbe Mensch". Aufruf zu einer neuen Art der Kommunikation über Demenz. EFID, Brüssel

Dewing J (2008) Process consent and research with older persons living with dementia. Res Ethic Rev 4(2):59–64. ► https://doi.org/10.1177/174701610800400205

Froggatt K, Davies S, Meyer J (2009) Understanding care homes. A research and development perspective. Jessica Kingsley, London

Gastmans C (2013) Dignity-enhancing care for persons with dementia and its application to advance euthanasia directives. In: Denier Y, Gastmans C, Vanvelde T (Hrsg) Justice, luck and responsibility in health care: philosophical background and ethical implications. Springer, Dordrecht, S 145–165

Giebel CM, Sutcliffe C (2017) Initiating activities of daily living contributes to well-being in people with dementia and their carers. Int J Geriatr Psychiatry 33(1):e94–e102. ► https://doi.org/10.1002/gps.4728

Gove D, Diaz-Ponce A, Georges J, Moniz-Cook E, Mountain G, Chattat R, Oksnebjerg L, The European Working Group of People with Dementia (2018) Alzheimer Europe's position on involving people with dementia in research through PPI (patient and public involvement). Aging Mental Health 22(6):723–729. ► https://doi.org/10.1080/13607863.2017.1317334

Gronemeyer R (2013) Das 4. Lebensalter. Demenz ist keine Krankheit. Pattloch, München

Hansen A, Hauge S, Bergland A (2016) Balancing the use of language to enable care: a qualitative study of oral and written language used in assessments and allocations of community healthcare services for persons with dementia. BMC Health Serv Res 16:391. ► https://doi.org/10.1186/s12913-016-1659-0

Heimerl K (2015) Ethische Herausforderungen für die Sorgenden von Demenzerkrankten. Imago Hominis. Quartalsschrift für Medizinische Anthropologie und Bioethik 22(4):267–276

Heimerl K, Heller A, Wegleitner K, Wenzel C (2012) Organisationsethik und Palliative Care – partizipative Konzepte. In: Rosenbrock R, Hartung S (Hrsg) Handbuch Partizipation und Gesundheit. Huber, Bern, S 408–417

Heimerl K, Dressel G, Steffen-Bürgi B (2018a) Gute Sorge für und mit Menschen mit Demenz. Nova Cura, Hovås

Heimerl K, Petra P, Zechner E, Wegleitner K (2018b) ‚Sorgende Gemeinden' – Demenzfreundliche Kommunen. Ansätze für eine gemeinsame Gestaltung gerechter Lebensbedingungen im Alter. In: Fonds Gesundes Österreich (Hrsg) Faire Chancen im Alter. Wien, Eigenverlag, S 193–204

Hellström I, Nolan M, Nordenfelt L, Lundh U (2007) Ethical and methodical issues in interviewing persons with dementia. Nurs Ethics 14(5):609–619. ► https://doi.org/10.1177/0969733007080206

ICPHR (2013) ICPHR position paper 1: what is participatory health research? Version: May 2013. International Collaboration for Participatory Health Research, Berlin

Johnstone MJ (2013) Metaphors, stigma and the ‚Alzheimerization' of the euthanasia debate. Dementia 12(4):377–393

Kitwood T (2004) Dementia reconsidered aus dem Jahr 1997 in der Übersetzung von Christian Müller-Hergl 2004. Huber, Bern

Klie T (2011) Demenz und der „Wert des Lebens". DEMENZ Das Magazin 8:32–35

Klie T (2015) Demenz und Recht. Würde und Teilhabe im Alltag zulassen. Vincentz, Hannover

Kojer M, Schmidl M (2015) Unheilbar dement. In: Kojer M, Schmidl M (Hrsg) Demenz und Palliative Geriatrie in der Praxis. Heilsame Betreuung unheilbar demenzkranker Menschen, 2., überarbeitete Aufl. Springer, Wien, S 1–6

Kynast A (2017) Was können Menschen mit Demenz von Menschen mit anderen Behinderungen lernen? Ein Gespräch mit Gracia Schade, Geschäftsführerin des „Zentrum selbstbestimmtes Leben behinderter Menschen" (ZsL) in Mainz. DEMENZ Das Magazin 33:19–22

Marent B, Forster R, Nowak P (2012) Theorizing participation in health promotion: a literature review. Soc Theor Health 10:188–207. ► https://doi.org/10.1057/sth.2012.2

McKillop J, Wilkinson H (2004) Make it easy on yourself! Advice to researchers from someone with dementia on being interviewed. Dementia 3(2):117–125. ► https://doi.org/10.1177/1471301204042332

Murphy K, Jordan F, Hunter A, Cooney A, Casey D (2015) Articulating the strategies for maximising the inclusion of people with dementia in qualitative research studies. Dementia 14(6):800–824. ► https://doi.org/10.1177/1471301213512489

Netzwerk Pflegen (Hrsg) (2012) Bausteine.demenz. Handlungswissen für den beruflichen Alltag. Unterstützte Selbsthilfe. ► www.demenz-support.de/Repository/demenz_Bausteine_6-2010.pdf. Zugegriffen: 3. Mai 2018

Nicholls V, Williamson T (o. J.) Dementia-friendly community case studies across Europe. A mapping commissioned by the European Foundations' Initiave on Dementia (EFID). ► http://www.efid.info/wp-content/uploads/2016/06/Collection-of-DFC-case-studies-across-Europe.pdf. Zugegriffen: 5. Apr. 2018

Perenboom RJ, Chorus AM (2003) Measuring participation according to the International Classification of Functioning, Disability and Health (ICF). Disabil Rehabil 25(11–12):577–587. ► https://doi.org/10.1080/0963828031000137081

Pichler B (2016) Alter und Autonomie. In: Bakic J, Diebäcker M, Hammer E (Hrsg) Aktuelle Leitbegriffe der Sozialen Arbeit. Ein kritisches Handbuch, Bd 3. Löcker, Wien, S 7–23

Plunger P, Tatzer V, Heimerl K, Reitinger E (2015) Dementia-friendly pharmacy: a doorway in the community in Vienna and Lower Austria. In: Wegleitner K, Heimerl K, Kellehear A (Hrsg) Compassionate communities: case studies from Britain and Europe. Routledge, London, S 137–152

Reitinger E, Heller A (2010) Ethik im Sorgebereich der Altenhilfe. Care-Beziehungen in organisationsethischen Verständigungsarrangements und Entscheidungsstrukturen. In: Krobath T, Heller A (Hrsg) Ethik organisieren. Handbuch der Organisationsethik. Lambertus, Freiburg i. B., S 737–765

Reitinger E, Pichler B, Egger B, Knoll B, Hofleitner B, Plunger P, Dressel G, Heimerl K (2018) MIT Menschen mit Demenz forschen – ethische Reflexionen einer qualitativen Forschungspraxis zur Mobilität im öffentlichen Raum. [52 Absätze]. FQS 19(3), Art. 19. ► https://doi.org/10.17169/fqs-19.3.3152

Rosenbrock R, Hartung S (2012) Gesundheit und Partizipation. Einführung und Problemaufriss. In: Rosenbrock R, Hartung S (Hrsg) Handbuch Partizipation und Gesundheit. Huber, Bern, S 8–26

Rothe V, Kreutzner G, Gronemeyer R (2015) Im Leben bleiben. Unterwegs zu Demenzfreundlichen Kommunen. transcript, Bielefeld

Schroeter KE (2002) Zur Allodoxie des „erfolgreichen" und „produktiven Alter(n)s". In: Backes GM, Clemens W (Hrsg) Die Zukunft der Soziologie des Alter(n)s. Leske + Budrich, Opladen, S 85–110

SCIE (2018) Participation in development of dementia care. ► https://www.scie.org.uk/dementia/supporting-people-with-dementia/participation-in-development.asp. Zugegriffen: 5. Apr. 2018

SDWG (2013) Core principles for involving people with dementia in research. The University of Edinburgh and the Scottish Dementia Working Group, Edingburgh

Snyder L, Jenkins C, Joosten L (2007) Effectiveness of support groups for people with mild to moderate Alzheimer's disease: an evaluative survey. Am J Alzheimers Dis Other Demen 22(1):14–19. ► https://doi.org/10.1177/1533317506295857

Swaffer K (2014) Dementia: stigma, language, and dementia-friendly. Editorial. Dementia 13(6):709–716. ► https://doi.org/10.1177/1471301214548143

Swaffer K (2015) Nothing about us without us. Dementia Alliance International. ► https://www.dementiaallianceinternational.org/nothing-about-us-without-us/. Zugegriffen: 5. Apr. 2018

Tatzer VC (2017) „Das ist irgendwie mein Ding." Aktivität und Partizipation aus Sicht von Menschen mit mittel-schwerer und schwerer Demenz in der Langzeitpflege. Eine narrative Studie. Dissertation, Alpen-Adria Universität Klagenfurt

Van Gorp B, Vercruysse T (2012) Frames and counter-frames giving meaning to dementia: a framing analysis of media content. Soc Sci Med

74(8):1274–1281. ► https://doi.org/10.1016/j.socscimed.2011.12.045

Van Nes F, Runge U, Jonsson H (2009) One body, three hands and two minds: a case study of the intertwined occupations of an older couple after a stroke. J Occup Sci 16(3):194–202. ► https://doi.org/10.1080/14427591.2009.9686662

von Unger H (2012) Partizipative Gesundheitsforschung: Wer partizipiert woran? [79 Absätze]. FQS 13(1), Art. 7. ► http://nbn-resolving.de/urn:nbn:de:0114-fqs120176

Walser A (2010) Autonomie und Angewiesenheit: ethische Fragen einer relationalen Anthropologie. In: Reitinger E, Beyer S (Hrsg) Geschlechtersensible Hospiz- und Palliativkultur in der Altenhilfe. Mabuse, Frankfurt a. M., S 33–44

WHO (1986) Ottawa Charta der Gesundheitsförderung. WHO-autorisierte Übersetzung: Hildebrandt /Kickbusch auf der Basis von Entwürfen aus der DDR und von Badura sowie Milz. ► http://www.euro.who.int/__data/assets/pdf_file/0006/129534/Ottawa_Charter_G.pdf. Zugegriffen: 14. Apr. 2018

Wißmann P (2017a) Beteiligt werden, beteiligt sein, beteiligt bleiben. In: Demenz Support Stuttgart (Hrsg) Beteiligtsein von Menschen mit Demenz Praxisbeispiele und Impulse. Mabuse, Frankfurt a. M., S 17–36

Wißmann P (2017b) Teilhabe ist kein Geschenk, sondern ein Recht. DEMENZ Das Magazin 30:45–47

Wright MT, von Unger H, Block M (2010) Partizipation der Zielgruppe in der Gesundheitsförderung und Prävention. In: Wright MT (Hrsg) Partizipative Qualitätsentwicklung in der Gesundheitsförderung und Prävention. Huber, Bern, S 35–52

Evaluation von Gesundheitsförderung und Prävention für Menschen mit Demenz

Eva Mir, Andrea Limarutti und Doris Gebhard

D. Gebhard, E. Mir (Hrsg.), *Gesundheitsförderung und Prävention für Menschen mit Demenz*,
https://doi.org/10.1007/978-3-662-58130-8_8

Der Beitrag beleuchtet evaluative Fragestellungen im Rahmen gesundheitsförderlicher und präventiver Interventionen für Menschen mit Demenz über den gesamten Projektzyklus hinweg. So werden Ansätze wie formative, summative oder responsive Evaluation nicht nur im Allgemeinen diskutiert, sondern anhand praktischer Beispiele aus der Gesundheitsförderung für Menschen mit Demenz erläutert. Neben „typischen Outcomes" (kognitive und funktionale Parameter) werden biologische Marker und ressourcenorientierte Outcomes wie etwa Selbstwirksamkeitserwartung kritisch betrachtet. Bislang fehlt in der Evaluationspraxis ein Konsens hinsichtlich der Outcomes, was sich deutlich in der Vielzahl an untersuchten Parametern und der immensen Heterogenität an eingesetzten Messinstrumenten zeigt. Für die Evaluation gesundheitsförderlicher und präventiver Interventionen für Menschen mit Demenz sollte daher alsbald ein Set an Kernoutcomes entwickelt werden.

8.1 Hintergrund

Gesundheitsförderung und Prävention gewinnen aufgrund der Grenzen rein kurativer Versorgung zunehmend an ökonomischer und sozialer Bedeutung (Klotz et al. 2006), sind aber einem hohen Legitimationsdruck ausgesetzt. Ob die konzipierten Interventionen tatsächlich entsprechend Plan umgesetzt werden können, sie im Sinne der postulierten Ziele wirksam sind und ob die Relation aus Kosten und Nutzen vertretbar ist, sind zentrale evaluative Fragen, denen aktuell verstärkt nachgegangen wird. Das trifft auf Gesundheitsförderung und Prävention für ältere Menschen, gar Menschen mit Demenz in besonderem Ausmaß zu. Basierend auf einer reduktionistischen Sichtweise der Lebensphase Alter beziehungsweise der Demenzerkrankungen im Speziellen werden Zweifel an der Sinnhaftigkeit gesundheitsförderlicher und präventiver Maßnahmen geäußert (Garms-Homolová 2008). Auch wenn sich zunehmend Studien mit der Wirksamkeit nicht-pharmakologischer Interventionen für Menschen mit Demenz beschäftigen und positive Ergebnisse präsentieren können (Vilela et al. 2017), gilt es weitere evaluative Nachweise auf profunder methodischer Basis zu stellen und dabei den kontextuellen Herausforderungen bestmöglich zu begegnen. So lässt sich für Demenzerkrankungen im Vergleich zu anderen häufigen Erkrankungen in der Fachliteratur bisher ein geringeres Ausmaß an evidenzbasierten Interventionen finden (Harrison et al. 2016) – ein Manko, das durch verstärkte Evaluationsbemühungen reduziert werden muss.

8.2 Evaluation – allgemeine und spezielle Aspekte im Kontext von gesundheitsförderlichen Interventionen für Menschen mit Demenz

Die Bewertung gesundheitsförderlicher und präventiver Maßnahmen findet im Rahmen von Evaluation statt. Laut Döring und Bortz (2016, S. 977) befasst sich Evaluationsforschung (synonym wissenschaftliche Evaluation, Evaluation) „…mit der wissenschaftlich fundierten Bewertung von Sachverhalten und insbesondere von Interventionsmaßnahmen hinsichtlich verschiedener Bewertungskriterien, etwa Effektivität, Effizienz, Akzeptanz oder Nachhaltigkeit…". Demnach müssen bei der Evaluation von Interventionen für Menschen mit Demenz empirische Forschungsmethoden systematisch eingesetzt werden, um Konzept, Plan und Realisierung der Implementierung oder auch die Wirksamkeit bewerten zu können. Evaluative Bemühungen müssen sich also über den gesamten Projektzyklus – von der Idee bis hin zur Wirkungsfrage und zur nachhaltigen Verankerung – erstrecken. Um die Intervention selbst, aber auch die Evaluation dieser, strategisch planen und umsetzen zu können, wird der Public-Health-Action Cycle (Ruckstuhl et al. 2008) als Instrument empfohlen: Mit seinen vier Phasen 1) Erfassung und Analyse gesundheitlicher Problemlagen, 2) Entwicklung von Interventionsstrategien, 3) Umsetzung dieser Strategien und 4) Prüfen der Akzeptanz und Wirksamkeit bietet er einen gut erprobten und häufig eingesetzten Rahmen für Gesundheitsförderung und Prävention. Obwohl Phase 4 schwerpunktmäßig evaluative Inhalte bearbeitet, finden sich in den anderen Phasen Anknüpfungspunkte für prozessorientierte Bewertung. So wird Evaluation umfassend und über den gesamten Projektablauf hinweg, mit unterschiedlichen Fragestellungen verbunden, bearbeitet: Je nach Zeitpunkt der Evaluation und Evaluationsaspekt kann demnach Konzept-, Prozess- und Ergebnisevaluation unterschieden werden (Döring und Bortz 2016).

Evaluation

Die Evaluation gesundheitsförderlicher und präventiver Interventionen für Menschen mit Demenz beruht auf der systematischen Anwendung von empirischen Forschungsmethoden. Sie soll darauf abzielen, über den gesamten Projektzyklus hinweg, prozess- als auch ergebnisorientiert Projektkonzept, -implementierung, -verankerung und -Rollout (im Setting und darüber hinaus) zu bewerten.

Eine häufig in der Literatur anzutreffende, diese Argumentation untermauernde Unterteilung ist jene von Scriven (1967) in 1) formative Evaluation und 2) summative Evaluation.

Formative Evaluation folgt dem Gedanken der Prozessbegleitung und verschreibt sich einer kontinuierlichen Qualitätsentwicklung, ganz im Sinne von Optimierung. Sollte sich etwa im Zuge der Implementierung eines Gesundheitsförderungsprojekts für Menschen mit Demenz zeigen, dass es Mängel hinsichtlich der Konzipierung gegeben hat und wichtige Rahmenbedingungen nicht bedacht worden sind, dann wird im Rahmen formativer Evaluation sofort gegengesteuert. Stellt sich beispielsweise heraus, dass die Teilnahme an der Intervention viel geringer ausfällt als erwartet, müssen die Gründe exploriert und beseitigt werden (z. B. fehlende Terminabstimmungen, fehlende Aufforderung zur Teilnahme vonseiten der Betreuenden…). Hier gilt es mit den potenziellen Nutzern und Stakeholdern in Kontakt zu treten und dialogbetont die Verbesserungspotenziale der Intervention zu erkennen und zu nutzen; die Verknüpfung mit dem Partizipationsgedanken (vgl. ► Kap. 7) wird hier klar ersichtlich (Bär 2013). Verbesserungen werden unter Nutzung von Rückkopplungen zwischen Evaluatoren und Interventionsbeteiligten vorgenommen, wobei häufig qualitative Forschungsmethoden zum Einsatz kommen (Döring und Bortz 2016).

Ein Beispiel zur Illustration: Im Rahmen der Implementierung eines Bewegungsprogramms für Menschen mit Demenz im Setting Pflegeheim werden nach Realisierung der ersten sechs Bewegungseinheiten Interviews mit den Menschen mit Demenz geführt und die Trainingsprotokolle der Durchführenden analysiert. Dieses Vorgehen zielt darauf ab, im Prozess über das Bewegungskonzept an sich zu reflektieren und spezielle Aspekte (z. B. Machbarkeit, Zufriedenheit mit dem Bewegungsprogramm) zu beleuchten. Die Ergebnisse werden genutzt, um direkt Veränderungen vorzunehmen: So könnten die Interviews etwa ergeben, dass sich die Menschen mit Demenz mehr Bewegungseinheiten im Freien wünschen, da sie gerade diese besonders wertschätzen. Das sollte zu einer kritischen Betrachtung des Bewegungsprogrammes und zu einer verstärkten Outdoor-Ausrichtung führen, zumal die positiven Wirkungen von Natur im Rahmen von Gesundheitsförderung und Prävention gut belegt sind (vgl. ► Kap. 13). Die Analyse der Trainingsprotokolle, erstellt von den Durchführenden, könnte ergänzend zeigen, dass die Übungen nicht hinreichend auf die Bedürfnisse von Teilnehmenden, die rollstuhlmobil sind, abgestimmt sind. Hier gilt es dann die Übungen hinsichtlich ihrer Angemessenheit für unterschiedliche Mobilitätsniveaus zu prüfen und sogleich anzupassen.

Summative Evaluation hingegen möchte das Ergebnis, den Outcome, bewerten und verfolgt einen hohen Objektivitätsanspruch; Legitimations- und Kontrollfunktion stehen im Mittelpunkt, was potenziell mit den Gedanken partizipativer Ansätze konfligieren kann (Bär 2013). Es soll eine zusammenfassende Bewertung abgegeben werden, die häufig Entscheidungsfunktion hat und etwa für die Weiterführung einer Intervention ausschlaggebend ist (Döring und Bortz 2016). Vordergründig untersucht wird dabei die Wirksamkeit unter Einsatz quantitativer Methoden, wobei randomisierte kontrollierte Studien und Metaanalysen als Norm gelten (Abma 2005). Der Wert einer gesundheitsförderlichen Intervention kann allerdings nicht nur an deren Wirksamkeit festgemacht werden (Evans 2003): Auch wenn sich eine Intervention als effektiv erweist, ist ihr Wert zu hinterfragen, sollte es Probleme hinsichtlich der Angemessenheit oder Machbarkeit geben. Hier gilt es vor allem die Sichtweisen unterschiedlicher Stakeholder und der Nutzer zu betrachten, was den Einsatz anderer methodischer Ansätze nötig macht. So konnten etwa Øksnebjerg et al. (2018) zeigen, dass Menschen mit Demenz Feedback zu Interventionen in qualitativer Form geben wollen, weshalb Mixed-Methods (Tashakkori und Teddlie 2010) im Rahmen der Evaluation zu empfehlen sind.

> **In der Evaluation gesundheitsförderlicher und präventiver Interventionen für Menschen mit Demenz sind randomisierte kontrollierte Studien und Metaanalysen der Standard zur Wirksamkeitsprüfung. Aspekte wie Angemessenheit oder Machbarkeit sind aber anhand weiterer methodischer Ansätze zu beurteilen.**

Ein Beispiel zur Illustration: Eine Intervention zur Bewegungsförderung für Menschen mit Demenz im Pflegeheim wird summativ evaluiert und es lassen sich positive Veränderungen hinsichtlich der Kraft und funktionalen Mobilität belegen. Zur Umsetzung der Intervention wurden in den Häusern, die an der Intervention teilgenommen haben, moderne Fitnessgeräte (z. B. Beinpressen und Laufbänder) in einem eigens dafür vorgesehenen Raum aufgestellt und Sportwissenschaftler haben die Bewegungseinheiten angeleitet. Folgende Fragen stellen sich dann unter anderem zur Machbarkeit:

- Wie soll nun die Intervention nachhaltig verankert und auch in anderen Häusern umgesetzt werden?
- Kann sich denn tatsächlich jedes Pflegeheim die Geräte leisten und hat einen Raum für diese zur Verfügung?
- Wer soll die Bewegungseinheiten zukünftig anleiten? Externe Sportwissenschaftler, die es ebenso zu bezahlen gilt?
- Ist die Intervention denn auch bei anderen Zielgruppen, etwa bei zu Hause lebenden Menschen mit Demenz, anwendbar und welche Problemlagen zeigen sich bei der Umsetzung in einem anderen Setting?

Betrachtet man die Angemessenheit, so gilt es etwa folgende Fragen zu untersuchen:

- Wie gefällt eigentlich den Menschen mit Demenz das Training im pflegeheimeigenen „Fitnesscenter"?
- Entspricht die Intervention ihren Bewegungsvorlieben und wollen Menschen mit Demenz tatsächlich in einem solchen Umfeld trainieren?
- Haben denn die im Rahmen der Evaluation berücksichtigten Aspekte Kraft und funktionale Mobilität zentrale Bedeutung für die Zielgruppe oder wünschen sich Menschen mit Demenz ganz andere Effekte von derartigen Interventionen?

Ein interessanter Ansatz zur Bewertung gesundheitsförderlicher Interventionen, der viele der hier gestellten Fragen avisieren kann, ist die sogenannte **responsive Evaluation,** vorgestellt von Stake (1975). Responsive

Evaluation zielt darauf ab 1) menschliches Verhalten zu verstehen, 2) holistisches Denken zu fördern, 3) kontextuelle Informationen anzubieten und 4) die Perspektive der Zielgruppe einzubinden (Abma 2005): Demnach geht es nicht (nur) darum, quantitative „Goldstandards“ in Form von randomisierten kontrollierten Studien und Metaanalysen zur Evidenzbasierung heranzuziehen, sondern qualitativ orientierte Evidenzen zur Effektivität von Interventionen zu generieren. Das Einbeziehen unterschiedlicher Stakeholder und der Nutzer von Anbeginn an, indem deren Ansichten und mit der Intervention verbundene Ziele multimethodal gesammelt werden und die Ergebnisse rückgespiegelt und diskutiert werden, ist im Rahmen responsiver Evaluation zentral; die Stakeholder und Nutzer werden als aktive und gleichberechtigte Partner im Evaluationsprozess gesehen, das Evaluationsdesign entsteht in der gemeinsamen Diskussion, wodurch ein hohes Ausmaß an Flexibilität gewährleistet ist (Abma 2005). Responsive Evaluation arbeitet formativ; sollte sich etwa ein anfangs definierter Outcome im Verlauf als inadäquat herausstellen, kann dies jederzeit angepasst bzw. verändert werden. Zudem zeigt sich eine klare Verbindung responsiver Evaluation mit dem Partizipationsgedanken der Gesundheitsförderung (vgl. ► Kap. 7). Die Stimme der Menschen mit Demenz im Rahmen der Konzipierung und Umsetzung von Evaluation nicht nur zu hören, sondern in der Realisierung zu berücksichtigen, folgt dem Positionspapier von Alzheimer Europe zur Einbindung von Menschen mit Demenz in Demenzforschung (Gove et al. 2018): Das Einbeziehen von Patienten und Öffentlichkeit (patient and public involvement, PPI) wird dort als Rahmen vorgeschlagen; Herausforderungen, die sich dadurch ergeben, sind unter anderem die Realisierung einer partnerschaftlichen Teilhabe von Menschen mit Demenz, die Schaffung gleichberechtigter Beteiligungsmöglichkeiten oder auch die Berücksichtigung unterschiedlicher Schweregrade von Demenz – Aspekte, die im Rahmen der Evaluation von gesundheitsförderlichen Interventionen für und mit Menschen mit Demenz auf jeden Fall berücksichtigt werden müssen.

Eine Möglichkeit, um Menschen mit Demenz zur aktiven Teilhabe an der Zielformulierung und Evaluation im Rahmen von Interventionen der Gesundheitsförderung und Prävention aktiv zu befähigen, bietet Goal Attainment Scaling (GAS). GAS wurde ursprünglich bereits vor gut 50 Jahren von Kiresuk und Sherman entwickelt, um Interventionen aus dem Bereich der psychischen Gesundheit aus der Perspektive der Patienten zu evaluieren (Kiresuk und Sherman 1968). Schaefer und Kolip (2010) haben die 4 Anwendungsschritte der Methode im Kontext der Gesundheitsförderung beschrieben: 1) Formulierung eines konkreten und messbaren Zieles, 2) Festlegung von Indikatoren zur Bestimmung der Zielerreichung, 3) pro Indikator wird eine 5-stufige Skala formuliert, in deren Zentrum das erwartete Ergebnis steht (0 = erwartetes Ergebnis). Davon ausgehend werden jeweils 2 Stufen nach unten (−1 = weniger als erwartet; −2 = viel weniger als erwartet) und 2 nach oben (1 = mehr als erwartet; 2 = viel mehr als erwartet) definiert. 4) Die Bewertung der Zielerreichung erfolgt zu einem in der Skala festgelegten Zeitpunkt, z. B. nach einer Intervention.

Zwar existieren bislang nur einige wenige Pilotstudien, in denen Goal Attainment Scaling bereits mit Menschen mit Demenz durchgeführt wurde, diese deuten jedoch auf eine gute Anwendbarkeit des Instrument mit dieser Zielgruppe hin (Bouwens et al. 2008; Chew et al. 2015). Kritisch ist hierbei allerdings anzumerken, dass in allen bisherigen Studien lediglich der Schritt der Zielfestlegung von der Zielgruppe selbst durchgeführt wurde, die Bewertung der Zielerreichung erfolgte jedoch ausschließlich aus der Perspektive der Forschenden. Wünschenswert wäre somit für den zukünftigen Einsatz von GAS im Rahmen der partizipativen Zieldefinition und -evaluation mit der Zielgruppe der Menschen mit Demenz das Durchlaufen des gesamten GAS-Prozesses.

8.3 Outcomes von gesundheitsförderlichen Interventionen für Menschen mit Demenz und deren Messung

Wie bereits ausgeführt, steht bei der Evaluation von Interventionen für Menschen mit Demenz der Outcome, also das Ergebnis, im Zentrum des Interesses. Dabei gilt es im ersten Schritt zu klären, welches Ergebnis beziehungsweise welche Ergebnisse die Intervention erreichen soll. Dies ist eng verknüpft mit den Interventionszielen, die in der Phase der Konzipierung festzulegen sind. Es muss kritisch hinterfragt werden, wer die Ziele beziehungsweise evaluationsrelevanten Ergebnisse definiert. Unterschiedliche Stakeholder, die Nutzer selbst und die Evaluatoren können hier sich ergänzende, aber auch konfligierende Ansichten vertreten, welche exploriert und berücksichtigt werden müssen (Abma 2005).

8

Ein Beispiel zur Illustration: In einem Pflegeheim soll eine gruppenbasierte Intervention zur Bewegungsförderung umgesetzt und evaluiert werden. Im Rahmen der Interventionskonzeption werden Demenzforscher, im Pflegeheim Tätige, Angehörige und Menschen mit Demenz bei der Zielformulierung und weiteren Festlegung der Outcomes für die Evaluation eingebunden. Aus Sicht der Demenzforscher sind kognitive und bewegungsbezogene Aspekte (z. B. Beweglichkeit) zentral, die im Pflegeheim Tätigen wünschen sich aufgrund der Intervention weniger Unruhe und Aggressivität, den Menschen mit Demenz ist vor allem Spaß an der Sache und das Gefühl, etwas Sinnhaftes zu machen, wichtig; die Angehörigen hingegen erwarten sich vor allem mehr soziale Eingebundenheit und eine aktivierende Atmosphäre durch die Intervention. Die Pflegeheimleitung will zudem eine wirtschaftliche Intervention haben, deren Kosten in einem vertretbaren Verhältnis zu dem Nutzen stehen, um damit bei politischen Entscheidungsträgern punkten zu können. Sollte sich die gruppenbasierte Intervention zur Bewegungsförderung als wirksam herausstellen, sieht die Pflegeheimleitung zudem ein großes Potenzial im zukünftigen Werbewert hinsichtlich der Gewinnung neuer Bewohner.

Aus dem Beispiel wird trotz verkürzter Darstellung ersichtlich, wie unterschiedlich die individuellen Erwartungen an eine Intervention sein können und dass diese in der Ziel- und Ergebnisformulierung unbedingt berücksichtigt werden müssen.

> **Interventionsziele und damit verknüpfte Evaluations-Outcomes müssen mehrperspektivisch definiert werden, um die unterschiedlichen Erwartungen (Evaluatoren, Stakeholder, Menschen mit Demenz) berücksichtigen zu können.**

Wurden für die Evaluation, bestenfalls partizipativ und responsiv, die Ergebnisse beziehungsweise Outcomes definiert, gilt es Merkmale zu deren Erfassung zu definieren und durch adäquate Methoden und Messinstrumente zu erheben (Döring und Bortz 2016). Aktuell gibt es in der Fachliteratur einen breiten Diskurs zu der Frage, welche Outcomes und welche darauf abgestimmten Messinstrumente zur Evaluierung von Interventionen für Menschen mit Demenz zum Einsatz kommen sollen.

So haben etwa Webster et al. (2017) erste, evidenzbasierte Empfehlungen zu Kernoutcomes und deren Messung für krankheitsmodifizierende Interventionen bei leichten bis mittelgradigen Demenzerkrankungen entwickelt. Diese beruhen nicht nur auf einem systematischen Review pharmakologischer Interventionsstudien, sondern auch die Sichtweisen von Menschen mit Demenz und Angehörigen wurden durch Fokusgruppeninterviews erhoben; im Rahmen einer Konsenskonferenz mit Demenzforschern und Projektbeteiligten wurde auf Basis der gesammelten Erkenntnisse über die Kernoutcomes und Empfehlungen zu deren Messung entschieden. So klassifizieren die Autoren mögliche, in demenzbezogenen Interventionsstudien zum Einsatz kommende Outcomes wie folgt:

- kognitive Outcomes,
- neuropsychiatrische Outcomes,
- Lebensqualität,
- Aktivitäten des täglichen Lebens (activities of daily living, ADL),
- biologische Marker sowie
- globale Outcomes.

Kognitive Outcomes, etwa gemessen mittels Mini-Mental State Examination (MMSE, Folstein et al. 1975), und biologische Marker, gemessen mittels serieller struktureller Magnetresonanztomographie (MRT), werden dabei als Kernoutcomes und Messinstrumente der Wahl angesehen; die weiteren Bereiche werden als wichtig, aber nicht essenziell erachtet und sollten abhängig von den Studienzielen in Betracht gezogen werden (Webster et al. 2017). Messinstrumente zur Lebensqualität (vgl. ► Kap. 6) und zu den ADL werden von dem Autorenteam als zu wenig sensitiv erachtet, weshalb sie interventionsbezogene Veränderungen nicht hinreichend abbilden können. Bossers et al. (2012) haben sich in einem systematischen Review im Speziellen mit der Erfassung kognitiver und physischer Leistung bei Menschen mit Demenz im Rahmen von Interventionsstudien beschäftigt: Der MMSE ist demnach der am häufigsten eingesetzte kognitive Test mit guter Reliabilität und Validität, allerdings weist er eine geringe Änderungssensitivität auf und ist demnach für Veränderungsmessungen im Rahmen der Evaluation von gesundheitsförderlichen Interventionen für Menschen mit Demenz nicht empfehlenswert. Das steht im Widerspruch zu der Empfehlung von Webster et al. (2017).

Hinsichtlich der biologischen Marker beziehungsweise Biomarker ist man sowohl bezogen auf (differential-)diagnostische Aspekte der Demenzerkrankungen als auch auf deren Verlaufsbeobachtung mit einem höchst dynamischen und in stetiger Weiterentwicklung befindlichen Forschungsfeld konfrontiert (vgl. ► Kap. 2). Besonderes Augenmerk wird dabei auf die Biomarker-basierte Demenzprädiktion gelegt, um bereits präklinisch, im Sinne der Sekundärprävention, Interventionen an die Betroffenen bringen zu können (Wiltfang et al. 2016). So bieten etwa Olsson und Kollegen (2016) eine Metaanalyse zu Biomarkern bei Alzheimer und MCI (mild cognitive impairment) an und zeigen die Vielfalt an blut- und liquorbasierten Biomarkern auf, die sich im Krankheitsverlauf und bereits davor verändern: CSF, Aβ42, T-tau, P-tau und NFL sowie der blutbasierte Biomarker Plasma T-tau können demnach besonders gut zwischen Patienten mit Alzheimer und Kontrollpersonen unterscheiden und werden daher für die klinische Praxis und Forschung empfohlen. Neben diesen sogenannten „fluid markers" (Liquor, Blut) spielen bildgebungsbasierte Marker in der aktuellen Diskussion eine große Rolle, wobei vor allem mittels MRT und Positronenemissionstomographie (PET) gearbeitet wird (Fliessbach und Schneider 2018) und die Bildgebung zur diagnostischen Sicherheit, Prognose sowie zur Unterstützung der therapeutischen Entscheidungsfindung eingesetzt wird (Sakretz et al. 2014). Livingston et al. (2017) sehen in Biomarkern eine Verbesserung in der Alzheimerdiagnostik und ein Potenzial für Outcomes in klinischen Studien, verorten allerding noch großen Forschungsbedarf, um Empfehlungen zur Auswahl aussprechen zu können oder auch standardmäßigen Gebrauch nahezulegen.

Patienten, An- und Zugehörige fragen zunehmend den Einsatz von Biomarkern im Rahmen des diagnostischen Prozesses nach, um Sicherheit zu erlangen (Kilimann et al. 2017). Demgegenüber stehen die europäischen Gesundheitssysteme, die die anfallenden Kosten nicht (zur Gänze) übernehmen; hier gilt es zukünftig die klinische Nützlichkeit der Biomarker, etwa im Rahmen der Verbesserung pharmakologischer und nichtpharmakologischer Interventionen nachzuweisen (Frisoni und Hansson 2016). Dazu müssen Biomarker verstärkt Einzug in die Evaluation der Interventionen halten und sich dort – auf Metaebene – als nützliche Outcomes etablieren. Im Falle gesundheitsförderlicher und präventiver Interventionen für Menschen mit Demenz bedeutet dies, dass innerhalb der Projekte eine entsprechende Expertise und Erhebungsmöglichkeiten vorhanden sein müssen, um Biomarker als potenzielle Outcomes überhaupt berücksichtigen zu können. Das führt unweigerlich zu der Frage der Umsetzbarkeit und Finanzierbarkeit.

Olsson et al. (2016) weisen aber auch auf die Tatsache hin, dass eine klinisch diagnostizierte Alzheimererkrankung keine Garantie für eine post mortem nachweisbare Alzheimerpathologie darstellt beziehungsweise dass „normale" Kognition keine Garantie für die Abwesenheit einer Alzheimerpathologie im Gehirn ist (vgl. ► Kap. 19).

Anhand der Aktivitäten des täglichen Lebens (ADL) kann weiter die Komplexität und der fehlende Konsens in der Outcome-Diskussion dargestellt werden. Hier gilt es 1) die grundlegenden, selbstversorgerischen Aktivitäten des täglichen Lebens (basic activities of daily living, BADL) wie sich Waschen oder Anziehen von den 2) instrumentellen Aktivitäten des täglichen Lebens (instrumental activities of daily living, IADL), abgebildet in komplexeren Tätigkeiten wie Kochen, zu unterscheiden. Während im Falle demenzieller Erkrankungen BADL lange Zeit erhalten bleiben können, sind zielgerichtete, komplexe Handlungen in Form der IADL wesentlich in der diagnostischen Abklärung früher Demenzen (Sikkes und de Rotrou 2014). Sikkes et al. (2009) weisen in ihrem systematischen Review zur Erfassung von IADL bei Menschen mit Demenz auf die Bedeutung der IADL-Erfassung zur Verlaufsbeurteilung hin, kritisieren allerdings die Qualität der verfügbaren Messinstrumente: Demnach sind die psychometrischen Eigenschaften unzureichend untersucht und Empfehlungen für ein Messinstrument können nur schwer abgegeben werden. Manche Instrumente messen eine Kombination aus (lang erhaltenen und damit wenig aussagekräftigen) BADL und (zu einem frühen Krankheitsstadium beeinträchtigten) IADL, manche fokussieren kognitive Funktionen und andere sind mehr auf Performanz ausgerichtet (Sikkes und de Rotrou 2014). Die Ergebnisse der Evaluation gesundheitsförderlicher Interventionen für Menschen mit Demenz können abhängig von derartigen Aspekten stark variieren. Das heißt in anderen Worten, dass die tatsächlichen Effekte der Interventionen überlagert sind von messtheoretischen und -praktischen Problemlagen. Hinzu kommen Unterschiede, die auf die Messmethode rückgeführt werden können: Der in frühen Demenzstadien als valide geltende Selbstbericht, der am häufigsten zum Einsatz kommende Fremdbericht durch An- und Zugehörige oder professionell Betreuende und die zeitaufwendigen performanzbasierten Verfahren, die tiefe Einblicke in das reale Funktionsniveau erlauben, werden in diesem Zusammenhang diskutiert, wobei ein klarer Konsens fehlt (Sikkes und de Rotrou 2014).

Wie aus den angeführten Beispielen ersichtlich scheint die aktuelle Forschungslandschaft von einem Konsens hinsichtlich Outcomes und angemessener Messinstrumente noch weit entfernt zu sein. Die Definition eines sogenannten „Core Outcome Sets (COS)" für die Evaluation gesundheitsförderlicher Interventionen für Menschen mit Demenz ist dringend nötig, um die Forschungsqualität und die Vergleichbarkeit zu verbessern.

Die Evaluation gesundheitsförderlicher Interventionen für Menschen mit Demenz weist eine große Vielfalt hinsichtlich der Outcomes und der angewandten Messinstrumente auf. Konsens kreieren, Heterogenität minimieren – so muss Vergleichbarkeit und Forschungsqualität erhöht werden.

Um die Frage nach dem „Core Outcome Set" beantworten zu können, gilt es unter anderem die gängige Praxis zu beleuchten: Welche Outcomes werden demnach aktuell berücksichtigt und wo bestehen blinde Flecken? So haben etwa Harrison et al. (2016) die Outcomes von Interventionsstudien, durchgeführt bei Menschen mit Demenz oder Menschen mit leichter kognitiver Beeinträchtigung (MCI) im Zeitraum von 2004 bis 2014 analysiert: Kognitive Outcomes waren am häufigsten berichtet (70 %), die ADL wurden von nicht einmal einem Drittel der eingeschlossenen Arbeiten berücksichtigt (29 %), lediglich 26 % aller Studien integrierten die Messung kognitiver und funktionaler Parameter. Lebensqualität (13 %) und Stimmung (22 %) wurden seltener als Outcomes gewählt, wobei eine Häufung in aktuelleren Studien beobachtet werden konnte. Insgesamt betrachtet zeigte sich eine große Heterogenität in Hinblick auf die Messinstrumente, deren Benennung beziehungsweise Beschreibung, was die bereits beschriebenen Einschränkungen in der Vergleichbarkeit nach sich zieht. Auch Øksnebjerg et al. (2018) fanden bei den Evaluationsoutcomes psychosozialer Interventionen für Menschen mit Demenz traditionellerweise eine Fokussierung auf kognitive und funktionelle Einschränkungen sowie Symptome, die die Schwere der demenzbezogenen Verluste abbilden. Biomarker haben hingegen noch nicht Einzug gehalten.

In der Evaluation von Interventionen für Menschen mit Demenz werden traditionellerweise defizitorientierte Outcomes wie kognitive und funktionelle Einschränkungen eingesetzt.

Wenn Demenzerkrankungen allerdings aus ressourcenorientierter Sicht betrachtet werden sollen, was ja letztendlich den zentralen Auftrag der Gesundheitsförderung ausmacht, so gilt es gewiss andere beziehungsweise weitere Outcomes heranzuziehen. Stellt man nämlich die positiven, individuellen Charakteristika oder auch individuelle Fähigkeiten und Fertigkeiten in den Vordergrund, so folgt dies nicht nur einem modernen, positiven Verständnis von Gesundheit, sondern berücksichtigt auch die subjektive Realität durch die Betrachtung des Wohlbefindens von Menschen mit Demenz (Wirtz et al. 2018). Gut leben mit Demenz oder auch Wohlbefinden von Menschen mit Demenz stehen in engem Zusammenhang mit dem Feld der Positiven Psychologie (PP) und so ist es nur naheliegend, Outcomes aus ihren theoretischen Rahmenwerken zu nutzen. Stoner et al. (2015) zeigen allerdings ein Manko an entsprechenden Messinstrumenten für Menschen mit Demenz auf: In ihrem Review zu PP-Outcomes bieten sie eine Zusammenschau an Instrumenten, die bei chronisch kranken Menschen, Menschen mit traumatischen Hirnschädigungen und älteren Menschen Anwendung finden, diskutieren deren Übertragbarkeit auf Menschen mit Demenz und weisen auf die Notwendigkeit von Instrument(weiter)entwicklungen hin. Besonders hervorgestrichen wird die Bedeutung der Selbstwirksamkeitserwartung und das Fehlen entsprechender Erhebungsinstrumente für Menschen mit Demenz (Stoner et al. 2015). Dies ist von besonderer Relevanz, will man gesundheitsbezogene Verhaltensweisen und deren Veränderung auf dem Hintergrund sozial-kognitiver Theorien und Modelle im Rahmen gesundheitsförderlicher und präventiver Interventionen untersuchen (vgl. ► Kap. 5). Vielversprechend ist die Entwicklung demenzspezifischer Instrumenten zur Erhebung von positiv intonierten Aspekten wie Hoffnung, Resilienz und Unabhängigkeit (Stoner et al. 2017). Hier gilt es allerdings die kulturelle Passung für den deutschsprachigen Raum sowie die psychometrischen Eigenschaften zu prüfen (vgl. ► Kap. 10), um dann eine potenzielle Anwendung im Rahmen der Evaluation gesundheitsförderlicher und präventiver Interventionen für Menschen mit Demenz in Betracht zu ziehen.

Auch eine europaweite Konsultation von Menschen mit Demenz im Rahmen von Fokusgruppeninterviews unterstreicht die Bedeutung von PP-Outcomes (Øksnebjerg et al. 2018): Fragt man nämlich die Betroffenen selbst und folgt damit dem Ruf nach Partizipation (vgl. ► Kap. 7), so sollen psychosoziale Interventionen für Menschen mit Demenz soziale Teilhabe, Freude, Selbstwert und Identität fördern; Vertrauen in sich selbst und ein Gefühl der Kontrolle zu haben ist für Menschen mit Demenz weit bedeutender als die Betrachtung kognitiver und funktionaler

Fähigkeiten per se. Dies gilt es also zukünftig entsprechend in den Interventionskonzepten sowie den Evaluations-Outcomes abzubilden.

Ressourcenorientierte Outcomes aus der Positiven Psychologie finden aufgrund fehlender Messinstrumente zu wenig oder gar keine Berücksichtigung. Hier muss die Gesundheitsförderung verstärkt an deren Entwicklung, speziell für Menschen mit Demenz, arbeiten und für deren Nutzung plädieren.

Neben personenbezogenen, ressourcenorientierten Outcomes wird es zukünftig auch von Nöten sein, verstärktes Augenmerk auf personelle und finanzielle Ressourcen zu legen – Aspekte, die im Rahmen ökonomischer Evaluation von zentraler Bedeutung sind. Dubas-Jakóbczyk et al. (2017) zeigen, dass in der Gesundheitsförderung und Prävention für ältere Menschen qualitativ hochwertige **ökonomische Evaluation** sehr selten und am ehesten im Bereich Sturzprohylaxe anzutreffen ist. Laut der Autorengruppe ergeben sich unter anderem die folgenden Probleme: 1) Die meisten Studien beziehen sich in den Analysen lediglich auf die Kosten, die im Gesundheitssystem entstehen und bringen nicht – wie von Gesundheitsförderung gefordert – eine gesamtgesellschaftliche Perspektive ein. 2) Die Zusammensetzung der berichteten Kosten der evaluierten Interventionen bleibt häufig unklar, wodurch die Vergleichbarkeit stark eingeschränkt ist. 3) Zumeist wird in der Evaluation nur ein Zeithorizont von einem Jahr berücksichtigt, wodurch langfristige Effekte nicht betrachtet werden können. 4) Für Interventionen zu weiteren Gesundheitsproblemen wie Demenzerkrankungen, die gerade im Alter nachweislich zu hoher ökonomischer Last führen, lässt sich bislang ein Manko an ökonomischer Evaluation feststellen. 5) Die Kosteneffektivität gesundheitsförderlicher und präventiver Interventionen ist im Allgemeinen stark kontextabhängig, wodurch die Generalisierbarkeit der Ergebnisse kritisch hinterfragt werden muss.

8

Ökonomische Evaluation gesundheitsförderlicher und präventiver Interventionen für Menschen mit Demenz findet noch (zu) selten statt. Die Identifikation, Messung, Bewertung und der Vergleich von Kosten und Konsequenzen unterschiedlicher Interventionen müssen zukünftig mehr Berücksichtigung finden.

Nachdem das bislang stark kurativ geprägte Gesundheitssystem zunehmend unter finanziellen Engpässen leidet, können gerade Ergebnisse ökonomischer Evaluationen zukünftig schlagend für die Ressourcenverteilung vonseiten der Entscheidungsträger sein (Huter et al. 2016). Dann wird deren Realisierung trotz aller damit verbundenen Probleme für Gesundheitsförderung und Prävention für Menschen mit Demenz unabdingbar werden.

8.4 Fazit – Problemlagen und Handlungsfelder der Zukunft

Die Evaluation gesundheitsförderlicher und präventiver Interventionen für Menschen mit Demenz ist mit zahlreichen Problemlagen, die sich im Allgemeinen aber auch spezifisch für Menschen mit Demenz zeigen, konfrontiert. Diese gilt es zukünftig zu beseitigen beziehungsweise zu minimieren, was sich in den folgenden zentralen Handlungsfeldern abbilden lässt:

- **Outcomes und Messinstrumente:** Im Rahmen der Evaluation gesundheitsförderlicher Interventionen für Menschen mit Demenz kommen eine Vielzahl an unterschiedlichen Outcomes und Messinstrumenten zum Einsatz, was die Vergleichbarkeit der Ergebnisse erschwert (Bossers et al. 2012). Hier gilt es zukünftig Heterogenität zu minimieren und Konsens zu erhöhen. Die evidenzbasierte Entwicklung von sogenannten „Core Outcome Sets" stellt hier einen vielversprechenden Weg dar; so arbeiten etwa Harding et al. (2018) im Rahmen der COMET-Initiative an der Entwicklung eines solchen Sets für nicht-pharmakologische Interventionen für zu Hause lebende Menschen mit Demenz.

- **Evaluationsdesign:** Die Evaluation gesundheitsförderlicher Interventionen für Menschen mit Demenz muss einem holistischen Ansatz folgen, der formative und summative Elemente vereint, in Abhängigkeit von der jeweiligen Fragestellung angemessene Methoden wählt und im Sinne der Mixed Methods vereint.
- **Partizipation in der Evaluation:** Die Outcome-Festlegung muss mehrperspektivisch erfolgen, sodass die Sichtweisen von bedeutsamen Stakeholdern, Evaluatoren und den Nutzern abgebildet sind; letztere werden noch nicht hinreichend in die Gestaltung gesundheitsförderlicher Interventionen an sich und deren Evaluation im Speziellen eingebunden. Wenn Menschen mit Demenz an diesen Prozessen partizipieren, dann sind dies zumeist Personen, die an den Interventionen teilnehmen. Es sollten in weiterer Folge aber auch jene eingebunden werden, die nicht teilnehmen, da sich diese Personengruppe möglicherweise andere, bislang unberücksichtigte Outcomes wünscht (Øksnebjerg et al. 2018).
- **Demenzschweregrade:** Die Bestimmung von Outcomes und entsprechenden Messinstrumenten erfolgt bisweilen vor allem für Menschen mit leichter bis mittelgradiger Demenz. Hier bedarf es eingehender Forschung für Menschen mit schweren Demenzformen, um eine adäquate Grundlage für die Evaluation gesundheitsförderlicher Interventionen für diese spezielle Zielgruppe sicherstellen zu können.
- **Änderungssensitivität und Psychometrie:** Gerade in frühen Demenzstadien vollziehen sich Veränderungen schleichend und subtil; demnach sind in diesem Kontext höchst sensitive Messinstrumente von Nöten (Webster et al. 2017), um mögliche Effekte gesundheitsförderlicher Interventionen nachzeichnen zu können. Hier bedarf es der (weiteren) Überprüfung psychometrischer Qualitäten bereits existenter Messinstrumente beziehungsweise müssen neue Instrumente entwickelt und überprüft werden.
- **Biomarker:** Biomarker haben das Potenzial, in der Evaluation gesundheitsförderlicher und präventiver Interventionen für Menschen mit Demenz ergänzende Standard-Outcomes zu werden. Hier bedarf es eingehender Forschung zu der Frage, welche Biomarker zu diesem Zweck besonders geeignet sind und in weiterer Folge einer breiten Anwendung und Überprüfung als Evaluations-Outcome.
- **Ressourcenorientierung in der Evaluation:** Positive Konstrukte wie Selbstwert oder Kontrollerleben, die aus Sicht der Menschen mit Demenz bedeutsame Outcomes von Interventionen darstellen, werden bisher in Evaluationen nicht hinreichend berücksichtigt (Øksnebjerg et al. 2018). Hier müssen „neue Outcomes" und entsprechende demenzspezifische Messinstrumente entwickelt werden. Diese positive, ressourcenorientierte Wende in der Evaluation von Interventionen für Menschen mit Demenz folgt dem Grundgedanken der Gesundheitsförderung. Gerade die Gesundheitsförderung kann einen wesentlichen Beitrag zu diesem Handlungsfeld leisten.
- **Kosten und Konsequenzen:** Gesundheitsförderliche und präventive Interventionen für Menschen mit Demenz werden sich zukünftig verstärkt ökonomischen Fragen stellen und diese mittels evaluativer Befunde beantworten müssen.

Literatur

Abma TA (2005) Responsive evaluation: its meaning and special contribution to health promotion. Eval Prog Plan 28(3):279–289. ▶ https://doi.org/10.1016/j.evalprogplan.2005.04.003

Bär G (2013) Wissenschaftliche Begleitung, formative Evaluation und partizipative Forschung. Präv Gesundheitsf 8(3):155–162. ▶ https://doi.org/10.1007/s11553-013-0397-y

Bossers WJR, van der Woude LH, Boersma F, Scherder EJ, van Heuvelen MJ (2012) Recommended measures for the assessment of cognitive and physical performance in older patients with dementia: a systematic review. Dement Geriatr Cogn Dis Extra 2(1):589–609. ► https://doi.org/10.1159/000345038

Bouwens SF, van Heugten CM, Verhey FR (2008) Review of goal attainment scaling as a useful outcome measure in psychogeriatric patients with cognitive disorders. Dement Geriatr Cogn Disord 26(6):528–540. ► https://doi.org/10.1159/000178757

Chew J, Chong M-S, Fong Y-L, Tay L (2015) Outcomes of a multimodal cognitive and physical rehabilitation program for persons with mild dementia and their caregivers: a goal-oriented approach. Clin Interv Aging 10:1687–1694. ► https://doi.org/10.2147/CIA.S93914

Döring N, Bortz J (2016) Forschungsmethoden und Evaluation in den Sozial- und Humanwissenschaften. Springer, Berlin

Dubas-Jakóbczyk K, Kocot E, Kissimova-Skarbek K et al (2017) Economic evaluation of health promotion and primary prevention actions for older people – a systematic review. Eur J Public Health 27(4):670–679. ► https://doi.org/10.1093/eurpub/ckx030

Evans D (2003) Hierarchy of evidence: a framework for ranking evidence evaluating healthcare interventions. J Clin Nurs 12:77–84

Fliessbach K, Schneider A (2018) Biomarker-basierte Diagnostik der Alzheimer-Krankheit. Nervenarzt 89:345–358. ► https://doi.org/10.1007/s00115-018-0488-2

Folstein MF, Folstein SE, McHugh PR (1975) "Mini-Mental-State": a practical method for grading the cognitive state of patients for the clinician. J Psych Res 12:189–198

Frisoni GB, Hansson O (2016) Clinical validity of CSF biomarkers for Alzheimer's disease: necessary indeed, but sufficient? Lancet Neurol 15(7):650–651. ► https://doi.org/10.1016/S1474-4422(16)30040-0

Garms-Homolová V (2008) Prävention bei Hochbetagten. In: Kuhlmey AJ, Schaeffer D (Hrsg) Alter, Gesundheit und Krankheit. Huber, Bern, S 263–275

Gove D, Diaz-Ponce A, Georges J et al (2018) Alzheimer Europe's position on involving people with dementia in research through PPI (patient and public involvement). Aging Ment Health 22(6):723–729. ► https://doi.org/10.1080/13607863.2017.1317334

Harding AJE, Morbey H, Ahmed F et al (2018) Developing a core outcome set for people living with dementia at home in their neighbourhoods and communities: study protocol for use in the evaluation of non-pharmacological community-based health and social care interventions. Trials 19(1):247. ► https://doi.org/10.1186/s13063-018-2584-9

Harrison JK, Noel-Storr AH, Demeyere N et al (2016) Outcomes measures in a decade of dementia and mild cognitive impairment trials. Alzheimers Res Ther 8(1):48. ► https://doi.org/10.1186/s13195-016-0216-8

Huter K, Kocot E, Kissimova-Skarbek K et al (2016) Economic evaluation of health promotion for older people-methodological problems and challenges. BMC Health Serv Res 16(5):328–479. ► https://doi.org/10.1186/s12913-016-1519-y

Kilimann I, Thyrian JR, Hoffmann W, Teipel SJ (2017) Translation of imaging biomarkers from clinical research to healthcare. Z Gerontol Geriatr 50(Suppl 2):84–88. ► https://doi.org/10.1007/s00391-017-1225-3

Kiresuk TJ, Sherman RE (1968) Goal attainment scaling: a general method for evaluating comprehensive community mental health programs. Community Ment Health J 4(6):443–453. ► https://doi.org/10.1007/BF01530764

Klotz T, Haisch J, Hurrelmann K (2006) Prävention und Gesundheitsförderung: Ziel ist anhaltend hohe Lebensqualität. Dtsch Arztebl 103(10):A606–A609

Livingston G, Sommerlad A, Vasiliki O et al (2017) Dementia prevention, intervention, and care. Lancet 390(10113):2673–2734. ► https://doi.org/10.1016/S0140-6736(17)31363-6

Øksnebjerg L, Diaz-Ponce A, Gove D et al (2018) Towards capturing meaningful outcomes for people with dementia in psychosocial intervention research: a pan-European consultation. Health Expect 21(6):1056–1065. ► https://doi.org/10.1111/hex.12799

Olsson B, Lautner R, Andreasson U et al (2016) CSF and blood biomarkers for the diagnosis of Alzheimer's disease: a systematic review and meta-analysis. Lancet Neurol 15(7):673–684. ► https://doi.org/10.1016/S1474-4422(16)00070-3

Ruckstuhl B, Somaini B, Twisselmann W (2008) Förderung der Qualität in Gesundheitsprojekten. Der Public Health Action Cycle als Arbeitsinstrument. ► https://www.quint-essenz.ch/de/files/Foerderung_der_Qualitaet.pdf. Zugegriffen: 6. Nov. 2018

Sakretz M, Kurth J, Teipel S, Krause BJ (2014) Welche bildgebenden Verfahren sind in der Demenzdiagnostik sinnvoll? DNP 15(10):38–45

Schaefer I, Kolip P (2010) Unterstützung der Qualitätsentwicklung mit Goal Attainment Scaling (GAS). Erfahrungen mit der Anwendung von Zielerreichungsskalen in der Gesundheitsförderung. Prävention 3:66–69

Scriven M (1967) The methodology of evaluation. In: Tyler R, Gagne R, Scriven M (Hrsg) Perspectives of curriculum evaluation. AERA monograph series on curriculum evaluation, Bd 1. Rand McNally & Company, Chicago, S 39–83

Sikkes SAM, de Rotrou J (2014) A qualitative review of instrumental activities of daily living in dementia: what's cooking? Neurodegener Dis Manag 4(5):393–400. ▶ https://doi.org/10.2217/nmt.14.24

Sikkes SAM, de Lange-de ESM, Pijnenburg YA, Scheltens P, Uitdehaag BM (2009) A systematic review of instrumental activities of daily living scales in dementia: room for improvement. J Neurol Neurosurg Psychiatry 80(1):7–12. ▶ https://doi.org/10.1136/jnnp.2008.155838

Stake RE (1975) To evaluate an arts program. In: Stake RE (Hrsg) Evaluating the arts in education: a responsive approach. Merril, Ohio, S 13–31

Stoner CR, Orrell M, Spector A (2015) Review of positive psychology outcome measures for chronic illness, traumatic brain injury and older adults: adaptability in dementia? Dement Geriatr Cogn Disord 40(5–6):340–357. ▶ https://doi.org/10.1159/000439044

Stoner CR, Orrell M, Long M, Csipke E, Spector A (2017) The development and preliminary psychometric properties of two positive psychology outcome measures for people with dementia: the PPOM and the EID-Q. BMC Geriatr 17:72. ▶ https://doi.org/10.1186/s12877-017-0468-6

Tashakkori A, Teddlie C (2010) Handbook of mixed methods in social and behavioral research. Sage, London

Vilela VC, Pacheco RL, Latorra COC, Pachito CV, Riera R (2017) What do Cochrane systematic reviews say about non-pharmacological interventions for treating cognitive decline and dementia? Sao Paulo Med J 135:3. ▶ https://doi.org/10.1590/1516-3180.2017.0092060617

Webster L, Groskreutz D, Grinbergs-Saull A et al (2017) Core outcome measures for interventions to prevent or slow the progress of dementia for people living with mild to moderate dementia: systematic review and consensus recommendations. PLoS ONE 12(6):e0179521. ▶ https://doi.org/10.1371/journal.pone.0179521

Wiltfang J, Lewczuk P, Otto M (2016) Biomarker bei Demenzen und anderen neurodegenerativen Erkrankungen. Nervenarzt 87(12):1305–1309. ▶ https://doi.org/10.1007/s00115-016-0238-2

Wirtz MA, Kohlmann C-W, Salewski C (2018) Gesundheitsförderung und Prävention – die psychologische Perspektive. In: Kohlmann C-W, Salewski C, Wirtz MA (Hrsg) Psychologie in der Gesundheitsförderung. Hogrefe, Bern, S 13–27

Interventionen

Inhaltsverzeichnis

Ernährung und Demenz

Annemarie Perl und Regina Roller-Wirnsberger

D. Gebhard, E. Mir (Hrsg.), *Gesundheitsförderung und Prävention für Menschen mit Demenz*,
https://doi.org/10.1007/978-3-662-58130-8_9

Aufgrund der steigenden Anzahl von Menschen mit Demenz, ist ein Verständnis für eine angemessene Unterstützung ihrer Ernährungsbedürfnisse unerlässlich. Es gibt eine wachsende Evidenzgrundlage für anwendbare und wirksame Interventionen aus mehreren unterschiedlichen Bereichen. Dazu gehören unter anderem Veränderungen der Essumgebung, Änderungen an den angebotenen Lebensmitteln, die Bereitstellung von Nährstoffsupplementen und Aus- und Weiterbildungen für Fachpersonal und pflegende Angehörige. Studien zeigen, dass damit der Mangelernährung – einem der größten ernährungsbezogenen Risiken bei demenziellen Erkrankungen – und dem kognitiven Abbau mit entsprechenden Maßnahmen entgegengewirkt werden kann. Um für die Praxis anwendbare Interventionen zu entdecken, werden im folgenden Kapitel diese ernährungsspezifischen Maßnahmen beschrieben und kritisch bewertet.

9.1 Ernährungsbezogene Veränderungen und Herausforderungen bei Demenz

Der inzwischen hinlänglich bekannte demografische Wandel und die damit einhergehende Hochaltrigkeit der Bevölkerung stellen die Gesellschaft, insbesondere den Bereich der Gesundheitsversorgung, vor große Herausforderungen. Denn mit zunehmendem Alter steigt das Risiko an einer Form der Demenz zu erkranken (siehe ▶ Kap. 2). Dabei gilt anzumerken, dass nicht nur im Rahmen einer Demenzerkrankung, sondern generell mit zunehmendem Alter, physiologische Veränderungen in Bezug auf die Körperzusammensetzung und das Ernährungsverhalten auftreten können. Auch diese haben eine Auswirkung auf die Nahrungszufuhr, die Leistungsfähigkeit und gehen oft mit gesundheitlichen Einbußen einher (Haupt 2013). Im Laufe des Lebens verändert sich die Zusammensetzung des Körpers und die Funktion seiner Organe, je nach Alter und Gesundheitszustand, gravierend. Der Wassergehalt im Körper sowie die Knochen- und Muskelmasse nehmen ab, während der Körperfettgehalt zunimmt. Zudem verlangsamt sich der Stoffwechsel und die körperliche Betätigung nimmt meist aufgrund von eingeschränkter Beweglichkeit und durch diverse Erkrankungen ab. Dies begünstigt zusätzlich den Muskelabbau und senkt den Energiebedarf für Muskelarbeit (Bauer 2011; Pleyer und Raidl 2018).

Grundsätzlich vermindert sich der Gesamtenergiebedarf im Alter zunehmend. Trotz des generell niedrigeren Energiebedarfs bleibt der Bedarf an Mineralstoffen und Vitaminen aber gleich oder kann durch diverse Einflüsse wie Medikamenteneinnahme sogar erhöht sein (Bauer 2011; Pleyer und Raidl 2018). Darüber hinaus sind Appetit und Durst in höheren Lebensabschnitten meist niedriger ausgeprägt als in früheren Lebensabschnitten. Der multifaktoriell bedingte, physiologische Verlust des Appetits oder des Verlangens nach Nahrung werden auch unter dem Begriff Altersanorexie zusammengefasst (Morley 2010, 2012). Davon betroffen sind etwa 20 % der älteren Menschen, wobei bei Männern mit ca. 30 % ein größerer Rückgang in der Nahrungsaufnahme zu verzeichnen ist als bei Frauen mit ca. 20 % (Morley 2010, 2012). Es wird allgemein davon ausgegangen, dass die abnehmenden Sinneswahrnehmungen von Geruch, Geschmack und Sehen ganz wesentlich zu dieser sogenannten Altersanorexie beitragen.

Nicht zuletzt unterliegt auch die soziale Situation altersbedingten Veränderungen. Da die Ernährung wichtige soziale Funktionen erfüllt und wesentlich durch die Lebens- und Versorgungssituation beeinflusst wird, müssen auch soziale Aspekte bei der Ernährung älterer Menschen berücksichtigt werden. Dies bedeutet, dass der Verlust des Partners, generell Einsamkeit und soziale Isolation sowie die Wohnsituation, die finanzielle Situation und der Bildungsstatus den Ernährungszustand beeinflussen können (Haupt 2013; Pleyer und Raidl 2018). Des Weiteren können körperliche Einschränkungen sowie diverse Erkrankungen zu einem Selbstversorgungsdefizit führen. Hiermit ist die Unfähigkeit selbst Nahrungsmittel zu besorgen und zuzubereiten gemeint. Die betroffenen Senioren sind daher auf die Hilfe anderer angewiesen (Haupt 2013; Pleyer und Raidl 2018).

Durch eine Demenzerkrankung (siehe ► Kap. 2) ergeben sich zusätzlich – zu den vorher genannten Altersveränderungen – einige Besonderheiten in Bezug auf die Verpflegung von Menschen mit Demenz (Volkert et al. 2015). Es existieren etliche Anzeichen und spezifische Demenzsymptome, die üblicherweise in kognitive und nicht-kognitive Symptome unterteilt werden. Deren Auftreten ist von mehreren Faktoren abhängig, wie zum Beispiel davon welche Gehirnareale betroffen sind bzw. um welchen Schweregrad (leichte, mittelschwere oder schwere Demenz) es sich bei der Erkrankung handelt (Sandilyan und Dening 2015). Diese Symptome können einen enormen Einfluss auf das individuelle Ess- und Trinkverhalten und somit auf den Ernährungsstaus der Betroffenen nehmen und führen früher oder später zu Ernährungsproblemen (Volkert et al. 2016). Entsprechend der Symptomatik und dem Krankheitsverlauf ändern sich die Erfordernisse einer demenzgerechten Betreuung und Pflege daher permanent.

Ein prioritäres Ernährungsproblem tritt bei Menschen mit Demenz häufig bereits bis zu zehn Jahre vor der Diagnosestellung in Erscheinung. Es handelt sich hierbei um den ungewollten Gewichtsverlust (Johnson et al. 2006; Stewart et al. 2005). Auch nach dem Zeitpunkt der Diagnosestellung verlieren Menschen mit Demenz etwa viermal so viel Körpergewicht wie gleichaltrige Menschen ohne Demenz (Wirth und Sieber 2011; Wirth et al. 2007). Die hier zugrunde liegenden Mechanismen sind weitgehend unklar. Vermutet werden jedoch morphologische Veränderungen neuronaler Strukturen und inflammatorische Prozesse, die sich negativ auf den Appetit auswirken (Albanese et al. 2013; Gillette-Guyonnet et al. 2007; Stewart et al. 2005). Auch eine Verbindung zur präklinisch vorliegenden Riechstörung sowie zur oft präklinisch nachweisbaren depressiven Störung werden als Ursache für eine reduzierte Essmenge und einem Gewichtsverlust vermutet (Wirth und Sieber 2011). Studien belegen, dass bei bis zu 40 % der an Alzheimer-Demenz erkrankten Menschen im leichten bis mittelschwerem Demenzstadion, unabhängig von der Wohnsituation, ein ungewollter Gewichtsverlust vorliegt (Gillette-Guyonnet et al. 2000; Stewart et al. 2005). Eine verminderte Nahrungsaufnahme sowie ungewollter, fortschreitender Gewichtsverlust sind typische Begleiterscheinungen einer Alzheimer-Demenz und erhöhen massiv das Risiko für Mangelernährung (Gillette-Guyonnet et al. 2007). Der Begriff Mangelernährung umfasst Mangelzustände (z. B. Energie- und/oder Nährstoffmangel), die entweder durch unzureichende Nahrungsaufnahme, ungenügende Resorption oder Verdauungsleistung, erhöhten Eiweißabbau oder Entzündungen sowie krankheitsbedingt entstehen. Definiert und diagnostiziert wird Mangelernährung anhand der kürzlich publizierten GLIM (Global Leadership Initiative on Malnutrition) Kriterien. Die fünf Kriterien, anhand derer Mangelernährung diagnostiziert wird, unterteilen sich in phänotypische (unfreiwilliger Gewichtsverlust, niedriger BMI und reduzierte Muskelmasse) und ätiologische (reduzierte Nahrungsaufnahme oder Verwertung und Krankheitsgeschehen/Entzündungen) Merkmale (Cederholm et al. 2018).

Die nachlassende Gedächtnisleistung und Orientierung im Anfangsstadium der Demenz tragen dazu bei, dass Probleme beim Einkaufen gehen sowie bei der Aufbewahrung und Zubereitung von Lebensmitteln entstehen. Menschen mit Demenz können vergessen zu essen und zu trinken. Sie erinnern sich nicht mehr wann, was und wie viel sie gegessen haben und verlieren die Fähigkeit sich auf Mahlzeiten zu konzentrieren (Amella et al. 2008). Weiters können Veränderungen des Geschmackes zu einer Änderung der Vorlieben und zu einer einseitigen Lebensmittelauswahl führen (Brook 2014; Volkert et al.

2015). Das Gefühl von Hunger und Sättigung kann im Verlauf der Krankheit verloren gehen. So kommt es vor, dass manche Menschen mit Demenz ständig Hunger haben. Andere wiederum fühlen sich dauerhaft satt. Das führt dazu, dass entweder ohne Pause gegessen oder das Essen mit der Begründung abgelehnt wird, dass gerade schon gegessen wurde (Grohmann 2013; Bausch et al. 2014).

Mit der Progression der Krankheit in ein mittelschweres Demenzstadium treten eine veränderte Wahrnehmung und ein Verlust von sozialen Fähigkeiten auf. Wie bereits zuvor beschrieben, lassen die einzelnen Sinne auch bei Menschen mit Demenz zunehmend nach. Dadurch können Getränke und Speisen von den Betroffenen als giftig empfunden und abgelehnt werden. Zudem können Ängste zur Entwicklung von Wahnvorstellungen führen und wiederum zur Nahrungsverweigerung beitragen. Oder es führt dazu, dass nicht verzehrbare Gegenstände in den Mund genommen und gegessen werden (Brook 2014). Ein angemessenes Tischverhalten und die Fähigkeit mit Tischnachbarn und betreuenden Personen zu kommunizieren gehen verloren oder sind nur noch teilweise möglich. Daraus können soziale Isolation und Depressionen resultieren, wodurch die Betroffenen nicht mehr essen und trinken möchten. Dies äußert sich oft auch durch ablehnendes oder gar aggressives Verhalten gegenüber den betreuenden Personen. Die Betreffenden werfen mit Besteck oder stoßen Essen bzw. die Hand der unterstützenden Person weg (Bausch et al. 2014; Brook 2014; Grohmann 2013).

Mit fortschreitender Erkrankung und Beginn einer schweren Demenz zeigt sich ein Verlust von Alltagsfähigkeiten. Der Verlust von alltäglichen Fähigkeiten wie der Umgang mit Besteck kann dazu führen, dass die Nahrungsaufnahme eingeschränkt wird (Ahmed et al. 2016). Die sogenannte Apraxie oder auch Agnosie bedingen unter anderem, dass Menschen mit Demenz das Geschirr nicht mehr benutzen können, den Schluckakt nicht mehr in Gang bringen können, das Essen nicht beachten oder gar nicht erst zu Essen beginnen. Als Apraxie bezeichnet man eine angeborene oder z. B. durch eine Demenzerkrankung erworbene neurologische Bewegungsstörung, bei welcher der Patient unfähig ist, erlernte bzw. willkürlich zielgerichtete Bewegungen durchzuführen, obwohl die motorische Funktion intakt ist. Etwa zwei Drittel der Alzheimerdemenzerkrankten sind von so einer Bewegungsstörung (vor allem an den oberen Extremitäten) betroffen (Coslett 2018; Park 2017). Agnosien sind wiederum Störungen des Erkennens trotz funktionierender Sinnesfunktionen. Die häufigste Form ist die visuelle Agnosie. Die betroffenen Patienten sehen Gegenstände und Bilder und können eventuell sogar Einzelheiten ihres Aussehens beschreiben, aber sie erkennen nicht, was sie darstellen sollen. Auch dies kommt bei etwa zwei Drittel der Alzheimerdemenzerkrankten vor (Coslett 2018). Weiters können Menschen mit Demenz einen starken Bewegungsdrang verspüren, der mit innerer Unruhe verbunden ist. Dies äußert sich in Lauftendenzen oder bei Bettlägerigen in dauerhaft unruhigen Bewegungen. Je nach Ausprägung kommt es dabei zu einem erhöhten Energiebedarf, der bei einer adäquaten Versorgung berücksichtigt werden muss. Darüber hinaus können der Bewegungsdrang und die Unruhe dazu führen, dass die Betroffenen nicht bei Tisch sitzen bleiben können und sich leicht vom Essen ablenken lassen (Amella et al. 2008). Schluckbeschwerden und die damit verbundene Gefahr der Aspiration treten häufig im fortgeschrittenen Stadium der Erkrankung auf. Durch die Angst sich zu Verschlucken und aufgrund des Kraftaktes zu dem die Nahrungsaufnahme wird, nimmt die Freude am Essen und Trinken ab. Dies kann wiederum zur völligen Nahrungsablehnung führen und trägt damit zu Gewichtsverlust und Mangelernährung bei (Bausch et al. 2014; Grohmann 2013; Volkert et al. 2015). Die Prävalenz für Schluckbeschwerden variiert von 13 % bis 57 % je nach Demenzerkrankung. Es wird geschätzt, dass 53 % der

Tab. 9.1 Symptome, die im Verlauf einer Demenzerkrankung die Ernährung beeinträchtigen können. (Nach Volkert 2017)

Demenzstadium	Symptome
Präklinisch und früh	– Geruchs- und Geschmackstörung – Ungewollter Gewichtsverlust
Leicht bis mäßig	– Aufmerksamkeitsstörung – Beeinträchtige Planungs- und Handlungsfähigkeit (Einkaufen, Essenszubereitung) – Beeinträchtigte Entscheidungsfindung (verlangsamte Lebensmittelauswahl, Unterbrechung der Mahlzeiten)
Mäßig bis schwer	– Apraxie, Behinderung beim Essen – Wahrnehmungsstörungen, Agnosie – Verhaltensprobleme (Umherwandern, gestörtes Essverhalten) – Oropharyngeale Dysphagie
Schwer	– Essen wird abgelehnt

Pflegeheimbewohner mit Demenz Probleme und Beschwerden beim Schlucken haben (Alagiakrishnan et al. 2013). 68 % davon sind von stiller Aspiration betroffen (Garon et al. 2009). Typische Anzeichen für Schluckbeschwerden sind häufiges Husten, Schwierigkeiten beim Kauen, Ansammeln von Nahrung in der Mundhöhle usw. Trotz wachsender Zahl von Menschen mit Demenz, die unter Schluckbeschwerden leiden, gibt es noch sehr wenige Studien, die sich dem Management dieser Beeinträchtigung widmen (Alagiakrishnan et al. 2013).

All diese Faktoren verstärken Appetitlosigkeit und eine eingeschränkte Nahrungszufuhr und erhöhen bei jedem Menschen mit Demenz die Wahrscheinlichkeit, irgendwann im Verlauf seiner Erkrankung eine Mangelernährung zu entwickeln (Wirth und Sieber 2011). Daher ist es besonders wichtig Ernährungsprobleme frühzeitig zu erkennen. Hier kommt dem Umfeld wie Angehörigen, Freunden, Nachbarn und Betreuungspersonen eine zentrale Rolle in der Erkennung von Warnsignalen zu (Haupt 2013; Volkert et al. 2016). In Tab. 9.1 soll nochmals ein vereinfachter Überblick über die typisch ernährungsspezifischen Demenzsymptome in den jeweiligen Krankheitsstadien gegeben werden.

Unterschiedlichste Faktoren begünstigen bei Menschen mit Demenz im Verlauf ihrer Erkrankung eine Mangelernährung und einen ungewollten Gewichtsverlust. Daher ist es besonders wichtig Ernährungsprobleme frühzeitig zu erkennen und entsprechende Gegenmaßnahmen einzuleiten.

Während die Ursachen für den vorzeitig einsetzenden, ungewollten Gewichtsverlust noch unzureichend belegt sind, geht aus der Literatur eindeutig hervor, dass die Demenz und ihre zuvor beschriebenen spezifischen Krankheitssymptome die häufigsten Ursachen für den fortschreitenden Gewichtsverlust und eine Mangelernährung im Alter sind (Wirth und Sieber 2011). Zahlreiche klinische Studien beschreiben, dass die Prävalenz der Mangelernährung bzw. des Risikos für Mangelernährung bei Menschen mit Demenz erhöht ist. Mangelernährung definiert sich anhand der bereits zuvor beschriebenen GLIM Kriterien. Das Mini Nutritional Assessment (MNA) ist ein geeignetes Erhebungsinstrument, um auch ältere Personen (>65 J.) mit manifester Mangelernährung bzw. einem Risiko für die Entwicklung einer Mangelernährung zu identifizieren. Anhand von zwölf Fragen (zu maximal 30 Punkten) werden die Personen in die Kategorien „Normaler Ernährungszustand", „Risiko für Mangelernährung" und „Mangelernährung" eingeteilt. Ab 23,5 bis 17 Punkten liegen bereits Ursachen, die zur Entwicklung einer Mangelernährung führen könnten, vor. Es besteht daher ein „Risiko für Mangelernährung" und Maßnahmen zur Vermeidung sollten ehestmöglich eingeleitet werden. Ab weniger als 17 Punkten handelt es sich bereits definitiv um Mangelernährung und gegensteuernde Maßnahmen sollten unmittelbar gesetzt werden (Vellas et al. 2006).

Je nach Demenzstadium, Gesundheits- und Versorgungssituation (zu Hause oder im Pflegeheim lebend) und je nach verwendeter Definition von Mangelernährung und eingesetztem Messinstrument, liegen international große Schwankungen der Prävalenzraten von 9 % bis 85 % vor (Guigoz 2006a; Reuther et al. 2013). Guigoz zum Beispiel beschreibt anhand von zehn Studien, in denen das Risiko für Mangelernährung sowie eine bestehende Mangelernährung mit dem Mini Nutritional Assessment (MNA) erhoben wurde, eine Risikoprävalenz von durchschnittlich 44 % bei einer Spanne von 19 % bis 87 % sowie eine Mangelernährungsprävalenz von 15 % bei einer Spanne von 0 % bis 62 % (2006a). Weitere europäische Studien beschreiben wiederum eine Spanne von 14 % bis 80 % bzgl. Mangelernährungsrisiko bei noch selbstständig lebenden Alzheimer-Demenz Patienten sowie eine Spanne von 0 % bis 9 % bzgl. einer Mangelernährung (Droogsma et al. 2015). Droogsma et al. zeigen mit ihrer Studie auf, dass einer von sieben neu diagnostizierten Alzheimer-Demenz Patienten bereits ein Risiko für Mangelernährung aufweist (2013).

Ausreichend belegt sind heute hingegen die Auswirkungen des Gewichtsverlusts und der damit oft verbundenen Mangelernährung auf Menschen mit Demenz und deren betreuendes Umfeld. Ein ungewollter Gewichtsverlust und ein schlechter Ernährungsstatus gehen mit Verlust an Muskelmasse und daher verbunden mit der Abnahme von Muskelkraft einher. Mangelernährung verstärkt den fortschreitenden kognitiven Abbau, führt zu Verschlechterung der Gesamtprognose und des Krankheitsverlaufes bei Menschen mit Demenz (Soto et al. 2012). Weiters führt Mangelernährung zu schlechterer Lebensqualität (Rasheed und Woods 2013), vermehrter Hilfsbedürftigkeit aufgrund von erhöhtem Sturzrisiko und verringerter körperlicher Aktivität, erhöhtem Wund- und Infektionsrisiko, zu längeren Krankenhausaufenthalten, erhöhter Wiederaufnahme in Krankenhäuser und erhöhter Mortalität. Dies bringt erhöhten Mehraufwand und Kosten für die Gesundheitssysteme mit sich (Agarwal 2013; Chapman 2011; Miller und Wolfe 2008). Verglichen mit gleichaltrigen Personen ohne Demenz, deren Hospitalisationsrate aufgrund von Mangelernährung und Dehydration bei ca. 1–3 % liegt, werden Menschen mit Demenz dagegen etwa zehnmal so oft aufgrund von Mangelernährung etc. in Krankenhäuser aufgenommen (Natalwala et al. 2008; Toot et al. 2013). Auch das betreuende Umfeld (Fachpersonen sowie Angehörige) werden damit vor zusätzliche physische, psychische und finanzielle Herausforderungen gestellt (Gustavsson et al. 2011; Pinquart und Sörensen 2003). Besonders zu Hause lebende Frauen mit Demenz sind einem erhöhten Risiko für Mangelernährung ausgesetzt. Da männliche pflegende Angehörige meist aufgrund fehlender Kochkünste und mangelnden Ernährungswissens besonders überfordert mit einer adäquaten Ernährungsversorgung sind (Agarwal 2013; Fjellström et al. 2010).

Dies sollte Anlass genug sein, um effektive Ernährungsstrategien bei der Versorgung von Menschen mit Demenz zu implementieren. Geeignete Maßnahmen, welche zum Erhalt von Gesundheit, Funktionalität und möglichst langer Selbstständigkeit beitragen, sollen in den nachfolgenden Abschnitten genauer betrachtet werden.

Die Prävalenzen bzgl. Mangelernährung bei Demenz schwanken je nach Demenzstadium, Gesundheits- und Lebenssituation international erheblich.

Ausreichend belegt sind hingegen die negativen Auswirkungen des Gewichtsverlusts sowie der Mangelernährung auf Menschen mit Demenz und deren betreuendes Umfeld.

9.2 Gesundheitsfördernde und präventive Maßnahmen in der Ernährungsversorgung bei Menschen mit Demenz

Ernährungstherapie geht bei Menschen mit Demenz weit über reine Ernährungsmaßnahmen hinaus und umfasst ein breites Spektrum verschiedener Maßnahmen, die alle zu einer adäquaten Nahrungs- und Flüssigkeitsaufnahme beitragen können. Um auf den persönlichen Bedarf und die Bedürfnisse der Zusammensetzung und Darstellung von Speisen für Menschen mit Demenz eingehen zu können, ist ein hohes Maß an Aufmerksamkeit, Beobachtung und Einfühlungsvermögen wichtig. Eine individuelle und tagesaktuelle Betrachtung ist dabei entscheidend, da sich das Verhalten und die Fähigkeiten täglich ändern können. Folgende Maßnahmen können hierbei nützlich und wirksam sein:

- **Umgebungsbezogene Modifikationen**

Umgebungsbezogene Faktoren spielen eine äußerst wichtige Rolle bei der Sicherstellung der Ernährungsversorgung. Dies beginnt bereits bei der Essraumgestaltung. Aus der Literatur geht eindeutig hervor, dass vor allem kleinere, gut beleuchtete und in familiärem Ambiente eingerichtete Essräume zu einer Verbesserung des Ernährungsstatus beitragen. Von Vorteil erweist sich auch ein Speisesaal in unmittelbarer Nähe zur Küche, da dies auch im häuslichen Umfeld der Fall ist. Die Nahrungsaufnahme und der Appetit werden durch Geräusche und durch Düfte aus der Küche unterstützt, weil hierbei alle Sinne angeregt werden (Brush et al. 2002; Herke et al. 2018; Reed et al. 2005; Timlin und Rysenbry 2010). Timlin und Rysenbry (2010) beschreiben weiters, dass es für Menschen mit Demenz aufgrund ihrer Desorientiertheit besonders wichtig ist, dass Essräume auch wie solche aussehen sollten (ansprechendes Geschirr, Tischdekoration, Tischtücher) und nur zum Einnehmen der Mahlzeiten genutzt werden sollten. Brooke und Ojo (2015) weisen in ihrer Übersichtsarbeit darauf hin, dass farbenfrohes (vor allem blaues und rotes) Geschirr sehr wirksam ist, um einen Kontrast zwischen Essen und Tisch herzustellen. Dies erleichtert das Erkennen von Speisen für Menschen mit Demenz. Speisesäle sollten außerdem eine gemütliche und ansprechende Atmosphäre bieten, um den Betroffenen eine ruhige, entspannte und ungestörte Mahlzeit zu ermöglichen. Da sich Menschen mit Demenz nur schwer auf das Essen konzentrieren können, ist es wichtig, dass laute Hintergrundgeräusche und Ablenkung durch Fernseher und laute Musik weitgehendst vermieden werden (Brush et al. 2002; Reed et al. 2005; Timlin und Rysenbry 2010).

Einen weiteren Einfluss auf die Nahrungsaufnahme hat auch die Routine, in welcher die Mahlzeiten gereicht werden. Neben den regelmäßigen Hauptmahlzeiten sollten auch Zwischenmahlzeiten bei Bedarf auch zu ungewöhnlichen Tageszeiten verfügbar sein (Herke et al. 2018; Volkert et al. 2015). So erweist sich auch ein Schöpfsystem am Tisch effektiver, als wenn Mahlzeiten fertig am Tablett gereicht werden. Ein Schöpfsystem gleicht vielmehr einer Esssituation wie sie früher in der häuslichen Umgebung stattgefunden hat. Die Betroffenen haben so besser die Möglichkeit die von ihnen bevorzugten Speisen und Portionsgrößen zu wählen. Es steigert zudem die Wahrscheinlichkeit einer höheren Nahrungszufuhr, wenn Menschen mit Demenz individuell lange brauchen dürfen, um ihre Mahlzeit einzunehmen (Herke et al. 2018; Nijs et al. 2006a, b). Für Senioren, die nicht mehr angemessen mit Besteck umgehen können, ist auch Fingerfood eine gute Alternative. Kleine Portionen, die mit den Fingern gegriffen und gegessen werden können, fördern die Selbstständigkeit, regen die Sinne an und können zum Essen motivieren (Abdelhamid et al. 2016). Die Küche muss sich hierbei intensiv mit der Zubereitung der ein bis zwei Bissen großen und dennoch vollwertigen Kost auseinandersetzen. Menschen mit Bewegungsdrang können ihre Mahlzeiten auch im Gehen zu sich nehmen, was auch als „Eat by walking" bezeichnet wird. Dies eignet sich hervorragend, um trotz Lauftendenzen und der Unfähigkeit Speisen in Ruhe am Tisch einnehmen zu können, den hohen Energie-Nährstoffbedarf zu kompensieren. Idealerweise können „Imbiss-Stationen" eingerichtet werden, an denen sich die Senioren während des Gehens mit Fingerfood oder Getränken bedienen können. Hierbei sollte natürlich besonderes Augenmerk auf Hygiene und die Umsetzbarkeit gelegt werden (Bausch et al. 2014; Grohmann 2013; Volkert et al. 2015).

Nicht zuletzt sind auch die Gesellschaft (andere Pflegeheimbewohner, Angehörige, Pflegepersonal) und die Stimmung bei Tisch bedeutsam für eine ausreichende Essmenge. Die Nahrungsaufnahme sollte auf jeden Fall durch angemessene pflegerische Maßnahmen wie Hilfe beim Essen und Trinken, Kleinschneiden der Speisen, verbale Aufforderung zum Essen, angenehme Umgebung, wenn möglich in Gesellschaft bei Tisch und genügend Zeit unterstützt werden. Studien belegen, dass fehlende Unterstützung beim Essen bei Menschen mit Demenz definitiv mit einer geringen Nahrungsaufnahme einhergeht (Lin et al. 2010). Besonders im fortgeschrittenen Stadium der Erkrankung ist die Qualität der Interaktion zwischen Patienten und Betreuungsperson während der Mahlzeiten besonders wichtig und beeinflusst die Essensmenge positiv. Besonders positive Effekte wurden berichtet, wenn Menschen mit fortgeschrittener Demenz immer von derselben Person Essensunterstützung erhielten (Volkert et al. 2015).

▪ Direkte ernährungsbezogene Modifikationen

Da bis dato noch keine evidenzbasierten Empfehlungen zur Einhaltung einer bestimmten Diät vorliegen, gelten für die Ernährung von Menschen mit Demenz keine krankheitsspezifischen Besonderheiten, sondern dieselben Ernährungsempfehlungen und ernährungstherapeutischen Grundsätze wie für ältere Menschen ohne Demenz (Volkert et al. 2015). Eine ausreichende Trinkmenge ist für Menschen mit Demenz ebenfalls wichtig, da eine zu geringe Flüssigkeitszufuhr zu Verwirrtheit führt, was die Symptome der Demenz weiter verstärkt. Zudem sollen veraltete und restriktive Diätvorschriften vermieden bzw. aufgelockert werden, da hierfür kein relevanter Nutzen bei älteren Menschen belegt ist. Auch eine generelle Supplementierung einzelner Nährstoffe – welche z. B. in der Mediterranen Diät häufig vorkommen – ohne zugrundeliegenden Mangel, im Hinblick auf eine präventive Wirkung oder Korrektur des kognitiven Abbaus wird aufgrund unzureichender Evidenz nicht empfohlen (Alzheimer's Disease International 2014; Volkert et al. 2016).

Um dem Risiko einer Mangelernährung bei Menschen mit Demenz entgegenzuwirken, sollen Mahlzeiten und Zwischenmahlzeiten, regelmäßig angeboten werden, abwechslungsreich und optisch schön angerichtet werden sowie den individuellen Vorlieben und Abneigungen entsprechen. Weiters sollen sie hinsichtlich Portionsgröße, Konsistenz, Geschmack, Verträglichkeit und Energie- und Nährstoffgehalt den jeweiligen Bedürfnissen angepasst werden. Eine persönliche Ess- und Trinkbiografie kann die früheren und aktuellen Essgewohnheiten der Senioren erfassen und kann dabei helfen individuelle Speisenvorlieben und Gewohnheiten anzubieten. Wichtig ist, die Biografie soll regelmäßig evaluiert werden und erstellt werden bevor die verbale Fähigkeit verloren geht (Reuther 2013). Auch bei der

Lebensmittelauswahl sollte stets auf kontrastreiche und kräftige Farben geachtet werden. Wenn eine Nahrungsaufnahme durch normale Lebensmittel nicht mehr bedarfsdeckend ist, soll eine Anreicherung mit Energie und Nährstoffen wie Eiweiß erfolgen. Hierzu eignen sich normale Lebensmittel wie Butter, Öle, Käse oder Honig oder jeweilige Nährstoffkonzentrate (z. B. Eiweißpulver und Maltodextrin) (Ödlund Olin et al. 2003; Smoliner et al. 2008). Mehrere Studien belegen, dass eine individuelle Anpassung der Lebensmittel und Mahlzeiten und das Anreichern der Speisen eine positive Auswirkung auf die Essmenge und das Körpergewicht haben (Biernacki und Barratt 2001; Keller et al. 2003).

Besteht dennoch ein Defizit in der Zufuhr empfiehlt sich der Einsatz von Trinknahrungen, um die Komplikationsrisiken einer Mangelernährung abzuwenden. Um die Compliance der Betroffenen zu verbessern, ist es wichtig verschiedene Geschmacksrichtungen anzubieten. Eventuell ist Hilfe beim Öffnen, Trinken oder das Umfüllen in ein Glas notwendig. Trinknahrungen können gekühlt oder etwas verdünnt werden, um die Akzeptanz zu steigern. Wichtig ist außerdem, die Trinknahrungen als Zwischenmahlzeit oder nach dem Abendessen und nicht zu den Hauptmahlzeiten anzubieten. Die Gabe von Trinknahrung ist von all den genannten Maßnahmen die bisher am besten erforschte. Studien konnten hier aufzeigen, dass die Verwendung von Trinknahrungen zur signifikanten Gewichtssteigerung bei Menschen mit Demenz beiträgt (Wirth und Sieber 2011). Hierbei gilt es natürlich zu beachten, dass diese Wirkung nur eintritt, wenn die Trinknahrung auch konsumiert wird. Daher sollte dies vom Betreuungsteam überwacht und bei Bedarf Hilfe angeboten werden (Volkert et al. 2015). Sonden- und parenterale Ernährung können gelegentlich für einen begrenzten Zeitraum im frühen oder mittleren Stadium der Demenz eingesetzt werden, wenn die zuvor genannten Maßnahmen keinen Erfolg bringen und dies klinisch angemessen ist. Eine Sonden- und parenterale Ernährung bei Menschen mit schwerer und fortgeschrittener Demenz wird generell nicht empfohlen (Volkert et al. 2015).

> **Ernährungstherapie geht bei Menschen mit Demenz weit über reine Ernährungsmaßnahmen hinaus und umfasst ein breites Spektrum verschiedener Maßnahmen, die alle zu einer adäquaten Nahrungs- und Flüssigkeitsaufnahme beitragen können.**

Verhaltensbezogene Modifikationen

Ein weiterer wichtiger Punkt, für eine verbesserte Ernährungsversorgung, ist die Schulung von Menschen mit Demenz, von Angehörigen und auch vom professionellen Betreuungsteam. Es darf nicht automatisch angenommen werden, dass Angehörige bzw. auch professionell Pflegende mit den komplexen Anforderungen an eine adäquate Ernährungsversorgung vertraut sind. Gerade bei pflegenden, männlichen Angehörigen besteht oft das Problem, dass sie bis zur Erkrankung der Partnerin nie in Abläufe wie Kochen, Mahlzeitenplanung und Einkaufen involviert waren. Angehörige sowie auch professionell Pflegende sollten daher in Ernährungsfragen geschult werden, damit sie angemessen auf die auftretenden Ernährungsprobleme reagieren können. Eine frühe Intervention, um das Bewusstsein für die speziellen Bedürfnisse bei Demenzerkrankten zu fördern, ist besonders wichtig. Denn das Wissen um die Bedeutung einer ausgewogenen Diät, die Möglichkeit von Speisenanreicherung mit Eiweiß und Energie und die Fähigkeit mit ernährungsbezogenen Verhaltensveränderungen umgehen zu können, verhindert oder verzögert zumindest Spätkomplikationen, die aufgrund langfristiger Ernährungsdefizite auftreten können. Ausbildungs- und Fortbildungsprogramme (und Informationsmaterialien) können daher einen wichtigen Beitrag in der Reduzierung von negativen Spätfolgen und für die Lebensqualität von Menschen mit Demenz leisten (Brooke und Ojo 2015; Herke et al. 2018; Liu et al. 2014)

Obwohl es schwierig ist, mit Menschen mit Demenz Studien durchzuführen und einen signifikanten Effekt von Mikro- und Makronährstoffen auf die Prävention und Progression von Demenzerkrankungen nachzuweisen, konnten zahlreiche Maßnahmen zur Verbesserung des Ernährungsstatus in der Literatur gefunden werden (Liu et al. 2014; Whear et al. 2014). Trotz zum Teil konfligierender Ergebnisse und limitierender Qualität der vorliegenden Studien, konnten Muurinen et al. aufzuzeigen, dass der Ernährungsstatus einen erheblichen Einfluss auf das psychologische Wohlbefinden von betroffenen Pflegeheimbewohner hat (2015). Kritisch anzumerken ist jedoch, dass die wissenschaftliche Evidenz vieler der zuvor genannten Maßnahmen, aufgrund mangelnder Datenlage, bei dieser vulnerablen Personengruppe allgemein niedrig bis moderat ist. Das Problem ist, dass häufig nur kleine Studien und Fallberichte vorliegen, da randomisierte kontrollierte Studien (RCT) zum Teil als unethisch einzustufen wären. Eine Ausnahme bilden die Empfehlungen für umgebungsbezogene Modifikationen, die Empfehlung für die Gabe von Trinknahrungen und die Ablehnung von Sondennahrung im fortgeschrittenen Demenzstadium. Hierfür existiert bereits hoher wissenschaftlicher Evidenzgrad. Nichts desto trotz und obwohl die wissenschaftliche Evidenzlage im Allgemeinen gering ist, sollte auch aufgrund ethischer Überlegungen, eine adäquate Ernährungsversorgung über alle Stadien der Demenz hinweg angestrebt werden (Abdelhamid et al. 2016; Volkert et al. 2015).

Studien zeigen, dass die Verwendung von Trinknahrungen zur signifikanten Gewichtssteigerung bei Menschen mit Demenz beiträgt. Eine ebenfalls effektive Maßnahme bei noch zu Hause lebenden Menschen mit Demenz ist eine strukturierte Schulung der pflegenden Angehörigen zum Thema Ernährung und Demenz.

9.3 Evaluierung von gesundheitsfördernden und präventiven Maßnahmen in der Ernährungsversorgung

Eine kontinuierliche Kontrolle und Überwachung des Ernährungsstatus über den gesamten Krankheitsverlauf spielt für Menschen mit Demenz eine ganz wesentliche Rolle. Dies ist die Voraussetzung für ein möglichst frühzeitiges Erkennen von Ernährungsproblemen und hilft bei der Planung und Evaluierung von Ernährungsinterventionen. Um den Ernährungsstatus adäquat erheben zu können, werden in einem strukturierten Assessment für gewöhnlich eine Vielzahl an Parametern von Ernährungsexperten erhoben. Ein Ernährungsassessment für Menschen mit Demenz unterscheidet sich hierbei nicht unbedingt von einem Ernährungsassessment für ältere Menschen ohne Demenz (Salva et al. 2009). Die evidenzbasierten Hauptkomponenten eines Ernährungsassessment bei Menschen mit Demenz sind: Erfassen der Energie- und Nährstoffzufuhr, Gewichtsverlauf; anthropometrische Daten, Mangelernährungsscreening, Laborwerte und Erfassung des Essverhaltens (Alzheimer's Disease International 2014).

Zur Erfassung der Energie- und Nährstoffzufuhr können je nach Bedarf retrospektive bzw. prospektive Methoden angewandt werden. Retrospektive Werkzeuge sind z. B. der 24-h dietary recall oder der food-frequency-questionnaire (FFQ). Beide Maßnahmen sollen erfassen wie viel und was in der Vergangenheit gegessen und getrunken wurde. Der derzeitige Goldstandard ist die prospektive Methode. Hier sollen Speisen- und Getränkezufuhr für meist mehrere Tage in Form von sogenannten „Ernährungstagebüchern" dokumentiert werden. Da sich beide

Methoden auf die Erinnerung und Merkfähigkeit der Betroffenen stützen, sollten sie im Idealfall mit Unterstützung von Angehörigen bzw. dem pflegenden Umfeld angewandt und durchgeführt werden (Alzheimer's Disease International 2014; Salva et al. 2009).

Die sogenannten anthropometrischen Daten wie Körpergewicht und Körpergröße sind essenziell, um den Body-Mass-Index (BMI) zu ermitteln und somit wiederum Rückschlüsse auf den Ernährungszustand der Demenzerkrankten zuzulassen. Bei >65-Jährigen deutet ein BMI <23 bereits auf ein Risiko für Mangelernährung hin (Cederholm et al. 2018). Da der BMI bei älteren Menschen nicht immer ein valides Messinstrument (z. B. falsche Körpergröße) darstellt, können auch einfache und kostengünstige Methoden wie die Messung der Trizeps Hautfalte oder des Oberarm- oder Wadenumfangs angewandt werden, um den Ernährungszustand zu erfassen (Alzheimer's Disease International 2014). Regelmäßiges Wiegen und Gewichtskontrollen helfen dabei festzustellen, ob die zugeführte Energie und die Nährstoffe in etwa dem Bedarf angepasst sind (Volkert et al. 2015). Es empfiehlt sich weiters den Gewichtsverlauf über die gesamte Lebensspanne des Demenzerkrankten zu erfassen. Vor allem Gewichtsverlust, egal ob gewollt oder ungewollt, sollte genauestens dokumentiert werden (Alzheimer's Disease International 2014). Ungewollter Gewichtsverlust ist ein Warnsignal und bedeutet weitere Untersuchungen sollten eingeleitet werden (Volkert et al. 2015).

Es wird generell empfohlen bei allen Menschen mit Demenz zum Zeitpunkt der Diagnosestellung und auch danach in regelmäßigen Abständen ein sogenanntes Mangelernährungsscreening durchzuführen (Volkert et al. 2015). Als geeignetes Screening-Instrument dient das bereits im vorherigen ► Abschn. 9.1 kurz beschriebene Mini Nutritional Assessment (MNA) (Alzheimer's Disease International 2014; Guigoz 2006b). Das MNA ist einfach und schnell anwendbar (weniger als zehn Minuten), patientenfreundlich, kostengünstig und benötigt keine Laboruntersuchungen. Es weist eine hohe Sensitivität (74 %) und Spezifität (95 %) auf und ergibt reproduzierbare Ergebnisse. Es setzt sich aus 18 Fragen (volle Version) aus den Bereichen anthropometrische Daten (Körpergewicht, Körpergröße), Allgemeinzustand (Lebensstil, Medikation, Mobilität, eventuell vorhandene Anzeichen von Depression oder Demenz), Ernährungsgewohnheiten (Zahl der Mahlzeiten, Nahrungsmittel- und Flüssigkeitsaufnahme, selbstständige Einnahme der Mahlzeiten) und Selbsteinschätzung des Gesundheits- und Ernährungszustandes zusammen (Guigoz 2006b).

Das Mini Nutritional Assessment-Short Form (MNA-SF) ist eine reduzierte Form des MNA mit lediglich sechs Fragen zu maximal 14 Punkten. Von 14–12 Punkten herrscht ein normaler Ernährungszustand vor, zwischen 8–11 Punkten besteht bereits ein Risiko für Mangelernährung und mit 0–7 Punkten gilt man als mangelernährt (Alzheimer's Disease International 2014). Die MNA-Kurzform (MNA-SF) wurde entwickelt und validiert, um einen zweistufigen Screening-Prozess für die gesunde Bevölkerung zu erlauben, mit der gleichen Gültigkeit und Genauigkeit wie beim kompletten MNA (Rubenstein et al. 2001). Die MNA-Kurzform hat sich als vereinfachtes und noch schnelleres Screening-Verfahren bewährt, es sollte jedoch bei Patienten mit möglichem Mangelernährungsrisiko durch das vollständige MNA ergänzt werden (Guigoz 2006b). Ein anschließendes umfassendes Assessment ist unabdingbar. Diese genauere Abklärung kann sich bei Menschen mit Demenz häufig schwierig gestalten, wenn sie nicht mehr in der Lage sind Wünsche und Bedürfnisse sowie Vorlieben beim Essen klar zu artikulieren (Volkert et al. 2015).

Zum Erkennen und zur Abklärung spezifischer Ernährungsprobleme bei Demenz eigenen sich außerdem standardisierte Fragebögen wie der Edinburgh Feeding Evaluation in Dementia Questionnaire (EdFED-Q). Der EdFED-Q ist der meist verbreitetste und am besten validierte Fragebogen für Menschen im mittleren und fortgeschrittenen Demenzstadium (Alzheimer's Disease International 2014). Der EdFED-Q wurde entwickelt, um das Verhalten von dementen Menschen beim Essen systematisch einzuschätzen und mittels einer Punktzahl zu bewerten. Nahrungsverweigerung kann somit systematisch eingeschätzt werden. Er besteht aus zehn Fragen zum notwendigen Unterstützungsbedarf beim Essen und Trinken und zum Verhalten. Zum Beispiel wird gefragt, ob die Person verweigert den Mund zu öffnen, ob die Person das Essen ausspuckt, ob die Person den Mund offen lässt usw. Jede einzelne Frage wird mit 0 (nie), 1 (manchmal) oder 2 (oft) Punkten bewertet. Die ermittelte Punktzahl quantifiziert die Abhängigkeit und das Ausmaß der demenziell bedingten Einschränkungen. Mit einer 11. Frage, deren Ergebnis nicht in den Gesamtpunktwert einfließt, wird der notwendige Level an Unterstützungsbedarf bestimmt. Entweder unterstützend-edukativ (der Bewohner muss immer wieder animiert werden, er benötigt Hilfe beim Umgang mit dem Besteck oder er muss immer wieder an Essen und Trinken erinnert werden) oder teilweise kompensatorisch (der Bewohner benötigt zeitweise körperliche Unterstützung beim Essen und Trinken) oder vollständig kompensatorisch (Essen und Trinken muss stets eingegeben werden). Der EdFED-Q ist im klinischen Alltag leicht und schnell anzuwenden oder kann auch mit Angehörigen durchgeführt werden. Die daraus entwickelten Therapien, sei es durch einen veränderten Unterstützungsbedarf, Ortswechsel zu den Mahlzeiten, Veränderung der Konsistenz, des Geschmacks und der Textur der angebotenen Speisen, können bei erneuter Durchführung evaluiert werden. Wenn die Punktzahl sich verringert, waren die Maßnahmen erfolgreich (Alzheimer's Disease International 2014; Stockdell und Amella 2008).

Nicht zuletzt liefern auch diverse Laborparameter einen aussagekräftigen Hinweis auf den Ernährungszustand. So können ein Differenzialblutbild und weitere Blutwerte wie Elektrolyte, Kreatinin und Harnstoff, Nüchtern-Blutzucker, Albumin und Ferritin einige Rückschlüsse zulassen. Es gilt anzumerken, dass Serum Albumin kein geeigneter Biomarker ist, um Mangelernährung zu diagnostizieren bzw. die Effektivität von Ernährungsinterventionen nachzuweisen (Alzheimer's Disease International 2014). Im Gegenzug dazu können niedrige Präalbumin Werte dabei helfen Personen mit Risiko für Mangelernährung zu identifizieren (Shenkin 2006). Ob ein Vitaminstatus gemacht wird, sollte anhand des klinischen Bildes des Patienten entschieden werden. Häufig werden die Vitamine B_6, B_{12} und Folsäure erhoben. Ein vorliegender Mangel sollte natürlich ausgeglichen werden (Alzheimer's Disease International 2014).

Die Bewertung des Energieverbrauches und der Körperzusammensetzung sind, womöglich aufgrund des höheren Aufwandes, noch nicht routinemäßig in das Ernährungsassessment implementiert worden. Jedoch sind dies wichtige Bestandteile der Forschung, um ein besseres Verständnis über die Mechanismen des Gewichtsverlustes bei Demenz zu erlangen. So können zukünftig vielleicht auch einfach anwendbare und kostengünstige Assessment Methoden entwickelt und in den klinischen Alltag implementiert werden (Alzheimer's Disease International 2014).

9.4 Praxisbeispiel

Die Risiken und die Prävalenz von Mangelernährung und Dehydratation sind bei älteren Menschen hoch, jedoch noch höher bei älteren Menschen mit Demenz. Das Projekt EDWINA (Eating and Drinking Well IN dementiA) hat sich zur Aufgabe gemacht, die Wirksamkeit von Interventionen zur indirekten Verbesserung, Aufrechterhaltung oder Erleichterung der Nahrungsaufnahme durch Speisenservice oder Änderung der Essensumgebung, Schulung, Training oder Verhaltensinterventionen bei Menschen mit Demenz zu beurteilen. Zur Beurteilung herangezogen wurden dabei diverse Einrichtungen und Settings, alle Pflegestufen sowie alle Demenzformen und -stadien.

Immer mehr ältere Menschen in Großbritannien leiden an Demenz, was zu Ess- und Trinkschwierigkeiten führen kann. Dies wiederum sind Hauptursachen für Krankheit und Stress. Menschen mit Demenz trinken häufiger zu wenig Flüssigkeit, sind eher mangelernährt und das Risiko für Mangelernährung steigt mit fortschreitender Demenz. Zudem haben sie das zehnfach höhere Risiko für eine Krankenhauseinweisung aufgrund Dehydratisierung (3 % der Einweisungen) und Anorexie als Primärdiagnosen (1 % der Einweisungen) wie Menschen ohne Demenz (0,3 % der Krankenhauseinweisungen wegen Dehydratation, 0,1 % wegen Anorexie). Weiters sind die Einweisungen wegen Bauchschmerzen, Verstopfung, Übelkeit und Erbrechen sowie Bronchopneumonie bei Demenzerkrankungen ebenfalls höher. Während zwar systematische Überprüfungen durchgeführt wurden, um die potenziellen ernährungsphysiologischen Ursachen von Demenz zu ermitteln, wurde in keiner der Untersuchungen die Wirksamkeit von Interventionen zur Unterstützung von Demenzkranken beim Essen und Trinken untersucht.
Das Hauptziel dieses Projekts bestand also darin, das Verständnis für die Probleme rund um das Essen und Trinken von Demenzkranken und die Lösungen zu verbessern, die dazu beitragen können, dass Menschen, die in einer häuslichen Pflege mit Demenz leben, besser essen und trinken können. Das Projektteam überprüfte systematisch die Forschung und Literatur weltweit und bewertete die Wirksamkeit von 56 Interventionen, die alle darauf abzielten, die Aufnahme von Nahrungsmitteln oder Getränken bei mehr als 2200 Menschen mit Demenz zu verbessern, aufrechtzuerhalten oder zu erleichtern.
Getestete Interventionen umfassten einen Farbwechsel des Geschirrs, die Steigerung der physischen Aktivität, das Servieren von Essen, das Abspielen verschiedener Musikarten, das Singen, Tai-Chi Übungen, die Schaffung einer heimeligen Essumgebung, die Bereitstellung von Nahrungsergänzungsmitteln und die Stärkung des sozialen Aspekts des Essens. Untersucht wurde auch, ob eine bessere Ausbildung und Schulung für pflegendes Fachpersonal oder pflegende Angehörige sowie Verhaltensinterventionen (z. B. Ermutigung zum Essen) helfen könnten. Das Forschungsteam untersuchte, ob diese Interventionen den Hydratationsstatus und das Körpergewicht verbessert haben und ob die Interventionen älteren Menschen dabei geholfen haben das Essen oder Trinken zu genießen und ob es ihre Lebensqualität verbessert hat.
Die veröffentlichten Ergebnisse zeigen, dass obwohl keine der Interventionen eindeutig erfolgreich war, ein ganzheitlicher Ansatz bei den Essenszeiten vielversprechend ist.
Das Team fand heraus, dass das Essen im Familien(ähnlichen)-Kontext, das Spielen von Musik und die Teilnahme an multisensorischen Übungen dazu beitragen konnten, die Ernährung, die Flüssigkeitszufuhr und die Lebensqualität von Menschen mit Demenz zu steigern (Bunn et al. 2016).

9.5 Fazit

Da die Prävalenz von Demenz stetig zunimmt, und damit auch die Auswirkungen auf den Einzelnen, ist weitere Evidenz in Bezug auf die Ernährung und die dahinterstehenden Mechanismen erforderlich. Der

Ernährungsstatus älterer Menschen kann aufgrund diverser Faktoren negativ beeinträchtigt werden, und wird ebenfalls durch demenzielle Erkrankungen beeinflusst. Die Geschwindigkeit der Progression ist von Mensch zu Mensch verschieden und ist abhängig von der jeweiligen Demenzerkrankung. Jedoch wird bei allen Menschen mit Demenz irgendwann im Verlauf ihrer Erkrankung die Fähigkeit ihren Ernährungsstatus selbst aufrecht zu erhalten abnehmen. Während Demenz derzeit unheilbar ist, gibt es evidenzbasierte Hinweise darauf, dass bestimmte Ernährungsmaßnahmen die kognitive Funktion verbessern, den Krankheitsverlauf verlangsamen und die Lebensqualität verbessern können. Gewichtsverlust ist ein typisches Merkmal der Demenz, welches mit frühzeitiger Identifizierung und entsprechender Intervention signifikant positiv beeinflusst werden kann. Frühes Engagement des betreuenden Umfelds ist wichtig, ebenso wie Unterstützung und Anleitung für pflegende Angehörige, um Menschen mit Demenz ein weitaus gutes Leben zu ermöglichen.

Die Ernährung von Menschen mit Demenz stellt eine komplexe Herausforderung dar, die nur durch interdisziplinäre Zusammenarbeit in der nötigen Qualität zu bewältigen ist. Die derzeitige Evidenzlage ist zum Teil noch lückenhaft und inkongruent. Qualitativ hochwertige Forschung ist notwendig, um auf den vorhandenen Forschungsergebnissen aufzubauen, um belegen zu können, welche Arten von Interventionen wirklich zielführend und wirksam sind.

Literatur

Abdelhamid A, Bunn D, Copley M, Cowap V, Dickinson A, Gray L, Howe A, Killett A, Lee J, Li F, Poland F, Potter J, Richardson K, Smithard D, Fox C, Hooper L (2016) Effectiveness of interventions to directly support food and drink intake in people with dementia: systematic review and meta-analysis. BMC Geriatr 16:26. ► https://doi.org/10.1186/s12877-016-0196-3

Agarwal E, Miller M, Yaxley A, Isenring E (2013) Malnutrition in the elderly: a narrative review. Maturitas 76:296–302. ► https://doi.org/10.1016/j.maturitas.2013.07.013

Ahmed S, Baker I, Thompson S, Husain M, Butler CR (2016) Utility of testing for apraxia and associated features in dementia. J Neurol Neurosurg Psychiatry 87:1158–1162. ► https://doi.org/10.1136/jnnp-2015-312945

Alagiakrishnan K, Bhanji RA, Kurian M (2013) Evaluation and management of oropharyngeal dysphagia in different types of dementia: a systematic review. Arch Gerontol Geriatr 56:1–9. ► https://doi.org/10.1016/j.archger.2012.04.011

Albanese E, Taylor C, Siervo M, Stewart R, Prince MJ, Acosta D (2013) Dementia severity and weight loss: a comparison across eight cohorts. The 10/66 study. Alzheimers Dement 9(6):649–656. ► https://doi.org/10.1016/j.jalz.2012.11.014

Alzheimer's Disease International (ADI) (2014) Nutrition and dementia. A review of available research. ► https://www.alz.co.uk/nutrition-report. Zugegriffen: 1. Sept. 2018

Amella EJ, Grant AP, Mulloy C (2008) Eating behavior in persons with moderate to late-stage dementia: assessment and interventions. J Am Psychiatr Nurs Assoc 13(6):360–367. ► https://doi.org/10.1177/1078390307309216

Bauer JM (2011) Ernährung im Alter. Der Internist 52(8):946–954. ► https://doi.org/10.1007/s00108-011-2806-7

Bausch K, Goerg K, Hoffmann C, Holtorf R, Schnur E (2014) In: Deutsche Gesellschaft für Ernährung e. V. (DGE) (Hrsg) Fit im Alter – Gesund essen, besser leben. Essen und Trinken bei Demenz (Broschüre), 2. Aufl., 1. Korrigierter Nachdruck, Bonn

Biernacki C, Barratt J (2001) Improving the nutritional status of people with dementia. Br J Nurs 10:1104–1114. ► https://doi.org/10.12968/bjon.2001.10.17.9949

Brook S (2014) Nutrition and dementia: what can we do to help? Br J Community Nurs Suppl Nutrition:24–27. ► https://doi.org/10.12968/bjcn.2014.19.sup11.S24

Brooke J, Ojo O (2015) Oral and enteral nutrition in dementia: an overview. Br J Nurs 24:624–628. ► https://doi.org/10.12968/bjon.2015.24.12.624

Brush JA, Meehan RA, Calkins MP (2002) Using the environment to improve intake for people with dementia. Alzheimer's Care Today 3(4):330–338

Bunn DK, Abdelhamid A, Copley M, Cowap V, Dickinson A, Howe A, Killett A, Poland F, Potter JF, Richardson K, Smithard D, Fox C, Hooper L (2016) Effectiveness of interventions to indirectly support food and drink intake in people with dementia: Eating and Drinking Well IN dementiA (EDWINA) systematic review. BMC Geriatr 16:89. ► https://doi.org/10.1186/s12877-016-0256-8

Cederholm T, Jensen GL, Correia MITD et al (2018) GLIM criteria for the diagnosis of malnutrition – a consensus report from the global clinical nutrition community. Clin Nutr 38(1):1–9. ► https://doi.org/10.1016/j.clnu.2018.08.002

Chapman IM (2011) Weight loss in older persons. Med Clin North Am 95:579–593, xi. ▶ https://doi.org/10.1016/j.mcna.2011.02.004

Coslett HB (2018) Apraxia, neglect, and agnosia. CONTINUUM: Lifelong Learn Neurol 24:768–782. ▶ https://doi.org/10.1212/con.0000000000000606

Droogsma E, Van Asselt DZB, Scholzel-Dorenbos CJM, Van Steijn JHM, Van Walderveen PE, Van Der Hooft CS (2013) Nutritional status of community-dwelling elderly with newly diagnosed Alzheimer's disease: prevalence of malnutrition and the relation of various factors to nutritional status. J Nutr Health Aging 17(7):606–610. ▶ https://doi.org/10.1007/s12603-013-0032-9

Droogsma E, Van Asselt D, De Deyn PP (2015) Weight loss and undernutrition in community-dwelling patients with Alzheimer's dementia: from population based studies to clinical management. Z Gerontol Geriatr 48(4):318–324. ▶ https://doi.org/10.1007/s00391-015-0891-2

Fjellström C, Starkenberg A, Wesslén A, Licentiate MS, Tysén Bäckström A-C, Faxén-Irving G (2010) To be a good food provider: an exploratory study among spouses of persons with Alzheimer's disease. Am J Alzheimers Dis Other Demen 25(6):521–526. ▶ https://doi.org/10.1177/1533317510377171

Garon BR, Sierzant T, Ormiston C (2009) Silent aspiration: results of 2,000 video fluoroscopic evaluations. J Neurosci Nurs 41(4):178–185

Gillette-Guyonnet S, Nourhashemi F, Andrieu S, De Glisezinski I, Ousset PJ, Riviere D, Albarede JL, Vellas B (2000) Weight loss in Alzheimer disease. Am J Clin Nutr 71(2):637s–642s. ▶ https://doi.org/10.1093/ajcn/71.2.637s

Gillette-Guyonnet S, Abellan Van Kan G, Alix E et al (2007) IANA (International Academy on Nutrition and Aging) Expert Group: weight loss and Alzheimer's disease. J Nutr Health Aging 11(1):38–48

Grohmann U (2013) Deutsche Gesellschaft für Ernährung. Senioren in der Gemeinschaftsverpflegung, 3. Aufl. DGE Aid-Infodienst, Bonn

Guigoz Y (2006a) The Mini Nutritional Assessment (MNA) Review of the literature – what does it tell us? J Nutr Health Aging 10(6):466–485 discussion 85–87

Guigoz Y (2006b) Abschätzung des Ernährungszustandes beim älteren Menschen Das Mini-Nutritional Assessment (MNA). ▶ https://www.rosenfluh.ch/media/ernaehrungsmedizin/2006/05/Abschaetzung-des-Ernaehrungszustandes-beim-aelteren-Menschen.pdf. Zugegriffen: 15. Okt. 2018

Gustavsson A, Svensson M, Jacobi F et al (2011) Cost of disorders of the brain in Europe 2010. Eur Neuropsychopharmacology: J Eur Coll Neuropsychopharmacol 21:718–779. ▶ https://doi.org/10.1016/j.euroneuro.2011.08.008

Haupt M (2013) Ernährung und Demenz. NeuroGeriatrie 10:22–26

Herke M, Fink A, Langer G, Wustmann T, Watzke S, Hanff A-M, Burckhardt M (2018) Environmental and behavioural modifications for improving food and fluid intake in people with dementia. Cochrane Database Syst Rev 7:CD011542. ▶ https://doi.org/10.1002/14651858.CD011542.pub2

Johnson DK, Wilkins CH, Morris JC (2006) Accelerated weight loss may precede diagnosis in Alzheimer disease. Arch Neurol 63:1312–1317. ▶ https://doi.org/10.1001/archneur.63.9.1312

Keller HH, Gibbs AJ, Boudreau LD, Goy RE, Pattillo MS, Brown HM (2003) Prevention of weight loss in dementia with comprehensive nutritional treatment. J Am Geriatr Soc 51:945–952. ▶ https://doi.org/10.1046/j.1365-2389.2003.51307.x

Lin L-C, Watson R, Wu S-C (2010) What is associated with low food intake in older people with dementia? J Clin Nurs 19:53–59. ▶ https://doi.org/10.1111/j.1365-2702.2009.02962.x

Liu W, Cheon J, Thomas SA (2014) Interventions on mealtime difficulties in older adults with dementia: a systematic review. Int J Nurs Stud 51(1):14–27. ▶ https://doi.org/10.1016/j.ijnurstu.2012.12.021

Miller SL, Wolfe RR (2008) The danger of weight loss in the elderly. J Nutr Health Aging 12:487–491. ▶ https://doi.org/10.1007/BF02982710

Morley JE (2010) Anorexia, weight loss, and frailty. J Am Med Dir Assoc 11(4):225–228. ▶ https://doi.org/10.1016/j.jamda.2010.02.005

Morley JE (2012) Undernutrition in older adults. Family Pract 29(suppl_1):i89–i93. ▶ https://doi.org/10.1093/fampra/cmr054

Muurinen S, Savikko N, Soini H, Suominen M, Pitkala K (2015) Nutrition and psychological well-being among long-term care residents with dementia. J Nutr Health Aging 19(2):178–182. ▶ https://doi.org/10.1007/s12603-014-0519-z

Natalwala A, Potluri R, Uppal H, Heun R (2008) Reasons for hospital admissions in dementia patients in Birmingham, UK, during 2002–2007. Dement Geriatr Cogn Disord 26:499–505. ▶ https://doi.org/10.1159/000171044

Nijs KA, De Graaf C, Kok FJ, Van Staveren WA (2006a) Effect of family style mealtimes on quality of life, physical performance, and body weight of nursing home residents: cluster randomised controlled trial. Bmj 332(7551):1180–1184. ▶ https://doi.org/10.1136/bmj.38825.401181.7c

Nijs KA, De Graaf C, Siebelink E, Blauw YH, Vanneste V, Kok FJ, Van Staveren WA (2006b) Effect of family-style meals on energy intake and risk of malnutrition in dutch nursing home residents: a randomized controlled trial. J Gerontol A Biol Sci Med Sci 61(9):935–942

Ödlund Olin A, Armyr I, Soop M, Jerström S, Classon I, Cederholm T, Ljunggren G, Ljungqvist O (2003)

Energy-dense meals improve energy intake in elderly residents in a nursing home. Clin Nutr 22:125–131. ► https://doi.org/10.1054/clnu.2002.0610

Park JE (2017) Apraxia: review and update. J Clin Neurol 13(4):317–324. ► https://doi.org/10.3988/jcn.2017.13.4.317

Pinquart M, Sörensen S (2003) Differences between caregivers and noncaregivers in psychological health and physical health: a meta-analysis. Psychol Aging 18:250–267. ► https://doi.org/10.1037/0882-7974.18.2.250

Pleyer B, Raidl A (2018) Ernährung im Alter: Praxishandbuch mit Checklisten für Pflege und Betreuung. Springer, Berlin

Rasheed S, Woods RT (2013) Malnutrition and quality of life in older people: a systematic review and meta-analysis. Ageing Res Rev 12(2):561–566. ► https://doi.org/10.1016/j.arr.2012.11.003

Reed PS, Zimmerman S, Sloane PD, Williams CS, Boustani M (2005) Characteristics associated with low food and fluid intake in long-term care residents with dementia. Gerontologist 45(1):74–80

Reuther S, Van Nie N, Meijers J, Halfens R, Bartholomeyczik S (2013) Malnutrition and dementia in the elderly in German nursing homes. Results of a prevalence survey from the years 2008 and 2009. Z Gerontol Geriatr 46(3):260–267. ► https://doi.org/10.1007/s00391-012-0346-y

Rubenstein LZ, Harker JO, Salva A, Guigoz Y, Vellas B (2001) Screening for undernutrition in geriatric practice: developing the short-form mini-nutritional assessment (MNA-SF). J Gerontol A Biol Sci Med Sci 56(6):M366–M372. ► https://doi.org/10.1093/gerona/56.6.M366

Salva A, Coll-Planas L, Bruce S, Groot L, Andrieu S, Abellan G, Vellas B (2009) Nutritional assessment of residents in Long-Term Care Facilities (LTCFS): recommendations of the task force on nutrition and ageing of the IAGG European Region and the IANA. J Nutr Health Aging 13:475–483. ► https://doi.org/10.1007/s12603-009-0097-7

Sandilyan MB, Dening T (2015) Signs and symptoms of dementia. Nurs Stand 29(41):42–51. ► https://doi.org/10.7748/ns.29.41.42.e9440

Shenkin A (2006) Serum prealbumin: is it a marker of nutritional status or of risk of malnutrition? Clin Chem 52:2177–2179. ► https://doi.org/10.1373/clinchem.2006.077412

Smoliner C, Norman K, Scheufele R, Pirlich M, Lochs H (2008) Effects of food fortification on nutritional and functional status in frail elderly nursing home residents at risk of malnutrition. Nutrition 24(11–12):1139–1144. ► https://doi.org/10.1016/j.nut.2008.06.024

Soto ME, Secher M, Gillette-Guyonnet S, van Abellan Kan G, Andrieu S, Nourhashemi F, Rolland Y, Vellas B (2012) Weight loss and rapid cognitive decline in community-dwelling patients with Alzheimer's disease. J Alzheimers Dis 28(3):647–654. ► https://doi.org/10.3233/jad-2011-110713

Stewart R, Masaki K, Xue Q et al (2005) A 32-year prospective study of change in body weight and incident dementia: the honolulu-asia aging study. Arch Neurol 62(1):55–60. ► https://doi.org/10.1001/archneur.62.1.55

Stockdell R, Amella EJ (2008) The Edinburgh Feeding Evaluation in Dementia Scale: determining how much help people with dementia need at mealtime. Am J Nurs 108(8):46–54. ► https://doi.org/10.1097/01.naj.0000327831.51782.8e

Timlin G, Rysenbry N (2010) Design for dementia: improving dining and bedroom environments in care homes. Helen Hamlyn Centre, Royal College of Art, London

Toot S, Devine M, Akporobaro A, Orrell M (2013) Causes of hospital admission for people with dementia: a systematic review and meta-analysis. J Am Med Dir Assoc 14(7):463–470. ► https://doi.org/10.1016/j.jamda.2013.01.011

Vellas B, Villars H, Abellan G, Soto ME, Rolland Y, Guigoz Y, Morley JE, Chumlea W, Salva A, Rubenstein LZ, Garry P (2006) Overview of the MNA – its history and challenges. J Nutr Health Aging 10:456–463 discussion 463–5

Volkert D (2017) Nutrition in dementia. Internist (Berl) 58(2):141–148. ► https://doi.org/10.1007/s00108-016-0177-9

Volkert D, Chourdakis M, Faxen-Irving G, Frühwald T, Landi F, Suominen MH, Vandewoude M, Wirth R, Schneider SM (2015) ESPEN guidelines on nutrition in dementia. Clin Nut 34(6):1052–1073. ► https://doi.org/10.1016/j.clnu.2015.09.004

Volkert D, Sieber CC, Wirth R (2016) Ernährung bei Demenz. Neue Leitlinie der „European Society for Clinical Nutrition an Metabolism". Dtsch Med Wochenschr 141:762–766. ► https://doi.org/10.1055/s-0042-107088

Whear R, Abbott R, Thompson-Coon J, Bethel A, Rogers M, Hemsley A, Stahl-Timmins W, Stein K (2014) Effectiveness of mealtime interventions on behavior symptoms of people with dementia living in care homes: a systematic review. J Am Med Dir Assoc 15(3):185–193. ► https://doi.org/10.1016/j.jamda.2013.10.016

Wirth R, Sieber CC (2011) Demenz und Malnutrition – vom Frühsymptom zur therapeutischen Herausforderung. Aktuel Ernährungsmed 36(2):90–93. ► https://doi.org/10.1055/s-0030-1266070

Wirth R, Bauer JM, Sieber CC (2007) Cognitive function, body weight and body composition in geriatric patients. Z Gerontol Geriatr 40(1):13–20. ► https://doi.org/10.1007/s00391-007-0428-4

Resilienz und Demenz

Brigitte Jenull und Gabriele Bostjancic

D. Gebhard, E. Mir (Hrsg.), *Gesundheitsförderung und Prävention für Menschen mit Demenz*,
https://doi.org/10.1007/978-3-662-58130-8_10

Das mit einer höheren Lebenserwartung einhergehende Multimorbiditäts- und Demenzrisiko stellt die Versorgungs- und Behandlungsplanung vor große Herausforderungen. Während bei Beginn des Alterungsprozesses ressourcenbezogene Aspekte wie Selbstoptimierung und Selbstbestimmung im Vordergrund stehen, dominieren in Behandlung und Pflege von Menschen mit Demenz defizitorientierte Sichtweisen. Im Rahmen eines biopsychosozialen Krankheitsverständnisses kommt den der psychosozialen Ebene innewohnenden Ressourcen eine wesentliche präventive Bedeutung zu. Die gerontologische Forschung der letzten Jahre legt einen klaren Fokus auf den Erhalt der Selbstbestimmungsfähigkeit und des Selbstkonzepts bei Menschen mit Demenz. Des Weiteren wird der Einsatz von psychologischen und psychotherapeutischen Maßnahmen forciert (Melendez et al. 2018; Quinn et al. 2015). So wird das Resilienzkonzept älterer Menschen bei der Bewältigung von krankheitsbedingten Belastungen bedeutsam (Wiesmann et al. 2006).

10.1 Wissenschaftlicher Hintergrund: Bewältigung der Demenz im Frühstadium

Die Diagnose einer Demenz stellt für jeden Menschen eine existenzielle Bedrohung dar, die mit einer erhöhten intrapsychischen Vulnerabilität einhergeht. Der Abbau der kognitiven, psychischen und sozialen Funktionsfähigkeit und der drohende Verlust der persönlichen Identität bei einer fortgeschrittenen progressiven Demenz erklärt sie zu einer der gefürchtetsten Erkrankungen im höheren Alter. Ergebnisse der Fachliteratur zeigen die Gefahr der Entwicklung einer zusätzlichen komorbiden psychischen Erkrankung (zum Thema Komorbiditäten siehe auch ▶ Kap. 2) bis hin zu Suiziden (zum Thema Suizid siehe auch ▶ Kap. 15) im Rahmen einer beginnenden demenziellen Erkrankung auf (Hummel et al. 2012; Preuss et al. 2009; Schneider et al. 2001).

Die Diagnose einer Demenz geht mit einer erhöhten intrapsychischen Vulnerabilität einher.

In diesem Kontext gewinnt die Erforschung der Resilienz bei Menschen mit Demenz einen besonderen Stellenwert. Der Begriff Resilienz entstammt dem Salutogenese Konzept von Antonovsky und wird als Fähigkeit zur Bewältigung von Krisen verstanden, indem persönliche und soziale Ressourcen zur Anpassung an vulnerabilitätsverursachende Umstände genützt werden. Wiesmann et al. (2006) weisen darauf hin, dass der Salutogeneseansatz auch bei der Krankheitsverarbeitung im hohen Lebensalter Berechtigung findet. Demnach führen eine realitätsangemessene Verstehbarkeit der Krankheitssituation, Fähigkeiten der Beeinflussbarkeit sowie die Sinnbezogenheit der Erfahrungen zu erhöhtem Kohärenzgefühl und damit zu verbesserter Widerstandsfähigkeit gegenüber Krankheiten. Eine erhöhte Widerstandsfähigkeit ermöglicht eine verbesserte Anpassungsleistung an die veränderte körperliche, kognitive und soziale Lebenssituation. Staudinger und Greve (2001) weisen darauf hin, dass im höheren Lebensalter dem Management von Verlusten ein spezifischer Resilienzaspekt beigemessen wird. Die Handhabbarkeit von unwiderruflichen Einbußen gewinnt neben den unspezifischen Resilienzfaktoren, wie der Erhaltung der Funktionsfähigkeit trotz vorhandener Einbußen sowie der Wiederherstellung einer normalen Funktionsfähigkeit, eine zentrale Bedeutung im Rahmen einer beginnenden Demenzerkrankung. Das Modell der selektiven Optimierung und Kompensation von Baltes und Baltes (1990) stellt ein weit verbreitetes Ressourcenmodell der Krankheitsbewältigung dar, welches auch im Zusammenhang mit demenziellen Erkrankungen seinen Einsatz finden kann. Die Konfrontation mit einer progredienten Demenzerkrankung erfordert demnach den Einsatz von Ressourcen und protektiven Faktoren, um Anpassungsprozesse und Kompensationsleistungen für die zu erwartenden schweren Verluste zu ermöglichen, sowie in präventiver Weise Sorge zu tragen, dass angesichts einer zu erwartenden Pflegebedürftigkeit und Entscheidungsunfähigkeit persönliche Bedürfnisse vorab geregelt werden können. Im Rahmen der Selektion könnten Menschen am Beginn eines demenziellen Prozesses durchaus soziale Ressourcen nutzen, um in Gesprächen mit vertrauten Menschen Pflegegegebenheiten in selbstbestimmter Weise zu steuern. So könnten auf die Autonomieverluste abgestimmte Betreuungsformen ausgewählt und Kompensationsmöglichkeiten für einzelne Aufgaben, wie beispielsweise die Regelung finanzieller Angelegenheiten, geschaffen werden. Auf der Ebene von Kompensationsprozessen können persönliche Ressourcen, wie die Fähigkeit zur Gelassenheit und Akzeptanz genutzt werden, um trotz der mit der Erkrankung einhergehenden zu erwartenden Konsequenzen weiterhin ein zufriedenes und wertebezogenes Leben zu führen. Mittels Optimierungsmaßnahmen können Gedächtnishilfen und Gedächtnisstrategien zum Umgang mit der zunehmenden Vergesslichkeit geschaffen werden.

Eine hohe Widerstandsfähigkeit (= Resilienz) ermöglicht die Anpassung an die veränderte körperliche, kognitive und soziale Lebenssituation.

In den Forschungsbezügen wird der Resilienzbegriff auf zwei Ebenen diskutiert: Resilienz als stabiles Persönlichkeitsmerkmal, wonach spezifische Persönlichkeitseigenschaften als ursächlich protektive Faktoren wirksam werden (Leppert et al. 2005). Die zweite Sichtweise geht von einem prozessorientierten Zugang aus, in welchem indirekte Merkmale, wie soziale Kompetenzen oder Einstellungen, eine modulative Rolle erlangen, um vorhandene Risikofaktoren zu verringern (Staudinger und Greve 2001). Im Gesamten beinhalten die Resilienzfaktoren einerseits Persönlichkeitseigenschaften als auch Bewältigungsstile sowie selbst- und sinnbezogene Einstellungen.

Die Forschungslage zu den wirksamen Resilienzfaktoren bei zunehmender Pflegebedürftigkeit ist diskrepant. Zum einen zeigen Studien, dass das Resilienzkonzept in der Übergangsphase zur Pflegeabhängigkeit angesichts der abnehmenden Autonomie und Kontrollfähigkeit an seine Grenzen stößt (Leppert und Strauss 2011). Zum anderen werden die verbesserte Emotionsregulationsfähigkeit bei betagten Menschen sowie die Verschiebung von einer aktiven problemlösenden hin zu einer emotionsfokussierten Krankheitsbewältigung hervorgehoben. Des Weiteren wird eine Zunahme von religiösen und sinnbildenden Einstellungen als protektive Faktoren bei drohendem Verlustgeschehen verzeichnet: Problemlösendes Verhalten wird in Anbetracht der aussichtslosen Krankheitssituation bei Alzheimerpatienten zugunsten einer an Religiosität orientierten Bewältigungsstrategie aufgegeben (Melendez et al. 2018). Leppert und Strauss (2011) verweisen auf eine signifikante Interaktion von Resilienz und Pflegebedürftigkeit: Hohe Resilienz führte in der Gruppe der unter 70-Jährigen zu einer Verminderung von Depressivität im Rahmen einer Pflegebedürftigkeit. Dieser Effekt konnte bei hochbetagten Menschen nicht festgestellt werden, hier wird der Verlust der Pufferwirkung von Resilienz durch die Abnahme von Autonomie erklärt. Menschen mit Demenz weisen ein ausgeprägtes Maß an Selbstwahrnehmung auf, können sich aktiv am Behandlungsprozess beteiligen und klare Präferenzen betreffend ihrer Pflegewünsche abgeben, erleben aber Einbußen in der Autonomiedimension, was mit Behandlungs- und Pflegebedingungen in Zusammenhang gebracht werden kann, welche nicht auf Teilhabe ausgerichtet sind und die autonome Entscheidungsfähigkeit und das Selbstkonzept der Betroffenen zu wenig berücksichtigen (Melendez et al. 2018).

Harris (2008) konnte in qualitativen Einzelfallstudien aufzeigen, dass Resilienz auch bei Menschen mit beginnender Demenz vom Typ Alzheimer (AD) gefunden wird. Als maßgebliche Faktoren werden die Akzeptanz der Diagnose, positive Selbstkonzepte, gute Bewältigungsfähigkeiten, die Aufrechterhaltung der sozialen Gemeinschaft sowie die Nutzung der familiären Bindungsressourcen und ein qualitativ gutes Betreuungssetting, welches die Autonomie und Ressourcenlage des Betroffenen in den Mittelpunkt rückt, erarbeitet.

Resilienzfaktoren wie Persönlichkeitseigenschaften, Bewältigung, soziale Unterstützung spielen bei Menschen mit Demenz eine wesentliche Rolle.

Bei Durchsicht der vorhandenen Studienlage wird im Laufe der Progression einer Demenzerkrankung, von Beginn der Demenz bis zum Übergang in die Pflegebedürftigkeit, eine weit klaffende Lücke betreffend der spezifischen Wirkfaktoren einzelner Resilienzdimensionen ersichtlich. Entsprechend der aufgezeigten Befunde steht am Beginn des Krankheitsprozesses der Einsatz von aktiven und emotionsbezogenen Copingstrategien im Vordergrund, während beim Übergang in die Pflegebedürftigkeit existenzielle Dimensionen, wie Religiosität und Spiritualität Bedeutung erlangen. Diese Lücke könnte einerseits durch die Forcierung von Längsschnittuntersuchungen, die die Verarbeitung der Pflegebedürftigkeit in das Zentrum rücken, erhellt werden. Andererseits könnte die Entwicklung und Evaluation von Pflegekonzepten, welche die Autonomie und Selbstbestimmung bei Menschen mit Demenz forcieren, die Protektivität der Resilienzdimension weiter aufklären.

10.2 Maßnahmen und Ansätze im therapeutischen Kontext

Mittlerweile sind im Bereich der Gerontopsychologie und Psychotherapie einige Behandlungskonzepte zur Bewältigung von chronischen Erkrankungen im Alter erarbeitet worden. Obwohl sich bereits eine Trendwende bemerkbar macht, hält sich hartnäckig das Vorurteil von einer grundsätzlichen psychologischen Unbehandelbarkeit von Menschen mit Demenz, zumal die Annahme besteht, dass psychologische und psychotherapeutische Methoden ausreichende neurokognitive Funktionen voraussetzen (Plattner und Ehrhardt 2002). In Zusammenhang mit Interventionskonzepten für Menschen mit Demenz verweisen Melendez et al. (2018) auf den eudaimonischen Ansatz von Ryff und Keyes (1995), wonach die Entwicklung von Resilienz von der Bedeutungs- und Sinngebung sowie der Überwindung von Herausforderungen abhängig ist. Entsprechend des eudaimonischen Ansatzes sollten therapeutische Ansatzpunkte auf 6 Säulen ausgerichtet sein: Autonomie, persönliches Wachstum, Selbst-Akzeptanz, Lebenssinn, Bewältigung von Herausforderungen und positive Beziehungen.

Martin et al. (2012) weisen auf Basis einer Metaanalyse auf eine „care-gap" bei der psychologischen Behandlung von Menschen mit beginnender Demenz hin. Während bei fortgeschrittenen Demenzen durchaus Betreuungsinterventionen wie Validation oder Beschäftigungskonzepte und als psychologische Interventionen neurokognitive Trainingsprogramme evident sind, existieren kaum Behandlungskonzepte, die auf die Bewältigung einer beginnenden Demenzerkrankung abzielen. Gerade bei beginnenden demenziellen Erkrankungen konnte keine Langzeitwirkung von neurokognitiven Trainings- oder Beschäftigungsinterventionen nachgewiesen werden. Entsprechend bisheriger Behandlungsempfehlungen bewähren sich bei Menschen mit beginnender Demenz insbesondere Gruppeninterventionen mit maßgeschneiderter Psychoedukation, die Informationen über die Erkrankung, die zu erwartenden Folgen sowie die möglichen medizinischen und psychologischen Behandlungsmöglichkeiten umfassen. Jene gruppentherapeutischen Interventionen, die auf eine Steigerung des Selbstbewusstseins und der Selbsteffizienz ausgerichtet sind, erbrachten bessere Outcomes als einzeltherapeutische Interventionen (Cheston et al. 2003). Ebenso konnte nachgewiesen werden, dass zielgerichtete Interventionen mit pädagogischen

Komponenten, der Erarbeitung von Gedächtnisstrategien, Mind-Mapping und Planung von Zielen zu einem verbesserten Aktivitätsmaß sowie einer erhöhten Lebensqualität bei Menschen mit beginnender Alzheimer-Demenz führten (Londos et al. 2008). Der Entwicklung von Selbst-Akzeptanz kommt als Bewältigungsstrategie eine wichtige Rolle im Hinblick auf die Verbesserung der Befindlichkeit zu (Harris 2008).

Auf Basis eines umfangreichen Reviews plädieren Quinn et al. (2015) für die Entwicklung von Selbstmanagement-Interventionen für Menschen mit beginnender Demenz. Selbstmanagement-Behandlungen zielen auf einen besseren Umgang mit den Symptomen ab, sowie auf die Bewältigung der psychischen, physischen und sozialen Lebensveränderungen einer chronischen Erkrankung und ermöglichen den Betroffenen dadurch eine Verbesserung der Selbsteffizienz. Die aus der Schule der Verhaltenstherapie entstammende Selbstmanagementtherapie stellt einen grundlegenden Bezugsrahmen für den maßgeschneiderten Einsatz von Selbstmanagementkonzepten zur Verfügung. Entsprechend der Selbstmanagementtherapie richtet sich der inhaltliche Schwerpunkt auf die aktive Gestaltung von persönlichen Einflussmöglichkeiten des Individuums sowie auf die Konstruktion von Sinn und Bedeutung. In einem rekursiven Therapieprozess werden jene Veränderungen gefördert, die die Autonomie des Betroffenen ermöglichen. Im Zentrum steht nicht die Vermittlung von Expertenwissen, sondern die subjektive Sicht und Bedeutung der Betroffenen (Kanfer et al. 2012).

Martin et al. (2012) konzeptualisieren ein gruppentherapeutisches Selbstmanagementprogramm für Menschen mit beginnender Demenz, welches aus folgenden Komponenten besteht:

- Abklärung und Entwicklung von ressourcenfördernden Beziehungen innerhalb der Familie
- Aufrechterhaltung eines aktiven Lebensstils mittels zielgerichteter und positiver Aktivitäten
- Verbesserung der Befindlichkeit mittels Entspannung sowie der Identifizierung von persönlichen Ressourcen
- Entwicklung von Copingstrategien für die veränderte Gedächtnissituation mittels Erarbeitung von Gedächtnisstrategien oder Memoryboxen
- Informationsvermittlung mittels Psychoedukation und offenen Diskussionen mit den Betroffenen

Auch das Sima-Kompetenztraining zur Verbesserung der Alltagskompetenz und Erhaltung der Selbstständigkeit von Oswald und Gunzelmann (2001) stellt ein Selbstmanagementtraining dar, das spezifische Wirkungen bezüglich der Alltagsbewältigung und der kognitiven Leistungen nachweist. Das Gruppentraining zielt auf den Erfahrungsaustausch und die Diskussion von Themen, wie Veränderungen im Alter, Hilfsmittel im Alter, Pflegebedürftigkeit (rechtliche und soziale Situation, Vorsorgevollmacht, Testament), regionale Angebote und Hilfsdienste, soziale Fähigkeiten und die Aktivierung von sozialen Netzwerken ab.

Mit dem Selbstmanagementansatz können eine Reihe der seitens der Resilienzforschung vorgeschlagenen Impacts für beginnende Demenzerkrankungen erfüllt werden. Insbesondere kann eine Förderung von Selbsteffizienz und Autonomie erreicht werden. Der Umgang mit den Herausforderungen einer beginnenden Demenzerkrankung wird seitens der Betroffenen aktiv gesteuert, wobei maßgeschneidert persönliche Bedürfnisse und Ressourcen einfließen können.

Im Folgenden werden spezifische psychotherapeutische Methoden erläutert, die die Arbeit am Selbstkonzept und an der Emotionsverarbeitung angesichts der Konfrontation mit der Demenzerkrankung in den Fokus nehmen.

Im Rahmen von Interventionen, die auf die Entwicklung von Selbst-Akzeptanz und die Stärkung des Selbstkonzepts abzielen, kann die Akzeptanz- und Commitmenttherapie (ACT; Eifert 2011) einen wesentlichen

Beitrag leisten. Die ACT als kontextuelle Therapiemethode stellt Aspekte wie die Ausrichtung auf persönliche Werthaltungen sowie die Akzeptanz von unveränderlichen und chronischen Belastungen in den Vordergrund. Grundannahme der ACT ist, dass für die Qualität der Lebensführung nicht die Kontrollierbarkeit von unerwünschten Gefühlen oder Gedanken wesentlich ist, sondern eine innere Öffnung gegenüber den eigenen inneren Reaktionen und deren bedingungslosem Annehmen. Mittels Achtsamkeitsbasierten Verfahren sowie Defusionstechniken lernen die Menschen die eigenen Gedanken und Gefühle auf Distanz zu bringen und ein werteorientiertes Leben zu führen. Einen ähnlichen Bezugsrahmen weist das Metakognitive Therapiekonzept (MKT; Wells 2011) auf, in welchem selbstregulatorische Strategien und Prozesse der Aufmerksamkeitslenkung identifiziert werden, die für ein dysfunktionales Bewältigungsverhalten verantwortlich sind. Mit Hilfe von spezifischen Interventionen zur Entwicklung von Achtsamkeit und Aufmerksamkeitslenkung soll eine flexible Kontrolle der Aufmerksamkeitsprozesse sowie eine verbesserte Emotionsbewältigung erreicht werden. Im Zentrum der metakognitiven Therapie steht die Entwicklung von „detached mindfulness", einem Verzicht auf bewältigungsorientierte Aktivität als Reaktion auf die belastenden Gedanken oder Gefühle sowie die Trennung der bewussten Erfahrung des Selbst von der bewussten Erfahrung der Gedanken. Während die Akzeptanz- und Achtsamkeitsbasierten Verfahren bei der Behandlung von chronischen psychischen Erkrankungen eine hohe Evidenz aufweisen, existieren für ältere Personen bislang ausschließlich eine Reihe von Behandlungsempfehlungen, sowie wenige Pilotuntersuchungen (Baer 2014; Smith 2004; Wetherell et al. 2011). In einer Überblicksarbeit belegen Russell-Williams et al. (2018) die Wirksamkeit achtsamkeitsbasierter Verfahren bei Menschen mit Demenz und Menschen mit Mild Cognitive Impairment (MCI): Es zeigen sich positive Auswirkungen auf die kognitiven Fertigkeiten sowie eine Verminderung des Stressniveaus.

Interventionen, die auf die Entwicklung von Selbst-Akzeptanz, Selbstmanagement und die Aktivierung vorhandener Ressourcen abzielen, erweisen sich als wirksam.

Emotionsfokussierte Therapieverfahren (Greenberg 2006; Lammers 2011) können bei Menschen mit beginnender Demenz das schmerzhafte emotionale Erleben angesichts der Diagnosestellung mittels Transformation der belastenden emotionalen Situation verändern. Zur Förderung des emotionalen Erlebens kommen kognitive und imaginative Techniken, das Rollenspiel, Stühle-Techniken sowie die Fokussierung auf die Körperwahrnehmung zum Einsatz. Im Rahmen eines validierenden und erlebnisorientierten Vorgehens werden die belastenden sekundären Emotionen aktiviert und die zugrunde liegenden Bewältigungsschemata sowie die vermiedenen primären Emotionen identifiziert. Mittels Fokussierung auf die zugrunde liegenden Bedürfnisse und der Korrektur von selbstabwertenden Schemata, kann die Akzeptanz und Normalisierung von vermiedenen Emotionen gefördert werden, und damit eine Verminderung des Leidensdrucks erfolgen. Bei dieser Interventionsmethode könnte zum Beispiel ein Patient, der unter seiner Unzufriedenheit und Aggressionen leidet, die Trauer über den einsetzenden Gedächtnisverlust als zugrundeliegende Emotion entdecken und die Aggressionen als Bewältigungsschema für seine Trauer erkennen. Durch die therapeutische Trauerarbeit kann in der Folge etwa das zugrunde liegende Bedürfnis nach Trost und Sicherheit aktiviert werden, welches zur Regulation des aggressiven Verhaltens eingesetzt werden kann. Mit der Stühle-Technik wird ein Externalisierungsprozess für belastende Emotionen evoziert, der es ermöglicht, dass der Patient aus einer distanzierten Position seine Gefühle „beobachten" kann. Durch das Hinterfragen der Ursprungsbedingungen und des Appellcharakters mittels kognitiver Techniken können die dahinterstehenden Grundgefühle entdeckt und die benötigten Grundbedürfnisse erkannt werden. Dieser therapeutische Zugang ermöglicht zudem eine positive Wirkung auf das Selbstkonzept der Betroffenen. Erfolge können in der Behandlung von Menschen mit Ängsten, Depressionen und Komplextraumatisierungen belegt werden (Greenberg et al. 2007). Die Anwendung wurde, soweit bekannt, bislang in der Behandlung von Menschen mit beginnenden Demenzen noch nicht evaluiert. Der erlebnis- und biografieorientierte Zugang dieser Methode macht sie jedoch bei Menschen mit leichten kognitiven Einschränkungen gut einsetzbar, da direkt am emotionalen Erleben angesetzt wird und keine ausschließliche Reflexionsarbeit oder kognitiv-analytische Arbeit erforderlich ist.

Mit emotionsfokussierten Therapieverfahren lernen Menschen mit Demenz ihre Erkrankung in den Lebensalltag zu integrieren.

Einen weiteren Beitrag zur Stabilisierung und Stärkung der Identität und des Selbstkonzepts liefern Lebensrückblickinterventionen (Maercker und Forstmeier 2013). Die strukturierte biografische Erinnerungsarbeit führt durch die Entwicklung einer lebensgeschichtlichen Perspektive zu einer verbesserten intrapsychischen Integration der demenzbedingten Verluste. Die Lebensrückblickinterventionen fußen auf dem von Erikson entwickelten Konzept der Entwicklungsaufgaben des Lebens, wonach im höheren Lebensalter mittels Zusammenschau der Lebensereignisse ein Zustand der Integrität erreicht werden soll. Durch die strukturierte Durcharbeitung der einzelnen Altersabschnitte Kindheit, Familie und Zuhause, Adoleszenz und Erwachsenenalter können auf der einen Seite problematische Lebenserfahrungen und traumatische Erlebnisse in die Biografie integriert werden, auf der anderen Seite frühere Problemlösungsmöglichkeiten und Ressourcen aufgefunden werden. Diese Interventionen erzielen nachhaltige Effekte im Hinblick auf das Erreichen von Ich-Integrität, auf die Entwicklung von Lebenssinn sowie auf das Erleben von Selbstwirksamkeit (Pinquart und Forstmeyer 2012).

Mittlerweile wurden in der Psychotherapie bereits einige Programme zur Ressourcenaktivierung elaboriert (Franke und Witte 2009). Fückinger und Wüsten (2012) geben eine Anleitung zur systematisierten Ressourcenanalyse. In Form einer ressourcengeleiteten Gesprächsführung werden individuelle Ressourcenhotspots fokussiert, um diese für einen zielgerichteten Einsatz zur Problembearbeitung zu nutzen. Mittels ressourcenaktivierender Strukturinterventionen, wie der Erarbeitung eines Lebenspanoramas, der Erstellung von Geno- und Ecogrammen, dem Einsatz von Modellen, Rollenspielen und imaginativen Verfahren werden problematische Verhaltensweisen in einen auf Ressourcen ausgerichteten Kontext gestellt, refraimt und normalisiert. Unter der Prämisse einer individuell angepassten therapeutischen Vorgehensweise werden bei der Erarbeitung eines Lebensrückblickes unter einer Ressourcenperspektive etwa Erlebnisse und Situationen fokussiert, bei denen der Mensch Ruhe und Entspannung, oder aber Genussfähigkeit erlebt hat. In der Anleitung von imaginativen Methoden werden beispielsweise sinnesgeleitete Vorstellungen eines Ortes der Sicherheit, eines Ortes der Kraft oder dergleichen durchgeführt. Genogramme werden beispielsweise auf unterstützende Beziehungen ausgelegt. Nach der Erarbeitung von Verhaltensweisen, die für eine Zielperspektive hilfreich sind, wird nach Modellen unter Bezugspersonen oder in der Öffentlichkeit gesucht. Des Weiteren hat sich der Einsatz von Ressourcentagebüchern für die Betroffenen bewährt. Ressourcenorientierte Methoden werden bereits seit einigen Jahren in der Gerontopsychotherapie vorgeschlagen und auch auf ihre positive Wirkung hin untersucht (Volkmar 2013).

Gerade für Menschen mit beginnenden Demenzen, denen die krankheitsbedingten Verluste offensichtlich werden und die wegen der kognitionsbedingten Misserfolgserlebnisse Vermeidungsverhalten in nahezu allen Alltagssituationen aufweisen, ist die motivationale Wirkung der ressourcenfördernden Maßnahmen eminent. Der Fokus auf eine ressourcenorientierte Lebensperspektive kann zu einer Normalisierung des Selbstgefühls beitragen und in der frühen Phase der Erkrankung zu einer psychischen Balance führen, welche einerseits eine erhöhte Akzeptanz des Krankheitsgeschehens (im Sinne einer Verbesserung der Krankheitseinsicht) sowie das selbstbestimmte Einleiten von notwendigen, teil schmerzlichen Veränderungsschritten (wie etwa die Abgabe des Führerscheines) erleichtern. Während im Rahmen von fortgeschrittenen Demenzen basale ressourcenorientierte Methoden als Interventionen der Wahl nahegelegt werden, existieren bei Menschen mit beginnenden demenziellen Erkrankungen nur wenige Untersuchungen zur Wirksamkeit von spezifischen ressourcenaktivierenden Methoden. Die Grenzen für den Einsatz dieser Methoden liegen in der Notwendigkeit einer maßgeschneiderten Anwendung bezogen auf die individuellen Vorlieben und Bedürfnisse sowie die Art der demenziellen Erkrankung eines Patienten. Harris (2008) kann in Einzelfallstudien die Wirkung von Ressourcen als protektive Faktoren bei Menschen mit beginnenden Demenzen aufzeigen. Auch finden sich Studien zu Teilaspekten des Ressourcentrainings, wie dem Aufbau von angenehmen Aktivitäten, der ressourcenorientierten Bestimmung des Aktivitätsniveaus oder der Förderung von Alltagskompetenzen (Plattner und Ehrhardt 2002). Eine Wirksamkeitsprüfung des umfangreichen Ressourcenaktivierungskonzeptes bei Menschen mit beginnenden Demenzen ist bislang, soweit bekannt, noch nicht erfolgt. Aus bisherigen Erkenntnissen lassen sich jedoch durchaus positive Aspekte für ein Pilotprojekt in der Forschung ableiten.

In der praktischen Einzelarbeit mit Menschen mit Demenz sowie in wenigen Pilotstudien zeigen sich positive Erfahrungen mit Interventionen, die auf Selbstmanagement und Ressourcenaktivierung ausgerichtet sind, sowie die Akzeptanz und Emotionsverarbeitung ermöglichen. Es fehlen jedoch weitgehend Metaanalysen und systematische Forschungsarbeiten, die Erforschung der beschriebenen Therapieverfahren bei Menschen mit beginnenden Demenzen ist sinnhaft und notwendig. Es ist unbestritten, dass auch bei Menschen mit Demenz das Prinzip der Teilhabe (zum Thema Partizipation siehe auch ► Kap. 7) angewandt werden muss. Wichtig ist des Weiteren auf maßgeschneiderte Zugänge zu achten, die auch die geschlechtsspezifische Wahrnehmung und Erlebensweise von alternden, demenziell veränderten Frauen und Männern berücksichtigen. In diesem Bezugsrahmen können die beschriebenen Methoden eine Alternative zu den bislang vorherrschenden palliativen und auf Pflegeleistungen ausgerichteten Behandlungssettings geben und einen würdevollen und selbstbestimmten Umgang mit der Erkrankung und den zu erwartenden Verlusten bieten.

10.3 Evaluation von ressourcenorientierten und bewältigungsunterstützenden Interventionen im therapeutischen Kontext

Das Risiko hilfs- und pflegebedürftig zu werden, steigt, wie eingangs schon erwähnt, mit zunehmendem Alter an. Das Problem altersspezifischer Erkrankungen ist, dass sie oft über lange Zeit unentdeckt, nicht hinterfragt und somit auch nicht behandelt werden (Lechleitner 2007). Mit dem Ziel, den vielschichtigen Problemstellungen des älteren Menschen gerecht werden zu können und Ressourcen zu erkennen, wurde vor ca. zehn Jahren das geriatrische Basisassessment zentraler Bestandteil der Geriatrischen Medizin in Österreich. Das Assessment umfasst in einem biopsychosozialen Verständnis medizinische, funktionelle und psychosoziale Erhebungen, die von unterschiedlichen Berufsgruppen erfasst werden und auf deren Grundlage ein umfassender Behandlungsplan (medizinisch, pflegerisch, sozial) entwickelt wird (Sommeregger 2013). Zu den psychologischen Standarderhebungen zählen die Mini-Mental-State-Examination (Folstein et al. 1975), die Geriatric-Depression-Scale (Yesavage et al. 1983) und der Uhrentest (Sunderland et al. 1989). Zentraler Nutzen eines geriatrischen Assessments liegt in der Identifizierung altersspezifischer Funktionsverluste. So konnte in einer belgischen Studie gezeigt werden, dass ohne ein geriatrisches Assessment durchschnittlich 1,5 geriatrische Probleme, hingegen 4,7 bei Anwendung eines Basisassessments erhoben werden konnten (Pepersack 2008).

Eine berechtigte Frage ist, inwieweit auch ressourcenorientierte Verfahren, mit weniger defizitorientiertem Blick auf das Alter, das derzeit übliche geriatrische Assessment erweitern sollen. Für die direkte Erfassung der Resilienz als Persönlichkeitsmerkmal eignet sich die Resilienzskala (RS) von Wagnild und Young (1993). Die Originalform des Fragebogens umfasst 25 Items (RS-25), die auf einer 7-stufigen Antwortskala (1 = ich stimme nicht zu, 7 = ich stimme zu) beantwortet werden. Die zwei faktorenanalytisch konstruierten Skalen messen in Skala 1 „Persönliche Kompetenz“ (17 Items) mit Merkmalen wie Selbstvertrauen, Unabhängigkeit, Beweglichkeit, Ausdauer und Beherrschung. Mit Skala 2 „Akzeptanz des Selbst und des Lebens“ (8 Items) werden Anpassungsfähigkeit, Toleranz und eine flexible Sicht auf sich selbst und den eigenen Lebensweg erfasst. Der Summenscore aller 25 Items gibt Auskunft über die Ausprägung der Resilienz. In einer deutschen bevölkerungsrepräsentativen Studie von Schumacher et al. (2004) konnte die Skalenstruktur nicht repliziert werden, sodass die RS-25 als eindimensionale Skala zu betrachten ist. Die anzunehmende Eindimensionalität als auch ökonomische Überlegungen führten in weiterer Folge zur Entwicklung der deutschsprachigen Kurzskala (RS-11) mit zufriedenstellenden Gütekriterien (Schumacher et al. 2004).

> **Die Resilienzskala stellt eine ressourcenorientierte Erweiterung zum geriatrischen Basisassessment dar.**

Neben diesem Verfahren, das die psychische Widerstandsfähigkeit einer Person angesichts von Belastungen gut erfassen kann, bietet auch das Nürnberger Altersinventar (NAI; Oswald und Fleischmann 1999) zahlreiche Fragebögen und Selbstbeurteilungsskalen, die auf die Erhaltung der Selbstständigkeit, Optimierung der Alltagsfunktionen, Vermeidung von Heimeinweisung und Erhaltung der selbst definierten Lebensqualität fokussieren. Recht vielversprechend scheinen die Arbeiten von Stoner et al. (2017), die auf der Grundlage der Positiven Psychologie und eines partizipativen Forschungsansatzes zwei neue Verfahren entwickelt hat. Der „Engagement and Independence in Dementia Questionnaire“ (EID-Q) und die „Positive Psychology Outcome Measure“ (PPOM) erheben einige der für Menschen mit Demenz relevanten Themen wie Hoffnung, Resilienz und Unabhängigkeit. Zum aktuellen Zeitpunkt können diese Verfahren allerdings nicht auf den deutschsprachigen Raum übertragen werden. Das in der klinischen Praxis vielfach eingesetzte Goal Attainment Scaling (GAS; Kiresuk und Sherman 1968) könnte den quantitativen Daten des geriatrischen Basisassessments auch eine qualitative Komponente hinzufügen. Mittels GAS werden Lebensbereiche erforscht, welche einer Veränderung bedürfen. Anhand einer numerischen Skala von +2 bis -2 wird explizit beschrieben, wie sich Veränderungen beobachten lassen würden. Ein Wert von +2 bedeutet, dass das Ziel viel mehr als erwartet erreicht wurde. Wird eine 0 vergeben, ist das Ergebnis wie erwartet eingetreten. Wenn das Ziel weniger als erwartet erreicht wurde, wird der Wert -1 bzw. -2 vergeben. Das Goal

Attainment Scaling wird mit jeder Person individuell erarbeitet und repräsentiert die Erreichung individueller Therapieziele. Der Aufwand, den die Durchführung eines umfassenden geriatrischen Assessments erfordert, ist zwar hoch, sollte aber die Arbeit erleichtern und die Qualität erhöhen, indem die Basis für einen Therapieplan gelegt wird und somit die bestmögliche Behandlung angeboten werden kann (Sommeregger 2013).

Trotz vieler Vorteile, die Screeninginstrumente mit sich bringen, soll an dieser Stelle auch auf einige kritische Aspekte aufmerksam gemacht werden: Ein geriatrisches Assessment sollte nur bei Personen durchgeführt werden, die mit hoher Wahrscheinlichkeit von einer geriatrischen Behandlung profitieren können (Von Renteln-Kruse 2009). Auch bei Vorliegen guter psychometrischer Kennwerte muss bei der Verwendung von Assessmentinstrumenten auf Störfaktoren wie Hörvermögen, Schriftgröße, Verständlichkeit der Testaufgaben besonderes Augenmerk gelegt werden. Zudem ist die Aussagekraft der Verfahren abhängig von der Motivationslage und bei eingeschränktem Allgemeinzustand sehr fragwürdig. Bei der standardisierten Anwendung von Screeninginstrumenten besteht die Möglichkeit, dass Erkrankungen überdiagnostiziert werden, da manche Instrumente sehr sensibel sind (Pepersack 2008; Wancata und Friedrich 2011). Durch das Überdiagnostizieren kann die Person unnötigen Belastungen ausgesetzt werden. Außerdem bilden Assessmentinstrumente den Gesundheitszustand von Patienten nur situativ und vereinfacht ab und können die klassische Diagnostik nicht ersetzen. Erst in der Zusammenschau einzelner Befunde, einer ausführlichen neuropsychologischen Untersuchung und dem klinisch-diagnostischen Gespräch ist es möglich, Bedarfe zu erkennen, Interventionen zu planen und in weiterer Folge zu evaluieren, die zu einer Verbesserung der Gesundheit oder Lebensqualität beitragen (Sommeregger 2013; Wancata und Friedrich 2011).

Zur Evaluierung ressourcenorientierter und bewältigungsunterstützender Interventionen sollen neben dem geriatrischen Basisassessment Instrumente zur Erfassung von Resilienz oder auch Goal Attainment Scaling zur Anwendung kommen.

10.4 Praxisbeispiel

Der Erkrankungsprozess bringt es mit sich, dass bei vielen Menschen mit Demenz häufig wiederkehrende stationäre Aufenthalte in akutgeriatrischen Stationen notwendig werden. Nach der Entlassung aus dem stationären Bereich stellt sich die Frage, welche Form der Nachbetreuung angezeigt erscheint, um einerseits Menschen mit Demenz zu stabilisieren und andererseits die (pflegenden) Angehörigen zu unterstützen. Mit unterschiedlichen Nachsorgekonzepten, wie beispielsweise den Tageskliniken und Therapiezentren, werden krankenhausähnliche und kostenintensive Unterstützungsangebote für Menschen mit Demenz bereitgestellt, die vorwiegend im großstädtischen Bereich anzutreffen sind (Gödecker-Geenen und Hegeler 2010). Eine direkt an den stationären Aufenthalt anschließende Nachsorge, die in einem biopsychosozialen Verständnis medizinische, psychologische und soziale Interventionen sowohl für Menschen mit Demenz als auch deren Angehörigen bietet, wird mit dem nachfolgend vorgestellten Projekt GER-A (Geriatric Aftercare; Gaugeler et al. 2012) versucht.

Im Rahmen eines Kooperationsprojekts (Alpen-Adria-Universität Klagenfurt und Krankenhaus Waiern) wurde das Nachsorgemanual GER-A, basierend auf einer umfassenden Literaturrecherche und Interviews mit Pflegepersonen, Menschen mit Demenz und deren Angehörigen, entwickelt und 2012 im ambulanten Setting pilotgetestet. GER-A ist in themenorientierte Interventionsschritte aufgeteilt, analog zu einem Baukastensystem mit einzelnen Bausteinen: Diese gelangen aufgrund von Motivation, Problemeinsicht und Aufmerksamkeit zur Anwendung. In Abhängigkeit von den jeweiligen Erfordernissen in der Gruppe, können bestimmte Inhalte (z. B. Gedächtnisverlust, Depression, Schmerz, Schlaf, Selbstbild, Selbstachtung, …) eine sehr ausführliche, andere hingegen kaum Anwendung finden. Das Nachsorgemanual folgt einer verhaltenstherapeutischen Orientierung, wobei neben lerntheoretischen Modellen vor allem neuere Ansätze der ACT (Akzeptanz- und Commitmenttherapie; Eifert 2011) und der emotionsfokussierten Therapie (Greenberg 2006; Lammers 2011), die den Austausch von Gedanken und Gefühlen fördern, zum Einsatz kommen. Im Laufe des stationären Aufenthalts an der geriatrischen Abteilung des Krankenhauses Waiern (Österreich) wurde das Nachsorgeangebot den Patienten und ihren Angehörigen durch das betreuende interdisziplinäre Team der Station nähergebracht. Bei Interesse wurde ein Einzeltermin für die Einverständniserklärung und die Baselinediagnostik vereinbart. Die Pilotierungsphase umfasste einen Zeitraum von neun Monaten, in der mit 26 Teilnehmenden 33 Gruppen- und 30 Einzelsitzungen gestaltet wurden. Entgegen den Erwartungen nahmen nur zwei Angehörige eine Einzelsitzung in Anspruch. Die Teilnehmenden waren überwiegend weiblich (85 %) und im Schnitt 77 Jahre alt. Die Baselinediagnostik ergab, dass alle Teilnehmenden als multimorbid zu bezeichnen sind. Drei Personen erfüllten die ICD-Kriterien einer Alzheimer-Demenz und 21 Personen die einer Depression. Bei 19 von 26 Personen wurde mittels SIDAM (Zaudig und Hiller 1996) und Mini-Mental-Status-Test (MMSE; Folstein et al. 1975) eine leichte kognitive Beeinträchtigung bzw. eine Demenz im Frühstadium gescreent. Die mit den Teilnehmenden individuell erarbeiteten Ziele mittels Goal Attainment Scaling (GAS; Kiresuk und Sherman 1968) konnten mit den gesetzten Interventionen gut erreicht werden. Der prä-post-Vergleich mittels MMSE (Folstein et al. 1975) ergab eine Stabilisierung und in der Geriatrischen Depressionsskala (GDS; Yesevage et al. 1983) konnten Veränderungen in eine positive Richtung erreicht werden.

Die ersten positiven Erfahrungen mit GER-A haben im Krankenhaus Waiern zu einer Übernahme des Nachsorgeangebots in den Regelbetrieb geführt. Die Teilnehmenden der „ersten Stunde“ gründeten eine GER-A Selbsthilfegruppe, die noch über einen längeren Zeitraum aufrechterhalten wurde. Zusammenfassend zeigen die Ergebnisse, dass mit diesem Angebot Menschen mit Demenz im Frühstadium gut erreicht werden können und verhaltenstherapeutische Interventionen zu einer Stärkung vorhandener Fähigkeiten und Möglichkeiten beitragen. Im Gegensatz zum umfangreichen Arbeitsaufwand der Angehörigenarbeit während des stationären Aufenthaltes, waren Nachfragen für Angehörigengespräche kaum vorhanden. Der Kontakt zu den Angehörigen ist während der Nachbetreuung rasch abgebrochen, was einerseits für die erlangte Selbstkompetenz der Teilnehmenden spricht andererseits auf die Notwendigkeit anderer Ansprechmodalitäten der (pflegenden) Angehörigen hinweist. Hier ist in jedem Fall weiterer Handlungs- und Forschungsbedarf gegeben.

10.5 Fazit

Gerade zu Beginn eines demenziellen Prozesses, wenn das Gedächtnis nachlässt, Verunsicherung und Frustration entstehen, benötigen Menschen mit Demenz psychologische respektive psychotherapeutische Unterstützung. Die Angst vor einem fortschreitenden progressiven Krankheitsverlauf verleitet viele betroffene Menschen zum Disengagement: Sie ziehen sich zurück, geben Gewohnheiten auf, während sie sich selbst (noch) selbstständig denkend und handelnd erleben. Die Angehörigen, ebenfalls geängstigt und überfordert von der Diagnose, neigen allzu oft zur Überfürsorge und Entmündigung. In diesem frühen Stadium der Erkrankung braucht es (individualisierte) Unterstützungsangebote, um Autonomie und Selbstbestimmung zu fördern. Als recht vielversprechend erweisen sich resilienzfördernde Selbstmanagementansätze, Elemente der Akzeptanz- und Commitmenttherapie und emotionsfokussierte Therapieverfahren sowohl für Menschen mit Demenz als auch ihre Angehörigen. Für eine gezielte Behandlungsplanung und -evaluation ist eine interdisziplinär und multiprofessionell ausgerichtete Diagnostik unumgänglich, die künftig vermehrt auch ein Ressourcenassessment miteinschließen sollte. Das vorgestellte Projekt GER-A leistet einen Beitrag zur ressourcenorientierten Sichtweise und zeigt Möglichkeiten auf, Menschen mit Demenz und ihre Angehörigen dabei zu unterstützen, die Erkrankung annehmen und in den eigenen Alltag integrieren zu können. Ein vermehrtes Bemühen um systematische Forschungsarbeiten und eine stärkere geschlechterspezifische Betrachtung des Krankheitserlebens hinsichtlich Selbstwert und Identität scheinen lohnenswerte künftige Aufgaben zu sein.

Literatur

Baer RA (2014) Mindfulness-based treatment approaches: clinician's guide to evidence base and applications. Elsevier Academic Press, Amsterdam

Baltes B, Baltes M (1990) Successful aging: perspectives from the behavioral sciences. Cambridge University Press, Cambridge

Cheston R, Jones K, Gilliard J (2003) Group psychotherapy and people with dementia. Aging Ment Health 7:452–461. ► https://doi.org/10.1080/13607860310001594 7

Eifert GH (2011) Akzeptanz- und Commitmenttherapie (ACT). Hogrefe, Göttingen

Folstein M, Folstein S, McHugh P (1975) Mini mental state: a practical method for grading the cognitive state of patients for the clinician. J Psychiatr Res 12:189–198

Franke A, Witte M (2009) Das Hede Training. Manual zur Gesundheitsförderung auf Basis der Salutogenese, Huber, Bern

Fückinger C, Wüsten G (2012) Ressourcenaktivierung. Ein Manual für die Praxis. Huber, Bern

Gaugeler R, Jenull B, Salem I (2012) A pilot study on health care utilization: outpatient aftercare for geriatric patients and their relatives. Int J Clin Med 3:92–97. ► https://doi.org/10.4236/ijcm.2012.32020

Gödecker-Geenen N, Hegeler H (2010) Social work with the elderly in rehabilitation. In: Aner K, Karl U (Hrsg) Handbuch Soziale Arbeit und Alter. VS Verlag, Wiesbaden, S 129–137

Greenberg L (2006) Emotionsfokussierte Therapie. Lernen mit eigenen Gefühlen umzugehen. DGVT Verlag, Tübingen

Greenberg LS, Auszra L, Herrmann IR (2007) The relationship among emotional productivity, emotional arousal and outcome in experiential therapy of depression. Psychother Res 17:482–493. ► https://doi.org/10.1080/10503300600977800

Harris PB (2008) Another wrinkle in the debate about successful aging: the undervalued concept of resilience and the lived experience of dementia. Int J Aging Hum Dev 67:43–61. ► https://doi.org/10.2190/AG.67.1.c

Hummel J, Weisbrod C, Bösch L, Himpler K (2012) Komorbidität von Depression und Demenz bei geriatrischen Patienten mit akuter körperlicher Erkrankung. Z Gerontol Geriatr 45:34–39. ► https://doi.org/10.1007/s00391-011-0271-5

Kanfer FH, Reinecker H, Schmelzer D (2012) Selbstmanagement Therapie. Ein Lehrbuch für die klinische Praxis. Springer, Heidelberg

Kiresuk TJ, Sherman RE (1968) Goal attainment scaling. A general method for evaluating comprehensive community mental health programs. Community Ment Health J 4:443–453. ► https://doi.org/10.1007/BF01530764

Lammers CH (2011) Emotionsbezogene Therapie. Grundlagen, Strategien und Techniken. Schattauer, Stuttgart

Lechleitner M (2007) Der geriatrische Patient. Osterr Arzteztg 12:34–41

Leppert K, Strauss B (2011) Die Rolle von Resilienz für die Bewältigung von Belastungen im Kontext von Altersübergängen. Z Gerontol Geriatr 44:313–317. ► https://doi.org/10.1007/s00391-011-0193-2

Leppert K, Gunzelmann T, Schumacher, Brähler E (2005) Resilienz als protektives Persönlichkeitsmerkmal im Alter. Psychother Psych Med 55:365–369. ► https://doi.org/10.1055/s–2005–866873

Londos E, Boschian K, Persson C, Minthon L, Lexell J (2008) Effects of a goal-oriented rehabilitation program in mild cognitive impairment: a pilot study. Am J Alzheimer's Dis Other Demen 23:177–183. ► https://doi.org/10.1177/1533317507312622

Maercker A, Forstmeier S (2013) Der Lebensrückblick in Therapie und Beratung. Springer, Berlin

Martin F, Turner A, Wallace LM, Bradbury N (2012) Conceptualisiation of self-management intervention for people with early stage dementia. Eur J Aging 10:75–87. ► https://doi.org/10.1007/s10433-012-0253-5

Melendez J, Satorres E, Redondo R, Escudero J, Pitarque A (2018) Wellbeing, resilience and coping: are there differences between healthy older adults, adults with mild cognitive impairment, and adults with Alzheimer-type dementia? Arch Gerontol Geriatr 77:38–43. ► https://doi.org/10.1016/j.archger.2018.04.004

Oswald W, Fleischmann U (1999) Nürnberger-Alters-Inventar (NAI), NAI-Testmanual und -Textband (4. unveränderte Aufl.). Göttingen, Hogrefe

Oswald WD, Gunzelmann T (Hrsg) (2001) SIMA-Kompetenztraining zur Verbesserung der Alltagskompetenz und Erhaltung der Selbstständigkeit. Hogrefe, Göttingen

Pepersack T (2008) Minimum geriatric screening tool to detect common geriatric problems. J Nutr Health Aging 12:348–352. ► https://doi.org/10.1007/BF02982666

Pinquart M, Forstmeyer S (2012) Wirksamkeitsforschung. In: Maercker A, Forstmeyer S (Hrsg) Der Lebensrückblick in Therapie und Beratung. Springer, Berlin, S 47–63

Plattner A, Ehrhardt T (2002) Psychotherapie bei beginnender Alzheimer-Demenz. In: Maercker A (Hrsg) Alterspsychotherapie und klinische Gerontologie. Springer, Berlin, S 229–243

Preuss UW, Siafarikas N, Petrucci M, Wong WM (2009) Depressive Störungen bei Demenzen und milder kognitiver Beeinträchtigung: Komorbidität, Ursache oder Risikofaktor. Fortschr Neurol Psychiatr 77:399–406. ► https://doi.org/10.1055/s-0028-1109454

Quinn C, Toms G, Anderson D, Clare L (2015) A review of self-management interventions for people with dementia and mild cognitive impairment. J Appl Gerontol 35:1154–1188. ► https://doi.org/10.1177/0733464814566852

Russell-Williams J, Jaroudi W, Perich T, Hoscheidt S, El Haj M, Moustafa AA (2018) Mindfulness and meditation: treating cognitive impairment and reducing stress in dementia. Rev Neurosci. ► https://doi.org/10.1515/revneuro-2017-0066

Ryff CD, Keyes CIM (1995) The structure of psychological well-being revisited. J Pers Soc Psychol 69:719–727. ► https://doi.org/10.1037/0022-3514.69.4719

Schneider B, Maurer K, Fröhlich I (2001) Demenz und Suizid. Fortschritte der Neurologie und Psychiatrie 69:164–169. ► https://doi.org/10.1055/s-2001-12693

Schumacher J, Leppert K, Gunzelmann T, Strauß B, Brähler E (2004) Die Resilienzskala – Ein Fragebogen der psychischen Widerstandsfähigkeit als Personmerkmal. Z Klin Psychol Psychiatr Psychother 53:16–39

Smith A (2004) Clinical uses of mindfulness training for older people. Behav Cogn Psychother 32:423–430. ► https://doi.org/10.1017/S1352465804001602

Sommeregger U (2013) Das multidimensionale geriatrische assessment. Z Gerontol Geriatr 46:277–286. ► https://doi.org/10.1007/s00391-013-0473-0

Staudinger UM, Greve W (2001) Resilienz im Alter. In: Deutsches Zentrum für Altersfragen (Hrsg) Personale, gesundheitliche und Umweltressourcen im Alter. Expertisen zum Dritten Altenbericht der Bundesregierung, Bd 1. Leske+Budrich, Opladen, S 97–144

Stoner CR, Orrell M, Long M, Csipke E, Spector A (2017) The development and preliminary psychometric properties of two positive psychology outcome measures for people with dementia: the PPOM and the EID-Q. BMC Geriatr 17:72. ► https://doi.org/10.1186/s12877-017-0468-6

Sunderland T, Hill JL, Mellow AM, Lawlor BA, Gundersheimer J, Newhouse PA, Grafman JH (1989) Clock drawing in Alzheimer's disease. A novel measure of dementia severity. J Am Geriatr Soc 37:725–729. ► https://doi.org/10.1111/j.1532-5415.1989.tb02233.x

Volkmar S (2013) Gerontopsychosomatik und Alterspsychotherapie. Grundlagen und Behandlung aus verhaltenstherapeutischer Sicht. Kohlhammer, Stuttgart

Von Renteln-Kruse W (2009) Medizin des Alterns und des alten Menschen, 2. Aufl. Steinkopff, Heidelberg

Wagnild GM, Young HM (1993) Development and psychometric evaluation of the resilience scale. J Nurs Meas 1:165–178

Wancata J, Friedrich F (2011) Depression: a diagnosis aptly used? Pschiatr Danub 23:406–411. ► https://www.ncbi.nlm.nih.gov/pubmed/22075745. Zugegriffen: 16. Okt. 2018

Wells A (2011) Metakognitive Therapie bei Angststörungen und Depressionen. Beltz, Weinheim

Wetherell JL, Liu L, Patterson TL, Afari N, Ayers CR, Thorp SR, Stoddard JA, Ruberg J, Kraft A, Sorrell

JT, Petkus AJ (2011) Acceptance and commitment therapy for generalized anxiety disorder in older adults: a preliminary report. Behav Ther 42:127–134. ▶ https://doi.org/10.1016/j.beth.2010.07.002

Wiesmann U, Rölker S, Hirtz P, Hannich HJ (2006) Zur Stabilität und Modifizierbarkeit des Kohärenzgefühls aktiver älterer Menschen. Z Gerontol Geriatr 39:90–99. ▶ https://doi.org/10.1007/s00391-006-0322-5

Yesavage J, Brink T, Rose T, Lum O, Huang V, Adey M, Leirer O (1983) Development and validation of a geriatric depression scale: a preliminary report. J Psychiatr Res 17:37–49. ▶ https://doi.org/10.1016/0022-3956(82)90033-4

Zaudig M, Hiller W (1996) SIDAM – Strukturiertes Interview für die Diagnose einer Demenz vom Alzheimer Typ, der Multiinfarkt- (oder vaskulären) Demenz und Demenzen anderer Ätiologie nach DSM-III-R, DSM-IV und ICD-10 (SIDAM-Handbuch). Huber, Bern

10

Bewegung und Demenz

Doris Gebhard

D. Gebhard, E. Mir (Hrsg.), *Gesundheitsförderung und Prävention für Menschen mit Demenz,*
https://doi.org/10.1007/978-3-662-58130-8_11

Bewegung scheint nicht nur protektiv auf das Entstehungsrisiko des Demenzsyndroms einzuwirken, sondern hat auch das Potenzial bei bereits bestehender Demenzerkrankung den funktionellen Abbau bei Menschen mit Demenz zu verzögern und damit die Krankheitsprogression zumindest zu verlangsamen. Gleichzeitig stellen jedoch gerade Menschen mit Demenz eine Hochrisikogruppe für Mobilitätseinschränkungen, geminderte körperliche Aktivität und Sturzgeschehen dar. Wie die Ressource Bewegung bei Menschen mit Demenz trotz der von Vulnerabilität gekennzeichneten Mobilitätssituation gezielt gefördert werden kann, welche Problemstellungen in Praxis und Forschung mit Bewegungsförderung für Menschen mit Demenz einhergehen und wie diese gelöst werden können, ist Gegenstand des folgenden Kapitels.

11.1 Mobilitätssituation von Menschen mit Demenz

Kognitiv beeinträchtigte Menschen über 65 Jahren weisen gegenüber gesund alternden Menschen, unabhängig von Alter, Aktivitätslevel, Muskelmasse und Komorbiditäten, eine geringere Ganggeschwindigkeit, eine geringere Griffstärke und eine schlechtere funktionale Leistungsfähigkeit auf (Auyeung et al. 2008). Speziell Gang- und Balancestörungen treten bei Menschen mit Demenz häufiger auf als bei Menschen ohne demenzielle Erkrankungen, dabei nimmt die Gangleistung progredient über den gesamten Krankheitsverlauf hinweg stetig ab (Allali et al. 2016; Cedervall et al. 2014). Bei anfänglich leichtgradiger Demenz erfolgt innerhalb von nur 2 Jahren eine signifikante Verringerung der Ganggeschwindigkeit und Schrittlänge sowie eine signifikante Ausdehnung der Doppelabstützungsphase[1] (Cedervall et al. 2014). Eine Beeinträchtigung der Gehfähigkeit ist nicht nur mit Einbußen bei der selbstständigen Lebensführung assoziiert, sondern führt bei Menschen mit Demenz auch zu häufiger auftretenden Sturzgeschehen, wie die Studie von Taylor et al. (2013) zeigt. Die Autoren machten eine vergleichende Analyse von Menschen mit Demenz, die innerhalb der letzten 12 Monate niemals oder einmal gestürzt sind, und Personen, die im vergangenen Jahr zweimal oder öfter gestürzt sind. Dabei zeigte sich, dass die Gruppe der Vielstürzer gegenüber der Gruppe mit der geringen Häufigkeit an Sturzgeschehen signifikant schlechtere Werte bei den Parametern Ganggeschwindigkeit, Schrittlänge, Doppelabstützungszeit, Schrittbreite, Schwungdauer[2] und Schrittlängen-Variabilität aufweist, obwohl hinsichtlich der kognitiven Leistungsfähigkeit zwischen den Gruppen kein signifikanter Unterschied besteht (Taylor et al. 2013). Durch die verminderte Gangleistung stellen Menschen mit Demenz somit eine Hochrisikogruppe für Sturzgeschehen dar. So zeigen Allali et al. (2017) in einer länderübergreifenden Studie auf Basis von 2496 über 60-Jährigen, dass Menschen mit kognitiven Einbußen deutlich häufiger stürzen als ihre gesunden Altersgenossen: Im Beobachtungszeitraum von 12 Monaten stürzten 25 % der kognitiv gesunden Studienteilnehmenden, 31 % der Studienteilnehmenden mit leichten kognitiven Beeinträchtigungen (Mild Cognitive Impairment) und 55 % der Studienteilnehmenden mit einer bestehenden Demenzerkrankung. Sowohl die Beeinträchtigung der Gangeigenschaften als auch die Sturzhäufigkeit scheinen vom Typ der Demenzerkrankung abhängig zu sein. So weisen Menschen mit nicht-Alzheimer-Demenzen eine schlechtere Gangleistung auf als Menschen mit Demenz

1 Eine Doppelabstützung entsteht, wenn beide Füße zugleich den Boden berühren. Die Dauer der Doppelabstützungsphase wird durch die Summe der benötigten Zeit von zwei Perioden der Doppelabstützung im Gangzyklus angegeben.

2 Die Schwungphase wird initiiert, wenn sich die Zehen vom Boden lösen und endet, wenn der gleiche Fuß den Boden wieder berührt. Mit der Schwungdauer wird die Zeitspanne zwischen den Bodenkontakten desselben Fußes angegeben.

vom Alzheimer Typ (Allali et al. 2016, 2017). Parallel dazu stürzen 64 % der Personen mit einer nicht-Alzheimer-Demenz zumindest einmal im Jahr, wobei nur 50 % der Menschen mit einer Demenz vom Alzheimer Typ in diesem Zeitraum ein Sturzgeschehen aufweisen (Allali et al. 2017). Gerade in der bereits vulnerablen Gesundheitssituation von Menschen mit Demenz stellen Stürze eine massive Bedrohung dar, die oftmals Verwirrung, Immobilität und eine Reduktion von Autonomie mit sich bringt und nicht selten zu einem Krankenhausaufenthalt für die verbleibende Lebenszeit führt (World Health Organisation 2007).

Neben der Beeinträchtigung der Mobilität und einer erhöhten Sturzgefahr zeigen Menschen mit Demenz auch hinsichtlich der Ausführung von körperlicher Aktivität gegenüber kognitiv unbeeinträchtigten Menschen ein ungünstigeres Verhalten. Van Alphen et al. (2016b) zeigen anhand einer objektiven Messung der Bewegungsdaten mittels eines Aktometers am Handgelenk der Probanden, dass Menschen mit Demenz signifikant mehr ihrer täglichen Zeit sedentär verbringen als dies kognitiv gesund alternde Menschen tun. So verbringen gesund alternde Menschen durchschnittlich 14.54 h pro Tag sedentär, zu Hause lebende Menschen mit Demenz 15.83 h pro Tag und Menschen mit Demenz in Pflegeheimen verbringen 17.3 h pro Tag inaktiv (van Alphen et al. 2016b). Gleichzeitig weisen jene Aktivitäten, die von Menschen mit Demenz noch ausgeübt werden, eine geringere Intensität auf als die Aktivitäten ihrer gesunden Peers (van Alphen et al. 2016b).

Menschen mit Demenz zeigen eine schlechtere Gehfähigkeit, ein geringeres Aktivitätslevel und eine höhere Sturzhäufigkeit als gesund alternde Menschen.

Eine Erklärung für diesen verringerten Aktivitätslevel kann in der Betrachtung der Barrieren und Motivatoren/Ressourcen von Menschen mit Demenz gesucht werden. In einer systematischen Literaturübersichtsarbeit stellen van Alphen et al. (2016a) erstmalig hemmende und fördernde Faktoren hinsichtlich der Ausübung von körperlicher Aktivität bei Menschen mit Demenz entlang des sozial-ökologischen Modells (McLeroy et al. 1988) dar. Dabei wurden aus 7 Studien die Aussagen von 39 zu Hause lebenden Menschen mit Demenz und 36 informellen Pflegepersonen hinsichtlich wahrgenommener Barrieren und Motivatoren für Bewegung strukturiert zusammengeführt. Insgesamt wurden dabei 35 Barrieren und 26 Motivatoren entlang der Ebenen des sozial-ökologischen Modells identifiziert: Auf der intrapersonalen Ebene werden gesundheitliche Faktoren am häufigsten als Motivator (n = 8) und Barriere (n = 12) hinsichtlich der Ausübung von Bewegung bekannt. Auch die reduzierte kognitive Leistungsfähigkeit, wie beispielsweise im Bereich der Aufmerksamkeit oder Erinnerungsfähigkeit, wird von Menschen mit Demenz als Barriere hinsichtlich der Ausübung von Bewegung benannt (van Alphen et al. 2016a). Als zentrale Motivatoren auf der intrapersonalen Ebene werden die persönlichen Bewegungspräferenzen identifiziert (n = 14). Auf der interpersonalen Ebene können 9 Barrieren und 4 Motivatoren erfasst werden. Nahezu alle Barrieren beziehen sich dabei auf die Abhängigkeit von Menschen mit Demenz von einer anderen Person. Die soziale Identifikation bei der Ausübung von Bewegung mit anderen Menschen mit Demenz gemeinsam wird hier als häufigster Motivator identifiziert. Auf der Ebene der institutionellen, gemeinschaftsbezogenen und politischen Faktoren identifizieren van Alphen et al. (2016a) keinerlei Motivatoren, jedoch insgesamt 13 Barrieren. Diese beziehen sich auf fehlende Transportmöglichkeiten, fehlende Zeitressourcen, auf das Fehlen von für Bewegung vorgesehenen Plätzen, schlechtes Wetter und auf das Fehlen von als geeignet wahrgenommenen Bewegungsangeboten.

Menschen mit Demenz nehmen hinsichtlich der Ausübung von körperlicher Aktivität mehr Barrieren als Motivatoren und Ressourcen wahr.

11.2 Konzepte der Bewegungsförderung – Wirksamkeit und Ausgestaltung

Interventionen zur Bewegungsförderung für Menschen mit Demenz werden international bereits in der Praxis der Begleitung und Behandlung der Patientengruppe eingesetzt und auch im deutschsprachigen Raum ist in den letzten Jahren ein steigendes Interesse am Thema festzustellen (Kleina et al. 2013). Auch im Bereich der Forschung lässt sich international in der letzten Dekade eine vermehrte Auseinandersetzung mit dem Themenfeld Demenz und Bewegung feststellen: So führt der Suchbegriff physical activity AND dementia in PubMed im Zeitraum zwischen 2004 und 2009 zu knapp 691 Treffern, zwischen 2010 und 2015 wurden in der gleichen Zeitspanne über doppelt so viele Artikel (1495 Treffer) zu diesem Themenbereich publiziert. Als ein Forschungsschwerpunkt kann die Untersuchung der Effekte von Bewegung auf kognitive, körperliche, psychische und soziale Auswirkungen des Demenzsyndroms festgestellt werden. Dabei konnte bislang im Rahmen von Einzelstudien der positive Effekt von Bewegung auf die kognitive Leistungsfähigkeit (Venturelli et al. 2011), die funktionale Mobilität (Arcoverde et al. 2014), Gangeigenschaften (Schwenk et al. 2014b), die Sturzhäufigkeit (Pitkälä et al. 2013a), verhaltensbezogene und psychologische Symptome der Demenz (Fan und Chen 2011) und auf die Aktivitäten des täglichen Lebens (Venturelli et al. 2011) belegt werden. In der Gesamtbetrachtung des bestehenden Evidenzkörpers in Form von Metaanalysen relativieren sich die Aussagen hinsichtlich der Wirksamkeit in vielen Bereichen wiederum. So können keine eindeutigen Effekte von Bewegung auf die Kognition, verhaltensbezogene und psychologische Symptome der Demenz (Forbes et al. 2015; Rao et al. 2014) festgestellt werden, ein Effekt auf die Aktivitäten des täglichen Lebens kann angenommen werden (Forbes et al. 2015; Rao et al. 2014), ist jedoch mit Vorsicht zu interpretieren und die positive Wirkung von Bewegung auf die körperliche Leistungsfähigkeit von Menschen mit Demenz scheint gegeben (Rao et al. 2014). Bemerkenswert erscheint, dass weder in Einzelstudien (Lowery et al. 2014) noch in Literaturübersichtsarbeiten (Holopainen et al. 2017) ein Hinweis auf einen positiven Effekt von Bewegung auf die Lebensqualität der Zielgruppe festgestellt werden kann (zum Thema Lebensqualität siehe auch ► Kap. 6).

Bewegung zeigt einen positiven Effekt auf die Aktivitäten des täglichen Lebens und auf die körperliche Leistungsfähigkeit bei Menschen mit Demenz.

Assoziiert mit einem generellen Mangel an Klarheit darüber, wie Bewegungsinterventionen wirken, gilt es im Themenbereich zukünftig weitere Problemlagen zu bearbeiten. Dabei ist das Fehlen von Leitlinien zur körperlichen Aktivität für Menschen mit Demenz (Blankenvoort et al. 2010; Forbes et al. 2015) sicherlich eine der wichtigsten Wissenslücken, die es zukünftig zu schließen gilt. Nach wie vor ist nämlich nicht belegt, wie eine Bewegungsintervention für Menschen mit Demenz hinsichtlich der Dauer, Frequenz und Intensität ausgestaltet werden sollte, um den größtmöglichen Gesundheitsnutzen zu erzielen. Denn die Passung der bestehenden Bewegungsempfehlungen für Menschen über 65 Jahren, die pro Woche mindestens 150 min aerobe Bewegung mit mittlerer Intensität oder 75 min mit höherer Intensität vorsehen (Rütten und Pfeifer 2016), wird seitens der Wissenschaft und Praxis (Baert et al. 2016; Forbes et al. 2015) hinsichtlich Intensität und Umfang als nicht umsetzbar für die Zielgruppe eingeschätzt. Zudem ist auf Basis der aktuellen Studienlage nicht eindeutig geklärt, welche Art der Bewegung die beste Wirksamkeit bei Menschen mit Demenz aufweist (Blankenvoort et al. 2010; Forbes et al. 2015). Das Fehlen von gesichertem Wissen über die optimale Ausgestaltung von Bewegungsprogrammen für Menschen mit Demenz spiegelt sich auch in der hohen Heterogenität der Bewegungsprogramme in der Literatur wider. So sind darin z. B. Interventionen mit Yoga (Fan und Chen 2011), Gangtraining auf einem Laufband (Arcoverde et al. 2014) oder Kraft und funktionales Training (Schwenk et al. 2014b) zu finden. Auch die zeitliche Ausgestaltung variiert stark – Studien weisen Trainingszeiträume von einem Jahr (Pitkälä et al. 2013a) oder auch nur von einem Tag auf (Mapes 2012).

Aktuell existieren keine gesicherten Bewegungsempfehlungen für Menschen mit Demenz.

Um dennoch den aktuellen Wissensstand aufzugreifen, können in der Zusammenschau bestehender Literaturübersichtsarbeiten folgende Bewegungsempfehlungen formuliert werden: Die Dauer einer Bewegungseinheit sollte zwischen 45 und 60 min betragen (Blankenvoort et al. 2010), die Einheiten sollten mindestens zweimal pro Woche stattfinden (Pitkälä et al. 2013b) und über einen Zeitraum von mindestens 12 Wochen durchgeführt werden (Blankenvoort et al. 2010; Pitkälä et al. 2013b). Hinsichtlich der Bewegungsart scheint die Kombination von verschiedenen Komponenten, wie z. B. die Kombination von Übungen aus den Bereichen Kraft, Ausdauer und Koordination, wirksamer als Einzelkomponententraining zu sein (Blankenvoort et al. 2010; Pitkälä et al. 2013b; Rao et al. 2014). Diese Empfehlungen zeigen sich in vielen Teilen deckungsgleich mit Bewegungsempfehlungen, die in einem 2016 publizierten Taskforce-Report speziell für die Zielgruppe der Pflegeheimbewohner formuliert wurden: de Souto Barreto et al. (2016) empfehlen ein moderates Multikomponententraining mit einer Bewegungs-Einheitendauer von 35 bis 45 min, das zweimal wöchentlich durchgeführt wird und den Fokus auf Krafttraining der unteren Extremitäten in Kombination mit Ausdauertraining (gehen) legt. Ergänzend sollen so oft wie möglich Flexibilitäts- und Balanceübungen in das Bewegungsprogramm inkludiert werden.

Mithilfe der eben formulierten Rahmenbedingungen kann zumindest ein Ausgangspunkt für die praktische Planung von Bewegungsinterventionen für Menschen mit Demenz gefunden werden. Wie solche Empfehlungen darüber hinaus an die Bedürfnisse und Bedarfe der Zielgruppe angepasst werden können, ist bislang nicht geklärt (Kleina et al. 2013). Individuell maßgeschneiderte Bewegungskonzepte scheinen jedoch einen vielversprechenden Ansatz zu bieten und werden in einer Vielzahl von Studien empfohlen (Tak et al. 2015; van Alphen et al. 2016a). Die Individualisierung soll dabei über die kognitive und physische Leistungsfähigkeit hinaus auch die individuellen Biografien und Lebensweisen berücksichtigen und somit Aktivitäten, die Menschen mit Demenz in ihrem bisherigen Leben genossen haben, in das Bewegungsprogramm einbeziehen (Malthouse und Fox 2014). Die Erhebung der Bewegungsbiografie (Kuhn 2008), die Erstellung eines individuellen Motor-Profils, das die Interessen und Fähigkeiten einer Person hinsichtlich der Ausübung von Bewegung aufzeigt (Kemoun et al. 2010), oder die Erhebung und Berücksichtigung von individuellen Bewegungs-Zielen (Wu et al. 2015) bieten dabei Ansätze, um die Maßschneiderung von Aktivitäten zu ermöglichen.

Dem Aufruf zur **Individualisierung** von Bewegungsprogrammen wird in der vorhandenen Studienlandschaft bislang jedoch nur teilweise Folge geleistet: So weisen zwar viele Studien eine individualisierte Trainingsintensität und/oder -progression in ihrem Bewegungskonzept auf (Arcoverde et al. 2014; Bossers et al. 2014, Schwenk et al. 2014b), jedoch richten nur wenige Bewegungsprogramme die Aktivitäten auf die Präferenzen der teilnehmenden Menschen mit Demenz aus (Kemoun et al. 2010; Wu et al. 2015). Einige Studien berichten jedoch von einer Anpassung der Bewegungsdurchführung an die Bedürfnisse von Menschen mit Demenz durch eine bedürfnisgerechte und wertschätzende **Kommunikation,** die durch einfache verbale Anweisungen, haptische und visuelle Signale und einen empathischen und respektvollen Umgang geprägt ist (Schwenk et al. 2014b; Wu et al. 2015). In diesem Kontext kann das Standardwerk von Oddy zur Bewegungsförderung für Menschen mit Demenz aus dem Jahr 1998 nach wie vor als wegweisend betrachtet werden und wird auch in aktuellen Studien als Ausgangspunkt für die Gestaltung der Kommunikation in der Bewegungssituation mit Menschen mit Demenz angeführt (Schwenk et al. 2014b). In Kombination mit allgemeinen Richtlinien zur bedürfnisgerechten Kommunikation mit Menschen mit Demenz, lassen sich somit für die praktische Bewegungsanleitung folgende zentrale Empfehlungen formulieren (de Vries 2013; Oddy 1998):

- Das Sprachtempo sollte verlangsamt werden und es sollten nach jedem Satz Sprechpausen eingelegt werden.
- Wichtige Inhalte sollten wiederholt werden.
- Die Sätze sollten kurz und prägnant formuliert werden und eine direkte Handlungsaufforderung beinhalten.
- Es sollten für Menschen mit Demenz vertraute Wörter verwendet werden.
- Das Abstraktionsniveau sollte gering gehalten werden, indem wann immer es möglich ist über Dinge gesprochen wird, die unmittelbar seh-, fühl- oder hörbar sind.
- Verbale Anleitung sollte durch non-verbale Informationen, in Form von Gestik, visuellen und akustischen Signalen oder Berührungen, ergänzt werden.

Die Durchführung der Bewegungseinheiten erfolgt in der aktuellen Studienlandschaft zu ähnlich großen Anteilen entweder im Einzeltraining (Bossers et al. 2014; Lowery et al. 2014) oder in **Kleingruppen** (Schwenk et al. 2014b). Trotz des häufigen Einsatzes, sind Argumente dafür, warum Bewegung für Menschen mit Demenz im Einzeltraining angeboten werden sollte, kaum zu finden. Lediglich in der Studie von Bossers et al. (2014) werden als Grund dafür die verhaltensbezogenen Probleme von Menschen mit Demenz angegeben, die zu Inaktivitäts-Gedanken und Schwierigkeiten bei der Initiierung von Bewegung führen könnten. Welchen Nutzen Einzeltraining gegenüber Gruppentraining hinsichtlich dieser Situation bietet, wird von den Autoren jedoch nicht weiter ausgeführt. Im Gegensatz dazu ist die Bewegungsdurchführung mit Menschen mit Demenz in Kleingruppen mit vielen Vorteilen assoziiert: Bewegung in einer Gruppe wird von Menschen mit Demenz als sozial bereichernd empfunden, es entwickeln sich Freundschaften und die Situation, dass alle Gruppenmitglieder an Demenz erkrankt sind, macht es den Teilnehmenden leichter, sich so wie sie sind, angenommen zu fühlen (Wu et al. 2015; Yu und Swartwood 2012). Zudem zeigt die Interviewstudie mit Menschen mit Demenz von Olsen et al. (2015), dass die positiv wahrgenommenen sozialen Beziehungen in einer Bewegungsgruppe die Teilnahme am Bewegungsprogramm positiv beeinflusst. Als Motivator wird dabei die Vorbildwirkung anderer Gruppenteilnehmer hinsichtlich der Ausübung von Bewegung genannt (Olsen et al. 2015). Auch van Alphen et al. (2016a) empfehlen in ihrem Systematic Review, dass Bewegungsinterventionen in Kleingruppen angeboten werden sollten, da die Ausübung von Bewegung durch soziale Kohäsion positiv beeinflusst werden könnte.

Die **Bewegungsumgebung** zeigt sich in bestehenden Studien auf den ersten Blick heterogen. So wird Bewegung mit Menschen mit Demenz zu Hause (Lowery et al. 2014), in Tagesbetreuungseinrichtungen (Chang et al. 2011), in einem Trainingsraum im Krankenhaus (Schwenk et al. 2014a) oder in Zimmern und Gängen eines Pflegeheims durchgeführt (Venturelli et al. 2011). Diesen Umgebungen ist jedoch eines gemein: Bewegung wird ausschließlich indoor angeboten. Diese Situation muss kritisch betrachtet werden, denn auch wenn die Outdoor-Umgebung als potenzielle Gefahrenquelle für Menschen mit Demenz hinsichtlich Sturzgeschehen wahrgenommen wird (Whear et al. 2014), bietet die Natur für diese Zielgruppe eine Bewegungsumgebung mit gesundheitlichem und sozialem Mehrwert (Clark et al. 2013; Whear et al. 2014). Hinzu kommt, dass es wenige Anknüpfungspunkte in der Bewegungsbiografie dieser Generation mit indoor durchgeführter Bewegung gibt – Fitnesscenter oder Turnhallen scheinen darin wohl kaum als Bewegungsumgebung auf. Bewegung in der Natur bietet jedoch die Möglichkeit körperliche Aktivitäten in Anknüpfung an die Bewegungspräferenzen und -erfahrungen der Teilnehmenden anzubieten, wie z. B. im Bereich der Gartenarbeit. Dass Bewegung in der Natur mit Menschen mit Demenz gut durchführbar ist, zeigt die Studie von Mapes (2012), die eine ganztägige Bewegungsintervention im Wald mit Menschen mit Demenz beschreibt (zum Thema Natur und Demenz siehe auch ► Kap. 13).

Ähnlich gestaltet sich die Situation hinsichtlich der eingesetzten **Trainingsgeräte und -materialien** bei Bewegungsinterventionen für Menschen mit Demenz. Es werden mehrheitlich stationäre Krafttrainingsgeräte (Schwenk et al. 2014a, 2014b), Ergometer (Kemoun et al. 2010), Laufbänder (Arcoverde et al. 2014) und andere professionelle Trainingsmaterialien wie z. B. Hanteln (Bossers et al. 2014) eingesetzt. Auch in diesem Bereich fehlt augenscheinlich die kritische Auseinandersetzung mit den eingesetzten Materialien und Geräten hinsichtlich der Passung für die Zielgruppe und deren Bewegungsbiografie. Entgegen der aktuellen Studienpraxis empfehlen auch de Souto Barreto et al. (2015) in ihren Bewegungsempfehlungen für Pflegeheimbewohner den Einsatz von alltagsnahen Materialien, die abwechslungsreich in ihrer Farbe und Haptik sind, wie z. B. Naturmaterialien und Alltagsgegenstände.

Doch nicht nur die Auswahl von vertrauten und auffordernden Materialien kann die Bewegungssituation positiv beeinflussen, auch der Einsatz von **Musik** weist für Bewegungsförderung für Menschen mit Demenz hohes Potenzial auf, welches in bestehenden Studien kaum genutzt wird. Die Studie von Chang et al. (2011) stellt dabei mit dem Einsatz von Musik während eines Gangtrainings eine Ausnahme dar. Dieses ungenützte Potenzial scheint überraschend, da Musik als Trigger für Bewegung bei Menschen mit Demenz eingesetzt werden kann (McDermott et al. 2014). So zeigt die qualitative Studie von McDermott et al. (2014), dass Menschen mit Demenz typischer Weise auf ihnen bekannte Musik mit einer scheinbar automatisierten Bewegung reagieren, sie wippen mit den Beinen, beginnen zu klatschen und machen Tanzbewegungen. In Anknüpfung an die Berücksichtigung der Bewegungsbiografie sollte somit auch die musikalische Anamnese der Trainingsteilnehmenden in die Konzeption eines Bewegungsprogramms einfließen (McDermott et al. 2014).

Individualisierung, bedürfnisgerechte und wertschätzende Kommunikation, der Einsatz von vertrauten Materialien und Musik sowie die Bewegungsdurchführung in Kleingruppen in der Bewegungsumgebung Natur sind vielversprechende Ansätze, um Bewegung bedarfs- und bedürfnisgerecht auszugestalten.

Auch wenn die genannten Ansätze der Individualisierung und der Einsatz von vertrauter Musik, von vertrauten Materialien und der Natur als Bewegungsumgebung hohes Potenzial für die Anpassung von Bewegungsprogrammen an die Bedürfnisse von Menschen mit Demenz aufweisen, so ist deren Einflussnahme auf die Trainingsadhärenz bislang nicht eindeutig belegbar. Die systematische Literaturübersichtsarbeit von van der Wardt et al. (2017) präsentiert eine Zusammenschau der in der aktuellen Studienlandschaft eingesetzten Ansätze zur Förderung der regelmäßigen Teilnahme an Bewegungsprogrammen von Menschen mit Demenz, wie z. B. individuelle Maßschneiderung, Zielsetzung, Bewegungsbroschüren,

Einsatz von Musik oder das regelmäßige Aussenden von Erinnerungen und Newslettern. Jedoch kommen van der Wardt et al. (2017) zu dem Ergebnis, dass bislang keine qualitativ hochwertige Studie existiert, die den Einsatz von Strategien zur Erhöhung der Adhärenz untersucht. Somit kann aktuell keine evidenzbasierte Aussage darüber getroffen werden, welche Strategien die Teilnahmehäufigkeit an Bewegungsprogrammen und die Aufrechterhaltung von Bewegungsverhalten fördern und welche Strategien dies nicht tun.

11.3 Evaluation von Bewegungsförderungsprogrammen für Menschen mit Demenz

Für die Evaluation der Wirksamkeit von Bewegungsinterventionen bei Menschen mit Demenz wird ein breites Spektrum an Erhebungsparametern eingesetzt. Die Effekte von Bewegung auf die kognitive Leistungsfähigkeit (Arcoverde et al. 2014), Lebensqualität (Lowery et al. 2014), Aktivitäten des täglichen Lebens (Venturelli et al. 2011), verhaltensbezogene und psychologische Symptome bei Demenz (Lowery et al. 2014), medizinische Parameter wie Blutdruck, Blutzucker oder Sauerstoffsättigung (Venturelli et al. 2011) oder auch eine große Bandbreite an mobilitätsbezogenen Parametern wie Gangeigenschaften (Schwenk et al. 2014b), funktionale Mobilität (Arcoverde et al. 2014), Maximalkraft (Schwenk et al. 2014b) oder Balance (Schwenk et al. 2014a) bilden dabei häufig untersuchte Indikatoren.

Um einen Effekt eines Bewegungsprogramms auf die am Beginn des Kapitels beschriebenen Mobilitätseinbußen zu überprüfen, hat die Messung der Gangeigenschaften und der funktionalen Mobilität eine besondere Bedeutung. Daran anknüpfend werden folgend eine **Methode** zur Erfassung von Gangparametern und ein **Instrument** zur Messung der funktionalen Mobilität näher vorgestellt.

Eine mögliche Methode um Gangcharakteristika quantitativ abzubilden stellt das GAITRite-System dar. Die elektronische GAITRite-Gangmatte verfügt über Sensorpolster, die in einer portablen Matte mit 579 cm Länge und 90 cm Breite eingebracht sind (Rowling et al. 2012). ◘ Abb. 11.1 zeigt die Anwendung des Ganganalysesystems.

Gerade für die Zielgruppe der Menschen mit Demenz, die zumeist unter Mobilitätseinbußen leidet, hat das GAITRite-Ganganalysesystem den Vorteil, dass es die Gangeigenschaften trotz der Verwendung eines Mobilitäts-Hilfsmittels, wie z. B. eines Rollators, abbilden kann. Dies ist mit Systemen, die auf Lichtmessung basieren, wie z. B. dem OptoGait Ganganalyse-System, nicht möglich. Das Messverfahren weist zudem eine ausgezeichnete Test-Retest-Reliabilität in der Anwendung bei Menschen mit Demenz auf (ICC = .88 bis .99) (Wittwer et al. 2008) und wurde bereits in umfangreichen Studien mit der Zielgruppe eingesetzt (Allali et al. 2016; Schwenk et al. 2014b).

Eines der in der Studienlandschaft am häufigsten eingesetzten Testverfahren zur Erhebung der funktionalen Mobilität von gebrechlichen alten Menschen ist der Timed Up and Go Test (TUG). Der TUG gibt Auskunft über die Balance, Ganggeschwindigkeit und die funktionalen Fähigkeiten der Testperson (Podsiadlo und Richardson 1991). Der Testablauf sieht vor, dass eine Person von einem Standardstuhl (Sitzhöhe ca. 46 cm) mit Armlehnen aufsteht, 3 m geht, dann bei einer Markierung kehrt macht, um wieder zurück zum Stuhl zu gehen und sich hinzusetzen (Podsiadlo und Richardson 1991). Die Teilnehmenden sollen dabei so schnell gehen, wie sie es mit einem Gefühl der Sicherheit können und dürfen ihr persönliches Hilfsmittel verwenden (Ries et al. 2009). Es wird empfohlen, dass der Testablauf mit jeder Person pro Testzeitpunkt zweimal durchgeführt wird, wobei der Mittelwert der beiden Zeitmessungen für die Analyse herangezogen werden soll (Nordin et al. 2006; Podsiadlo und Richardson 1991).

Der Test wurde hinsichtlich der Anwendbarkeit für die Zielgruppe Menschen mit

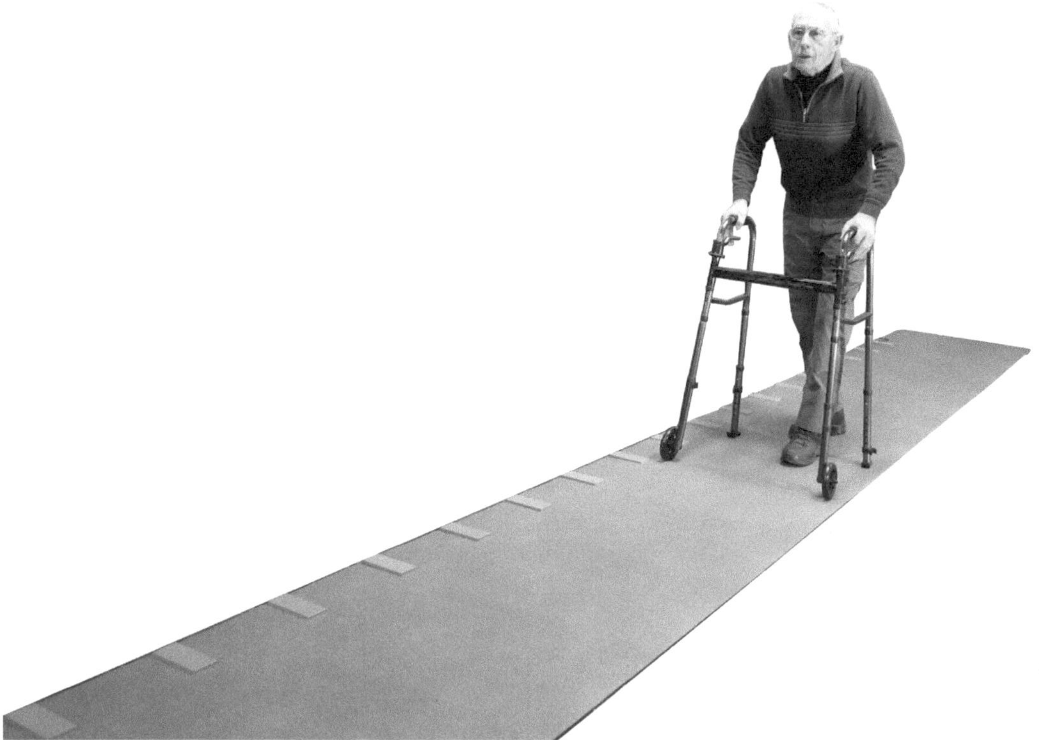

Abb. 11.1 Das GAITRite-Ganganalysesystem (mit freundlicher Genehmigung von Rölke Pharma GmbH)

Demenz validiert, weist dabei eine ausgezeichnete Reliabilität mit einem Intraklassen-Korrelationskoeffizienten (ICC) zwischen .91 und .98 auf und gilt zudem auch als praktikabel, um die Basismobilität für ältere Personen mit kognitiven Einschränkungen zu erheben (Nordin et al. 2006; Ries et al. 2009). Ries et al. (2009) und Nordin et al. (2006) bieten zudem einige Hinweise, welche die Durchführung des TUGs mit der Zielgruppe Menschen mit Demenz erleichtern sollen:

- Der Umkehrpunkt an der 3-Meter-Markierung sollte visuell gut wahrnehmbar sein und als visuelle Orientierungshilfe dienen, dabei kann z. B. ein orangefarbener Kegel eingesetzt werden.
- Für die Gewährleistung der Sicherheit sollte die anleitende Person beim Aufstehen und Hinsetzen neben dem Stuhl stehen und die Testperson beim Gehen begleiten.
- Um eine Standardisierung der Anweisungen zu gewährleisten und gleichzeitig in der Testinstruktion auf die speziellen Bedürfnisse von Menschen mit Demenz einzugehen, kann ein vorab festgelegtes Stufenkonzept der Unterstützungsleistungen angewendet werden. Dabei erhält die Testperson verbale Testinstruktionen mit gleichzeitiger unterstützender Gestik, bei Bedarf gefolgt von einer Demonstration des Übungsablaufs. Während der Testung erhält die Person bei Bedarf verbale Unterstützung, wie beispielsweise die Anweisungen „Bitte um den orangefarbenen Kegel herumgehen“ oder „Jetzt bitte hinsetzen“, gefolgt von visueller Unterstützung, beispielsweise durch das Anzeigen der zu gehenden

Richtung, oder auch zusätzlich taktile Unterstützung. Alle Unterstützungsleistungen werden dabei entsprechend dokumentiert.

> **Der Timed Up and Go Test und das GAITRite Ganganalysesystem stellen gut validierte Möglichkeiten dar, um die Wirksamkeit von Bewegungsinterventionen bei Menschen mit Demenz auf die Gangeigenschaften und die funktionale Mobilität zu überprüfen.**

Die Perspektive von Menschen mit Demenz selbst nimmt in der Evaluation von Bewegungsprogrammen bislang eine untergeordnete Rolle ein, oftmals gerechtfertigt durch die Annahme, dass Menschen mit Demenz aufgrund ihrer kognitiven Einschränkungen nicht in der Lage sind, ihre Bedürfnisse mitzuteilen oder dass eine Interviewsituation eine Überforderung für sie darstellen würde (Tak et al. 2015). Die Studie von Yu und Swartwood (2012) bildet dabei eine der wenigen Ausnahmen. Die Autoren führten nach einer Bewegungsintervention Fokusgruppeninterviews mit Menschen mit Demenz durch, um die Umsetzbarkeit und Wirksamkeit des Programms aus Sicht der Trainingsteilnehmenden zu evaluieren. Diesem Beispiel folgend sollten zukünftig Evaluationskonzepte der Perspektive von Menschen mit Demenz mehr Wertschätzung entgegen bringen, um im Sinne der Partizipativen Gesundheitsforschung (siehe dazu ► Kap. 7) ein partnerschaftliches Durchlaufen des gesamten Evaluationsprozesses zu ermöglichen (Brandes und Schaefer 2013).

11.4 Praxisbeispiel

Trotz des stetig wachsenden Evidenzkörpers im Themenbereich Bewegungsförderung für Menschen mit Demenz fehlt es bislang an gut definierten und methodisch robust evaluierten Bewegungsprogrammen (Thunè-Boyle et al. 2012). Auch die Bedürfnisse, Präferenzen, Einstellungen und Überzeugungen der Menschen mit Demenz und die ihrer Betreuungspersonen wurden bislang in der Praxis und Forschung zur Bewegungsförderung weitestgehend vernachlässigt (Tak et al. 2015). Um aufzuzeigen, dass auch im deutschsprachigen Raum Bewegungsprogramme existieren, die dazu beitragen können diese Lücken zu schließen, wird folgend das Projekt „Gesundheit in Bewegung 2.0“ in kurzen Zügen vorgestellt.

Das vom Fonds Gesundes Österreich geförderte Projekt „Gesundheit in Bewegung 2.0" wurde im Zeitraum zwischen August 2016 und Januar 2017 in Kärnten (Österreich) durchgeführt. Im Rahmen des Projekts entwickelte die Fachhochschule Kärnten gemeinsam mit den Kooperationspartnern Caritas Kärnten und Diakonie de La Tour ein Bewegungsprogramm für Menschen mit Demenz im Setting Pflegeheim (Gebhard und Schmid 2017). Basierend auf einem Systematic Review, Interviews mit Menschen mit Demenz und Partizipationsworkshops mit Betreuungspersonen und Angehörigen von Menschen mit Demenz wurde ein Multikomponenten-Bewegungsprogramm konzipiert, das zweimal wöchentlich über die Dauer von 12 Wochen in 5 Pflegeheimen durchgeführt worden ist. Das Bewegungsprogramm kombiniert dabei 10 Basis-Bewegungsübungen aus den Bereichen Kraft und Koordination, die mit Ausdauertraining ergänzt werden. Die Basis-Bewegungen werden in Aktivitäten der thematischen Schwerpunkte *Natur, Tanz, Alltagsaktivitäten* und *Sport und Spiel* „verpackt". Das bedeutet, es wird mit den Teilnehmenden z. B. nicht die Basis-Bewegung „Kniestrecker" als solches durchgeführt, sondern es wird der Bewegungsablauf der Basis-Bewegung in eine Aktivität, wie z. B.einen Tanz oder ein Fußballspiel, eingebettet. Somit erfolgt die Durchführung von physiologisch effektiven Bewegungsabläufen in einem für die Teilnehmenden als sinnvoll wahrgenommenen und alltagsnahen Kontext. Der Garten der Pflegeheime stellte dabei die primäre Bewegungsumgebung dar. Vertraute Materialien und Musik sollten zudem zur Bewegung anregen. Insgesamt basiert das Bewegungsprogramm auf 33 Übungen, die jeweils an drei Mobilitätslevels (Personen im Rollstuhl, Personen mit Hilfsmittel und voll mobile Personen) anpassbar sind. Durch die Erstellung eines individuellen Motor-Profils aller teilnehmenden Menschen mit Demenz, welches den Mobilitätsstatus und die Interessen der Person dokumentiert, wurde zudem eine Individualisierung der Übungszusammensetzung und -ausführung ermöglicht. Das Bewegungsprogramm wurde in Kleingruppen, angeleitet von zuvor ausgebildeten Betreuungspersonen aus dem Setting, durchgeführt. In der Pilotierungsphase nahmen 65 Menschen mit Demenz am Bewegungsprogramm teil. Die Wirksamkeit und Durchführbarkeit wurde mit einem randomisierten und kontrollierten Studiendesign sowie durch Interviews mit den Teilnehmenden und Trainern evaluiert. Das Programm zeigt sich im Bereich der funktionalen Mobilität, der Gangeigenschaften und der Aktivitäten des täglichen Lebens effektiv und die Umsetzbarkeit und die nachhaltige Verankerung in der Praxis des Heimalltages konnten bestätigt werden. Das Bewegungsprogramm wurde nach Projektende in allen beteiligten Pflegeheimen weitergeführt und wird aktuell auf andere Pflegeheime ausgeweitet. Das Bewegungsprogramm wurde zu Projektende in Form eines Handbuchs kostenlos online zur Verfügung gestellt (► www.fh-kaernten.at/gib2-0).

Das Projekt „Gesundheit in Bewegung 2.0“ zeigt, wie die Zusammenführung des aktuellen Stands der Forschung mit der Perspektive der Zielgruppe und dem Know-how von Betreuungspersonen zu einem umsetzbaren, gesundheitswirksamen, positiv wahrgenommenen und nachhaltig implementierbaren Bewegungsprogramm für Menschen mit Demenz führen kann. Zudem liefert es ein Beispiel für das Gelingen von Forschungspartizipation von Menschen mit Demenz im Kontext der Entwicklung und Evaluation von Bewegungsförderungsinterventionen. Durch das publizierte Bewegungshandbuch wird darüber hinaus Personen aus der Praxis ein niederschwelliger Zugang zu einem wissenschaftlich überprüften Bewegungsprogramm ermöglicht und es befähigt Betreuungspersonen von Menschen mit Demenz zu einer qualitätsvollen und sicheren Anleitung von Bewegung.

11.5 Fazit

Wissenschaftlich gesicherte Aussagen darüber, wie und unter welchen Rahmenbedingungen Bewegung für Menschen mit Demenz wirkt, können auf Basis der aktuellen Studienlage nicht getroffen werden. Dennoch können Anknüpfungspunkte hinsichtlich der bedarfs- und bedürfnisgerechten Ausgestaltung von Bewegung aus der Literatur herangezogen werden, um zukünftig mehr Bewegung in die Lebenswelt von Menschen mit Demenz zu bringen. Das im Beitrag vorgestellte Best-Practice Bewegungsprogramm aus dem Projekt „Gesundheit in Bewegung 2.0“ bietet dafür eine praxistaugliche und wissenschaftlich überprüfte Möglichkeit.

Literatur

Allali G, Annweiler C, Blumen HM, Callisaya ML, De Cock A-M, Kressig RW, Srikanth V, Steinmetz J-P, Verghese J, Beauchet O (2016) Gait phenotype from mild cognitive impairment to moderate dementia: results from the GOOD initiative. Eur J Neurol 23:527–541. ► https://doi.org/10.1111/ene.12882

Allali G, Launay CP, Blumen GM, Callisaya ML, De Cock A-M, Kressig RW, Srikanth V, Steinmetz J-P, Verghese J,

Beauchet O, The Biomathics Consortium (2017) Falls, cognitive impairment, and gait performance: results from the GOOD initiative. J Am Med Dir Assoc 18:335–340. ▶ https://doi.org/10.1016/j.jamda.2016.10.008

Arcoverde C, Deslandes A, Moraes H, Almeida C, de Araujo NB, Vasques PE, Silveira H, Laks J (2014) Treadmill training as an augmentation treatment for Alzheimer's disease: a pilot randomized controlled study. Arq Neuropsiquiatr 72:190–196

Auyeung TW, Kwok T, Lee J, Leung PC, Leung J, Woo J (2008) Functional decline in cognitive impairment – the relationship between physical and cognitive function. Neuroepidemiology 31:167–173. ▶ https://doi.org/10.1159/000154929

Baert V, Gorus E, Calleeuw K, De Backer W, Bautmans I (2016) An administrator's perspective on the organization of physical activity for older adults in long-term care facilities. J Am Med Dir Assoc 17:75–84. ▶ https://doi.org/10.1016/j.jamda.2015.08.011

Blankevoort CG, van Heuvelen MJG, Boersma F, Luning H, de Jong J, Scherder EJA (2010) Review of effects of physical activity on strength, balance, mobility and adl performance in elderly subjects with dementia. Dement Geriatr Cogn Disord 30:392–402. ▶ https://doi.org/10.1159/000321357

Bossers WJR, Scherder EJA, Boersma F, Hortobágyi T, van der Woude LHV, van Heuvelen MJG (2014) Feasibility of a combined aerobic and strength training program and its effects on cognitive and physical function in institutionalized dementia patients. A pilot study. PLoS One 9:e97577. ▶ https://doi.org/10.1371/journal.pone.0097577

Brandes S, Schaefer I (2013) Partizipative Evaluation in Praxisprojekten. Chancen und Herausforderungen. Präv Gesundheitsf 3:132–137. ▶ https://doi.org/10.1007/s11553-013-0390-5

Cedervall Y, Halvorsen K, Aberg AC (2014) A longitudinal study of gait function and characteristics of gait disturbance in individuals with Alzheimer's disease. Gait Posture 39:1022–1027. ▶ https://doi.org/10.1016/j.gaitpost.2013.12.026

Chang S-H, Chen C-Y, Shen S-H, Chiou J-H (2011) The effectiveness of an exercise programme for elders with dementia in a Taiwanese day-care centre. Int J Nurs Pract 17:213–220. ▶ https://doi.org/10.1111/j.1440-172x.2011.01928.x

Clark P, Mapes N, Burt J, Preston S (2013) Greening dementia – a literature review of the benefits and barriers facing individuals living with dementia in accessing the natural environment and local greenspace. Natural England Commissioned Reports, Number 137. ▶ http://publications.naturalengland.org.uk/publication/6578292471627776. Zugegriffen: 10. Jan. 2018

de Souto Barreto P, Morley JE, Chodzko-Zajko W, Pitkala KH, Weening-Djiksterhuis E, Rodriguez- Mañas L, Barbagallo M, Rosendahl E, Sinclair A, Landi F, Izquierdo M, Vellas B, Rolland Y, International Association of Gerontology and Geriatrics – Global Aging Research Network (IAGG-GARN) & the IAGG European Region Clinical Section (2016) Recommendations on physical activity and exercise for older adults living in long-term care facilities: A taskforce report. J Am Med Dir Assoc 17:381–392. ▶ https://doi.org/10.1016/j.jamda.2016.01.021

de Vries K (2013) Communicating with older people with dementia. Nurs Older People 25:30–37

Fan J-T, Chen K-M (2011) Using silver yoga exercises to promote physical and mental health of elders with dementia in long-term care facilities. Int Psychogeriatr 23:1222–1230. ▶ https://doi.org/10.1017/S1041610211000287

Forbes D, Forbes SC, Blake CM, Thiessen EJ, Forbes S (2015) Exercise programs for people with dementia. Cochrane Database Syst Rev 4:CD006489. ▶ https://doi.org/10.1002/14651858.CD006489.pub4

Gebhard D, Schmid C (2017) Ein bewegtes Leben für Menschen mit Demenz. Das Handbuch zum Projekt Gesundheit in Bewegung 2.0. Facultas, Wien

Holopainen A, Siltanen H, Pohjanvuori A, Mäkisalo-Ropponen M, Okkonen E (2017) Factors associated with the quality of life of people with dementia and with quality of life-improving interventions: scoping review. Dementia (London). ▶ https://doi.org/10.1177/1471301217716725

Kemoun G, Thibaud M, Roumagne N, Carette P, Albinet C, Toussaint L, Paccalin M, Dugué B (2010) Effects of a physical training programme on cognitive function and walking efficiency in elderly persons with dementia. Dement Geriatr Cogn Disord 29:109–114. ▶ https://doi.org/10.1159/000272435

Kleina T, Cichocki M, Schaeffer D (2013) Potenziale von Gesundheitsförderung bei Heimbewohnern – Ergebnisse einer empirischen Bestandsaufnahme. Pfl & Ges 18:5–19

Kuhn C (2008) Intervention: Übung macht den Meister – Bewegungstherapeutische Angebote. In: Demenz Support Stuttgart (Hrsg) Let's move – Bewegung und Demenz, S 33–40. ▶ http://www.demenz-support.de/Repository/dessjournal_2_2008_bewegung.pdf. Zugegriffen: 20.Dez. 2017

Lowery D, Cerga-Pashoja A, Iliffe S, Thuné-Boyle I, Griffin M, Lee J, Bailey A, Bhattacharya R, Warner J (2014) The effect of exercise on behavioural and psychological symptoms of dementia: the EVIDEM-E randomised controlled clinical trial. Int J Geriatr Psychiatry 29:819–827. ▶ https://doi.org/10.1002/gps.4062

Malthouse R, Fox F (2014) Exploring experiences of physical activity among people with Alzheimer's disease and their spouse carers: a qualitative study. Physiotherapy 100:169–175. ▶ https://doi.org/10.1016/j.physio.2013.10.002

Mapes N (2012) Have you been down in the woods today? Working with Older People 16:7–16. ▶ https://doi.org/10.1108/13663661211215105

McDermott O, Orrell M, Ridder M (2014) The importance of music for people with dementia: the perspectives of people with dementia, family carers, staff and music therapists. Aging Ment Health 18:706–716. ► https://doi.org/10.1080/13607863.2013.875124

McLeroy K, Bibeau D, Steckler A, Glanz K (1988) An ecological perspective on health promotion programs. Health Educ Q 15:351–377

Nordin E, Rosendahl E, Lundin-Olsson L (2006) Timed "Up & Go" test: reliability in older people dependent in activities of daily living – focus on cognitive state. Phys Ther 86:646–655

Oddy R (1998) Promoting mobility for people with dementia. A problem-solving approach. Age Concern England, London

Olsen CF, Wiken Telenius E, Engedal K, Bergland A (2015) Increased self-efficacy: the experience of high-intensity exercise of nursing home residents with dementia – a qualitative study. BMC Health Serv Res 15:1–12. ► https://doi.org/10.1186/s12913-015-1041-7

Pitkälä KH, Pöysti MM, Laakkonen M-L, Tilvis RS, Savikko N, Kautiainen H, Strandberg TE (2013a) Effects of the Finnish Alzheimer Disease Exercise Trial (FINALEX): a randomized controlled trial. JAMA Intern Med 173:894–901. ► https://doi.org/10.1001/jamainternmed.2013.359

Pitkälä K, Savikko N, Poysti M, Strandberg T, Laakkonen ML (2013b) Efficacy of physical exercise intervention on mobility and physical functioning in older people with dementia: a systematic review. Exp Gerontol 48:85–93. ► https://doi.org/10.1016/j.exger.2012.08.008

Podsiadlo D, Richardson S (1991) The timed "Up & Go": a test of basic functional mobility for frail elderly persons. J Am Geriatr Soc 39:142–148

Rao AK, Chou A, Bursley B, Smulofsky J, Jezequel J (2014) Systematic review of the effects of exercise on activities of daily living in people with Alzheimer's disease. Am J Occup Ther 68:50–56. ► https://doi.org/10.5014/ajot.2014.009035

Ries JD, Echternach JL, Nof L, Gagnon Blodgett M (2009) Test-retest reliability and minimental detectable change scores for the timed "Up & Go" test, the six-minute walk test, and gait speed in people with Alzheimer disease. Phys Ther 89:569–579. ► https://doi.org/10.2522/ptj.20080258

Rowling M, Crockford GP, Clairmont C, Hassel J, Fabione N (2012) GAITRite-Handbuch Version 4.7. ► https://www.winkertec.de/Downloads/Gaitrite/GAITRite_Handbuch_4.7.pdf. Zugegriffen: 12. Mai 2017

Rütten A, Pfeifer K (Hrsg) (2016) Nationale Empfehlungen für Bewegung und Bewegungsförderung. ► https://www.bundesgesundheitsministerium.de/service/begriffe-von-a-z/b/bewegungsempfehlungen.html. Zugegriffen: 12. Mai 2017

Schwenk M, Dutzi I, Englert S, Micol W, Najafi B, Mohler J, Hauer K (2014a) An intensive exercise program improves motor performance in patients with dementia: translational model of geriatric rehabilitation. J Alzheimers Dis 39:487–498. ► https://doi.org/10.3233/JAD-130470

Schwenk M, Zieschang T, Englert S, Grewal G, Najafi B, Hauer K (2014b) Improvements in gait characteristics after intensive resistance and functional training in people with dementia: a randomised controlled trial. BMC Geriatr 14:1–9. ► https://doi.org/10.1186/1471-2318-14-73

Tak SH, Kedia S, Tongumpun TM, Hong SH (2015) Activity engagement: perspectives from nursing home residents with dementia. Educ Gerontol 41:182–192. ► https://doi.org/10.1080/03601277.2014.937217

Taylor ME, Delbaere K, Mikolaizak AS, Lord SR, Close JCT (2013) Gait parameter risk factors for falls under simple and dual task conditions in cognitively impaired older people. Gait Posture 37:126–130. ► https://doi.org/10.1016/j.gaitpost.2012.06.024

Thuné-Boyle ICV, Iliffe S, Cerga-Pashoja A, Lowery D, Warner J (2012) The effect of exercise on behavioral and psychological symptoms of dementia: towards a research agenda. Int Psychogeriatr 24:1046–1057. ► https://doi.org/10.1017/S1041610211002365

van Alphen HJM, Hortobágyi T, van Heuvelen MJ (2016a) Barriers, motivators, and facilitators of physical activity in dementia patients: a systematic review. Arch Gerontol Geriatr 66:109–118. ► https://doi.org/10.1016/j.archger.2016.05.008

van Alphen HJM, Volkers KM, Blankenvoort CG, Scherder EJA, Hortobagyi T, van Heuvelen MJG (2016b) Older adulds with dementia are sedentary for most of the day. PLoS ONE 11:1–15. ► https://doi.org/10.1371/journal.pone.0152457

van der Wardt V, Hancox J, Gondek D, Pip L, das Nair R, Pollock K, Harwood R (2017) Adherence support strategies for exercise interventions in people with mild cognitive impairment and dementia: a systematic review. Prev Med Rep 7:38–45. ► https://doi.org/10.1016/j.pmedr.2017.05.007

Venturelli M, Scarsini R, Schena F (2011) Six-month walking program changes cognitive and ADL performance in patients with Alzheimer. Am J Alzheimers Dis Other Demen 26:381–388. ► https://doi.org/10.1177/1533317511418956

Wittwer JE, Webster KE, Andrews PT, Menz HB (2008) Test-retest reliability of spatial and temporal gait parameters of people with Alzheimer's disease. Gait Posture 28:392–396. ► https://doi.org/10.1016/j.gaitpost.2008.01.007

Whear R, Coon JT, Bethel A, Abbott R, Stein K, Garside R (2014) What is the impact of using outdoor spaces such as gardens on the physical and mental well-being of those with dementia? A systematic review of quantitative and qualitative evidence. J Am Med Dir Assoc 15:697–705. ▶ https://doi.org/10.1016/j.jamda.2014.05.013

World Health Organisation (2007) WHO global report on falls prevention in older age. ▶ http://www.who.int/ageing/publications/Falls_prevention7March.pdf. Zugegriffen: 10. Mai 2017

Wu E, Barnes DE, Ackerman SL, Lee J, Chesney M, Mehling WE (2015) Preventing Loss of Independence through Exercise (PLIÈ): qualitative analysis of a clinical trial in older adults with dementia. Aging Ment Health 19:353–362. ▶ https://doi.org/10.1080/13607863.2014.935290

Yu F, Swartwood RM (2012) Feasibility and perception of the impact from aerobic exercise in older adults with Alzheimer's disease. Am J Alzheimers Dis Other Demen 27:397–405. ▶ https://doi.org/10.1177/1533317512453492

Schmerz und Demenz

Georg Pinter, Rudolf Likar und Olivia Kada

D. Gebhard, E. Mir (Hrsg.), *Gesundheitsförderung und Prävention für Menschen mit Demenz*,
https://doi.org/10.1007/978-3-662-58130-8_12

Nahezu jeder zweite Patient mit Demenz leidet unter schmerzhaften Erkrankungen. Schmerzen nehmen generell im Alter zu und erreichen bei Personen über 65 Jahren eine Prävalenz von bis zu 90 %. Schmerz beeinflusst die Lebensqualität nachhaltig negativ. Eine gelungene Schmerztherapie verhindert die Entwicklung chronischen Schmerzes. Sie ist nicht nur Therapie, sondern auch Prävention und fördert das Wohlbefinden der Betroffenen. Aufgrund der physischen und psychischen Veränderungen sind Schmerzmessung und -therapie bei kognitiv beeinträchtigten Patienten besonders herausfordernd. Es wurden spezielle Skalen evaluiert, die bei dieser Gruppe eine zuverlässige Schmerzdiagnostik erlauben. Die multimodale Schmerztherapie muss neben der medikamentösen Therapie physiotherapeutische, psychologische, aber auch invasive Verfahren beinhalten. Kommunikation, Validation und prinzipienorientierte Medizinethik sind wesentlich für eine gelingende Schmerztherapie für Patienten mit Demenz.

12.1 Einleitung/Ausgangslage

Mit dem Alter nehmen chronisch schmerzhafte Erkrankungen kontinuierlich zu. Je nach Untersuchung variieren die Angaben über das Vorkommen von Schmerzen bei Personen über 65 Jahren zwischen 50 und 86 % (Basler et al. 2004; Davis und Srivastava 2003; Hadjistavropoulos et al. 2007; Horgas et al. 2009; Pergolizzi et al. 2008).

In einer Erhebung in der Bevölkerung im Bundesland Kärnten (Österreich) gaben mehr als die Hälfte der Männer und nahezu zwei Drittel der Frauen über 65 Jahren an, unter teils starken bis sehr starken Schmerzen zu leiden. Die am häufigsten genannten Schmerzen betreffen den muskuloskelettalen Bereich (Janig et al. 2005).

Bei Menschen mit Demenz wird in der Literatur eine hohe Schmerzprävalenz angegeben. Sie beträgt bei Patienten mit Alzheimer-Demenz 45,8 %, bei Patienten mit vaskulärer Demenz 56,4 % und bei gemischter Demenz 53,9 % (Van Kooten et al. 2016).

40 bis 80 % der Bewohner von Pflegeheimen leiden unter anhaltenden, häufig nicht diagnostizierten Schmerzen (Frampton 2003; Gagliese und Melzack 1997; Weiner et al. 1999; Zwakhalen et al. 2006). Laut der SHELTER-Studie (Services and Health for Elderly in Long-Term Care; Lukas et al. 2015) ist das Schmerzmanagement von bis zu einem Drittel der Pflegeheimbewohner als insuffizient anzusehen. In einer Querschnittserhebung bei 425 Bewohnern in 12 österreichischen Altenpflegeheimen (Schreier et al. 2015) zeigte sich eine sehr hohe Schmerzprävalenz von 37,9–73,1 %. 81 % der Bewohner, die mindestens täglich Schmerzen hatten, waren bereits über ein Jahr betroffen; 40–68 % hatten schon einmal Schmerz verschwiegen oder nahmen diesen als altersbedingt hin.

Diese Datenlage ist für das Thema dieses Kapitels besonders interessant, da davon auszugehen ist, dass in Pflegeheimen zumindest zwei Drittel aller Bewohner an Demenz leiden (Corbett et al. 2012) und kognitiv beeinträchtigte Pflegeheimbewohner weniger laufend verschriebene Schmerztherapie haben als kognitiv intakte Bewohner (Reynolds et al. 2008).

12.1.1 Akuter und chronischer Schmerz

Der akute Schmerz hat ein Warn- und Leitsignal, die Zuordnung ist eindeutig und kann in der Intensität von unangenehm bis unerträglich reichen.

Akut auftretende Schmerzen sind oft aktivierte Probleme, wie Schmerzen im Gelenk durch aktivierte Arthrose, Herpes Zoster Infektionen, diabetische Neuropathie, Frakturen der Wirbelsäule, Femurfraktur bei Patienten mit Osteoporose, akute Verletzungen durch Sturz (Abdulla et al. 2013; Patel et al. 2013). Weiters können Akutschmerzen auch durch Infektionen des Urogenitaltraktes und durch eine Katheter-assoziierte Infektion des

Harntraktes bei liegendem Harnkatheter hervorgerufen werden (Husebo et al. 2011).

Neben diesen akuten Schmerzen gibt es auch akut postoperative Schmerzen, die durch Operationen bei älteren Patienten auftreten. Die Zufriedenheit mit der postoperativen Schmerztherapie nimmt mit steigendem Alter zu. Diese wird aber im Allgemeinen nicht nur von der Schmerzstärke beeinflusst, sondern auch von den Nebenwirkungen der Analgetika, dem chirurgischen Eingriff, der präoperativen Aufklärung und der Zuwendung durch das medizinische Fachpersonal (Anselmann 2007; Thomas et al. 1998).

Der chronische Schmerz hat den Charakter des Warnsignals verloren, dauert länger als erwartet und hat keine Warnfunktion. Die Ursachen sind nicht mehr eindeutig erkennbar und daher wird er heute als eigenständiges Krankheitsbild (chronisches Schmerzsyndrom) gesehen und behandelt.

Im Gegensatz zum Akutschmerz hat der chronische Schmerz seine Alarmfunktion verloren. Der chronische Schmerz ist ein eigenständiges Krankheitsbild.

Zu den wichtigsten Ursachen chronischer Schmerzen im Alter gehören degenerative Erkrankungen des Bewegungsapparates, Osteoporose, neuropathische Schmerzen wie Post-Zoster-Neuralgie oder Schmerzen, die mit Tumorleiden in Zusammenhang stehen. Weiters erwähnenswert sind Schmerzen aufgrund von Gefäßkrankheiten und Erkrankungen des rheumatischen Formenkreises, Phantomschmerzen, Insultfolgen oder Ischämien (Dräger et al. 2012; Wulff et al. 2012).

Schmerz ist einer der wesentlichsten Faktoren, der die Lebensqualität nachhaltig negativ beeinflusst. Eine gelungene Schmerztherapie verhindert die Entwicklung des chronischen Schmerzes, der eine eigene anerkannte Krankheitsentität darstellt. Sie ist sozusagen nicht nur Therapie, sondern auch Prävention und fördert nachhaltig das Wohlbefinden älterer Menschen. Wenn also das Problem erst gar nicht als solches erkannt wird, verschlechtert sich der Gesundheitszustand der Betroffenen. Ein Nichterkennen von Schmerz bei kognitiv beeinträchtigten Menschen hat somit gravierende Auswirkungen und sollte unbedingt vermieden werden. Hier liegt auch der spezielle Bezug zur Gesundheitsförderung dieses Kapitels.

12.2 Evaluationsmöglichkeiten bei Schmerzpatienten mit Demenz

Chronische Schmerzen treten bei Menschen mit Demenz sehr häufige auf, wobei mit einer Prävalenz von über 50 % bei zu Hause lebenden und mit über 80 % bei Pflegeheimbewohnern ausgegangen werden muss (Achterberg et al. 2010; Boerlage et al. 2012; Gibson 2007; Zwakhalen et al. 2009). Der Schmerz wird speziell bei kognitiv Beeinträchtigten und bei Menschen mit Kommunikationsbeeinträchtigungen oft erst sehr spät oder gar nicht erkannt. Es liegt hier an der Erfahrung der klinisch tätigen Personen, die Schmerzen wahrzunehmen, zu beobachten und zu behandeln (Hutchinson et al. 2007; Wilder-Smith 2004).

Chronische Schmerzen sind bei Menschen mit Demenz sehr häufig und werden häufig nicht erkannt.

Das Erkennen von Schmerz bedarf verlässlicher und patientenadaptierter Erfassungsmethoden. Typische geriatrische Syndrome wie Immobilität, Inkontinenz, Inappetenz, Instabilität und intellektueller Abbau stehen sehr oft in Zusammenhang mit dem Thema Schmerz. Schmerzen im Alter führen zu einer Einschränkung der Aktivitäten des täglichen Lebens. Verbreitet ist das Phänomen des „underreporting of pain".

Trotz zum Teil starker Beeinträchtigungen berichten ältere, besonders aber kognitiv beeinträchtigte Menschen weniger über Schmerzen als jüngere, was oft zur falschen Annahme führt, dass sie weniger unter Schmerzen leiden (Boerlage et al. 2012;

Martin et al. 2005; Zwakhalen et al. 2006). Eines der Probleme bildet die Einstellung der Patienten selbst: Schon aufgrund der Häufigkeit schmerzhafter Zustände mit zunehmendem Alter wird Schmerz von vielen Betroffenen als ein Merkmal des Älterwerdens empfunden und als Schicksal akzeptiert (Defizitmodell). Die Therapeuten werden daher oft gar nicht oder unzureichend über die Schmerzen informiert. Zusätzlich wurden Defizitbilder und Mythen über Schmerz im Alter bei Ärzteschaft und Pflegepersonal nachgewiesen (BMFSFJ 2014; Kada et al. 2017b; Pfister et al. 2013). Vor allem bei Menschen mit kognitiven Beeinträchtigungen kann dies die weitere Diagnostik in Notfallsituationen entscheidend beeinträchtigen. Diesbezüglich ist eine besondere Awareness bei den Behandlern von enormer Wichtigkeit (Amor-Salamanca und Menchon 2017).

Das Phänomen des „underreporting of pain" ist bei Menschen mit Demenz besonders häufig. Schmerzbezogene Defizitbilder und Mythen von im Gesundheitswesen Tätigen haben Einfluss auf die Schmerzversorgung.

Aber nicht nur die Einschätzung, Schmerzen gehören zum Alter hindert ältere Menschen häufig daran, über ihre Leiden zu berichten. Diese Zurückhaltung kann auch mit der Sorge zu tun haben, dass das Zugeben von Schmerzen zu einer Unterbringung in einem stationären oder pflegerischen Setting führen könnte. Das Underreporting wiederum führt unter anderem dazu, dass Schmerzen bei älteren Personen tendenziell auch unterbehandelt werden.

Bei etwa der Hälfte der stationären geriatrischen Patienten ist die Schmerzsituation dem behandelten Arzt nur ungenügend bekannt oder für ihn schwierig zu erkennen (Schuler et al. 2004). Eine besondere Herausforderung ist die Schmerzdiagnostik bei Menschen, welche Schwierigkeiten in der Kommunikation haben und speziell bei Patienten mit Demenz.

Patienten im Pflegeheim ohne Schmerztherapie erreichen in den Demenztests signifikant weniger Punkte als Patienten mit Schmerztherapie (Closs et al. 2004). In mehreren Arbeiten konnte gezeigt werden, dass die Verordnung von Analgetika bei Patienten mit Demenz deutlich geringer ist als bei Patienten ohne Demenz, unabhängig von der Art der Analgetika (Nichtopioide versus Opioide) und der untersuchten Population (Heimbewohner, geriatrische Patienten; Basler et al. 2006; Scherder 2000).

Dabei laufen bei Patienten mit Demenz nozizeptive Prozesse eher verstärkt ab. Dies bedeutet, dass der Schmerz bei dieser Patientengruppe nicht weniger wahrscheinlich wird, sondern häufiger und intensiver auftritt (Lautenbacher et al. 2007). An einem Beispiel sei diese Situation kurz erläutert: Wenn Sie mit dem Hammer anstelle des Wandnagels ihren eigenen Fingernagel treffen, dann spüren Sie einen intensiven Schmerz. Sie wissen aber gleichzeitig, dass sich der Schmerz in einiger Zeit wieder legen wird. Der Mensch mit Demenz weiß dies aber nicht und so perpetuiert sich für ihn das Schmerzerleben zusätzlich.

Schmerz wird speziell bei kognitiv beeinträchtigten Menschen oft nicht erkannt. Dies kann gravierende negative Auswirkungen auf den Gesundheitszustand der Betroffenen haben.

Zur Schmerzevaluation sollten gerade bei älteren Patienten validierte Skalen verwendet werden. Ziel muss es sein, in Pflege- und Behandlungsinstitutionen ebenso wie in häuslichen Pflegesettings bei allen Patienten den Schmerz als fünften Vitalparameter (neben Bewusstsein, Blutdruck, Puls und Temperatur) regelmäßig zu erheben. Denn schon durch ein standardisiertes Vorgehen bei der Schmerzerfassung ist deutliche Verbesserung der schmerztherapeutischen Versorgung erzielbar. Die ausreichende Etablierung systematischer und regelmäßiger Schmerzmessung ist eine wesentliche Voraussetzung für die bessere schmerztherapeutische Versorgung älterer und betagter Patienten (Dartigues 1999; Rovner et al. 1990; Schuler et al. 2004).

Schmerzen müssen systematisch und regelmäßig gemessen werden. Dazu gibt es eine Reihe validierter Instrumente.

Es stehen zahlreiche validierte Instrumente und Scores zur Schmerzerhebung zur Verfügung. Dabei sollte primär immer versucht werden, den Patienten selbst den Schmerz einschätzen zu lassen (Selbstbeurteilung). Erst wenn dies aufgrund der Schwere der kognitiven Beeinträchtigung oder aufgrund verbaler Ausdrucksschwierigkeiten (z. B. nach einem Schlaganfall) nicht mehr möglich ist, sollten Fremdbeurteilungsinstrumente zum Einsatz kommen.

12.2.1 Schmerzerfassung mittels Selbstbeurteilung

Bei der Schmerzerfassung mittels Selbstbeurteilung wird die Schmerzeinschätzung durch den Betroffenen selbst vorgenommen. Es stehen hierfür folgende Messinstrumente zur Verfügung: Visuelle Analogskalen (VAS) oder Numerische Analogskala (NAS). Dabei kann der Patient selbst anhand verschiedener Skalen, welche entweder aufsteigend von 1 bis 10 nummeriert sind oder Smileys mit verschiedenen Gesichtsausdrücken aufweisen, anzeigen, wie er seinen Schmerz einstuft. Bei geriatrischen Patienten ist insbesondere die Verbale Ratingskala (VRS) ein sehr taugliches Instrument der Schmerzerfassung. Diese ist auch für Patienten mit Demenz zur Schmerzerfassung geeignet (Basler et al. 2001; Ferrel et al. 1995). Dabei beschreibt der Patient die Schmerzen (keine, leichte, mäßige, starke, sehr starke Schmerzen) und diese Beschreibung wird von Pflege/Arzt in eine entsprechende Skala eingetragen.

12.2.2 Schmerzerfassung mittels Fremdbeurteilung

Die Schmerzerfassung bei kognitiv und/oder kommunikativ beeinträchtigten Patienten ist eine komplexe Herausforderung. Um eine allfällige schmerztherapeutische Unterversorgung dieser Patientengruppe zu verhindern, muss der Schmerz entsprechend gemessen werden. Entscheidend für die Problemlösung ist neben der gelingenden Kommunikation mit dem Patienten, den Angehörigen und dem interdisziplinären Team die einfühlsame Beobachtung und die sorgsame Beachtung möglicher Schmerzursachen. Instrumente zur Schmerzerfassung können diesen Prozess nicht ersetzten, zusätzlich angewandt sind sie aber eine sinnvolle Ergänzung zur Evaluierung der Therapie. Auch wenn Hochbetagte und Menschen mit Demenz oft eine eingeschränkte Kommunikationsfähigkeit haben, muss uns immer bewusst sein, dass trotz Verwirrtheit und der Hirnleistungsstörungen die Fähigkeit zu leiden aufrecht bleibt.

Menschen mit Demenz können manchmal nicht um Hilfe bitten, sie wissen oft nicht, was ihnen weh tut oder wo die Schmerzen lokalisiert sind. Daher ist es wichtig, auf auftretende Verhaltensänderungen zu achten, auf vegetative Zeichen wie Tachycardie, erhöhten Blutdruck, flache Atmung, schweißiges Gesicht oder auf Schmerzäußerungen (Schreie, leises Jammern). Zu beobachten ist auch die Körperhaltung des Patienten (z. B. Embryonalstellung) oder, ob der Betroffene die Hand auf die schmerzende Stelle legt, sowie der Gesichtsausdruck (Stirnrunzeln, starre Mimik).

Da aus klinischen Untersuchungen bekannt ist, dass Patienten mit Demenz signifikant seltener über Schmerzen klagen, muss auf die nonverbale Kommunikation zurückgegriffen werden (Closs et al. 2004; Feldt 2000; Zwakhalen et al. 2006).

Im deutschsprachigen Raum wurden drei Skalen für die Schmerzmessung bei Patienten mit kognitiven Beeinträchtigungen evaluiert: 1) die Beobachtungsskala Beurteilung von Schmerzen bei Demenz (BESD; Basler et al. 2006), 2) die Doloplus-2-Skala (Likar et al. 2013) und 3) die Doloplus-2-Short-Skala (Likar et al. 2015). Diese dienen der Fremdbeobachtung und berücksichtigen die beschriebenen indirekten Schmerzzeichen, welche von Pflege/Arzt in eine entsprechende Skalierung übersetzt werden können. Dabei ist vor allem die Verlaufsbeobachtung ein wichtiger Parameter für die Effektivität von Interventionsmaßnahmen gegen schmerzhafte Zustände.

Da die Doloplus-2-Skala (Likar et al. 2013) zeitaufwendig ist und die BESD (Basler et al. 2006) das Verhalten und die sozialen Interaktionen nicht berücksichtigt, wurde die Doloplus-2-Short-Skala auf Deutsch übersetzt und evaluiert (Likar et al. 2015). Mit ihren 5 Items kann sie schnell durchgeführt werden und hat einen geringen Einschulungsaufwand. Ein Score ≥ 3 in der Doloplus-2-Short-Skala zeigte, dass Schmerz bei 76 von 100 Betroffenen richtig erkannt wurde. Die Sensitivität lag bei 81,5 % und die Spezifität bei 70,5 %. Diese Skala ist somit gut geeignet, Schmerzen bei deutschsprachigen kognitiv beeinträchtigen Patienten zu evaluieren.

12

Für die Schmerzerfassung bei Patienten mit Demenz gibt es gut validierte Fremdbeobachtungsskalen, die auch in deutscher Sprache evaluiert wurden.

12.3 Schmerztherapie bei Demenz

Die Schmerztherapie bei Patienten mit kognitiven Beeinträchtigungen hat prinzipiell nach den gleichen Leitlinien zu erfolgen wie bei kognitiv intakten Patienten. Die medikamentöse Therapie ist nur ein Teil des Therapiekonzeptes und erfolgt in Kombination mit nichtmedikamentösen Maßnahmen wie verhaltenstherapeutischen Ansätzen (Ballard et al. 2009; Ballard et al. 2011; Husebo et al. 2011; Likar et al. 2017).

Die interdisziplinäre Schmerztherapie soll nach folgenden Leitlinien durchgeführt werden (Likar et al. 2016):

- Setzen realistischer Ziele nach Durchführung adäquater Schmerzmessung
- Kausale Therapie bei bekannten und behandelbaren Schmerzursachen
- Medikamentöse Therapie: Diese Therapie kann angelehnt an das WHO-Stufenschema (WHO 2008) unter Berücksichtigung der veränderten Pharmakokinetik und Pharmakodynamik verschiedener Medikamente mechanismenorientiert durchgeführt werden. Nicht-Opioid-Analgetika sollen zeitlich begrenzt und unter aufmerksamer Beobachtung der Nebenwirkungen eingesetzt werden. Wichtig ist auch der richtige Einsatz von Co-Analgetika (Antidepressiva, Antikonvulsiva).
- Durchführen von minimal-invasiven Maßnahmen (beispielsweise Nervenblockaden)

Die verschiedenen Ansatzpunkte einer symptomatischen Schmerztherapie, welche nach einer entsprechenden Diagnostik und einer ursachenzentrierten Therapie zum Einsatz kommen, sind: Physikalische Therapie, physiotherapeutische Maßnahmen, psychologische Therapien, neurochirurgische und invasive Verfahren, Transkutane Elektrische Nervenstimulation (TENS), Akupunktur und natürlich die medikamentöse Schmerztherapie (Likar et al. 2016).

Die medikamentöse Schmerztherapie bei älteren Patienten mit Demenz erfordert einen multimodalen und interdisziplinären Zugang sowie ein fundiertes Wissen über Einsatzmöglichkeiten und Limitationen (Likar et al. 2017; Pinter et al. 2016).

Schmerztherapie bei älteren Patienten mit Demenz erfordert einen multimodalen und interdisziplinären Zugang.

12.3.1 Besonderheiten in der Schmerztherapie bei Menschen mit Demenz

Eine gelungene Schmerztherapie ist besonders bei Menschen mit kognitiven Beeinträchtigungen in ganz entscheidendem Ausmaß von einer gelungenen Kommunikation mit den Patienten (und oft auch mit seinem Umfeld) abhängig. Kojer (2016) benennt als wesentliche Voraussetzungen dafür Respekt, Wertschätzung, humanistisches Weltbild, Empathie, Geduld und Taktgefühl. Eine mögliche Kommunikationsmethode mit Menschen mit Demenz beschreibt die Validation (Feil 2010). Dabei ist besonders Einfühlungsvermögen gefordert sowie das Schaffen von Vertrauen. Vertrauen schafft Sicherheit, Sicherheit schafft Stärke, Stärke stellt das Selbstwertgefühl wieder her und Selbstwertgefühl verringert Stress. Stress wiederum verstärkt den Schmerz und verschlechtert kognitive Prozesse. Für die medikamentöse Schmerztherapie haben sich als Analgetika bei Patienten mit kognitiven Beeinträchtigungen sowohl Nicht-Opioid-Analgetika als auch Opioid Analgetika als wirksam erwiesen (Corbett et al. 2012). Ebenso als wirksam erwiesen hat sich ein Stufenprotokoll mit Paracetamol, Buprenorphin und Pregabalin (Husebo et al. 2011).

Eine besondere Herausforderung ist die Schmerztherapie von Menschen mit Demenz mit Verhaltensauffälligkeiten. Diese Patienten erhalten häufiger Psychopharmaka als eine adäquate Schmerztherapie (Ballard et al. 2009; Briesacher et al. 2005); letztere hat sich als wirksam erwiesen (Chibnall et al. 2005; Husebo et al. 2011). Hinsichtlich nichtmedikamentöser Therapiemöglichkeiten zeigte sich die Wirksamkeit von Musiktherapie, Reflexzonentherapie, Schaukelstuhltherapie, individuellem Duschen und Baden, Reiki und von multimodaler kognitiver Verhaltenstherapie (Pieper et al. 2013).

Bei Patienten mit kognitiven Beeinträchtigungen ist die Schmerztherapie immer wieder eine ethische Herausforderung. Dabei kommt den vier Grundelementen prinzipienorientierter Medizinethik eine sehr wichtige Bedeutung zu (Beauchamp und Childress 2013). Diese sind:

- das Prinzip des Respekts vor der Autonomie
- das Prinzip des Nichtschadens
- das Prinzip des Wohltuns
- das Prinzip der Gerechtigkeit

12.4 Praxisbeispiel

Wie kann man nun Interventionen zum Thema Schmerz und Demenz für die Versorgungslandschaft konzipieren und nachhaltig umsetzen? Ein gelungenes Beispiel zur Beantwortung dieser Frage stellt ein in Kärnten (Österreich) entwickeltes und realisiertes Projekt zur Versorgungsoptimierung von Pflegeheimbewohnern dar, welches Menschen mit Demenz besonders berücksichtigt.

Der Projektstart im Jahre 2008 basierte auf der Beobachtung, dass immer wieder Pflegeheimbewohner in das Krankenhaus eingewiesen werden, obwohl diese von einer Behandlung vor Ort deutlich mehr profitieren würden. Da in den Pflegeheimen zumindest zwei Drittel aller Bewohner an Demenz leiden (Corbett et al. 2012) ist das Projekt besonders für diese Patientengruppe von höchster Relevanz.
Das Projekt wurde in mehreren Stufen durchgeführt:
In den ersten beiden Stufen wurden Daten zur Häufigkeit von Krankenhaustransporten aus Pflegeheimen, qualitative Interviews mit Hausärzten und Pflegedienstleitungen von Alten- und Pflegeheimen (Kada et al. 2011) und eine Interventionsstudie durchgeführt, welche zeigte, dass sich die interdisziplinäre Zusammenarbeit deutlich verbesserte und der Anteil vermeidbarer Krankenhaustransporte zurückging (Kada et al. 2012).
In der dritten und vierten Stufe (Kada et al. 2015; Kada et al. 2017a) wurde eine

breitere Umsetzung und ein Interventionsmodell entwickelt, das aus den Bereichen Qualifikation/Fortbildung, Kommunikation/Kooperation, Erhöhung der ärztlichen Präsenz durch Einführung eines mobilen geriatrischen Konsiliararztes (GEKO) und Advanced Care Planning bestand. Es konnte auch aufgezeigt werden, welche Hemmnisse eine optimale Versorgung im Pflegeheim erschweren und zu unnötigen Transporten beitragen (Kada et al. 2017a; Pinter et al. 2013).
Zunächst konnten insbesondere in Projektstufe 1 systematische Daten zum Thema Schmerz in Pflegeheimen in Kärnten gesammelt werden. Zu Beginn von Projektstufe 4 litten laut Einschätzung der Pflege mehr als ein Viertel der 1238 Bewohner unter starken Schmerzen (Kada et al. 2017a). Das Baseline gemessene Palliativwissen des Pflegeheimpersonals deutete auf Wissensdefizite hin (Kada et al. 2017b). Im Rahmen der mehrjährigen Projektarbeit wurden viele Fortbildungen zum Thema Schmerz im Alter, insbesondere bei kognitiv beeinträchtigten Menschen für Ärzte und Pflegepersonen abgehalten (in Projektstufe 4 insgesamt 5 Vorträge zum Thema Schmerz mit insgesamt mehr als 100 Teilnehmenden und 7 Vorträgen zum Thema Demenz mit über 80 Teilnehmenden). Dafür wurde das von Husebo beschriebene Schmerzinterventionsmodell (Husebo et al. 2011) adaptiert (Pinter et al. 2016). Hierbei wurden die in deutscher Sprache verfügbaren Instrumente zur Schmerzerfassung bei Patienten mit verbalen und kognitiven Beeinträchtigungen beschrieben. Diese wurden den drei WHO Schmerzinterventionsstufen und den beschriebenen medikamentösen Interventionsmöglichkeiten zugeordnet, die in der täglichen Praxis angewendet werden. Ferner erwies sich das Thema Schmerz im Alter und Schmerz bei Demenz als ein wesentlicher Schwerpunkt der geriatrischen Konsiliarbesuche. In 12 Monaten wurden über 70 Konsile zu diesem Thema durchgeführt, zumeist gekoppelt an die Einleitung einer entsprechenden Therapie (Kada et al. 2017c).

12

Das Praxisbeispiel zeigt, dass Schmerzen bei Menschen mit Demenz, die in Pflegeheimen leben sehr häufig sind und gerade dort eine strukturierte Schmerzerfassung besonders wichtig ist. Schulungen des Betreuungsteams sind ebenso wichtig, wie das Einführen von Schmerzinterventionsmodellen vor Ort. Im Bundesland Kärnten werden daher derzeit GEKO Teams aufgebaut (bestehend aus einem Geriater und einer diplomierten Pflegeperson), die sowohl das Pflegeheim, als auch die betreuenden Hausärzte beraten sollen.

12.5 Fazit

Schmerzen sind bei Menschen mit kognitiven Beeinträchtigungen ein häufig auftretendes Symptom. Sie werden aber aufgrund der oft eingeschränkten Möglichkeiten der direkten Kommunikation häufig nicht erkannt. Somit muss das Schmerzassessment bei Menschen mit eingeschränkter Auskunftsfähigkeit aufgrund von Demenz einen Schwerpunkt in der täglichen Arbeit der Betreuer mit dieser Patientengruppe darstellen. In den Kliniken und Betreuungsinstitutionen muss Schmerz als 5. Vitalparameter eingeführt werden. Nur so kann verhindert werden, dass Menschen mit Demenz schmerztherapeutisch unterversorgt sind. Es gibt gute Schmerzerfassungsinstrumente, die im klinischen Alltag Auskunft über die Schmerzsituation der Betroffenen geben. Es braucht hier in Zukunft sicher noch mehr Informationen darüber, warum diese Skalen noch immer nicht in dem Umfang angewendet werden, wie es nach den Erfordernissen eigentlich nötig wäre. Eine Möglichkeit wären intensivierte Schulungen von Pflegepersonen und Ärzten, besonders in Pflegeheimen, da hier der Anteil an Menschen mit Demenz besonders hoch ist. Hier können Schmerzinterventionsmodelle sehr hilfreich sein. Dabei sollten in Zusammenarbeit mit Experten für Schmerztherapie auf die lokalen Gegebenheiten adaptierte Therapiestrategien erarbeitet werden, die dann in den Institutionen von Ärzten und Pflegenden standardisiert umgesetzt werden können. Diese Schulungen sollten sich jedoch nicht nur auf reine Wissensvermittlung beschränken, sondern es braucht reflexive Elemente und gemeinsame Diskussionen der betreuenden Berufsgruppen.

Die Akutschmerztherapie erfolgt bei Patienten mit kognitiven Einschränkungen nach denselben Leitlinien wie bei kognitiv intakten Patienten. Die chronische Schmerztherapie muss auf die individuellen Bedürfnisse des Menschen abgestimmt sein. Dennoch lassen sich durchaus Behandlungsstandards erstellen, die klar kommuniziert werden müssen. Ein Beispiel eines solchen Standards wurde im Praxisbeispiel schon beschrieben. Welchen Interventionsmodellen hier der Vorzug zu geben ist und welche Interventionen für spezielle Patientengruppen wie Menschen mit Demenz die optimalen Therapieerfolge liefern, wird in Zukunft sicher noch weiter zu erforschen sein. Entscheidend ist bei Menschen mit Demenz, dass eine allfällige Verhaltensauffälligkeit nicht sofort mit Psychopharmaka behandelt wird, sondern dass eine sorgfältige Schmerzdiagnostik und eine adäquate Schmerztherapie durchgeführt werden. Dazu werden medikamentöse und nichtmedikamentöse Verfahren angewendet, die bei chronischen Schmerzpatienten in ein multimodales Konzept einzubauen sind. Wie diese Konzepte für Menschen mit kognitiven Beeinträchtigungen noch besser auszuformulieren sind, sollte zukünftig noch eingehender beforscht werden.

Gesundheit und Lebensqualität kann bei Menschen mit Demenz jedenfalls eindeutig gefördert werden, wenn Schmerzen rechtzeitig erkannt und kompetent behandelt werden. Die Schmerztherapie dient unter anderem auch der Prävention einer nach abwärts gerichteten Schmerzspirale, die Immobilität, Angst, Verzweiflung, Depression, Schlafstörungen, Appetitmangel und einen weiteren Autonomieverlust bei dieser vulnerablen Patientengruppe nach sich ziehen kann. In der Betreuung von Schmerzpatienten mit kognitiven Beeinträchtigungen muss die Charta der ärztlichen Berufsethik ganz besonders beachtet werden: Berufsethik ist die Basis des Vertrages von Medizin und Gesellschaft. Sie erfordert, dass Patienteninteressen über die Ärzteinteressen gestellt werden. Sie erfordert den Aufbau und den Erhalt von Standards, der Kompetenz und Integrität. Sie bedeutet aber auch Expertenrat an die Gesellschaft in Gesundheitsfragen (Köbberling 2002).

Literatur

Achterberg WP, Gambassi C, Finne-Soveri H, Liperoti R, Noro A, Frijters DH, Gherubini A, Delláquila G, Ribbe MW (2010) Pain in European long term care facilities: ceoss-national study in Finland, Italy and The Netherlands. Pain 148(1):70–74. ▶ https://doi.org/10.1016/j.pain.2009.10.008

Abdulla A, Adams N, Bone M, Elliott AM, Gaffin J, Jones D, Knaggs R, Martin D, Sampson L, Schofield P, British Geriatric Society (2013) Guidance on the management of pain in older people. Age Ageing 42(1):i1–57. ▶ https://doi.org/10.1093/ageing/afs200

Amor-Salamanca A, Menchon JM (2017) Pain underreporting associated with profound intellectual disability in emergency departments. J Intellect Disabil Res 61(4):341–347. ▶ https://doi.org/10.1111/jir.12355

Anselmann A (2007) Piritramidverbrauch und Schmerzstärke während der intravenösen patienten-kontrollierten Analgesie nach verschiedenen Operationen. Dissertation, Johannes Gutenberg-Universität, Mainz

Ballard C, Brown R, Fosey J, Douglas S, Bradley P, Hancock J, James IA, Juszczak E, Bentham P, Burns A, Lindesay J, Jacoby RO'Brian J, Bullock R, Johnsdon T, Holmes C, Howard R (2009) Brief Psychosozial therapy for the treatment of agitation in Alzheimer disease (The CALM-AD Trial). Am J Geriatr Psychiatr 17(9):726–733. ▶ https://doi.org/10.1097/jgp.0b013e3181b0f8c0

Ballard C, Smith J, Husebo B, Aarsland D, Corbett A (2011) The role of pain treatment in managing the behavorial and psychological symptoms of dementia. (BPSD). Int J Palliat Nurs 17(9):420–424. ▶ https://doi.org/10.12968/ijpn.2011.17.9.420

Basler HD, Bloem R, Casser HR, Gerbershagen HU, Griessinger N, Hankemeier U, Hesselbarth S, Lautenbacher S, Nikolaus T, Richter W, Schroter C, Weiss L (2001) Ein strukturiertes Schmerzinterview für geriatrische Patienten. Schmerz 15(3):164–171. ▶ https://doi.org/10.1007/s004820170018

Basler HD, Hesselbarth S, Schuler M (2004) Schmerzdiagnostik und -therapie in der Geriatrie Teil 1: Schmerzdiagnostik. Schmerz 18(4):317–326. ▶ https://doi.org/10.1007/s00482-004-0352-0

Basler HD, Huger D, Kunz R, Luckmann A, Nikolaus T, Schuler MS (2006) Beurteilung von Schmerz bei Demenz (BESD): Untersuchung zur Validität eines Verfahrens zur Beobachtung des Schmerzverhaltens. Schmerz 20(6):519–526. ▶ https://doi.org/10.1007/s00482-006-0490-7

Beauchamp TL, Childress JF (2013) Priciples of biomedical ethics, 7. Aufl. Oxford University Press, New York

Boerlage AA, Van Dijk M, Stronks DL, De Wit R, Van den Rijt CCD (2012) Pain prevalence and characteristics in three Dutch residental homes. Eur J Pain 12(7):910–916. ▶ https://doi.org/10.1016/j.ejpain.2007.12.014

Briesacher BA, Limcangco R, Simoni-Wastila L, Doshi JA, Levens SR, Shea DG, Stuart B (2005) The quality of antipsychotic drug prescription in nursing homes. Arch Intern Med 165(11):1280–1285. ▶ https://doi.org/10.1001/archinte.165.11.1280

Bundesministerium für Familie, Senioren, Frauen und Jugend (BMFSFJ). (2014). Eine neue Kultur des Alterns. Altersbilder in der Gesellschaft – Erkenntnisse und Empfehlungen des Sechsten Altenberichts, 5. Aufl. BMFSFJ. ▶ https://www.bmfsfj.de/blob/93190/37cc62a3c0c978034d-cdc430432c655a/6-altenbericht-eine-neue-kultur-des-alterns-data.pdf. Zugegriffen: 17. Okt. 2017

Chibnalll JT, Tait RC, Harmann B, Luebbert RA (2005) Effect of acetaminophen on behavior, well-beeing and psychotropic medication use in nursing home residents with moderate-to-severe dementia. J Am Geriatr Soc 53(11):1921–1929. ▶ https://doi.org/10.1111/j.1532-5415.2005.53572.x

Closs SJ, Barr B, Briggs B (2004) Cognitive status and analgesic provision in nursing home residents. Br J Gen Pract 54(509):919–921

Corbett A, Husebo B, Malcangio M, Staniland A, Cohen-Mansfield J, Aarsland D, Ballard C (2012) Assessment and treatment of pain in people with dementia. Nat Rev Neurol 8(5):264–274. ▶ https://doi.org/10.1038/nrneurol.2012.53

12

Dartigues JF (1999) Dementia: epidemiology, intervention and concept of care. Z Gerontol Geriatr 32(6):407–411

Davis MP, Srivastava M (2003) Demographics, assessment and management of pain in the elderly. Drugs Aging 20(1):23–57

Dräger D, Kölzsch M, Wulff I, Kalinowski S, Ellert S, Kopke K, Fischer T, Kreutz R (2012) Autonomie trotz Schmerz? Ressourcen und Barrieren in der Lebenswelt von Pflegeheimbewohnern und -bewohnerinnen. In: Kuhlmey A, Tesch-Römer C (Hrsg) Autonomie trotz Multimorbidität – Ressourcen für Selbstständigkeit und Selbstbestimmung im Alter. Hogrefe, Göttingen, S 165–202

Feil N (2010) Validation in Anwendung und Beispielen: Der Umgang mit verwirrten alten Menschen, 6. Aufl. Reinhardt, München

Feldt KS (2000) Improving assessment and treatment of pain in congitively impaired nursing home residents. Annals of Long-term Care: Clinical Care and Aging 8:36–42

Ferrell BA, Ferrell BR, Rivera L (1995) Pain in cognitively impaired nursing home patients. J Pain Symptom Manage 10(8):591–598

Frampton M (2003) Experience assessment and management of pain in people with dementia. Age Ageing 32(3):248–251

Gagliese L, Melzack R (1997) Chronic pain in elderly people. Pain 70(1):3–14. ▶ https://doi.org/10.1016/S0304-3959(96)03266-6

Gibson SJ (2007) IASP global year against pain in older persons: highlighting the current status and future perspectives in geriatric pain. Expert Rev Neurother 7(6):627–635. ▶ https://doi.org/10.1586/14737175.7.6.627

Hadjistavropoulos T, Herr K, Turk DC et al (2007) An interdisciplinary expert consensus statement on assessment of pain in older persons. Clin J Pain 23(1 suppl):S1–S43

Horgas AL, Elliott AF, Marsiske M (2009) Pain assessment in persons with demetia: relationship between self-report and behavioral observation. J Am Geriatr Soc 57:126–132

Husebo BS, Ballard C, Sandvik R, Nilsen OB, Aarsland D (2011) Efficacy of treating pain to reduce behavorial disturbances in residents of nursing homes with dementia: cluster randomized clinical trail. BMJ 343–d4065. ▶ https://doi.org/10.1136/bmj.d4065

Hutchinson K, Moreland AM, de C Williams AC, Weinman J, Horne R (2007) Exploring beliefs and practice of opioid prescribing for persistent non-cancer pain by general practitioners. Eur J Pain 11(1):93–98

Janig H, Penz H, Pipam W, Likar R (2005) Lebensqualität und Schmerz im Alter – Ergebnisse einer repräsentativen Befragung im Bundesland Kärnten. In: Likar R, Bernatzky G, Pipam W, Janig H, Sadjak

A (Hrsg) Lebensqualität im Alter – Therapie und Prophylaxe von Altersleiden. Springer, NewYork, S 47–87

Kada O, Brunner E, Likar R, Pinter G, Leutgeb I, Francisci N, Pfeiffer B, Janig H (2011) Vom Pflegeheim ins Krankenhaus und wieder zurück … Eine multimethodale Analyse von Krankenhaustransporten aus Alten- und Pflegeheimen. Z Evid Fortbild Qual Gesundhwes 105(10):714–722. ▶ https://doi.org/10.1016/j.zefq.2011.03.023

Kada O, Janig H, Pinter G, Likar R, Cernic K (Hrsg) (2012) Gut versorgt im Pflegeheim? Ein Forschungsbericht über die Wirksamkeit eines Maßnahmenpaketes zur Reduktion vermeidbarer Krankenhaustransporte. Studia Universitätsverlag, Innsbruck

Kada O, Janig H, Pinter G, Cernic K, Likar R (2015). Innovationen der Versorgungsoptimierung in Pflegeheimen – Eine Projektübersicht. In: Kern T, Kastner J, Jungwirth M, Mayr H, Rau C (Hrsg) Tagungsband, 9. Forschungsforum der Österreichischen Fachhochschulen Wegbereiter – Karrierepfade durch ein Fachhochschulstudium. ▶ http://ffhoarep.fh-ooe.at/handle/123456789/407. Zugegriffen: 17. Okt. 2018

Kada O, Janig H, Likar R, Cernic K, Pinter G (2017a) Reducing avoidable hospital transfers from nursing homes in Austria: project outline and baseline results. Gerontol Geriatr Med 3:1–9. ▶ https://doi.org/10.1177/2333721417696671

Kada O, Janig H, Pinter G, Cernic K, Likar R (2017b) Palliativversorgung in Pflegeheimen Der Schmerz 31(4):383–390. ▶ https://doi.org/10.1007/s00482-016-0184-8

Kada O, Janig H, Pinter G, Cernic K, Likar R (2017c) Projekt Trans Pro – Verbesserung der Betreuung von PflegeheimbewohnerInnen, Projekt Übersicht und aktuelle Resultate. Vortrag präsentiert am 12. Gemeinsamen Österreichisch-Deutschen Geriatriekongress, 57. Kongress der Österreichischen Gesellschaft für Geriatrie und Gerontologie. Geriatrie – Wissen und Forschung für ein gelingendes Alter(n). 20.–22. April 2017, Universität Wien. ▶ http://www.alterspsychiatrie.at/bilder/veranstaltungen/2017_Geriatrie_kongress_Wien.pdf. Zugegriffen: 18. Okt. 2018

Köbberling J (2002) Editorial zu Charta zur ärztlichen Berufsethik. Med Klinik 97(11):697–699

Kojer M (2016) Kommunikation und respektvoller Umgang mit älteren Menschen. In: Pinter G, Likar R, Kada O, Janig H, Schippinger W, Cernic K (Hrsg) Der ältere Patient im klinischen Alltag. Ein Praxislehrbuch der Akutgeriatrie. Kohlhammer, Stuttgart, S 112–113

Lautenbacher S, Kunz M, Mylius V, Scharmann S, Hemmeter U, Schepelmann K (2007) Mehrdimensionale Schmerzmessung bei Demenzpatienten. Schmerz 21(6):529–538

Likar R, Pipam W, Stampfer-Lackner W, Gatternig K, Hammerschlag A, Kager I, Sittl R, Pinter G (2013) Schmerzmessung bei kognitiv beeinträchtigten Patienten mit der Doloplus 2-Skala. Geriatr Notfallversorgung, 361–368. ▶ https://doi.org/10.1007/978-3-7091-1581-7_23

Likar R, Pipam W, Neuwersch S, Köstenberger M, Pinter G, Gatternig C, Marksteiner J (2015) Schmerzmessung bei kognitiv beeinträchtigten Patienten mit der Doloshort-Skala. Der Schmerz 29(4):440–444. ▶ https://doi.org/10.1007/s00482-015-0006-4

Likar R, Neuwerschs Köstenbauer M, Pinter G (2016) Schmerz im Alter. In: Pinter G, Likar R, Kada O, Janig H, Schippinger W, Cernic K (Hrsg) Der ältere Patient im klinischen Alltag. Ein Praxislehrbuch der Akutgeriatrie. Kohlhammer, Stuttgart, S 446–447

Likar R, Bernatzky G, Pinter G, Pipam W, Janig H, Sadjak A (Hrsg) (2017) Lebensqualität im Alter. Therapie und Prophylaxe von Altersleiden. Springer, Berlin

Lukas A, Mayer B, Odner G, Bernabei R, Denkinger MD (2015) Schmerztherapie im deutschen Pflegeeinrichtungen im europäischen Vergleich. Ergebnisse der SHELTER-Studie. Schmerz 29(4):411–421. ▶ https://doi.org/10.1007/s00482-015-0004-6

Martin R, Williams J, Hadjistrvropoulos T, Hadjistrvropoulos HD, MacLean M (2005) A qualitative investigation of senior's and caregiver's view on pain assessment and management. Can J Nurs Res 37(2):142–164

Patel KV, Guralnik JM, Dansie EJ, Turk DC (2013) Prevalence and impact of pain among older adults in the United States: findings from the 2011 National Health and Aging Trends Study. Pain 154(12):2649–2657. ▶ https://doi.org/10.1016/j.pain.2013.07.029

Pergolizzi J, Böger RH, Budd K, Dahan A, Erdine S, Hans G, Kress HG, Langford R, Likar R, Raffa RB, Sacerdote P (2008) Opioids and the management of chronic severe pain in the elderly: consensus statement of an international expert panel with focus on the six clinically most often used World Health Organization step III opioids (Buprenorphine, fentanyl, hydromorphone, methadone, morphine, oxycodone). Pain Pract 8(4):287–313. ▶ https://doi.org/10.1111/j.1533-2500.2008.00204.x

Pfister D, Markett S, Müller M, Müller S, Grützner F, Rolke R, Kern M, Schmidt-Wolf G, Radbruch L (2013) German nursing home professionals' knowledge and specific self-efficacy related to palliative care. J Palliat Med 16(7):794–798. ▶ https://doi.org/10.1089/jpm.2012.0586

Pieper MJC, van Dalen-Kok A, Francke AL, van der Steen J, Scherder EJA, Hosebo BS, Achternberg WP (2013) Interventions targeting pain or behaviour in dementia: asystematic review. Ageing Res Rev 12(4):1042–1055. ▶ https://doi.org/10.1016/j.arr.2013.05.002

Pinter G, Likar R, Schippinger W, Janig H, Kada O, Cernic K (Hrsg) (2013) Geriatrische Notfallversorgung – Strategien und Konzepte. Springer, Wien

Pinter G, Likar R, Baumgartner B, Gustorff B, Schippinger W, Pils K (2016) Schmerz im Alter. Österreichische Gesellschaft für Geriatrie und Gerontologie, Medizin Medien Austria

Reynolds KS, Hanson LC, DeVellis RF, Henderson M, Steinhauser KE (2008) Disparities in pain management between cognitively intact and cognitively impaired nursing home residents. J Pain Symptom Manage 35(4):388–396. ► https://doi.org/10.1016/j.jpainsymman.2008.01.001

Rovner BW, Germa PS, Broadhead J, Morriss RK, Brant LJ, Blaustein J, Folstein MF (1990) The prevalence and management of dementia and other psychiatric disorders in nursing homes. Int Psychogeriatrics 2(1):13–24. ► https://doi.org/10.1017/S1041610290000266

Scherder EJ (2000) Low use of analgesics in Alzheimer's disease: possible mechanisms. Psychiatry 63(1):1–12

Schreier MM, Stering U, Pitzer S, Iglseder B, Osterbrink J (2015) Schmerz und Schmerzerfassung in Altenpflegeheimen. Der Schmerz 29(2):203–210. ► https://doi.org/10.1007/s00482-014-1509-0

Schuler M, Razus D, Oster P, Hauser K (2004) Zufriedenheit geriatrischer Patienten mit ihrer Schmerztherapie. Schmerz 18(4):269–277. ► https://doi.org/10.1007/s00482-004-0313-7

Thomas T, Robinson C, Champion D et al (1998) Prediction and assessment of the severity of post-operative pain and of satisfaction with management. Pain 75(2–3):177–185

Van Kooten J, Binnekade TT, van de Wouden JC, Stek ML, Scherder EJA, Husebo BS, Smalbrugge M, Hertogh CMPM (2016) A review of pain prevalence in Alzheimer's, vascular, frontotemporal and lewy body dementias. Dement Geriatr Cogn Disord 41(3–4):220–232

Weiner D, Peterson B, Keefe F (1999) Chronic pain-associated behaviours in the nursing home: resident versus caregiver perceptions. Pain 80(3):577–588

WHO (2008) Scoping document for WHO guidelines on persisting pain in adults. ► http://www.who.int/medicines/areas/quality_safety/Scoping_WHO_GLs_PersistPainAdults_webversion.pdf?ua=1. Zugegriffen: 22. Okt. 2018

Wilder-Smith OH (2004) Opioid use in the elderly. Eur J Pain 9(2):137–140

Wulff I, Könner F, Kölzsch M, Budnick A, Dräger D, Kreutz R (2012) Interdisziplinäre Handlungsempfehlung zum Management von Schmerzen bei älteren Menschen in Pflegeheimen. Z Gerontol Geriatr 45(6):505–544

Zwakhalen S, Hamers JP, Abu-Saad HH, Berger MP (2006) Pain in elderly people with severe dementia: a systematic review of behavioural pain assessment tools. BMC Geriatr 27(6):3

Zwakhalen S, Koopmans RT, Geels PJ, Berger MP, Hamers JP (2009) The prevalence of pain in nursing home residents with dementia measured using an observational pain scale. Eur J Pain 13(1):89–93. ► https://doi.org/10.1016/j.ejpain.2008.02.009

Natur und Demenz

Renate Cervinka und Markus Schwab

D. Gebhard, E. Mir (Hrsg.), *Gesundheitsförderung und Prävention für Menschen mit Demenz*,
https://doi.org/10.1007/978-3-662-58130-8_13

Die subjektive aber auch die empirische Evidenz belegen die förderliche Wirkung der Natur auf das Wohlbefinden, die Gesundheit und die Lebensqualität von Menschen mit und ohne Demenz. Die spezielle psychische und körperliche Situation von Personen mit Demenz kann die Möglichkeit ins Freie oder in den Garten zu gehen jedoch stark einschränken. Naturgestützte Interventionen sind nicht-pharmakologische Interventionen, welche die Bewältigung von Stress, die multisensorische Stimulation, die Möglichkeit zur Potenzialentfaltung, die Option zum sozialen Miteinander, die Aufforderung zur Bewegung und schließlich auch spirituelle oder religiöse Erfahrungen von Menschen mit Demenz unterstützen. Die Forschungsergebnisse zum Naturaufenthalt sind vorwiegend positiv, sie belegen vor allem verminderte Symptome von Agitation, Aggressivität und Depression. Trotz vielversprechender empirischer Evidenz besteht ein Bedarf an soliden wissenschaftlichen Studien und gezielter Evaluation von Praxisprojekten.

13.1 Was bedeutet Natur? Konzepte, Effekte und Theorien

Dieses Kapitel widmet sich dem Thema „Natur und Demenz". Eingangs wollen wir daher das für diese Thematik nützliche Verständnis von Natur skizzieren. Als Natur werden häufig organische und anorganische Sachverhalte beschrieben, die nicht oder nur wenig von Menschen beeinflusst sind. Für unser Anliegen benötigen wir aber eine breitere Definition von Natur, eine Natur, die belebte und unbelebte Elemente umfasst und ihre Wirkung beim Aufenthalt in ihr (im Freien) oder bei ihrem Anblick (z. B. aus dem Fenster, auf ein Aquarium oder auf ein Kunstwerk) entfaltet. Getrennt zu betrachten sind Aktivitäten in der Natur wie z. B. Spazierengehen oder Interventionen (mit Pflanzen oder Tieren). Natur wird also breit definiert und schließt Tiere mit ein. Natur wird nicht als Gegensatz zu Kultur verstanden, es gibt hier fließende Übergänge. Für den Aufenthalt in der Natur erscheint die „wilde Natur" für Personen mit Demenz nicht geeignet. Für ihre Sicherheit brauchen diese Personen gestaltete Räume und gezielte Aktivitäten, die ein vielfältiges, positives, multisensorisches Naturerleben entweder alleine oder mit anderen Personen ermöglichen. Natur kann unterschiedliche Ausformungen zeigen. Unter dem Überbegriff Natur versammeln sich belebte (z. B. Pflanzen, Tiere) und unbelebte Elemente (z. B. Wasser, Steine, Naturmaterialien) sowie gestaltete Areale (z. B. Gärten, Wege). Solche Areale und Elemente lassen sich in Außen- (Landschaft, Baulichkeiten) und in Innenräumen (Wintergarten, Blumen in einer Vase im Zimmer) finden. Auch Wetterphänomene (Sonnenlicht, Wind, Regen) sowie der Wechsel der Tages- (Tag, Nacht) und Jahreszeiten (Frühjahr, Sommer, Herbst und Winter) sind Phänomene der Natur. Heute gewinnt aber auch die virtuelle Natur (in elektronischen Geräten, auf Bildschirmen) immer mehr an Bedeutung. Die subjektiven Vorstellungen, die inneren Bilder, was natürlich, also der Natur zuzuschreiben ist, variieren enorm. Sie sind geprägt von unseren individuellen Erfahrungen, religiösen oder spirituellen Ausrichtungen, den Tätigkeiten, die wir verrichten und den Lebensräumen, die uns prägen. Natur hat auch ihre feindlichen Seiten, sie kann als verwirrend und bedrohlich wahrgenommen werden. In der Regel überwiegen aber die positiven Aspekte, vor allem bei Naturaufenthalt in der Freizeit. Natur wird dann vorwiegend als erholsam und bereichernd erlebt und mit Wohlbefinden und Gesundheit assoziiert (Chalfont 2010; Röderer und Cervinka 2012). In der Betreuung und Therapie von Personen mit Demenz gewinnen naturbasierte Maßnahmen und Green Care zunehmend an Bedeutung (Buist et al. 2018; Chalfont 2010; Föhn und Dietrich 2013; García-Llorente et al. 2018; Gilliard und Marshall 2014; Schneiter-Ulman 2010).

Der Aufenthalt in der Natur und Naturerlebnisse werden gezielt zur Förderung von menschlichem Wohlbefinden, Gesundheit und Lebensqualität und zur Prävention von Erkrankungen im Rahmen von Green Care eingesetzt.

Neben der Vermittlung der positiven Wirkung der Natur für Personen und Personengruppen, ist es ein weiteres Ziel von Green Care, naturnahen Betrieben eine Möglichkeit zur Diversifizierung zu eröffnen und mit Kooperationspartnern aus dem sozialen Bereich zusammenzuarbeiten (García-Llorente et al. 2018; Gilliard und Marshall 2014; ► https://www.greencare-oe.at/). Je nach Kontext und Zielgruppe bestimmen pädagogische, soziale, pflegerische oder therapeutische Ziele die Maßnahmen. Die Maßnahmen umfassen z. B. Erholung und Gesundheitsförderung am Bauernhof, Spaziergänge in der Landschaft oder im Wald, aber auch tier- und naturgestützte Interventionen in Betreuungs- und Pflegeeinrichtungen (wie z. B. naturgestützte Intervention im Rahmen von Gartentherapie und/oder tiergestützte Interventionen mit verschiedenen Arten von Tieren). Green Care kann an sehr unterschiedlichen Orten in der Stadt und auch auf dem Land Anwendung finden.

Bevor wir aber naturbezogene Interaktionen im Detail darstellen, wollen wir die in diesem Zusammenhang grundlegenden theoretischen Konzepte vorstellen.

Die beiden wesentlichen Theorien zum Erholungswert von Natur sind die Stress Reduction Theory (Ulrich 1983) und die Attention Restoration Theory (Kaplan und Kaplan 1989).

Die Stress Reduction Theory (Stressreduktionstheorie) befasst sich mit emotional-physiologischen Erholungsprozessen. Spezielle Merkmale der Natur wie z. B. Bäume, grüne Landschaften oder Wasserelemente begünstigen eine positive Reaktion von Körper und Geist. Die Attention Restoration Theory (Aufmerksamkeitserholungstheorie) folgt einem kognitiven Ansatz. Der Erholungsprozess kommt dadurch zustande, dass eingeschränkte oder verbrauchte kognitive Ressourcen in und mit der Natur erneuert oder wiederhergestellt werden. Die körperliche Erholung wird durch Prozesse der geistigen Wahrnehmung vermittelt. Beiden Ansätzen gemeinsam ist ihr Bezug auf die Biophilie, der entwicklungsgeschichtlichen Verbundenheit des Menschen mit der Natur (Kellert und Wilson 1995; Nisbet et al. 2009; Wilson 1984). Naturverbundenheit als menschliche Eigenschaft (Mayer und Frantz 2004; Nisbet et al. 2009) bzw. Verbundenheit, Beziehung, Bindung und Fürsorge (Cervinka et al. 2016b; Julius et al. 2014) stellen weitere relevante theoretische Bezüge dar. Maßnahmen in und mit der Natur stehen im Einklang mit dem von Antonovsky (1997) postulierten Paradigmenwechsel von einem pathologischen zu einem salutogenetischen Verständnis von Krankheit bzw. Gesundheit. Dieser Idee folgt auch Hüther (2017). Er vertritt die These, dass dementielle Erkrankungen dann entstehen, wenn die im Gehirn stattfindenden Abbauprozesse nicht oder nicht mehr effizient genug durch entsprechende regenerative Umbau- und Wiederaufbauprozesse kompensiert werden können. Er diskutiert die Lebensumstände als wesentliche Einflussfaktoren und plädiert für die Stärkung der Selbstheilungskräfte. Durch neue Erfahrungen unter emotional günstigen Bedingungen kann das regenerative Potenzial des Gehirns in jedem Alter stimuliert werden. Ein grünes Umfeld und naturgestützte Aktivitäten können als begünstigende Bedingungen zur Stimulierung und Regeneration der emotionalen und kognitiven Gesundheit von Menschen mit Demenz angesehen werden (siehe auch ► Kap. 19). Als demenz-spezifischer, theoretischer Zugang wurde die Prosenz-Hypothese vorgelegt (Chalfont 2010). Die Prosenz-Hypothese besagt, wenn eine Person mit einer anderen Person in der Natur interagiert, wird das Selbstwertgefühl der Person mit Demenz und ihr Wohlbefinden unterstützt. Die Natur wird dabei als ein Agens zur Erleichterung der Interaktion und Kommunikation gesehen. Das Engagement in der Natur überschneidet sich mit dem sozialen Engagement indem der Fokus auf etwas

Drittes gelenkt wird, z. B. auf etwas in der Natur, auf etwas im Garten oder auf ein Tier. Diese Einbeziehung natürlicher Elemente verstärkt die Fähigkeit zur Kommunikation und damit die positive Befindlichkeit (Gilliard und Marshall 2014). Im Rahmen der Prosenz-Hypothese werden zwei Mechanismen vorgestellt: A) – Sensorische Stimulation durch Verbindung mit der Natur, B) – Kommunikation im Rahmen einer unterstützenden Beziehung mit anderen Personen (Chalfont 2010).

Sowohl bei den pflanzen- als auch den tiergestützten Interventionen sind unterschiedliche Ausformungen gegeben. Dies betrifft therapeutische Interventionen und nicht-therapeutische Interventionen. Therapeutische Interventionen sind zielorientierte, bewusst geplante, pädagogische, psychologische und sozialintegrative Angebote mit definierten Förderschwerpunkten. Dazu gehören die Gartentherapie und die tiergestützte Therapie. Sie können im Einzel- oder im Gruppensetting stattfinden und werden von speziell geschulten Personen ausgeübt. Nicht-therapeutische Interventionen in der Natur oder mit Tieren hingegen werden von nicht eigens geschulten bzw. zertifizierten Personen, d. h. von Laien durchgeführt.

Im Lichte dieser Überlegungen erscheint es uns noch notwendig darauf hinzuweisen, dass die Wirkungen des Aufenthalts in Naturräumen und/oder des Kontakts mit Tieren von den Wirkungen gezielter sozialer oder therapeutischer Interventionen in und mit der Natur bzw. mit Tieren getrennt zu betrachten sind (Cervinka et al. 2016a; Gonzalez und Kirkevold 2013; Hawkins et al. 2013).

Es ist das Anliegen des folgenden Abschnittes aufzuzeigen, dass sich die Natur multisensorisch stimulierend und gesundheitsförderlich auswirkt und sich daher gut als Austragungsort für vorbeugende aber auch therapeutische Maßnahmen im Bereich der Demenz eignet.

13.2 Gesundheitsfördernde und präventive Wirkung von Naturkontakt

Schon lange sind die Vorzüge der Natur für die Förderung von Wohlbefinden und Gesundheit durch Naturaufenthalt, Aktivitäten in der Natur und Interventionen in und mit der Natur wissenschaftlich belegt (Bratman et al. 2012; Health Council of the Netherlands 2004; Kaplan und Kaplan 1989; Kuo 2015; Nilsson et al. 2011). Sogar der Blick aus dem Fenster auf Naturelemente wirkt heilsam (Ulrich 1983; Velarde et al. 2007). Vor allem der Abbau von Stress (Hartig et al. 2014), die Förderung kognitiver Leistungsfähigkeit (Gidlow et al. 2016), die Förderung der mentalen und kognitiven Gesundheit (Bowler et al. 2010; Bratman et al. 2012; Cherrie et al. 2018), besserer Schlaf, verminderte Depression, Aggression und Angst sowie verbesserte körperliche und psychische Befindlichkeit, Selbstwert und Lebensqualität (Bratman et al. 2012; Frumkin et al. 2017) sind gut erforscht. Der Zugang zu begehbaren Grünräumen in großen Städten ging sogar mit der Langlebigkeit älterer Personen einher (Takano et al. 2002). Die Ergebnisse der Erholungsforschung belegen vor allem die Transformation negativer in positive Emotionen durch den Aufenthalt in der Natur (Korpela et al. 2001). Der zugrunde liegende Mechanismus des positiven Umschwungs der Befindlichkeit könnten die Verminderung von pathologischem Grübeln (Rumination) sein, wie auch neurobiologische Untersuchungen belegen (Bratman et al. 2015). Die Evidenz physiologischer Gesundheitswirkungen bezieht sich auf die Parameter Blutdruck, Herzfrequenz, Hautleitfähigkeit, Kortisolspiegel, Muskelspannung und Immunstatus (Bowler et al. 2010; Haluza et al. 2014; Park et al. 2010).

Bedeutsame Aspekte der Natur sind die Bewältigung von Stress, die multisensorische Stimulation, die Möglichkeit zur Potenzialentwicklung, die Option zum sozialen Miteinander und die Aufforderung zur Bewegung.

Zusätzlich zu beachten wäre die Gesundheitswirkung natürlicher Speisen und Getränke, und der spirituelle oder religiöse Aspekt von Natur (Chalfont 2010).

Die Wirkungen des Aufenthaltes in der Natur für die Förderung der allgemeinen Gesundheit werden durch eine verbesserte Luftqualität, Raum für Bewegung, Möglichkeit zum sozialen Kontakt sowie Reduktion von Stress und Erholung vermittelt (Hartig et al. 2014; Markevych et al. 2017). Da diese Faktoren auch bei der Entstehung von Demenz eine Rolle spielen, ist zumindest theoretisch anzunehmen, dass Naturkontakt, etwa in Form von städtischen Grünräumen, einen Beitrag zur Prävention leisten könnte. Die Umweltqualität kann als Schutz oder Risikofaktor für die kognitive Entwicklung bei älteren Menschen gesehen werden (Besser et al. 2017; Cassarino und Setti 2015), jedoch liegen zur Wirkung von Grünräumen bislang wenige Studien vor. Im Normalfall handelt es sich dabei um Querschnittstudien, welche keine kausalen Interpretationen zulassen. Die empirischen Ergebnisse sind gemischt, jedoch tendenziell positiv (de Keijzer et al. 2016). Eine aktuelle Studie aus den USA berichtet, dass Personen in Wohnumgebungen mit hohem Grünanteil im Laufe eines Jahres ein 18 % geringeres Risiko aufweisen an Alzheimer-Demenz zu erkranken. Dieser Effekt war sogar noch stärker in Wohnorten von Personen mit geringem Einkommen (Brown et al. 2018). Bezogen auf die kognitive Alterung zeigt eine retrospektive Längsschnittstudie, dass die Verfügbarkeit von städtischen Parks in urbanen Gebieten in der Kindheit im Zusammenhang mit einer geringeren Veränderung der kognitiven Funktionen im Alter steht, wenn auch im Erwachsenenalter der Zugang zu Parks hoch war. Der Zusammenhang ist am stärksten bei Personen mit niedrigem sozioökonomischen Status, genetisch unbelasteten Personen (ohne ApoE 4 Allel) und Frauen (Cherrie et al. 2018). Es kann daher diskutiert werden, dass Grünräume auch zur Prävention der kognitiven Beeinträchtigungen bei Demenz oder einer Verbesserung der Symptome beizutragen in der Lage sind.

13.3 Gesundheitsfördernde und präventive Interventionen in und mit der Natur

Naturerfahrung kann sowohl in Außen- als auch in Innenräumen stattfinden. Die physische Umwelt beeinflusst das Wohlbefinden, die Lebensqualität und die körperliche Gesundheit von Menschen mit Demenz wesentlich (Chalfont 2010; Chaudhury et al. 2017; Woodbridge et al. 2016). Die Aufrechterhaltung von Aktivitäten im Freien scheint zudem eine präventive Maßnahme zu sein, um die Phase mit guter Lebensqualität zu verlängern (Duggan et al. 2008). Der Aufenthalt in der Natur ist für Menschen mit Demenz mit einer Vielzahl von Vorteilen verbunden. Vor allem im Frühstadium gehen die Personen mit Demenz gerne hinaus. Folgende Gründe wurden dafür von den Betroffenen genannt: Bewegung, frische Luft, emotionales Wohlbefinden, Treffen von Freunden und Nachbarn, die Freude an der Landschaft. Das Nicht-Hinausgehen ist mit depressiven Gefühlen verbunden. Auch das Gefühl von Selbstbewusstsein trotz Demenzbetroffenheit hängt mit dem Aufsuchen von Außenräumen zusammen, der abnehmende Zugang erzeugt Gefühle des Verlustes und der Trauer und geht mit vermindertem Selbstwert einher (Olsson et al. 2013).

Das Aufsuchen von Außenräumen kann das Selbstwertgefühl von Menschen mit Demenz positiv beeinflussen.

Im Zuge des Alterungsprozesses kann sich der Zugang zur Natur aufgrund von Gebrechlichkeit und verminderter Mobilität jedoch einschränken. Zahlreiche Barrieren verhindern den ungehinderten Zugang zur Natur und/oder Aktivitäten in der Natur für Menschen mit Demenz. So wird es z. B. zunehmend schwieriger alleine hinauszugehen oder den eigenen Garten zu bestellen. Die Betreuungspersonen berichteten, dass mit dem Fortschreiten der Symptome der Zugang zu Außenräumen erschwert ist (Duggan et al. 2008). Die Barrieren zum Aufsuchen von Außenräumen werden aber noch größer, wenn bei fortschreitender Demenz eine Unterbringung in einer betreuten Einrichtung notwendig wird (Bossen 2010; Chalfont 2010). Dann kommt es vor allem auch auf das Konzept der Einrichtung und die Möglichkeiten der Betreuungspersonen an, ob die Natur aufgesucht bzw. beobachtet werden kann bzw. an naturbezogenen Aktivitäten wie pflanzen- oder tiergestützten Interventionen teilgenommen werden kann. Natürliches Licht spielt eine wesentliche Rolle bei der Lebensführung, zirkadianen Rhythmik, Gesundheit und Befindlichkeit von Personen mit Demenz. Bei der Errichtung von Betreuungseinrichtungen für Menschen mit Demenz sollte daher bei der Gestaltung des Gebäudes darauf geachtet werden natürliches Licht einzubringen und die Barriere zwischen Innen- und Außenbereichen durchlässig zu gestalten. Dies betrifft sowohl den Zugang als auch den Blick nach draußen. Ideal ist der Zugang zu einem entsprechend gestalteten Freiraum (Garten, Wandelgang) im Anschluss an das Gebäude oder Balkone und Terrassen. Zu beachten ist jedenfalls, dass die Ausblicke aus dem Gebäude Farbe, Vielfalt und Veränderung bieten. Chalfont (2010) plädiert weiter dafür, bei der baulichen Ausgestaltung von Räumen für Menschen mit Demenz darauf Rücksicht zu nehmen, dass diese viel Zeit im Sitzen verbringen. Der Ausblick, z. B. die Höhe von Fenstern und Sitzplätzen, sollte das Beobachten und Besprechen von Aktivitäten im Außenraum unterstützen. Ein natürlich gestalteter Außenraum mit unterschiedlich hoher Vegetation und Wasserelementen erhöht die Wahrscheinlichkeit der Beobachtung von Wildtieren. Aber auch begrünte Fassaden und Flachdächer bieten Möglichkeiten zur Beobachtung, sie stellen z. B. gute Lebensräume für Wildtiere dar. Wild lebende Tiere zu beobachten und z. B. Vögel durch Fütterung im Winter zu unterstützen bietet Abwechslung und Freude für mobilitätseingeschränkte Personen mit Demenz. Gute Erfahrungen wurden z. B. auch mit dem Einsatz von Webcams gemacht, die unterschiedliche Ausblicke aus dem Pflegeheim auf verschiedene Außenräume boten. Auch die Innenbereiche werden wohnlicher, wenn sie z. B. mit Zimmerpflanzen, Schnittblumen, Aquarien oder mit Stofftieren ausgestattet sind. Chalfont (2010) plädiert für Zimmerpflanzen im Innenbereich, verhehlt aber nicht die damit einhergehenden Probleme (z. B. Verrichtung der Notdurft in Blumentöpfe). Er präsentiert eine Reihe von Vorschlägen zur Minimierung der negativen Begleiterscheinungen, wie z. B. das Platzieren von Vasen mit natürlichen Blumen außerhalb der Reichweite der Betreuten, den Ersatz von natürlichen Pflanzen durch künstliche oder von Haustieren durch Stofftiere. Hier sind allerdings ethische Fragen zu beachten. Wenn die Gänge der Betreuungseinrichtungen nicht schmucklos, sondern mit Artefakten der Natur anregend gestaltet waren oder Vogelgezwitscher ertönte, zeigte sich ein positiver Effekt bezüglich der Länge der Verweildauer (Woodbridge et al. 2016).

Ausblicke und Aufenthalte in der Natur gehen mit einer Reihe wichtiger sinnlicher Erfahrungen und emotionaler Erlebnisse einher. Naturerfahrungen bieten für Menschen mit Demenz Abwechslung im Alltag und Kontakt zu anderen Personen. Ältere Personen erleben beträchtliches Vergnügen und Genuss beim Kontakt mit der Natur. Eine Zusammenstellung der sensorischen Erfahrungen älterer Personen mit der Natur erarbeiteten Orr et al. (2016). Solche sensorischen Erfahrungen können Gefühle der Einschränkung durch den vermehrten Aufenthalt in Innenräumen abmildern. Die qualitative Analyse ergab eine Reihe von Themen der Naturerfahrung: 1) Erfahrungen durch Aussicht aus dem Fenster nach draußen. Je grüner die Aussicht insgesamt war, desto wohler fühlten sich die

Befragten. 2) Sensorische Erfahrungen durch Betrachtung natürlicher Abläufe im Detail. Die befragten Personen erfreuten sich an verschiedene Facetten der Natur wie z. B. dem Ergrünen der Bäume und Erblühen von Blumen im Frühling oder der Beobachtung von Wildtieren und Vögeln. 3) Beschreibungen des Hinausgehens wegen natürlicher Erfahrungen. Hier wurde vor allem das „an der frischen Luft" sein, das Erleben von Wind und Wetter geschätzt. 4) Beschreibungen des Hinausgehens wegen des sozialen Kontakts und erlebter Unabhängigkeit. Draußen zu sein ermöglichte die Teilnahme am sozialen Geschehen. Wichtig war auch das Erleben von Selbstständigkeit und Unabhängigkeit außerhalb der Wohnung oder der Betreuungseinrichtung. 5) Erleben von Ruhe und Frieden. Das Erleben bezog sich dabei nicht nur auf die Eigenschaften des Ortes in der Natur, sondern auch auf das Erleben inneren Friedens und von Ausgeglichenheit. 6) Die nächste Kategorie bezieht sich auf das „Tun in der Natur". Für Gartenbesitzer war der Garten oft der beliebteste Ort, da hier eine Reihe erfüllender Aktivitäten (sähen, hegen, ernten, genießen) möglich war. Die Studie erhob aber auch 7) Hürden und Barrieren des Engagements mit der Natur. Hier wurden vor allem das Nachlassen der Schärfe der Sinne, aber auch ein schlechter Allgemeinzustand und persönliche Mobilitätseinschränkungen genannt. Das Erleben des Wetters hat nicht nur positive sondern auch negative Seiten (Wind, Regen, Hitze oder Kälte). Manche ältere Personen zeigten aber auch kein Interesse nach draußen zu gehen. Spezifische Symptome der Demenzerkrankung wie nachlassendes Erinnerungsvermögen, Verwirrung und Orientierungslosigkeit führten zu Angst, Unsicherheit, Panikgefühlen. Diese Gefühlslagen vermindern generell die Lust nach Erlebnissen im Außenraum. 8) Die Bedeutungen des Seins und Tuns in der Natur liegen schlussendlich auch in spirituellen Erfahrungen und im Erleben von Erinnerungen.

> **Natürliche Reize fungieren auch als Zeitgeber (Georg 2014).**

Das Tages- und das Sonnenlicht (McNair 2014), aber auch der Wechsel der Jahreszeiten (Mapes 2014), wirken als zirkadiane Schrittmacher bei Menschen, deren Schlaf-Wachrhythmus aus dem Gleichgewicht geraten ist (Georg 2014). Bei Ausflügen ist es auch möglich, künstlerisch kreativ zu sein (Craig 2014) und spirituelle Erlebnisse zu haben (Goldsmith 2014). Nicht zuletzt regen Aufenthalte im Freien und Wanderungen den Appetit an (zum Thema Bewegung siehe auch ► Kap. 11; zum Thema Ernährung ► Kap. 9).

13.3.1 Ausflüge in die Natur, Urlaub und Ferienaufenthalt

Wanderungen im Wald (Mapes 2012), Ausflüge und Ferien im Freien (Clark 2014; Hughes 2014; Whear et al. 2014) fördern das Wohlbefinden und die Gesundheit. Es ist das Anliegen der englischen Wohltätigkeitsorganisation Dementia Adventure (► https://dementiaadventure.co.uk/) Menschen mit Demenz dabei zu unterstützen ins Freie zu kommen, sich mit der Natur, sich selbst und ihrer Gemeinschaft zu verbinden und ein Gefühl von Abenteuer in ihrem Leben zu bewahren. Sie folgt der Idee, dass Menschen mit Demenz, die sich mit Natur und Outdoor-Aktivitäten beschäftigen, Verbesserungen im Wohlbefinden und in der Lebensqualität erfahren. Eine besondere Bedeutung hat dabei das so genannte „Grüne Training", es wird als Beteiligung an körperlicher Aktivität bei gleichzeitigem Aufenthalt in der Natur definiert (zum Thema Bewegung siehe auch ► Kap. 11). Der Verein organisiert Angebote für Urlaube, Trainingskurse und Veranstaltungen für Menschen mit Demenz und ihre Angehörigen. Wichtig ist aber die Evidenzbasierung des „Grünen Trainings" (Mapes 2012). Im Bereich Forschung der

Homepage von Dementia Adventure sind fünf Berichte zu finden, welche die Maßnahmen des Vereins darstellen. Damit Personen mit Demenz und ihre Betreuungspersonen ihre Ferien aber ohne Barrieren genießen können sind Urlaubsziele demenzfreundlich zu gestalten (Connell und Page 2019).

13.3.2 Green Care auf Bauernhöfen

Innovative Betreuungsangebote für Menschen mit Demenz bieten Green Care Bauernhöfe.

Zumeist bieten Green Care Bauernhöfe Tagesbetreuung, aber auch stationäre Pflege wird schon angeboten. In den eher kleinteiligen Einrichtungen wird im Gegensatz zu den institutionellen Betreuungseinrichtungen der Langzeitpflege alternativ auf einen individualisierten psycho-sozialen Ansatz mit einem Fokus auf dem Wohlbefinden, verbliebene Stärken und persönliche Identität gesetzt (de Bruin et al. 2015). Personen mit Demenz auf Green Care Bauernhöfen sind körperlich aktiver, erleben mehr sozialen Kontakt, können vielfältigere Tätigkeiten ausführen und kommen mehr ins Freie im Vergleich zu Personen in regulären Betreuungseinrichtungen (Buist et al. 2018).

13

13.3.3 Demenzgärten

Ein geschützter Ort für Personen mit Demenz, an dem die unterschiedlichsten Erfahrungen in und mit der Natur gemacht werden können, ist ein entsprechend gestalteter Demenzgarten (Niepel und Emmerich 2005).

Ein Demenzgarten ermöglicht multisensorische Eindrücke und viele Handlungsmöglichkeiten für die Betroffenen und ihre Betreuungspersonen. Solche Gärten und gärtnerische Aktivitäten erfreuen sich zunehmender Beliebtheit, da sie komplementäre nicht-pharmakologische Betreuung- und Behandlungsmöglichkeiten für Personen mit Demenz darstellen (Chaudhury et al. 2017; Cervinka et al. 2016a; Gonzalez und Kirkevold 2013). Geschützte, speziell gestaltete Außenbereiche erlauben eine Vielzahl körperlicher und sozialer Aktivitäten, z. B. Spazieren gehen, das Ausführen von Aktivitäten in der Gruppe oder Gärtnern (Chaudhury et al. 2017). Weitere Vorzüge sind die positive Wirkung auf die mentale Gesundheit, Lebensqualität, Befindlichkeit und eine Reduktion von Agitation und Aggressivität. Von einer signifikanten Reduktion antipsychotischer Medikamente berichten Detweiler et al. (2008). Die Wirkungen von Außenräumen, im Besonderen von Gärten, auf das körperliche und das seelische Wohlbefinden von Menschen mit Demenz ist Gegenstand eines systematischen Reviews (Whear et al. 2014). Dabei wurden auch die Meinungen über den Wert von Gärten und Außenräumen aus der Sicht der Betroffenen, deren Betreuungspersonen und deren Angehörigen erforscht. Die Ergebnisse stützen sich auf neun quantitative Studien, sieben qualitative und eine Studie mit gemischter Methodik. Der Außenraum bzw. der Garten an sich wurde in den Studien zumeist als therapeutisch gesehen. Die wesentlichsten genannten Eigenschaften waren die Möglichkeit zur multisensorischen Stimulation über den Weg der Erinnerung, die Möglichkeit zur sozialen Interaktion, die Möglichkeit der Stärkung körperlicher und geistiger Fähigkeiten sowie die Förderung von Selbstwertgefühl und Entspannung (Whear et al. 2014). Die Überblicksarbeit von Gonzales und Kirkevold (2013) behandelt die Wirkung spezieller Gärten für Personen mit Demenz getrennt von den Wirkungen der im Garten gesetzten therapeutischen Interventionen. Dem Garten wurden fünf Themen zugeordnet:

1. Verhalten: Im Sommer verbesserten sich die sozialen Kontakte durch den Aufenthalt im Garten.
2. Schlaf: Die Verbesserung der Schlafqualität hängt mit der Zeit, die im Garten verbracht wird positiv zusammen.
3. Stürze: Die Häufigkeit von Stürzen war bei Gartenbesuchenden reduziert.

4. Affekt und Wohlbefinden: Der Aufenthalt im Garten wirkte sich positiv auf die Befindlichkeit und die Lebensqualität aus.
5. Medikation: Die demenz-spezifische Medikation verminderte sich bei einer Gruppe von gartenbesuchenden Männern.

Die Frage, wie lange ein Aufenthalt in einem Demenzgarten für Personen in einem fortgeschrittenen bzw. späten Stadium der Erkrankung dauern sollte, bearbeiteten White et al. (2018). Das Pflegepersonal stufte die Stimmungslage von 28 Personen vor und nach einem Aufenthalt im Freien ein. Die Datenauswertung bezog sich auf insgesamt 835 Einstufungen. Die Mehrzahl der Beobachtungen ergab eine Verbesserung durch den Aufenthalt im Freien. Die durchschnittliche Aufenthaltsdauer betrug 41 min. Die Mehrzahl der Aufenthalte dauerte 30 min.

Die Verbesserung der Befindlichkeit im Demenzgarten ist zeitabhängig. Deutliche Verbesserungen können schon bald nach dem Hinausgehen beobachtet werden.

Die maximale Verbesserung trat nach einem 80–90 minütigem Ausgang auf. Danach nahmen die positiven Effekte abrupt ab. Die Arbeit gibt leider keine Auskunft über die Aktivitäten während des Aufenthalts im Demenzgarten. Praktische Überlegungen zur Gestaltung von Gärten für Menschen mit Demenz, Hinweise zur Pflanzenauswahl, zu besonderen Ansprüchen von demenzorientierten Gärten, aber auch zur Planung von Gartentherapieeinheiten bieten eine Reihe von Publikationen (Föhn und Dietrich 2013; Niepel und Emmerich 2005; Schneiter-Ulman 2010; Themenheft von Hochparterre 2016).

13.3.4 Gartengestützte Intervention

Für Personen mit Demenz eignet sich die Gartentherapie besonders, weil diese Gruppe Schwierigkeiten hat, sich anzupassen und neues Verhalten zu zeigen (Jarrott und Gigliotti 2010). Die Wirkungen naturbasierter Interventionen im Garten listeten Gonzales und Kirkevold (2013) und Whear et al. (2014) auf. Diese wurden vier Themen zugeordnet:

1. Verhalten: Personen in der Gartengruppe führten für längere Zeiträume produktive Tätigkeiten aus und zeigten ein höheres situationsangemessenes Verhalten.
2. Schlaf: Die Schlafdauer und das Schlafmuster verbesserten sich in der Gartengruppe.
3. Affekt und Wohlbefinden: Hinsichtlich der Wirkung von Gartentherapie auf Affekt und Wohlbefinden zeigten sich die Ergebnisse gemischt.
4. Kognitive Funktionen: Eine Verbesserung wurde sowohl für die Therapie im Garten als auch im Innenraum berichtet.

Gartentherapeutische Interventionen können auch im Rahmen von Tagesprogrammen stattfinden. Hierbei wurden positive Effekte auf das Wohlbefinden und Stimmung und soziale Interaktionen (Teamwork und Kommunikation) gefunden, wobei Verhaltensbeobachtungen von Pflegenden und Angehörigen als Informationsquelle dienten (Hall et al. 2018). Der Außengarten ist wetter- und jahreszeitlich nur beschränkt für gartentherapeutische Interventionen nutzbar. Daher bietet sich eine alternative Anwendung in Innenräumen an. Hier können kreative und künstlerische Aktivitäten im Jahreszyklus angeboten werden. Naturmaterialien eignen sich besonders zum Basteln, Handwerken und für künstlerische Aktivitäten. Das Erzeugen von zur Jahreszeit passender Dekoration ist periodisch unterschiedlich, kulturell eingebettet und fördert die künstlerische Ausdruckskraft. Auch das Herstellen von Kräuter- und Blütenmischungen fördert Körper und Geist. Durch Bastel- und Werkarbeiten können Erinnerungen angestoßen werden und kulturelle und geschlechtsspezifische Identität ausgedrückt werden (Chalfont 2010). Die Studien zur Wirkung von Gartentherapie an sich sind vielversprechend, aber empirisch nur unzureichend gesichert. Die wissenschaftlichen Arbeiten dazu unterscheiden nicht sauber zwischen der Wirkung des Aufenthalts im Garten und der Wirkung der gartentherapeutischen Intervention. Methodische Probleme mindern zusätzlich die Aussagekraft der Studien. Kleine Stichproben, eine Vielfalt an Studiendesigns und die geringe Anzahl von randomisierten kontrollierten Studien verhindern eine klare Bestätigung der Wirksamkeit gartengestützter Interventionen. Präzise Studiendesigns, längere Follow-Up Perioden und die konsistente Anwendung standardisierter Erhebungsmethoden sind notwendig, um in Zukunft klare Aussagen, auch über Dosis-Wirkungs-Beziehungen, treffen zu können.

13.3.5 Tiergestützte Intervention

13

Um die Evidenz tiergestützter Interventionen im Bereich der Betreuung und Therapie von Personen mit Demenz darzustellen, werden zwei kürzlich erschienene Übersichtsarbeiten herangezogen (Hu et al. 2018; Yakimicki et al. 2018). Beide Reviews kommen zu dem Schluss, dass die überwiegende Mehrzahl der einbezogenen Studien für eine Verbesserung der demenzspezifischen Symptomatik spricht. Tiergestützte Interventionen wurden in unterschiedlichen Settings angewendet (in Pflegeheimen mit und ohne spezialisierter Demenz-Station, in einem Tageszentrum, in einer gerontopsychiatrischen Abteilung, in einer betreuten Wohneinrichtung, in einer Memory Klinik, in einer Pflegeeinrichtung und einem Tageszentrum). Die Betreuten unterschieden sich in der Schwere der Demenz. Die Mehrzahl der Teilnehmenden war weiblich. Am besten untersucht sind Interventionen mit Hunden, gefolgt von solchen mit Fischen in Aquarien, Vögeln, Pferden und Katzen. Auch die Wirkung von Roboter-Tieren fand Berücksichtigung in den Studien. Die in unterschiedlichen Arbeiten untersuchten Interventionen variierten stark hinsichtlich Dauer und eingesetztem Medium. Sie reichten von dreimaligem Schauen von Katzenvideos bis zur direkten regelmäßigen Interaktion mit Hunden über einen Zeitraum von zwei Jahren. Überwiegend berichteten die Studien von positiven Effekten.

Bei tiergestützten Interventionen ist die Reduktion von Agitation und Aggression am besten untersucht.

Nur zwei Studien fanden keine Verringerung und eine Studie berichtete sogar von einer Steigerung der Aggressivität, dies allerdings bei Personen im Rollstuhl. Weitgehend empirisch bestätigt sind der positive Einfluss auf das Sozialverhalten, die Stimmungslage und die Lebensqualität der Betroffenen. Die Ergebnisse bezüglich einer Verbesserung der kognitiven Einschränkungen sind gemischt. Da Demenz eine Erkrankung mit fortlaufender Verschlechterung ist, muss bei Evaluationen nicht nur eine Verbesserung, sondern auch eine Stabilisierung als mögliche Zielerreichung in Betracht gezogen werden. Die Ergebnisse der in die Reviews aufgenommenen Studien sind vielversprechend.

Auch im Bereich der tiergestützten Intervention mindern methodische Probleme die Aussagekraft der Studien. Kleine Stichproben, eine Vielfalt an Studiendesigns und die geringe Anzahl von randomisierten kontrollierten Studien verhindern eine klare Bestätigung der Wirksamkeit der Interventionen. Gut ausgearbeitete Studiendesigns und längere Follow-Up Perioden werden verlangt. Ebenso eine konsistente Anwendung standardisierter Erhebungsmethoden, um klare Aussagen, auch über Dosis-Wirkungs-Beziehungen, zu erlauben. Im Vergleich zur tiergestützten Intervention in betreuten Einrichtungen sind die positiven Wirkungen von Haustieren bzw. Besuchstieren im Zuge der Prävention und der Betreuung im häuslichen Setting wenig erforscht (siehe dazu auch ► Kap. 3).

13.4 Evaluation von gesundheitsfördernden und präventiven naturgestützten Interventionen

Im Rahmen der Evaluation von gesundheitsfördernden und präventiven naturgestützten Interventionen kommen in wissenschaftlichen Studien qualitative und quantitative Forschungsansätze zur Anwendung. Einen guten Überblick liefern Gonzales und Kirkevold (2013) und Whear et al. (2014). In den Arbeiten mit qualitativem Design wurden fünf Themen identifiziert, welche die Gesamterfahrungen der Betreuten, die des Personals und die der Betreuungspersonen widerspiegeln:

1. Art der Aktivität: Hierunter fallen beschreibende Informationen über körperlich aktive (z. B. Herumgehen, sportliche Aktivitäten, Gartenarbeit) und körperlich passive Aktivitäten (z. B. Sitzen und Entspannen, Sonnenbaden, Essen, Plaudern, Schreiben von Briefen) der Personen mit Demenz im Freiraum.
2. Interaktion: Hierzu zählen beschreibende Informationen mit wem (Personal, Familienmitglieder, andere Bewohner) oder womit die Personen mit Demenz in den Gärten interagierten (z. B. Pflanzen, Brunnen) und wie diese Interaktionen durch den Garten beeinflusst wurden (z. B. Erleben von Normalität, Kompetenz, Freude und Verbundenheit).
3. Auswirkungen: Hier wird beschrieben, wie die Erfahrung der Nutzung des Gartens die Bewohner, Mitarbeiter oder Besucher beeinflusst. Erhoben wurden Äußerungen von z. B. Lebensqualität, Glück, Zufriedenheit und Angst.
4. Zugrundeliegende Mechanismen: Hier wurde versucht, die Prozesse zu erforschen oder zu erklären, welche Wirkungen durch den Garten bei den Personen mit Demenz hervorgerufen oder nicht hervorgerufen werden z. B. multisensorische Stimulation, gartenbezogene Aktivitäten, Erleben von Erholung und Sinn im Leben.
5. Negative Aspekte: Negative Wirkungen auf die Befindlichkeit der Betreuten ergaben sich durch Einschränkungen des Zuganges zum Garten aus z. B. Sicherheitsgründen, Sturzgefahr, eingeschränkter Personalkapazität, Barrieren oder ungeeigneter Witterungsbedingungen.

In den Einzelarbeiten wurde auch die Häufigkeit des Auftretens relevanter Parameter beobachtet, protokolliert und quantifiziert oder Checklisten wurden verwendet. Erhoben wurde z. B. die Anzahl und Länge der Besuche im Außenraum, Pacing, Herumwandern, Fluchttendenzen, verbale Aggression, Gewalttaten, Stürze, Schlafstatus und Unfälle. Nur eine Studie (Detweiler et al. 2008) untersuchte die Auswirkung von Naturaufenthalt auf den Konsum von Medikamenten bei Menschen mit Demenz. In mehreren Studien mit Prä-Post-Design erfolgte die quantitative Erhebung demenzspezifischer Symptome wie z. B. unangemessenes Verhalten und Aggressivität als Zielparameter. Der Cohen-Mansfield Agitation Inventory (CMAI; Cohen-Mansfield et al. 1989) und die Apparent Affect Rating Scale (AARS; Lawton et al. 1996) kamen dabei zum Einsatz.

13.5 Praxisbeispiel

Heute sind nur wenige Kommunen in baulicher und sozialer Hinsicht so gestaltet, dass sie Personen mit Demenz gestatten sich in Außenräumen sicher zu bewegen (Chalfont 2010). Aus der bisher vorgestellten empirischen Evidenz leitet sich aber ab, dass der Aufenthalt in der Natur, die Arbeit mit natürlichen Materialien und die Möglichkeit zum sozialen Kontakt viele Vorteile für Menschen mit Demenz bringt. Vor allem Vorteile bezüglich Befindlichkeit, Verhalten und Lebensqualität. Die Vorteile liegen sowohl im Bereich der Prävention als auch dem der Betreuung und dem der Therapie. Frei- und Grünräume können durchaus demenzfreundlich gestaltet werden, bzw. betroffene Personen mit Begleitpersonen können die Natur aufsuchen. Gärten, entweder in privater Hand oder in Einrichtungen, stellen besonders geschützte Naturräume für Personen mit Demenz dar. In einem sicheren und vertrauten Umfeld kann die Natur ihre positive Wirkung besonders gut entfalten. Chalfont (2010) stellt vielfältige Praxisbeispiele vor. Sie beziehen sich vor allem auf Einrichtungen des betreuten Wohnens im anglo-amerikanischen bzw. nordeuropäischen Raum. Die Praxisbeispiele sind detailgetreu und verständlich beschrieben und fordern zur Nachahmung auf. Zahlreiche Skizzen unterstützen das Geschriebene. In den Abschnitten „Umsetzung" geht der Autor jeweils auf die Bedürfnisse und Fähigkeiten der Personen mit Demenz ein und berücksichtigt Faktoren der sozialen und der baulichen Umgebung.

Menschen mit Demenz natürliche Außenräume zugänglich zu machen, ist zunehmend auch das Anliegen von Initiativen in Österreich.

Der Bauernhof wird als idealer Ort beschrieben, um Menschen emotional zu berühren und an ihre Wurzeln zu führen. Die Zeit am Bauernhof regt die Sinne an, lässt die Jahreszeiten erleben, knüpft an vorhandenen Ressourcen an, einfache Arbeiten können erledigt werden und Erinnerungen geweckt werden. Es wird u. A. Einzel- aber auch Gruppenbetreuung für Menschen mit Demenz angeboten. Kontakt mit der Natur und mit Tieren, aber auch Geruchserlebnisse sollen helfen, das Wohlbefinden von Menschen mit Demenz zu fördern. Urlaubsangebote für Betroffene und ihre Betreuungspersonen runden die Angebotspalette auf Green Care-Landwirtschaftsbetrieben in Schleswig Holstein in Deutschland ab (▶ https://www.demenz-sh.de/hilfen-vor-ort/bauernhoefe-als-orte-fuer-menschen-mit-demenz/). In Österreich orientiert sich die Landwirtschaftskammer Steiermark an den Erfahrungen aus den Niederlanden und dem Modell aus Schleswig Holstein. Erste landwirtschaftliche Betriebe in der Steiermark für demenzbetroffene Menschen wird es im Laufe des Jahres 2019 geben. Um die stunden- oder tageweise Betreuung von Personen mit Demenz am Bauernhof weiter zu verbessern, ist ein neuer Lehrgang entwickelt worden. Im Herbst 2018 startete der Lehrgang „Green Care – Demenzbetreuung am Hof" in Graz. Der Lehrgang richtet sich an Bäuerinnen und Bauern, die am eigenen Hof ein niederschwelliges, stundenweises Betreuungsangebot für alte und/oder demenzerkrankte Menschen im familiären Umfeld aufbauen möchten. Er wird vom Land Steiermark, vom Bund und der EU gefördert und umfasst 88 Lehreinheiten. Beispielbetriebe mit Kurz- und Langzeitbetreuung für demenzerkrankte Personen gibt es derzeit in Oberösterreich (▶ http://www.alpakapoint.at/tageszentrum/) und in der Steiermark (▶ https://www.adelwoehrerhof.at/betreuung_und_pflege), aber auch in der Schweiz (▶ http://www.hof-obergruet.ch/hof-obergruet-1/angebot/index.php).

Betreuungsangebote auf Bauernhöfen zu schaffen liegt im Trend, sie gibt es auch in anderen europäischen Ländern wie z. B. Norwegen, Belgien, Italien, der Schweiz und in den Niederlanden, woher die Idee ursprünglich stammt (de Bruin et al. 2010, 2012; García-Llorente et al. 2018, ▶ https://age-platform.eu/good-practice/care-farms-provide-nursing-home-care-netherlands).

13.6 Fazit

Die Zusammenschau der wissenschaftlichen Arbeiten zum Thema Natur und Demenz belegt überwiegend, dass sich sowohl der Aufenthalt in Naturräumen als auch unterschiedliche Interventionen in und mit der Natur und mit Tieren positiv auf die körperliche, die seelische und soziale Gesundheit von Personen mit Demenz auswirken. Die bestätigten Wirkungen liegen vor allem im Bereich des Wohlbefindens, der Lebensqualität und des herausfordernden Verhaltens (in einer Verminderung von Agitation und Aggressivität). Die Forschung entwickelt sich aktuell dynamisch. In den meisten der zitierten Arbeiten wird die Weiterführung der Forschung unter Anwendung einer differenzierten Methodik und dem Einsatz validierter Messinstrumente zur weiteren Absicherung der Ergebnisse verlangt. Die typischen Ziele von Praxisprojekten sind die Verbesserung der Lebensqualität, Individualisierung der Betreuung und die Linderung der demenzspezifischen Symptome durch Natur und Tiere. Die Mehrzahl der wissenschaftlichen Studien ist in englischer Sprache erschienen und bezieht sich auf Projekte in diesem Sprachraum. Praxisprojekte verfolgen den Einsatz von Natur zur Verbesserung der Situation demenzbetroffener Personen aber auch im deutschsprachigen Raum. Aus der wissenschaftlichen Forschung zu Natur und Demenz leiten sich für die Praxis sowohl qualitative Kriterien als auch quantitative Messmethoden für Begleit- und Evaluationsstudien ab. Naturbezogene Interventionen detailgetreu darzustellen und ihre Wirksamkeit empirisch gesichert zu bestätigen stellt somit weiterhin eine wichtige Aufgabe im Bereich Natur und Demenz dar.

Literatur

Antonovsky A (1997) Salutogenese: Zur Entmystifizierung der Gesundheit. Tübingen: dgvt-Verlag

Besser LM, McDonald NC, Song Y, Kukull WA, Rodriguez DA (2017) Neighborhood environment and cognition in older adults: a systematic review. Am J Prev Med 53:241–251. ► https://doi.org/10.1016/j.amepre.2017.02.013

Bossen A (2010) The importance of getting back to nature for people with dementia. Gerontological Nurs 36:17–22. ► https://doi.org/10.3928/00989134-20100111-01

Bowler DE, Buyung-Ali LM, Knight TM, Pullin AS (2010) A systematic review of evidence for the added benefits to health of exposure to natural environments. BMC Public Health 10:456. ► https://doi.org/10.1186/1471-2458-10-456

Bratman GN, Hamilton JP, Daily GC (2012) The impacts of nature experience on human cognitive function and mental health. Ann N Y Acad Sci 1249:118–136. ► https://doi.org/10.1111/j.1749-6632.2011.06400.x

Bratman GN, Hamilton JP, Hahn KS, Daily GC, Gross JJ (2015) Nature experience reduces rumination and subgenual prefrontal cortex activation. Proc Natl Acad Sci. ► https://doi.org/10.1073/pnas.1510459112

Brown SC, Perrino T, Lombard J, Wang K, Toro M, Rundek T, Gutierrez CM, Dong C, Plater-Zyberk E, Nardi MI, Kardys J, Szapocznik J (2018) Health disparities in the relationship of neighborhood greenness to mental health outcomes in 249,405 U.S. medicare beneficiaries. Int J Environ Res Public Health 15:430. ► https://doi.org/10.3390/ijerph15030430

Buist Y, Verbeek H, De Boer B, De Bruin SR (2018) Innovating dementia care; implementing characteristics of green care farms in other long-term care settings. Int Psychogeriatrics 30:1057–1068. ► https://doi.org/10.1017/S1041610217002848

Cassarino M, Setti A (2015) Environment as "Brain Training": a review of geographical and physical environmental influences on cognitive ageing. Ageing Res Rev 23:167–182. ► https://doi.org/10.1016/j.arr.2015.06.003

Cervinka R, Schwab M, Haubenhofer D (2016a) Heilsame Gärten. In: Hochschule für Agrar und Umweltpädagogik (Hrsg) Gesundheitsfördernde Wirkung von Gärten. Hochschule für Agrar und Umweltpädagogik, Wien, S 40–49

Cervinka R, Schwab M, Schönbauer R, Hämmerle I, Pirgie L, Sudkamp J (2016b) My garden – my mate? Perceived restorativeness of private gardens and its predictors. Urban For Urban Green 16:182–187. ► https://doi.org/10.1016/j.ufug.2016.01.013

Chalfont G (2010) Naturgestützte Therapie: Tier- und pflanzengestützte Therapie für Menschen mit Demenz planen, gestalten und ausführen. Huber, Bern

Chaudhury H, Cooke HA, Cowie H, Razaghi L (2017) The influence of the physical environment on residents with dementia in long-term care settings: a review of the empirical literature. Gerontologist 00:1–13. ► https://doi.org/10.1093/geront/gnw259

Cherrie MPC, Shortt NK, Mitchell RJ, Taylor AM, Redmond P, Thompson CW, Starr JM, Deary IJ, Pearce JR (2018) Green space and cognitive ageing: a retrospective life course analysis in the Lothian birth cohort 1936. Soc Sci Med 196:56–65. ► https://doi.org/10.1016/j.socscimed.2017.10.038

Clark P (2014) Nature and the outdoors: stimulating those with dementia. Nurs Resid Care 16:336–339. doi:► https://doi.org/10.12968/nrec.2014.16.6.336

Cohen-Mansfield J, Marx MS, Rosenthal AS (1989) A description of agitation in a nursing home. J Gerontol. ► https://doi.org/10.1093/geronj/44.3.m77

Connell J, Page SJ (2019) Case study: destination readiness for dementia-friendly visitor experiences: a scoping study. Tour Manag 70:29–41. ► https://doi.org/10.1016/j.tourman.2018.05.013

Craig C (2014) Kreativität im Außenbereich. In Gilliard J, Marshall M (Hrsg) Naturgestützte Pflege von Menschen mit Demenz. Natürliche Umgebungen für die Föderung der Lebensqualität von Menschen mit Demenz. Huber, Bern, S. 149–162

de Bruin S, Oosting S, van der Zijpp A, Enders-Slegers M, Schols J (2010) A concept of green care farms for older people with dementia: an integrative framework. Dementia 9:79–128. ► https://doi.org/10.1177/1471301209354023

de Bruin S, Oosting S, Tobi H, Enders-Slegers M-J, van der Zijpp A, Schols J (2012) Comparing day care at green care farms and at regular day care facilities with regard to their effects on functional performance of community-dwelling older people with dementia. Dementia 11:503–519. ► https://doi.org/10.1177/1471301211421074

de Bruin SR, Stoop A, Molema CCM, Vaandrager L, Hop PJWM, Baan CA (2015) Green care farms: an innovative type of adult day service to stimulate social participation of people with dementia. Gerontol Geriatr Med. ► https://doi.org/10.1177/2333721415607833

de Keijzer C, Gascon M, Nieuwenhuijsen MJ, Dadvand P (2016) Long-term green space exposure and cognition across the life course: a systematic review. Curr Environ Heal Reports 3:468–477. ► https://doi.org/10.1007/s40572-016-0116-x

Detweiler MB, Murphy PF, Myers LC, Kim KY (2008) Does a wander garden influence inappropriate behaviors in dementia residents? Am J Alzheimers Dis Other Demen 23:31–45. ► https://doi.org/10.1177/1533317507309799

Duggan S, Blackman T, Martyr A, Van Schaik P (2008) The impact of early dementia on outdoor life: a "shrinking world"? Dementia 7:191–204. ► https://doi.org/10.1177/1471301208091158

Föhn M, Dietrich C (2013) Garten und Demenz. Gestaltung und Nutzung von Außenanlagen für Menschen mit Demenz. Huber, Bern

Frumkin H, Bratman GN, Breslow SJ, Cochran B, Kahn PH, Lawler JJ, Levin PS, Tandon PS, Varanasi U, Wolf KL, Wood SA (2017) Nature contact and human health: a research agenda. Environ Health Perspect 125:1–18. ► https://doi.org/10.1289/EHP1663

García-Llorente M, Rubio-Olivar R, Gutierrez-Briceño I (2018) Farming for life quality and sustainability: a literature review of green care research trends in Europe. Int J Environ Res Public Health 15:1282. ► https://doi.org/10.3390/ijerph15061282

Georg J (2014) Naturgestützte Chronopflege bei schlafgestörten Menschen mit Demenz. In: Gilliard J, Marshall M (Hrsg) Naturgestützte Pflege von Menschen mit Demenz. Natürliche Umgebungen für die Föderung der Lebensqualität von Menschen mit Demenz. Huber, Bern, S 187–202

Gidlow CJ, Jones MV, Hurst G, Masterson D, Clark-Carter D, Tarvainen MP, Smith G, Nieuwenhuijsen M (2016) Where to put your best foot forward: psycho-physiological responses to walking in natural and urban environments. J Environ Psychol 45:22–29. ► https://doi.org/10.1016/j.jenvp.2015.11.003

Gilliard J, Marshall M (2014) Naturgestützte Pflege von Menschen mit Demenz. Natürliche Umgebungen für die Förderung der Lebensqualität von Menschen mit Demenz nutzen. Huber, Bern

Goldsmith M (2014) Demenz, Spiritualität und Natur. In: Gilliard J, Marshall M (Hrsg) Naturgestützte Pflege von Menschen mit Demenz. Natürliche Umgebungen für die Föderung der Lebensqualität von Menschen mit Demenz. Huber, Bern, S 31–38

Gonzalez MT, Kirkevold M (2013) Benefits of sensory garden and horticultural activities in dementia care: a modified scoping review. J Clin Nurs 23:2698–2715. ► https://doi.org/10.1111/jocn.12388

Hall J, Mitchell G, Webber C, Johnson K (2018) Effect of horticultural therapy on wellbeing among dementia day care programme participants: a mixed-methods study (Innovative practice). Dementia 17:611–620. ► https://doi.org/10.1177/1471301216643847

Haluza D, Schönbauer R, Cervinka R (2014) Green perspectives for public health: a narrative review on the physiological effects of experiencing outdoor nature. Int J Environ Res Public Health 11:5445–5461. ► https://doi.org/10.3390/ijerph110505445

Hartig T, Mitchell R, de Vries S, Frumkin H (2014) Nature and health. Annu Rev Public Health 35:207–228. ► https://doi.org/10.1146/annurev-publhealth-032013-182443

Hawkins JL, Mercer J, Thirlaway KJ, Clayton DA (2013) "Doing" gardening and "Being" at the allotment site: exploring the benefits of allotment gardening for stress reduction and healthy aging. Ecopsychology 5:110–125. ► https://doi.org/10.1089/eco.2012.0084

13

Health Council of the Netherlands and Dutch Advisory Council for Research on Spatial Planning, Nature and the Environment (2004) Nature and health. The influence of nature on social, psychological and physical well-being. RMNO publication A02ae
Hu M, Zhang P, Leng M, Li C, Chen L (2018) Animal-assisted intervention for individuals with cognitive impairment: a meta-analysis of randomized controlled trials and quasi-randomized controlled trials. Psychiatry Res 260:418–427. ► https://doi.org/10.1016/j.psychres.2017.12.016
Hughes L (2014) Das Forget Me Not Centre – Das Vergissmeinnicht-Zentrum. In: Gilliard J, Marshall M (Hrsg) Naturgestützte Pflege von Menschen mit Demenz. Natürliche Umgebungen für die Föderung der Lebensqualität von Menschen mit Demenz. Huber, Bern, S 65–78
Hüther G (2017) Raus aus der Demenzfalle! Wie es gelingen kann die Selbstheilungskräfte des Gehirns rechtzeitig zu aktivieren. Arkana, München
Jarrott SE, Gigliotti CM (2010) Comparing responses to horticultural-based and traditional activities in dementia care programs. Am J Alzheimers Dis Other Demen 25:657–665. ► https://doi.org/10.1177/1533317510385810
Julius H, Beetz A, Kotrschal K, Turner D, Unväs-Moberg K (2014) Bindung zu Tieren. Psychologische und neurobiologische Grundlagen tiergestützter Interventionen. Hogrefe, Göttingen
Kaplan S, Kaplan R (1989) The experience of nature. A psychological perspective. Cambridge University Press, New York
Kellert S, Wilson EO (1995) The biophillia hypothesis. Island Press, Washington
Korpela KM, Hartig T, Kaiser FG, Fuhrer U (2001) Restorative experience and self-regulation in favorite places. Environ Behav 33:572–589. ► https://doi.org/10.1177/00139160121973133
Kuo M (2015) How might contact with nature promote human health? Promising mechanisms and a possible central pathway. Front Psychol 6:1–8. ► https://doi.org/10.3389/fpsyg.2015.01093
Lawton MP, van Haitsma JK (1996) Observed affect in nursing home residents. J Gerontol Psychol Sci 51:3–14
Mapes N (2012) Have you been down to the woods today? Work with Older People Community Care Policy Pract 16(7–16):10. ► https://doi.org/10.1108/13663661211215105
Mapes N (2014) Mit Demenz den Wechsel der Jahreszeiten erleben. In: Gilliard J, Marshall M (Hrsg) Naturgestützte Pflege von Menschen mit Demenz. Natürliche Umgebungen für die Föderung der Lebensqualität von Menschen mit Demenz. Huber, Bern, S 49–64
Markevych I, Schoierer J, Hartig T, Chudnovsky A, Hystad P, Dzhambov AM, de Vries S, Triguero-Mas M, Brauer M, Nieuwenhuijsen MJ, Lupp G, Richardson EA, Astell-Burt T, Dimitrova D, Feng X, Sadeh M, Standl M, Heinrich J, Fuertes E (2017) Exploring pathways linking greenspace to health: theoretical and methodological guidance. Environ Res 158:301–317. ► https://doi.org/10.1016/j.envres.2017.06.028
Mayer FS, Frantz CM (2004) The connectedness to nature scale: a measure of individuals' feeling in community with nature. J Environ Psychol 24:503–515. ► https://doi.org/10.1016/j.jenvp.2004.10.001
McNair D (2014) Sonnenlicht und Tageslicht. In: Gilliard J, Marshall M (Hrsg) Naturgestützte Pflege von Menschen mit Demenz. Natürliche Umgebungen für die Föderung der Lebensqualität von Menschen mit Demenz. Huber, Bern, S 39–48
Niepel A, Emmerich S (2005) Garten und Therapie. Wege zur Barrierefreiheit. Eugen Ulmer, Stuttgart
Nilsson K, Sangster M, Gallis C, Hartig T, de Vries S, Seeland K, Schipperijn J (2011) Forests, trees and human health. Springer, New York
Nisbet EK, Zelenski JM, Murphy S (2009) The nature relatedness scale: linking individuals' connection with nature to environmental concern and behavior. Environ Behav 41:715–740. ► https://doi.org/10.1177/0013916508318748
Olsson A, Lampic C, Skovdahl K, Engström M (2013) Persons with early-stage dementia reflect on being outdoors: a repeated interview study. Aging Ment Heal. ► https://doi.org/10.1080/13607863.2013.801065
Orr N, Wagstaffe A, Briscoe S, Garside R (2016) How do older people describe their sensory experiences of the natural world? A systematic review of the qualitative evidence. BMC Geriatr 16:1–16. ► https://doi.org/10.1186/s12877-016-0288-0
Park B-J, Tsunetsugu Y, Kasetani T, Kagawa T, Miyazaki Y (2010) The physiological effects of Shinrin-yoku (taking in the forest atmosphere or forest bathing): evidence from field experiments in 24 forests across Japan. Environ Health Prev Med 15:18–26. ► https://doi.org/10.1007/s12199-009-0086-9
Röderer K, Cervinka R (2012) Mental representations of nature – the importance of well-being. In: Kabisch S, Kunath A, Schweizer-Ries P, Steinführer A (Hrsg) Vulnerability, risks, and complexity: impacts of gobal change on human habitats. Advances in People-Environment Studies. Hogrefe, Göttingen, S 243–254
Schneiter-Ulman R (Hrsg) (2010) Lehrbuch Gartentherapie. Huber, Bern
Takano T, Nakamura K, Watanabe M (2002) Urban residential environments and senior citizens' longevity in megacity areas: the importance of walkable green spaces. J Epidemiol Community Health 56:913–918. ► https://doi.org/10.1136/jech.56.12.913

Themenheft von Horchparterre (2016, März) Gemeinsames Gärtnern im Alter. Das Forschungsprojekt „Grünräume für die zweite Lebenshälfte" der Zürchicher Hochschule für Angewandte Wissenschaft in Wädenswill

Ulrich RS (1983) Aesthetic and affective response to natural environment. In: Altman I, Wohlwill JF (Hrsg) Human behavior and environment. Plenum, New York, S. 85–125

Velarde MD, Fry G, Tveit M (2007) Health effects of viewing landscapes – landscape types in environmental psychology. Urban For Urban Green 6:199–212. ► https://doi.org/10.1016/j.ufug.2007.07.001

Whear R, Coon JT, Bethel A, Abbott R, Stein K, Garside R (2014) what is the impact of using outdoor spaces such as gardens on the physical and mental well-being of those with dementia? A systematic review of quantitative and qualitative evidence. J Am Med Dir Assoc 15:697–705. ► https://doi.org/10.1016/j.jamda.2014.05.013

White PCL, Wyatt J, Chalfont G, Bland JM, Neale C, Trepel D, Graham H (2018) Exposure to nature gardens has time-dependent associations with mood improvements for people with mid- and late-stage dementia: innovative practice. Dementia 17:627–634. ► https://doi.org/10.1177/1471301217723772

Wilson OE (1984) Biophilia. Harvard University Press, Cambridge

Woodbridge R, Sullivan M, Harding E, Crutch S, Gilhooly K, Gilhooly M, McIntyre A, Wilson L (2016) Use of the physical environment to support everyday activities for people with dementia: a systematic review. Dementia. ► https://doi.org/10.1177/1471301216648670

Yakimicki ML, Edwards NE, Richards E, Beck AM (2018) Animal-assisted intervention and dementia: a systematic review. Clin Nurs Res 1–21. ► https://doi.org/10.1177/1054773818756987

Sexuelle Gesundheit und Demenz

Gerald Gatterer

D. Gebhard, E. Mir (Hrsg.), *Gesundheitsförderung und Prävention für Menschen mit Demenz*,
https://doi.org/10.1007/978-3-662-58130-8_14

Sexualität hat im Leben von allen Menschen, auch solchen mit Demenz, eine große Bedeutung. Sexualität ist ein integrativer Bestandteil eines gesunden Alterns und Nähe, Sicherheit und Geborgenheit wesentliche Aspekte im Rahmen einer bedürfnisorientierten Demenzbetreuung. Trotzdem ist Sexualität im Alter und bei Demenz noch immer ein Tabuthema und die Abstimmung zwischen den Bedürfnissen der Partner, der Betreuungspersonen und der Gesellschaft und die Abgrenzung zu pathologischen Verhaltensweisen im Rahmen einer Demenz oft schwierig. Das folgende Kapitel versucht die Grundlagen und Möglichkeiten für eine gute Paarbeziehung und den Umgang mit Sexualität im Alter und bei Menschen mit Demenz aufzuzeigen und Lösungsansätze für Probleme anzubieten. Grundlage ist eine bedürfnisorientierte Sicht der Betreuung von Menschen mit Demenz.

14.1 Bedeutung von Sexualität im Alter und bei Demenz

Sexuelle Aktivität, Nähe, Zärtlichkeit und Geborgenheit stellen sowohl bei jüngeren als auch älteren Menschen und solchen mit Krankheiten Grundbedürfnisse des Lebens (Maslow 1999) und Faktoren zur Lebenszufriedenheit und Gesundheit dar. Ebenso werden psychosoziale Aspekte als wesentliche Einflussfaktoren für die Lebensqualität älterer Menschen und bei der Demenzentstehung und Behandlung angesehen (Thompson et al. 2011; Österreichischer Demenzbericht 2014; ► https://broschuerenservice.sozialministerium.at/). Erfüllte Sexualität im Alter und auch bei Demenz kann als gelungenes Zusammenspiel biologischer, psychologischer, sozialer und von Umgebungsfaktoren (Kontext) angesehen werden (Gatterer 2017). Biologische Faktoren stellen hierbei mit den eigenen psychischen Einstellungen zur Sexualität meist die Basis der Sexualität dar. Soziale (Gesellschaft, Partner) und kontextuelle Faktoren (Umgebungsbedingungen, Hilfsmittel etc.) ergänzen bzw. erweitern dann das Spektrum der Sexualität. Probleme ergeben sich dann, wenn ein oder mehrere Faktoren dieses Zusammenspiel stören, was im Alter durch normale biologische Alterungsfaktoren, aber auch Krankheiten und Medikamente, die Veränderung eigener Werte und Normen und das Rollenbild zur Sexualität aber auch gesellschaftliche und kontextuelle Faktoren (z. B. Pflegeheim- oder Krankenhausaufenthalte) gegeben sein kann.

Ein großer Teil der Männer und Frauen ist auch mit höherem Lebensalter sexuell aktiv (Klaiberg et al. 2001). Erst ab 75 nimmt dies ab, wobei es bei Frauen zu einem etwas stärkeren Abfall kommt (Bucher 2003). Biografische und psychosoziale Faktoren, wie die sexuelle Lerngeschichte aus der Kindheit, eigene positive Erfahrungen und ein aktiver lebensbejahender Lebensstil führen zu einer positiven Sexualität im höheren Lebensalter. Einen guten Überblick über die Situation von älteren Menschen im Hinblick auf Sexualität und Zärtlichkeit gibt hier von Sydow (2009), die etwa 53 % der Frauen als mit ihrer Sexualität zufrieden (zärtlichkeitsorientiert) und den Rest als „belastet" bezeichnet. „Sexuell befreite" Frauen sind sexuell aktiver, kommunikativer, weniger belastet durch gesundheitliche und menopausale Beschwerden, erleben oft einen zweiten Frühling und empfinden ihre Partnerschaft als besonders glücklich (Schultz-Zehden 2004). Die Frauen in den belasteten Teilgruppen lebten mehrheitlich sexuell abstinent. Nach dem Report über Familie und Partnerschaft (Nowossadeck und Engstler 2013) sinkt der Anteil von in einer Beziehung lebenden Menschen zwischen 60 und 80 Jahren deutlich. Sex wünschen sich die meisten älteren Menschen nur im Kontext einer Beziehung (Taylor und Gosney 2011). Ähnliches gilt auch für Menschen mit Demenz, da gut eintrainierte Verhaltensweisen wie Lebensstile, Rollen und Bedürfnisse auch bei einer Demenz (Gatterer und Croy 2006) lange erhalten bleiben. Ballard et al. (2001) und Eloniemi-Sulkava et al. (2002 zit. nach Mück 2013, S. 3) zeichnen ein eher „normales" Bild von Sexualität bei Menschen mit Demenz, wobei Händchenhalten, küssen, flirten, sich hübsch machen als Ausdruck von Wohlbefinden gesehen werden (Wilkins 2015). Im Rahmen von Pflegehandlungen wird Sexualität aber oft als Störung wahrgenommen (Ehrenfeld et al. 1999; Gilmer et al. 2010). Eine Erklärung könnte darin liegen, dass es nur wenige Guidelines für den Umgang mit Sexualität in Heimen gibt (Allen et al. 2009; American Bar Association and American Psychological Association [ABA-APA] 2008; Livni 1994; Lyden 2007), und die meisten Heime nicht auf das Bedürfnis nach Sexualität bei ihren Bewohnern vorbereitet sind.

Ältere Menschen und Menschen mit Demenz haben die gleichen Bedürfnisse nach Nähe, Geborgenheit, Sicherheit, Beziehung und Sexualität wie junge Menschen. Trotzdem ist es für Menschen mit Demenz schwieriger ihre Bedürfnisse nach Sexualität und Nähe zu leben.

14.2 Daten zu Sexualität im Alter und bei Demenz

Die Zusammenhänge zwischen Gesundheit und Sexualität sind nur wenig untersucht. Einen Überblick findet man in von Sydow (2009) und Beutel et al. (2008). Geschlechtsverkehr wird von den meisten Paaren bis zum Alter von etwa Mitte/Ende 60 regelmäßig praktiziert. So berichten 86 % der Männer, aber nur 66 % der 40- bis 80-jährigen Frauen in Deutschland von Geschlechtsverkehr im Jahr vor der Befragung (Moreira et al. 2005). Über nicht koitale heterosexuelle Kontakte sowie über homosexuelle und lesbische sexuelle Aktivität ist fast nichts bekannt (Brotman et al. 2003). Viele homosexuelle Menschen berichten zudem über eine Ausgrenzung im Gesundheitssystem, dies gilt besonders für Heime (Hinrichs 2010). Zärtlichkeit ist lebenslang wichtig. Selbstbefriedigung ist sehr tabuisiert, wird aber immerhin noch von ca. einem Drittel der älteren Frauen und der Mehrheit der Männer berichtet. Erotische Fantasien und Träume werden von etwa 30 % berichtet (Bucher et al. 2001; von Sydow 2009). Erektionsprobleme (23–76 %) nehmen bei Männern ab dem 50 Lebensjahr kontinuierlich zu (Bucher et al. 2003; Nicolosi et al. 2006). Aber nicht bei allen Problemen ist auch ein Leidensdruck gegeben. So leidet meist ein größerer Teil älterer Frauen nicht unter ihrem durchschnittlich geringeren sexuellen Interesse (Graziottin 2007; von Sydow 2000, 2009), jedoch ergaben sich daraus infolge stärkerer Bedürfnisse des Partners öfter Probleme in den Paarbeziehungen. In einigen Studien wird jedoch auch von einem post-menopausalen Anstieg der Sexualität bei Frauen berichtet (Leiblum et al. 2006). Die Angaben zur Verbreitung sexueller Funktionsstörungen unter älteren Frauen variieren ähnlich stark wie bei den Männern wobei „mangelndes sexuelles Interesse" (18–43 %), unzureichende Lubrikation (11–39 %) sowie Orgasmusstörungen (12–34 %) im Vordergrund stehen. Seltener berichtet wird von mangelndem sexuellen Genuss (14–17 %), Schmerzen beim Geschlechtsverkehr (5–8 %) und „Performance"-Angst (6 %) (Lindau et al. 2007; Moreira et al. 2005; Nicolosi et al. 2006). Von Harnwegsbeschwerden sind 13 % der älteren Frauen betroffen, die sich oft negativ auf die Sexualität auswirken. Verschiedene Erkrankungen (z. B. Diabetes), Operationen (z. B. an der Prostata) und Medikamente (z. B. bestimmte Herzmedikamente und Antidepressiva) können sich negativ auf die Potenz und die Libido auswirken (von Sydow 2009), vermindern aber nicht das Bedürfnis dazu. Einen guten enttabuisierenden und Fehlwahrnehmungen beseitigenden Überblick über Sexualität bei Menschen mit Demenz gibt White (2011). Savaskan et al. (2014) entpathologisieren Sexualität bei Demenz und geben eine gute Leitlinie für den Umgang mit Verhaltensstörungen. Ballard et al. (2001 zit. nach Mück 2013, S. 3) berichten, dass sich 40 % der gesunden pflegenden Partner weiterhin eine sexuelle Beziehung mit dem Demenzkranken wünschen und 22 % diese auch ausübten.

Eloniemi-Sulkava et al. (2002 zit. nach Mück 2013, S. 3) berichten sogar bei 10 % über positive Veränderungen des Sexuallebens nach Beginn der Demenz und mehr Zärtlichkeit. Davies et al. (2012 zit nach Mück 2013, S. 3) fanden heraus, dass immerhin über 70 % der Demenzkranken intime Kontakte mit dem Partner aktiv während des zurückliegenden Monats begonnen hatten (einschließlich Küssen und Umarmen). Geschlechtsverkehr selbst hatten aber nur 27,5 % aktiv angestrebt. 82,5 % der Kranken gingen auf intime Angebote der gesunden Partner ein, jedoch nur 36,4 % hatten auch Geschlechtsverkehr.

Sexualität ist sowohl bei gesunden alten Menschen als auch bei Menschen mit Demenz normal und wird von diesen und ihren Partnern auch als Teil ihres Lebens und der Partnerschaft angesehen.

14.3 Ursachen für Probleme

14

Probleme mit Sexualität bei Menschen mit Demenz können wie bei gesunden Menschen hinsichtlich der biologischen Abläufe, der eigenen Wahrnehmung des Betroffenen, der sozialen Wertigkeiten und Rollen in der Beziehung und der kontextuellen Umgebungsfaktoren diskutiert werden. Auf die Problematik der „Normalität" von Verhaltensweisen bei Menschen mit Demenz wird bei Gatterer (2011) verwiesen. Als häufigstes sexuelles Problem Demenzkranker wird nachlassendes sexuelles Interesse mit ca. 23 %, gefolgt vom zweiten Problem, einer Libidozunahme, mit ca. 14 % berichtet. „Unangemessenes sexuelles Verhalten" wird mit lediglich 5 % beziffert und als psychiatrisches Problem diskutiert (Burns 1990; Haddad und Benbow 1993; Harris et al. 1998 zit. nach Mück 2013, S. 4; Nagaratnam 2002), wobei „massiv störendes Sexualverhalten" z. B. sich öffentlich entkleiden, öffentliche Masturbation und sexuelle Übergriffe mit nur 1,6 % selten vorkommen (Zeiss et al. 1996 zit. nach Mück 2013, S. 4). Hypersexualität wird entsprechend unterschiedlicher Studien mit 2 bis 30 % angegeben, wobei dies sowohl bei Männern als auch Frauen auftritt (Torrisi et al. 2016). In Pflegeeinrichtungen wird oft vermehrt von problematischen Verhaltensweisen berichtet. Gründe hierfür sind einerseits das enge Zusammenleben von vielen Menschen, die geringere Rückzugsmöglichkeit und die primäre Ausrichtung auf Betreuung und Pflege, die Sexualität bei Menschen mit Demenz noch immer tabuisiert (Gatterer 2008). Bezogen auf den Entwicklungsverlauf einer Demenz lässt sich verallgemeinernd sagen, dass die partnerbezogene Sexualität kontinuierlich abnimmt, um spätestens im Stadium einer schweren Demenz komplett zu fehlen. Parallel dazu nimmt Verhalten, das als „sexuell problematisch" erlebt wird, bis zum Stadium der mittelschweren Demenz zu, um dann bei schwerer Demenz ebenfalls eher wieder zu versiegen. Als biologische Ursachen für verändertes Sexualverhalten im Rahmen einer Demenzerkrankung (Kämpf und Abderhalden 2012) werden das Frontalhirn, das temporo-limbische System, Striatum und der Hypothalamus sowie das cholinerge System diskutiert. Dadurch können emotionale Bedürfnisse nicht mehr so gut sozial angepasst werden, es kommen alte Muster stärker zum Vorschein, Situationen werden fehlinterpretiert bzw. vom Umfeld negativ bewertet (Litz et al. 1990).

Durch die oft veränderte Persönlichkeit des Erkrankten, neue Rollen, Aufgaben und intervenierende Variablen wie Inkontinenz müssen auch Paarbeziehungen oft neu definiert werden (Bäsch 2010; Gatterer 2018a; Sramek 2018; Ward 2005).

Im Rahmen der Demenz verändert sich oft aufgrund der Veränderungen im Gehirn auch das Sexualverhalten von Menschen. Dadurch müssen Paarbeziehungen neu definiert werden.

Seniorenheime sind durch ihre auf Pflege und Betreuung ausgerichtete Struktur oft nicht auf die Erfüllung sexueller Bedürfnisse der Bewohner ausgerichtet. Die Wohnsituation bietet wenig Intimsphäre und Privatheit. Auch die verwendeten Pflegemodelle sowie die Werte und Normen der Betreuungspersonen und der Angehörigen beeinflussen die Betreuung (Bleiberger 2004; Grond 2001, 2011; Tarzia 2012). Zahlreiche Pflegehandlungen erfordern die Aufnahme eines engen Kontaktes zum oft nackten Körper der zu pflegenden Person. Die Tatsache, dass oft auch gegengeschlechtlich (Männer, die Frauen pflegen und umgekehrt) gepflegt wird, kann zu sexuellen Spannungen führen (Boumann et al. 2007; Stemmer 2001). Besonders im Bereich der Langzeitbetreuung kommt es leicht zu einer Verquickung von Nähe (z. B. flirten; „Du"; streicheln) und Distanz (sachliche Pflege) (Grössing 2017). Eine klare Abgrenzung zwischen dem beruflichen und dem privaten Bereich wäre erstrebenswert. Angesichts der engen Verknüpfung von Sexualität und Pflege kann es aber nicht das Ziel sein, sexuelle Elemente aus der pflegerischen Begegnung herauszuhalten, sondern es muss darum gehen, die Pflegenden zu befähigen, berufliche und private Grenzverläufe zu definieren und deren Beachtung durchzusetzen (Sramek 2016). Reiner (2016) konnte mittels der Aging Sexual Knowledge and Attitudes Scale (ASKAS) von White (1983) in 37 Vorarlberger Pflegeeinrichtungen zeigen, dass sich zwar einerseits eine Aufgeschlossenheit und Öffnung gegenüber dem Thema Sexualität von Heimbewohnern in den Pflegeheimen abzeichnet, andererseits jedoch weiterhin biologische Pflege im Vordergrund steht.

Sexualität kann im Rahmen von Pflegehandlungen zu Übertragungs- und Gegenübertragungsreaktionen führen. Insofern sollte das Thema im Rahmen der Pflegeausbildung vermehrt behandelt werden.

14.4 Konzepte der Integration von Sexualität bei Menschen mit Demenz

Maßnahmen zur Verbesserung der Akzeptanz der Sexualität bei Menschen mit Demenz betreffen

a) Maßnahmen zur globalen Veränderung der Sichtweise der Sexualität im Alter und bei Demenz in der Gesellschaft und Altenpolitik
b) Interventionen zur Reflexion von Werten und Normen des professionellen Betreuungspersonals und der Angehörigen (Schulungen, Broschüren, Infomaterialien etc.)
c) Interventionen zur Verbesserung der Rahmenbedingungen hinsichtlich des Lebens von Sexualität in Pflegeheimen (z. B. abschließbare Zimmer, Räume für Sexualkontakte, standardmäßige Abbildung des Themas in Biografie-Erhebung, Validation, Pflegedoku etc.)
d) Umgang mit dem Thema bei Pflegehandlungen
e) Konkrete Unterstützungsmaßnahmen beim Betroffenen zum Ausleben von Intimität und Sexualität (Unterstützung bei Sexual Consent, Sexualassistenz, Prostitution)
f) Interventionen bei unpassendem Sexualverhalten (z. B. öffentliche Masturbation; Hypersexualität)

Ad a) Um ein Umdenken in der Gesellschaft hinsichtlich der Normalität von Sexualität im Alter und bei Menschen mit Demenz zu erreichen, ist es wichtig, das Konzept von Normalität von Sexualität im Alter und auch bei Menschen mit Demenz in der Gesellschaft durch Informationen, Filme, Vorträge, Tagungen, Presseartikel etc. zu reflektieren. So berichtet im Buch „Nacktbadestrand" (Vavrik 2010) eine 79-jährige Frau offen über ihre Beziehungen zur jüngeren Männern. Der Film „Wolke 9" (Dresen 2008) behandelt das Thema einer alternden Ehe und außerehelicher sexueller Beziehungen. Die Beurteilung der „Einwilligungsfähigkeit" von Menschen mit Demenz in sexuelle Handlungen ist oft eine ethisch/moralische Frage (Mück 2013) und sollte nach klaren Kriterien erfolgen. Joller et al. (2013 zit. nach Mück 2013; S. 11) geben Kriterien für die Beurteilung wie etwa die Einsichtsfähigkeit und die Möglichkeit sich gegen Missbrauch zu wehren oder auch die emotionale Bereitwilligkeit an. Tarzia und Kollegen (2012) plädieren für eine eher liberale Haltung im Umgang mit sexuellen Bedürfnissen, solange keine Gefährdung des Betroffenen oder anderer vorliegt. Wesentlich ist die emotionale und motorische Reaktion des Menschen mit Demenz. Insofern ist eine individuelle, sachliche Diskussion der Bedürfnisse notwendig (Birnbacher et al. 2015). Coors und Kumlehn (2014) und Kontos et al. (2016) sehen das Grundbedürfnis von Menschen mit Demenz nach Nähe und Sexualität als Grundrechte an.

Testpsychologisch kann bei einem MMSE über 23 (Felnhofer et al. 2013) Einwilligungsfähigkeit angenommen werden. Jedoch bedeutet das nicht, dass dies darunter nicht der Fall ist. Auf die Problematik von Selbstbestimmung bei Sexualität bei Menschen mit geistiger Behinderung und daraus resultierende Assistenzen weisen auch Trescher und Börner (2014) hin. Inklusion ist ein wesentlicher Bestandteil, sollte aber nicht zu Stress beim Betroffenen führen. Insofern sollte jedes Sexualverhalten bei Menschen mit Demenz, das stört, unter den selben Kriterien wie bei „gesunden" Menschen betrachtet werden (Gatterer 2011).

> **Generell sollte gesellschaftlich mit sexuellem Verhalten bei Menschen mit Demenz ähnlich umgegangen werden wie bei gesunden Menschen. Beim Problem der Einwilligungsfähigkeit ist neben der kognitiven Leistungsfähigkeit auf die emotionale und motorische Reaktion des erkrankten Menschen zu achten.**

Ad b) Da die Einstellung und das Wissen der Pflegenden und Betreuenden hinsichtlich der Normalität (Gatterer 2008) von Verhaltensweisen ein wesentlicher Faktor für eine bedürfnisorientierte Betreuung von Menschen mit Demenz ist, erscheint es notwendig, diesen Faktor vermehrt in Schulungen einzubeziehen. Di Napoli et al. (2013) wiesen darauf hin, dass Pflegepersonen hier einen deutlichen Schulungsbedarf aufweisen. Deshalb gibt die deutsche Alzheimergesellschaft in ihrer Broschüre (Schneider-Schelte 2017) Hinweise für den Umgang mit Menschen mit Demenz. Dabei wird auf die Problematik von „pathologischem" Sexualverhalten bei frontotemporaler Demenz hingewiesen aber auch die Wichtigkeit von Nähe im Rahmen der Demenzbetreuung und Partnerschaft betont. Oft kommt es etwa zu Fehlwahrnehmungen durch den Erkrankten, der Aufforderungen wie etwa „zu Bett gehen" als Aufforderung zur Sexualität versteht. Die Schweizerische Alzheimervereinigung (2012) betont die Notwendigkeit der Enttabuisierung von Sexualität und Nähe bei Menschen mit Demenzerkrankung und sieht sie als wesentliche Form der Interaktion an, vor allem wenn die Sprache verloren gegangen ist. Praxisbeispiele zum Umgang mit Sexualität bei Menschen mit Demenz finden sich auch bei Scheib-Berten (2010), wo auf die Bedürfnisse der beiden Partner hingewiesen wird.

> **Die Werte und Normen der Betreuungspersonen hinsichtlich Sexualität haben wesentlichen Einfluss auf die Betreuungsqualität bei Menschen mit Demenz. Insofern sollten hier Schulungen das Wissen über die Normalität von Sexualität im Alter, bei Demenz und Krankheit verbessern.**

14

Ad c) Intimer und sexueller Kontakt ist ein sehr menschliches Bedürfnis. Seniorenheime sind dabei durch ihre auf Pflege und Betreuung ausgerichtete Struktur oft überfordert. Selten gibt es im Heim räumliche Nischen. Der einzelne Bewohner hat es nicht leicht, seine Intimsphäre zu wahren. So sind die Zimmer von Menschen mit Demenzerkrankung häufig nicht abschließbar oder die Bewohner haben keinen eigenen Schlüssel. Der Rückzug mit einem gegen- oder gleichgeschlechtlichen Partner wird von allen beobachtet. Selten ist das Thema Sexualität in den Rahmenvereinbarungen der Heime (Bleiberger 2004; Grond 2001) festgehalten. Auch Kinder und Partner sind oft mit der Kombination von körperlicher Erkrankung und sexuellem Bedürfnis überfordert. Insofern sind Interventionen zur Verbesserung der Rahmenbedingungen hinsichtlich des Lebens von Sexualität in Pflegeheimen besonders wichtig. Pro Familia (2016) enttabuisiert das Thema und gibt folgende Ratschläge für Heime für den Umgang mit Sexualität bei Menschen mit Demenz:

- private Rückzugsräume für Paare schaffen
- private Momente lassen (Türen schließen, anklopfen, zu bestimmten Zeiten nicht stören)
- sexuelle Hilfsmittel bereitstellen. Auch Kondome sind sinnvoll, denn der Schutz vor Infektionskrankheiten sollte in jedem Alter gegeben sein
- sexuelle Dienstleistungen vermitteln.

Syme et al. (2017) plädieren anhand der Daten einer Befragung von 1194 Privatpersonen für klare Rahmenbedingungen und Vereinbarungen in Heimen und geben sechs relevante Faktoren für „erlaubte Sexualität“ in Heimen an. Dazu gehören verheiratet zu sein; das gemeinsame Bedürfnis nach Nähe und Intimität; die Möglichkeiten des Heimes; die Adäquatheit der Sexualität und die ausführenden Partner. Brown et al. (2017) geben praktische Tipps zum Zusammenleben mit Menschen mit Demenz.

> **Zur Verbesserung der Betreuungsstruktur sind in Heimen klare Vereinbarungen zum Umgang mit Sexualität und auch eine Verbesserung der Rahmenbedingungen notwendig.**

Ad d) Wesentlich ist auch eine Enttabuisierung von Sexualität und eine Verbesserung der Kommunikation im Rahmen von Pflegehandlungen. Bauer et al. (2014) geben folgende Empfehlungen für einen besseren Umgang mit Sexualität im Rahmen der Pflegehandlungen:

1. Klare Definition der Richtlinien der Einrichtung
2. Erfassung der Bedürfnisse der Bewohner
3. Schulung und Training der Pflegepersonen in den Bereichen Sexualität und Altern; Demenz; Sexuelle Gesundheit; Gesetze; Risk Management und Problemlösung; Kompetenz und Kommunikation im Hinblick auf Sexualität; Privatsphäre; Medikation; Unterscheidung zwischen normaler und pathologischer Sexualität
4. Information und direkte Unterstützung der Bewohner z. B. Gesundheit, Kondome
5. Information und Unterstützung der Familien
6. Reflexion der baulichen Rahmenbedingungen
7. Sicherheitsaspekte und Riskmanagement

Die Autoren meinen, dass durch ein gezieltes Assessment und darauf aufbauende Schulungen und Maßnahmen die Lebensqualität von älteren Menschen in Heimen hinsichtlich ihrer sexuellen Bedürfnisse deutlich gebessert werden kann. Meudt (2006) stellt ein praktisches Ausbildungsmodul für Pflegekräfte zu dem Thema vor.

Ad e) Oft sind ältere kranke Menschen und solche mit Demenz nicht in der Lage, ihre Bedürfnisse nach Sexualität und Nähe allein zu leben. Hier können männliche und weibliche Sexualbegleiter Unterstützung bieten. Sie verstehen Sexualbegleitung als eine Dienstleistung für Menschen, für die sexuelle Begegnungen sonst kaum möglich sind. Diese Dienstleistung kann je nach Bedarf ganz unterschiedliche Handlungen beinhalten und erstreckt sich auf körperliche Nähe, Zärtlichkeiten und Massage bis hin zu Anleitung zur Masturbation oder Geschlechtsverkehr. Hierbei spielen sowohl ethische Aspekte aber auch die rechtlichen Rahmenbedingungen eine wesentliche Rolle. Prinzipiell geht es dabei darum, Sexualität wie jedes andere Bedürfnis anzusehen und entsprechend in die Pflegeplanung zu integrieren. Dazu ist es aber notwendig, dieses Thema auch mit den Erkrankten, deren Angehörigen oder im Team besprechen zu können bzw. als „normales" Verhalten anzusehen. Hier kann eine Enttabuisierung im Sinne einer größeren Selbstverständlichkeit in der sprachlichen Auseinandersetzung mit dem Thema Sexualität in der Pflege durchaus hilfreich sein. Bei starkem Bedürfnis der zu Pflegenden nach Sexualität können nach Klärung der rechtlichen Rahmenbedingungen auch Prostituierte eingesetzt werden. So bietet etwa Nina de Vries (Simon 2014) eine Ausbildung in Sexualassistenz an. Binöder (2015) untersuchte die Motivation von Sexualassistentinnen und stellt deren Tätigkeit als wesentliche Erweiterung des Angebotes von Heimen dar. Bei einem starken Bedürfnis nach Nähe ohne Sexualität kann auch Tiertherapie bzw. die Roboterrobbe Paro eingesetzt werden.

> **Da Menschen mit Demenz ihr Bedürfnis nach Sexualität oft nicht mehr alleine leben können sind unterstützende Maßnahmen durch Sexualassistentinnen oder Prostituierte nach Reflexion der ethischen und rechtlichen Aspekte eine adäquate Möglichkeit.**

Ad f) Die Unterscheidung zwischen „normalem" und „störendem" Sexualverhalten in Heimen oder Paarbeziehungen ist bei Menschen mit Demenz nicht immer so einfach zu treffen. Oft hängt dies wie bereits dargestellt von den Werten und Normen der Betreuer und weniger den Betroffenen ab. (Elias und Ryan 2011; Subramani et al. 2011). Inadäquates Sexualverhalten wird oft unter dem Aspekt der Verhaltensstörung bei Demenz diskutiert und mit den Kriterien „gefährlich, störend, nicht der Situation angepasst, nicht korrigierbar etc." beschrieben. Es beinhaltet verbale sexuelle Äußerungen, direkte sexuelle Handlungen wie Berührungen, sich entblößen, in der Öffentlichkeit Masturbieren, aber auch indirekte sexuelle Handlungen wie Ansehen von sexuellen Filmen, lesen pornografischer Literatur oder auch Aufhängen pornografischer Bilder (Black et al. 2005). Adäquater sexueller Kontakt setzt primär Konsens voraus. Gerade die Einschätzung dieser Adäquatheit und des Konsenses ist aber stark von den Werten und Normen der Behandler und Angehörigen abhängig. Hier wäre es günstig klare Kriterien für adäquates und inadäquates Sexualverhalten im Rahmen der Demenz zu definieren (Savaskan et al. 2014). Ein Ansatz könnten die Kriterien sein, die Wilkins (2015) anführt. Er betont sechs Faktoren die erfüllt sein sollten, um von „normaler Sexualität bei Menschen mit Demenz" sprechen zu können:

- Die Fähigkeiten des Betroffenen selbst, sexuelle Bedürfnisse zu zeigen bzw. durchzuführen.
- Die Ungefährlichkeit der Handlungen hinsichtlich physischer oder emotionaler und sozialer Gefährdungen für den Betroffenen selbst oder auch andere.
- Keine Ausbeutung des Betroffenen.
- Keine körperliche oder psychische Gewalt oder Missbrauch.
- Die Fähigkeit des Betroffenen auch „nein" verbal oder nonverbal zu artikulieren bzw.
- Zeit und Ort zu wählen.

Torrisi et al. (2016) empfehlen bei der Lösung von Hypersexualität oder sonstiger Verhaltensstörungen bei Demenz ein multiprofessionelles Vorgehen, wo sowohl der Erkrankte als auch das Betreuungsteam einbezogen werden sollten. Als therapeutische Ansätze diskutieren sie nicht-medikamentöse Maßnahmen wie Validation, Verhaltenstherapie, unterstützende Psychotherapie, Soziotherapie zur Veränderung der Einstellung beim Betreuungspersonal aber auch medikamentöse Maßnahmen wie Antidepressiva, Antipsychotika, Mood Stabilizer und Anti-Androgene. Kritisch muss bei der Verwendung von medikamentösen Maßnahmen zur Veränderung der Sexualität bei Menschen mit Demenz festgestellt werden, dass diese unter dem Aspekt „Freiheitbeschränkung" und „Gewalt" betrachtet werden müssen (Gatterer 2018b)

Bei der Lösung von Problemen im Rahmen von Pflegehandlungen hat sich folgendes Vorgehen bewährt (Gatterer 2018b; Mück 2013):

- Grundvoraussetzung für die Lösung von Problemen ist eine wertschätzende, sachliche, problemorientierte Grundhaltung und eine gute Kommunikation. Darauf baut die Problemanalyse auf.
- Definition des Problems bzw. der Störung: Was genau ist das Problem? Wie sieht es aus? Was ist genau passiert? Wäre es auch bei einem Menschen ohne Demenz ein Problem? Bestand es schon immer? Wer hat es, seit wann? Wen stört es? Warum ist es ein Problem bzw. warum stört es? Welcher Normalitätsbegriff wird verwendet und wer hat es so definiert?
- Analyse der Fähigkeiten des Menschen mit Demenz. Wie stark ist die Demenz ausgeprägt? Welche Bedürfnisse hat er? Inwieweit ist er einsichtsfähig? Kann er seine Bedürfnisse verbal oder nonverbal artikulieren bzw. auch „nein" sagen? Welche psychiatrischen Auffälligkeiten liegen sonst vor? Hat er einen Erwachsenenvertreter?
- Definition des Auslösers des Problems: Was war davor? Was genau ist passiert oder löste die Krise aus? Wann genau ist es aufgetreten? Welche Faktoren und Personen waren daran beteiligt?
- Bewertung der Krankheitswertigkeit: Ist es gefährlich, liegt Selbst- und/oder Fremdgefährdung vor? Wer ist betroffen? Wer muss warum behandelt oder geschützt werden? Was würde passieren, wenn man nicht handeln würde?
- Diskussion der Ziele: Wer definiert diese und wer soll behandelt werden? Für wen ergeben sich Verbesserungen? Wären diese Zieldefinition auch für mich als Betroffenen, der verändert werden soll, gut? Würde man die gleiche Maßnahme auch bei einem nicht dementen Menschen setzten? Wenn nein – warum nicht? Was ist der Unterschied hinsichtlich der Notwendigkeit?
- Diskussion der Maßnahmen: Welche stehen zur Verfügung? Sind sie erlaubt und angemessen? Sind sie ethisch moralisch vertretbar? Was sagt der Gesetzgeber?
- Diskussion der Konsequenzen. Welche Konsequenzen haben die Maßnahmen für wen? Wessen Krise und Problem ist gelöst? Wer ist glücklich? Ist dadurch tatsächlich das Problem gelöst oder nur ein Auslöser oder eine kurzfristige Gefahr gebannt? Welche Konsequenzen ergeben sich für die Lebensqualität der Betroffenen? Ist es eine langfristige Lösung?

Die Lösung von Problemen sollte reflektiert nach einem standardisierten Ablauf erfolgen und sowohl die Bedürfnisse des erkrankten Menschen als auch die der Betreuer und kontextuelle Variablen erfassen.

14.5 Evaluation von Maßnahmen zur Integration von Sexualität in die ganzheitliche Betreuung älterer Menschen und solcher mit Demenz

Zur Erfassung und Evaluation der Bedürfnisse speziell sexueller Bedürfnisse bei Menschen mit Demenz stehen nur wenige evaluierte Instrumente zur Verfügung. Ein altes aber noch immer bewährtes Instrument ist die Aging Sexuality Knowledge and Attitudes Scale (ASKAS; White 1983). Sie erfasst zwei Faktoren, nämlich Wissen und die Einstellungen von Menschen zur Sexualität. Sie ist auch sensibel hinsichtlich Schulungsmaßnahmen. Bauer et al. (2014) konzipierten einen Fragebogen zur Erfassung des Wissens des Personals und der Organisation hinsichtlich der Sexualität älterer Menschen und der Bewohner. Er besteht aus Fragen zu der Betreuungsstruktur der Organisation, den Bedürfnissen älterer Menschen, dem Wissen der Mitarbeiter, zur Information der Bewohner, zur Information der Familien, zur Ausstattung des Heimes und zum Risk Management. Er soll von einem erfahrenen Mitarbeiter ausgefüllt werden und Informationen zur Eignung des Heimes hinsichtlich dieser Problematik geben. Gatterer (2017) hat einen Bedürfnisfragebogen zur Erfassung der Grundbedürfnisse bei Menschen mit Demenz entwickelt. Er besteht aus den Grundbedürfnissen Kommunikation; Sicherheit/Geborgenheit; Freiheit/Autonomie; Soziale Interaktion; Essen; Trinken; Nähe/Intimität; Schlaf/Ruhe; Motorische Bewegung; Beschäftigung; Sexualität; Liebe; Struktur; Ich-Identität und Sauberkeit, die vom Pflegepersonal aufgrund des beobachteten Verhaltens der Bewohner und der Möglichkeit der Berücksichtigung in der Pflege beurteilt werden. Die Bedürfnisskala korreliert gut mit Grundschematas von alten Menschen und solchen mit Demenz (Blokesch 2017). Bei starker Diskrepanz zwischen Grundbedürfnis und der Möglichkeit zur Erfüllung durch das Personal kann ein Bedürfnis leicht zu einer „Störung" werden.

Zur Erfassung von Lebensqualität bei Demenz kann auch H.I.L.D.E (Heidelberger Instrument zur Erfassung der Lebensqualität Demenzkranker; Becker et al. 2010) verwendet werden, welches die Fähigkeit von Menschen mit Demenz, ihre Befindlichkeit nonverbal zum Ausdruck zu bringen, in den Mittelpunkt stellt. Mit dem H.I.L.DE.- Instrument wird der demenzkranke Mensch nicht nur in seinen Defiziten, sondern auch in seinen möglichen Kompetenzen wahrgenommen. Weiters fördert der Einsatz von H.I.L.DE. die Reflexion der pflegerischen Handlungen und führt zu einer höheren beruflichen Zufriedenheit (Benner 1994; Johns 2000). H.I.L.D.E. ist ausreichend valide und reliabel, gibt jedoch keine direkten Hinweise auf die „sexuellen Bedürfnisse" der Menschen mit Demenz, sondern bildet diese über das Konstrukt Lebensqualität ab.

Ein weit verbreitetes Instrument zur Erfassung der Lebensqualität von Menschen mit Demenz ist das Dementia Care Mapping (Innes 2004). Im DCM wird auf psychisches und emotionales Wohlbefinden und Unwohlsein, sozialen Rückzug und Aktivität bei Menschen mit Demenz in Pflegeeinrichtungen Bezug genommen. Ebenfalls für diesen Bereich geeignet ist das WHOQOL-Old, welches zur Erfassung der Lebensqualität älterer Menschen mit und ohne Demenz entwickelt wurde (WHOQOL-Old; Conrad et al. 2016). Grundlage der Instrumente ist die Definition von Lebensqualität als die individuelle Wahrnehmung der eigenen Lebenssituation im Kontext der jeweiligen Kultur und des jeweiligen Wertesystems sowie in Bezug auf persönliche Ziele, Erwartungen, Beurteilungsmaßstäbe und Interessen. Es erfasst die Dimensionen physisches Wohlbefinden, Psychisches Wohlbefinden, Unabhängigkeit, Soziale Beziehungen (inklusive Sexualität), Umwelt und Religion/Spiritualität (siehe ► Kap. 6).

Zur Erfassung der Bedürfnisse und Lebensqualität von Menschen mit Demenz stehen nur wenige gute Verfahren zur Verfügung. Hier ist Forschungsbedarf gegeben.

14.6 Praxisbeispiel

Das Spektrum der Möglichkeiten zur Verbesserung der Situation von Menschen mit Demenzerkrankung mit ihren sexuellen Bedürfnissen ist breit gefächert und es besteht weiterhin ein großer Handlungs- und Aufklärungsbedarf. Obwohl es hier in den letzten Jahren deutliche Fortschritte gab, ist die Effizienz solcher Informationen und Strategien nicht empirisch gesichert. Die Bedürfnisse von Menschen mit Demenz stehen oft noch immer deutlich im Hintergrund gegenüber medizinischen und pflegerischen Maßnahmen bzw. den Bedürfnissen der Gesellschaft, der Betreuer und der Angehörigen (Gatterer 2018b). Oft sind sie auch zu schwierig zugänglich und erreichen nur einen kleinen Personenkreis. Insofern sind niederschwellige, leicht verständliche Angebote hier besonders wichtig.

Zur Verbesserung des Verständnisses für die Bedürfnisse nach Sexualität bei Menschen mit Demenz gibt es einige Broschüren und Bücher. Die Broschüre von Pro Familia (2016) kann als gutes niederschwelliges Angebot für diesen Bereich angesehen werden. Die Inhalte erstrecken sich von Wissen über die Demenzerkrankung und was dabei im Gehirn passiert bis zu den Folgen für den Erkrankten und den Umgang mit ihm. Darauf bauen Informationen zur Sexualität und Partnerschaft im Rahmen der Demenz auf. Behandelt werden die Themen Abhängigkeit und Ungleichgewicht, vermindertes Interesse an Sex, gesteigertes Interesse an Sex, wenn Grenzen nicht akzeptiert werden und die sexuellen Wünsche des pflegenden Partners. Weiters wird auf die Thematik von sexuellen Verhaltensweisen in Pflegeeinrichtungen eingegangen. Behandelt werden wie Missverständnisse entstehen können (nicht jedes Entkleiden ist eine sexuelle Belästigung, es kann jemandem auch heiß sein), das Thema Beziehungen und Missbrauch. Auch die Thematik Homosexualität wird gestreift. Praktische Tipps und Strategien für Angehörige und Personen in Pflegeeinrichtungen sowie die Zusammenarbeit zwischen diesen runden das Thema ab. Im Anhang finden sich Adressen und Informationsangebote, Anlaufstellen für Hilfen sowie Angebote für Sexualbegleitung und zwei Filme zum Thema. Die Informationen stehen gratis zur Verfügung (► https://www.profamilia.de/fileadmin/publikationen/Reihe_Aelterwerden/sexualitaet_und_demenz.pdf).

14.7 Fazit

Sexualität und Demenz sind ein noch immer tabuisiertes Thema. Wissenschaftliche Untersuchungen erfolgen meist an Pflege- und Betreuungspersonen, die Betroffenen Menschen werden nur selten einbezogen. Trotzdem kann man davon ausgehen, dass die positive Integration dieses Themas in die bedürfnisorientierte Betreuung von Menschen mit Demenz deren Lebensqualität verbessern würde. Somit stellen Sexualität und Intimität gesundheitliche Ressourcen für Menschen mit Demenz dar, die bislang in Forschung und Praxis der Versorgung und Gesundheitsförderung von Menschen mit Demenz noch kaum Beachtung finden. Erste Ansätze stellen Maßnahmen zur Veränderung der Einstellung in der Gesellschaft und des Betreuungspersonals zum Thema Sexualität im Alter und bei Demenz dar. Ebenso wesentlich sind jedoch Strategien zum Umgang mit Problemen und bauliche sowie organisatorische Überlegungen zur modernen Pflegeheimgestaltung. Gerade in stationären Pflegeeinrichtungen muss zukünftig eine Enttabuisierung der Thematik erfolgen, um Menschen mit Demenz zu einer selbstbestimmten und freudvollen Sexualität zu befähigen.

Literatur

Allen RS, Petro KN, Phillips LL (2009) Factors influencing young adults' attitudes and knowledge of late-life sexuality among older women. Aging Ment Health 13(2):238–245. ► https://doi.org/10.1080/13607860802342243

American Bar Association and American Psychological Association (2008) Assessment of older adults with diminished capacity: a handbook for psychologists. American Bar Association commission on law and aging – American Psychological Association. ► https://www.apa.org/pi/aging/programs/assessment/capacity-psychologist-handbook.pdf. Zugegriffen: 5. Dez. 2018

Ballard CG, O'Brian J, James I, Swann A (2001) Dementia: management of behavioural and psychological symptoms of dementia. Oxford University Press, Oxford

Bäsch E (2010) Mein Partner ist mir entrückt, mein Partner ist ver…rückt. Von der Schwierigkeit, die Einsamkeit in einer Paarbeziehung auszuhalten in der ein Partner eine Demenz entwickelt hat. Mabuse, Bonn

Bauer M, Fetherstonhaugh D, Tarzia L, Nay R, Beattie E (2014) Supporting residents' expression of sexuality: the initial construction of a sexuality assessment tool for residential aged care facilities. BMC Geriatr 14:(82). ► https://doi.org/10.1186/1471-2318-14-82

Becker S, Kaspar R, Kruse A (2010) H.I.L.D.E.: Heidelberger Instrument zur Erfassung der Lebensqualität demenzkranker Menschen (H.I.L.D.E) Taschenbuch. Huber, Bern

Benner P (1994) Stufen zur Pflegekompetenz. Huber, Bern

Beutel ME, Ströbel-Richter Y, Brähler E (2008) Sexual desire and sexual activity of men and women across their lifespans: results from a representative German community survey. BJU Int 101(1):76–82

Binöder RM (2015) Motivation und Intention von SexualassistenInnen in der Altenpflege. Kindle Edition. GRIN, Munich

Birnbacher D, Klitzsch W, Langenberg U, Barnikol UB (2015) Gemeinsam verantwortete Entscheidungen. Dtsch Arztebl 112:514–516

Black B, Muralee S, Tampi RR (2005) Inappropriate sexual behaviors in dementia. J Geriatr Psychiatry Neurol 18:155–162

Bleiberger H (2004) Sexualität im Alter/Altersheim. Semesterarbeit. Sonderausbildung für Führungskräfte der Krankenpflege Graz. ► https://www.oegkv.at/fileadmin/user_upload/Publikationen/sa04-bleiberger.pdf. Zugegriffen: 5. Dez. 2018

Blokesch R (2017) Bedürfnisorientierte Schemata und Schematherapie im Alter. Magisterarbeit. Sigmund Freud Privatuniversität, Wien

Bouman WP, Arcelus J, Benbow SM (2007) Nottingham study of sexuality and ageing (NoSSA II). Attitudes of care staff regarding sexuality and residents: A study in residential and nursing homes. Sex Relat Ther 22(1):45–61. ► https://doi.org/10.1080/14681990600637630

Brotman S, Ryan B, Cormier R (2003) The health and social service needs of gay and lesbian elders and their families in Canada. Gerontologist 43(2):192–202

Brown M, Tolson S, Ritchie L, Sharp B, Syme K, James K, Tolson D (2017) Being home: housing and dementia in Scotland. University of the West of Scotland, Lanarkshire. ► http://www.lifechangestrust.org.uk/projects/housing-and-dementia

Bucher T, Hornung R, Gutzwiller F & Buddeberg C (2001) Sexualität in der zweiten Lebenshälfte: Erste Ergebnisse einer Studie aus der deutschsprachigen Schweiz. In: Berberich H, Brähler E (Hrsg) Sexualität und Partnerschaft in der zweiten Lebenshälfte. Psychosozial-Verl., Gießen, S 31–59

Bucher T, Hornung R, Buddeberg C (2003) Sexualität in der zweiten Lebenshälfte: Ergebnisse einer empirischen Untersuchung. Z Sex-Forsch 16(3):249–270. ► https://doi.org/10.1055/s-2003-43537

Burns A, Jacoby R, Levy R (1990) Psychiatric phenomena in alzheimer's disease. IV: disorders of behaviour. Br J Psychiatry 157:86–94

Conrad I, Matschinger H, Kilian R, Riedel-Heller S (2016) WHOQOL-OLD und WHOQOL-BREF – Handbuch für die deutschsprachigen Versionen der WHO-Instrumente zur Erfassung der Lebensqualität im Alter. Hogrefe, Göttingen

Coors M, Kumlehn M (Hrsg) (2014) Lebensqualität im Alter. Gerontologische und ethische Perspektiven auf Alter und Demenz. Kohlhammer, Stuttgart

Di Napoli AE, Breland GL, Allen RS (2013) Staff knowledge and perceptions of sexuality and dementia of older adults in nursing homes. J Aging Health 25(7):1087–1105. ► https://doi.org/10.1177/0898264313494802

Dresen A (2008) Wolke 9. Film, Deutschland

Ehrenfeld M, Bronner G, Tabak N, Alpert R, Bergman R (1999) Sexuality among institutionalized elderly patients with dementia. Nurs Ethics 6(2):144–149

Elias J, Ryan A (2011) A review and commentary on the factors that influence expressions of sexuality by older people in care homes. J Clin Nurs 20(11-12):1668–1676. ► https://doi.org/10.1111/j.1365-2702.2010.03409.x

Felnhofer A, Kothgassner OD, Kryspin-Exner I (2013) Einwilligungsfähigkeit bei Demenz: Sensitivität des MMST in einer hypothetischen Einwilligungssituation und spezifische kognitive Korrelate. Z Neuropsychol 24:267–275. ► https://doi.org/10.1024/1016-264X/a000106

Gatterer G (2008) Menschen mit Demenz sind auch Frauen und Männer. Pflegen Demenz:8

Gatterer G (2011) Was ist schon normal. Tabuthemen in der Altenpflege. Pro Senectute, Themenheft, S 13–21

Gatterer G (2017) Sexualität im Alter – biologische, psychologische, soziale und kontextuelle Aspekte. Tägliche praxis 58:317–326

Gatterer G (2018a) Liebe, Partnerschaft und Sexualität im Alter. Psychologie in Österreich, 3

Gatterer G (2018b) Umgang mit Krisen bei Demenz. Pflege Professionell, 73–78

Gatterer G, Croy A (2006) Leben mit Demenz. Springer, Wien

Gilmer MJ, Meyer A, Davidson J, Koziol-McLain J (2010) Staff beliefs about sexuality in aged residential care. Nurs Prax N Z26(3):17–24

Graziottin A (2007) Prevalence and evaluation of sexual health problems – HSDD in Europe. J Sex Med 4(Suppl. 3):211–219

Grössing K (2017) Lust Wandel: Sexualität im Alter. Pflege Professionell 8:72–78

Grond E (2001) Sexualität im Alter. (K)ein Tabu in der Pflege. Brigitte Kunz Verlag, Hagen

Grond E (2011) Sexualität im Alter. Was Pflegekräfte wissen sollten und was sie tun können. Schlütersche, Hannover

Haddad PM, Benbow SM (1993) Sexual problems associated with dementia: part 1. Problems and their consequences. Int J Geriatr Psychiatry 8:547–551. ▶ https://doi.org/10.1002/gps.930080703

Hinrichs KL, Vacha-Haase T (2010) Staff perceptions of same-gender sexual contacts in long-term care facilities. J Homosex 57(6):776–789. ▶ https://doi.org/10.1080/00918369.2010.485877

Innes A (2004) Die Dementia Care Mapping Methode (DCM). Huber, Bern

Johns C (2000) Becoming a reflective practitioner. A reflective and holistic approach to clinical nursing, practice development and clinical supervision. Oxford University Press, Oxford

Kämpf C, Abderhalden C (2012) Sexuelle Verhaltensstörungen bei Demenz. Fortschr Neurol Psychiatr 80(10):580–588. ▶ https://doi.org/10.1055/s-0031-1299363

Klaiberg A, Brähler E, Schumacher J (2001) Determinanten der Zufriedenheit mit Sexualität und Partnerschaft in der zweiten Lebenshälfte. In: Berberich H, Brähler E (Hrsg) Sexualität und Partnerschaft in der zweiten Lebenshälfte. Psychosozial, Gießen, S 105–112

Kontos P, Grigorovich A, Kontos AP (2016) Citizenship, hurman rights, and dementia. Towards a new embodied relationals ethic of sexuality. Dementia(London) 15(3):315–329

Leiblum SR, Koochaki PE, Rodenberg CA, Barton IP, Rosen RC (2006) Hypoactive sexual desire in postmenopausal women: US results from the Women's International Study of Health and Sexuality (WISHeS). Menopause 13(1):46–56

Lindau ST, Schumm LP, Laumann EO, Levinson W, O'Muircheartaigh CA, Waite LJ (2007) A study of sexuality and health among older adults in the United States. N Engl J Med 357(8):762–774

Litz BT, Zeiss AM, Davies HD (1990) Sexual concerns of male spouses of female Alzheimer's disease patients. Gerontologist 30(1):113–116

Livni ML (1994) Nurses' attitudes toward sexuality and dementia. Am J Geriatr Psychiatry 2(4):338–345. ▶ https://doi.org/10.1097/00019442-199402040-00009

Lyden M (2007) Assessment of sexual consent capacity. Sex Disabil 25(1):3–20

Maslow AH (1999) Motivation und Persönlichkeit. (dt. Paul Kruntorad). Rowolt, Reinbek bei Hamburg

Meudt D (2006) Sexualität in der Pflege alter Menschen: Ein Ausbildungsmodul für die Altenpflege. Kuratorium Deutsche Altenpflege, Köln

Moreira ED Jr, Hartmann U, Glasser DB, Gingell C, GSSAB Investigators Group (2005) A population survey of sexual activity, sexual dysfunction and associated help-seeking behaviour in middle-aged and older adults in Germany. Eur J Med Res 10(10):434–443

Mück H (2013) Sexualität und Demenz. Begleitmanuskript zum gleichnamigen Fachtag am 25.04.2013 in Dortmund. ▶ http://www.dr-mueck.de/pdfs/Sexualitaet-und-Demenz-Herbert-Mueck-Begleitmanuskript-Dortmund-2013-04-25.pdf. Zugegriffen: 1. Mai 2018

Nagaratnam N, Gayagay G Jr (2002) Hypersexuality in nursing care facilities – a descriptive study. Arch Gerontol Geriatr 35(3):195–203

Nicolosi A, Buvat J, Glasser DB, Hartmann U, Laumann EO, Gingell C (GSSAB Investigators Group; 2006) Sexual behaviour, sexual dysfunctions and related help seeking patterns in middle-aged and elderly Europeans: the global study of sexual attitudes and behaviours. World J Urol24(4):423–428

Nowossadeck S, Engstler H (2013) Familie und Partnerschaft im Alter. Report Altersdaten Heft 3. ▶ https://www.dza.de/fileadmin/dza/pdf/GeroStat_Report_Altersdaten_Heft_3_2013_PW.pdf. Zugegriffen: 5. Dez. 2018

Pro Familia (2016) Sexualität und Demenz. pro familia Deutsche Gesellschaft für Familienplanung, Sexualpädagogik und Sexualberatung e. V., Frankfurt a. M.

Reiner J (2016) Sexualität in Pflegeheimen. Organisatorische Rahmenbedingungen, Einstellungen des Pflegepersonals und Handlungsbedarf der Klinischen Sozialen Arbeit. soziales_kapital wissenschaftliches journal österreichischer fachhochschul-studiengänge soziale arbeit Nr. 15 (2016)/Rubrik „Junge Wissenschaft"/Standort Vorarlberg. ▶ http://www.soziales-kapital.at/index.php/sozialeskapital/article/viewFile/428/767.pdf

Scheib-Berten A (2010) Sexualität im Alter bei Demenz. Bemerkungen zum Nachdenken und

Handeln. Alzheimer Gesellschaft Baden Württemberg. E. V. ► https://www.alzheimer-bw.de/fileadmin/AGBW_Medien/Dokumente/Demenzen/Menschen_mit_Demenz_begleiten/Sexualit%C3%A4t%20im%20Alter%20bei%20Demenz.pdf. Zugegriffen: 25. Mai 2018

Savaskan E, Bopp-Kistler I, Buerge M, Fischlin R, Georgescu D, Giardini U, Hatzinger M, Hemmeter U, Justiniano I, Kressig R, Monsch A, Mosimann U, Mueri R, Munk A, Popp J, Schmid R, Wollmer MA (2014) Empfehlungen zur Diagnostik und Therapie der behavioralen und psychologischen Symptome der Demenz (BPSD). Praxis 103(3):135–148. ► https://doi.org/10.1024/1661-8157/a001547

Schneider-Schelte H (2017) Demenz und Sexualität. Deutsche Alzheimer Gesellschaft. Alzheimer Info 2017/2. ///G:/Sexualität/Demenz%20und%20Sexualität%20.%20DAlzG.html. Zugegriffen: 1. Mai 2018

Schultz-Zehden B (2004) Wie wandelt sich Sexualität im Alter? Das Sexualleben älterer Frauen – ein tabuisiertes Thema. Fundiert. ► https://www.fu-berlin.de/presse/publikationen/fundiert/archiv/2004_01/04_01_schultz-zehden/index.html. Zugegriffen: 05. Dezember 2018

Schweizerische Alzheimervereinigung (2012) Sexualität und Demenz. ► http://www.alzbb.ch/pdf/ALZCH-Broschueren/Sexualitaet-und-Demenz.pdf. Zugegriffen: 25. Mai 2018

Simon K (2014) Sie legt sich beruflich zu Pflegebedürftigen ins Bett. Der Westen. ► https://www.derwesten.de/gesundheit/sie-legt-sich-beruflich-zu-pflegebeduerftigen-ins-bett-id10044463.html. Zugegriffen: 24. Mai 2018

Stemmer R (2001) Grenzkonflikte in der Pflege. Patientenorientierung zwischen Umsetzungs- und Legitimationsschwierigkeiten. Mabuse Verlag, Frankfurt a. M.

Sramek G (2016) Recht auf Sexualität. Beispiele aus der Pflege. In: Kojer M, Schmidl M (Hrsg) Demenz und Palliative Geriatrie in der Praxis. Heilsame Betreuung unheilbar demenzkranker Menschen 2. Aufl. Springer, Berlin, S 183–197

Sramek G (2018) Sexualität und Demenz. In: Bürgi D, Brathuhn S (Hrsg) Let's talk about sex – auch in Zeiten von Trauer und Leid (Leitfaden 2018, Heft 2). Vandenhoeck & Ruprecht GmbH & Co. KGS., S 33–38

Subramani JD, Devasahayam A, Wattis J, Curran S (2011) Sexuality in older people. Geriatr Med Midlife Beyond 41:31–35

Von Sydow K (2000) Die Sexualität älterer Frauen: Der Einfluß von Menopause, anderen körperlichen sowie gesellschaftlichen und partnerschaftlichen Faktoren. Z Arztl Fortbild Qualitatssich 94:223–229

Von Sydow K (2009) Sexuelle Probleme und Störungen bei älteren Menschen. Psychotherapie 14(2):297–305

Syme ML, Yelland E, Cornelison L, Poey JL, Krajicek R, Doll G (2017) Content analysis of public opinion on sexual expression and dementia: implications for nursing home policy development. Health Expect 20(4):705–713. ► https://doi.org/10.1111/hex.12509

Tarzia L, Fetherstonhaugh D, Bauer M (2012) Dementia, sexuality and consent in residential aged care facilities. J Med Ethics 38(19):609–613

Taylor A, Gosney MA (2011) Sexuality in older age: essential considerations for healthcare professionals. AgeAgeing 40(5):538–543. ► https://doi.org/10.1093/ageing/afr049

Thompson WK, Charo L, Vahia IV, Depp C, Allison M, Jeste DV (2011) Association between higher levels of sexual function, activity, and satisfaction and self-rated successful aging in older postmenopausal women. J Am Geriatr Soc 59(8):1503–1508. ► https://doi.org/10.1111/j.1532-5415.2011.03495.x

Torrisi M, Cacciola A, Marra A, De Luca R, Bramanti P, Calabrò R (2016) Inappropriate behaviors and hypersexuality in individuals with dementia: an overview of a neglected issue. Geriatr Gerontol Int 17(6):865–874. ► https://doi.org/10.1111/ggi.12854

Trescher H, Börner M (2014) Sexualität und Selbstbestimmung bei geistiger Behinderung? Ein Diskurs-Problem! Z Inklusion3. ► https://www.inklusion-online.net/index.php/inklusion-online/article/view/229. Zugegriffen: 18. Apr. 2018

Vavrik E (2010) Nacktbadestrand. Ulstein-Verlag, Berlin

Ward R, Vass AA, Aggarwal N, Garfield C, Cybyk B (2005) A kiss is still a kiss? The construction of sexuality in dementia care. Dementia 4:49–72. ► https://doi.org/10.1177/1471301205049190

White E (2011) Sexualität bei Menschen mit Demenz. Huber, Bern

White BC (1983) A scale for the assessment of attitude and knowledge regarding sexuality in the aged (ASKAS). Arch Sex Behav 11(6):491–502

Wilkins JM (2015) More than capacity: alternatives for sexual decision making for individuals with dementia. Gerontologist 55(5):716–723. ► https://doi.org/10.1093/geront/gnv098

Suizid und Demenz

Jakob Emprechtinger und Michael Rainer

D. Gebhard, E. Mir (Hrsg.), *Gesundheitsförderung und Prävention für Menschen mit Demenz*,
https://doi.org/10.1007/978-3-662-58130-8_15

Das Suizidrisiko nimmt im Alter, insbesondere bei Männern, zu. Im Vergleich zur Allgemeinbevölkerung haben alte Männer ein zehnfach erhöhtes Risiko. Die bei Demenzerkrankungen häufig komorbiden Depressionen stellen einen wichtigen Risikofaktor dar. Bei bis zu 42 % der Demenzpatienten wurden in Kombination mit einer Depression Suizidgedanken, Todeswünsche und Lebensüberdruss dokumentiert. In der Literatur finden sich mehrheitlich Studien, die keine erhöhte Suizidprävalenz bei Menschen mit Demenz feststellen. Menschen mit einer mittelgradigen oder fortgeschrittenen Demenzerkrankung neigen eher zu indirekt lebensgefährdendem Verhalten. Für Suizidhandlungen muss das planerische Denken funktionieren, daher ist mit zunehmendem Fortschreiten der Demenz die Fähigkeit zur Durchführung reduziert. Mit der Verbesserung der Diagnostik und der Möglichkeit einer Diagnose im Frühstadium der Erkrankung, nimmt jedoch die Bedeutung von Präventionsmaßnahmen in Bezug auf Suizidalität zu.

15.1 Wissenschaftlicher Hintergrund/Ausgangslage

Die Frage der moralischen Zulässigkeit des Suizids wird kulturell im Kontext der Zeit unterschiedlich betrachtet, gewertet und kontrovers diskutiert. Im Alltag wird meist der Begriff „Selbstmörder" verwendet (Engelhardt 2005). Durch die neuere Bezeichnung „Freitod" sollte der Selbstmord von einer strafrechtlichen Tat differenziert werden. Die heutige Wissenschaft geht davon aus, dass ein Selbstmord kein Mord im eigentlichen Sinn ist und damit kein Verbrechen darstellt. Heute sprechen wir vom Suizid, da diese Bezeichnung als sprachlich neutral gilt und damit enttabuisierend und entkriminalisierend ist. Aus philosophischer Sicht gehen die moderneren westlichen Strömungen unserer Zeit eher davon aus, dass Menschen prinzipiell die Entscheidungsfreiheit über ihr Leben haben. Das Leben kann niemandem aufgezwungen werden, allerdings sollten alle medizinischen und therapeutischen Behandlungsmöglichkeiten genutzt werden, sodass der betroffene Mensch die ausgestreckte Hand ergreifen kann oder sich von dieser ergreifen lässt (Clarke 1999).

Wer die Selbsttötung androht, sollte damit rechnen, aufgrund einer erheblichen Selbstgefährdung zwangsweise in eine psychiatrische Klinik eingewiesen und behandelt zu werden. Das ist für den Patienten ein schwerer Eingriff in seine Grundrechte, der nur möglich ist, weil davon ausgegangen wird, dass der Selbstgefährdung eine psychiatrische Krankheit zugrunde liegt. In Österreich ist die Tötung auf Verlangen (§ 77 StGB) strafbar, sowie auch die Mitwirkung am Selbstmord (§ 78 StGB). Aktive Sterbehilfe ist Mord (§ 75 StGB) (Birklbauer 2016). Die passive Sterbehilfe ist erlaubt, z. B. der Verzicht auf lebensverlängernde Maßnahmen. Dieser kann aktuell durch den Patienten oder per Patientenverfügung zum Ausdruck gebracht werden. In der Schweiz wurde Suizid als Menschenrecht bezeichnet – „Selbstbestimmungsrecht" (Artikel 8 Europäische Menschenrechtskonvention), und dazu gehört auch das Recht, über Ort, Todesart und Zeitpunkt des Sterbens zu entscheiden. Das macht die Schweiz weltweit zu einem Ziel für den so genannten „Sterbetourismus". Bekannte Institutionen, wie „EXIT" und „DIGNITAS" bieten interessierten Menschen die Möglichkeit, sich zu informieren und „zu einem leistbaren finanziellen Aufwand" ihrem Leben ein Ende zu machen.

Schätzungen der World Health Organisation (WHO 2014) gehen davon aus, dass sich jährlich ca. 900.000 Menschen weltweit suizidieren. Österreich galt früher als Land mittlerer (10–20/100.000) bis hoher (über 20/100.000) Suizidraten. Erst ab 1986 kam es zu einer Abflachung dieser Raten. Bis 1999 fiel diese auf 19 Suizide pro 100.000 Einwohner zurück. Die Selbsttötungsrate der Männer ist in Österreich doppelt so hoch wie jene der Frauen und steigt mit dem Alter. Mit dem 85. Lebensjahr beträgt die Suizidrate bei Männern 120/100.000 und bei Frauen 33/100.000 (Grabenhofer-Eggerth et al. 2016). Die Suizidalität nimmt in ganz Europa mit zunehmendem Alter zu (WHO 2014). Es ist bekannt, dass bei befürchteter oder tatsächlich schwerer Krankheit die betroffenen Menschen mit einer Art „Selbstaufgabe" reagieren können. Bei fortgeschrittenen Erkrankungen kann es zu Verweigerung der Nahrungs- bzw. Flüssigkeitsaufnahme und somit zu einem protrahierten Tod kommen. Dadurch entsteht unter Umständen eine Konfliktsituation sowohl für die begleitenden Angehörigen als auch für die behandelnden Ärzte und das Pflegeteam. Die Konfliktsituationen entstehen im Spannungsfeld zwischen Respekt vor der Entscheidung des Kranken als freier Mensch und der Angst, doch etwas missinterpretiert oder übersehen zu haben. Für viele Angehörige ist es sehr schwierig, die Verantwortung für den sterbenwollenden Menschen zu tragen (Wolfersdorf 2008).

Suizidalität wird definiert als die Summe aller Denk-, Verhaltens- und Erlebensweisen von Menschen, die in Gedanken, durch aktives Handeln oder passives Unterlassen oder durch Handeln lassen den eigenen Tod anstreben bzw. als mögliches Ergebnis einer Handlung in Kauf nehmen (Wolfersdorf 2008).

Suizidalität ist prinzipiell keine Krankheit, sie bezieht sich auf menschliches Verhalten, das häufig mit psychosozialen Krisen und/oder Krankheiten assoziiert ist (z. B. Depressivität, Hoffnungslosigkeit, wahnhaft-psychotische Wahrnehmung, Einengung des Erlebens und Denkens, Desorganisation des Denkens, Verfolgungs- und Bedrohungserleben, Desintegrationsbefürchtungen, Erwartungsängste in Bezug auf Zukunft und Gesundheit). Wolfersdorf (2008) unterscheidet daher ein Krankheitsmodell, das auf die Häufigkeit suizidalen Verhaltens in Kombination mit Depressivität und anderen Erkrankungen abzielt, von einem Krisenmodell. Letzteres geht von einem bislang psychisch Gesunden aus. Jeder Mensch leistet im Laufe des Lebens zahlreiche Anpassungsleistungen. Der alte Mensch muss häufig besonders viele Veränderungen in diesem schwierigen Lebensabschnitt leisten, wobei die Flexibilität und wohl auch das Wollen dieser Gruppe deutlich reduziert scheinen. Depression und/oder süchtiges Verhalten fördern das Abgleiten in eine suizidale Krise und sind als Vorläufer einer suizidalen Handlung zu sehen. Der Suizid des alten Menschen sollte im Spannungsfeld von körperlicher Einschränkung und komplizierter sozialer Situation, vergesellschaftet mit zunehmender Abhängigkeit und Zukunftsunsicherheit gesehen werden. Die Selbstaufgabe des gerontopsychiatrischen Menschen kann auch als „Sich-sterben-lassen-Wollen" interpretiert werden (Wolfersdorf 2008).

In der Literatur gibt es einige Untersuchungen, die sich mit dem Zusammenhang zwischen Demenz und Suizid beschäftigen. Burns et al. (1990) fanden unter 178 Demenzpatienten bei 84 Todesfällen keinen einzigen Suizid. Auch Knopman et al. (1988) stellten unter 20 Fällen keinen Suizid fest. Eine neuere Studie (Matschke et al. 2018) konnte in einer neuropathologischen post-mortem Analyse von 162 Suizidopfern über 65 keine erhöhte Prävalenz von neurodegenerativen demenzspezifischen Veränderungen finden. Darüber hinaus gibt es noch weitere Studien, die keine erhöhte Suizidprävalenz bei Menschen mit Demenz zeigen (Peisah et al. 2007; Purandare et al. 2009; Conwall 2018).

Dem entgegen fanden Erlangsen et al. (2008) in einer skandinavischen Studie bei über 70-jährigen ein dreifach erhöhtes Suizidrisiko bei Menschen mit Demenz, im Vergleich zu Menschen ohne eine Demenz. 26 % der männlichen bzw. 14 % der weiblichen Suizidopfer verstarben dabei in den ersten 3 Monaten nach Diagnosestellung. Die Aussagekraft dieser Studie ist durch die Limitierung der Validität der

Daten, da sie aus einem großen Register stammen und somit keine genaueren Krankheitsdaten und Diagnoseparameter bekannt sind, eingeschränkt. In einer weiteren neuropathologischen Untersuchung von Rubio et al. (2001) zeigte sich, dass in der Gruppe älterer Patienten mit vollendeten Suiziden alzheimertypische neuropathologische Befunde (hippokampale Amyloidablagerungen und neurofibrilläre Bündel) überrepräsentiert waren. Vor allem in der frühen Erkrankungsphase (Lim et al. 2005; Baptista et al. 2017) oder in den ersten Monaten nach Diagnose der Erkrankung (Erlangsen et al. 2008) scheint es zu einer Häufung von Suiziden zu kommen. Neurophysiologisch ist davon auszugehen, dass in der frühen Erkrankungsphase die Exekutivfunktionen des Frontalhirns und somit die planerischen Fähigkeiten der Betroffenen noch erhalten sind (Belleville et al. 2017). Des Weiteren besteht in fortgeschritteneren Krankheitsphasen meist ein sehr enges Betreuungssetting, welches einen Suizidversuch erschwert. Es spielen in diesem Stadium eher gefährdende Verhaltensweisen eine Rolle (Starkstein et al. 2007). Ein systematischer Review von Serafini et al. (2016) findet Hinweise, dass Suizide auch viele Jahre nach der Diagnose einer Demenz vom Alzheimertyp auftreten und das Risiko vor allem dann erhöht ist, wenn bereits ein früherer Suizidversuch in der Anamnese vorliegt.

Draper (2015) kommt in seiner Literaturübersicht zu dem Schluss:

15

Obwohl Demenz insgesamt die Suizidprävalenz nicht zu erhöhen scheint, sollte ein Bewusstsein für die Thematik, vor allem im Hinblick auf individuelle Risikofaktoren, geschaffen werden.

Haw et al. (2009) haben in einem Review als mögliche Risikofaktoren für Suizidhandlungen bei Demenzpatienten Depression, Hoffnungslosigkeit, leichte kognitive Störung, erhaltene Krankheitseinsicht, junges Lebensalter und fehlende Response auf eine antidementive Pharmakotherapie benannt. Vor allem überzogene Erwartungen an die Therapie (vor allem Pharmakotherapie) und folgende Enttäuschungen im Therapieverlauf können Anlass für einen Suizidversuch sein. Lim et al. (2005) erwähnen als weitere Risikofaktoren, neben einem frühen Krankheitsstadium, männliches Geschlecht, im Berufsleben stehend, hohes Ausbildungsniveau, erhaltene Einsichtsfähigkeit, Suizidideen, depressive Symptomatik nach Demenzbeginn sowie Zugang zu Schusswaffen.

Das Suizidrisiko variiert mit der Demenzform (siehe dazu ► Kap. 2). Nach einem zerebralen Insult entstehen bei ca. 65 % der Patienten kognitive Defizite, wobei ein Drittel der Betroffenen eine Demenz entwickelt. Zerebrovaskuläre Veränderungen gehen häufig mit einer Depression einher, was das Risiko eines Suizids erhöht. Läsionen in frontalen und subkortikalen Bahnen können zu vermehrten Depressionen und Impulskontrollstörungen führen und dadurch könnte eine erhöhte Suizidalität begründet sein (Wetterling und Lanferman 2002). Ca. 50 % der Patienten mit Morbus Parkinson leiden an Depressionen, bis zu 60 % entwickeln eine Demenz. Obwohl in einer Studie von Buter et al. (2008) die Suizidideen erhöht waren, war die absolute Suizidrate im Verhältnis zur Allgemeinbevölkerung niedriger. Dies könnte mit der krankheitstypischen psychischen und motorischen Verlangsamung und der exekutiven Dysfunktion begründet sein. Patienten mit Lewy-Body-Demenz haben eine deutlich erhöhte Depressionsrate von 60–70 % (Kosaka 2016). Es ist davon auszugehen, dass es bedingt durch Depression zu einem erhöhten Suizidrisiko kommt, allerdings liegen keine entsprechenden Daten vor. Eine Häufung von Suiziden finden wir bei Patienten mit Morbus Huntington. Suizidideen sind nach der Diagnosestellung häufiger, vor allem dann, wenn ein selbstständiges Leben verloren geht. Eine rezente Untersuchung dokumentiert, dass 21,2 % der Huntington-Gen-Träger Selbstmordgedanken haben und 6,5 % einen Suizidversuch unternehmen (van Dujin et al. 2018). Diese Daten zeigen, wie sensibel und verantwortungsvoll der gesamte Diagnoseprozess zwischen Patienten, Angehörigen und Arzt vorangetrieben werden muss.

Der bedeutendste Risikofaktor für Suizidalität bei Menschen mit Demenz ist, wie bereits ausgeführt, Depression (siehe dazu ► Kap. 2). Die Depression ist ein häufiger Begleiter von Demenzerkrankungen und zählt zu den häufigsten psychiatrischen Erkrankungen im Alter. Bei bis zu 42 % der Demenzpatienten wurden in Kombination mit einer Depression Suizidgedanken, Todeswünsche und Lebensüberdruss dokumentiert (Gutzmann und Qazi 2015). Das Suizidrisiko steigt drastisch, vor allem bei älteren Männern. Männern fällt es schwerer als Frauen, sich Hilfe bei einem Facharzt zu holen, sie formulieren ihre Probleme seltener, so bleiben Depressionen teilweise unerkannt und damit unbehandelt (Lindner 2009). Das Leben im Alter hat viele unangenehme Seiten. Wenn Pflegebedürftigkeit, finanzielle Sorgen, Einsamkeit und unerwünschte Einweisung in ein Pflegeheim drohen, heißt das auch vom bisherigen Leben und den individuellen Vorstellungen, die damit verbunden sind, Abschied nehmen zu müssen. Sich die eigenen organischen Defizite einzugestehen, die reduzierten kognitiven Leistungen zu akzeptieren und auf einem neuen, anderen Niveau trotzdem den Sinn im eigenen Leben zu erkennen, dieses „andere Leben" lebenswert zu finden ist eine große Herausforderung, der viele alte Menschen nicht gewachsen sind oder auf die sie sich nicht mehr einlassen möchten. Es entstehen soziale Rückzugstendenzen, zunehmende Sprachlosigkeit und Einsamkeit. Es ist nicht selten, dass alte Ehepaare kaum noch miteinander kommunizieren und in tiefer Einsamkeit und Verzweiflung versinken. Menninger (1989) geht in diesem Zusammenhang von der Annahme aus, dass sich der Sich-töten-Wollende aus einer „unerträglichen" Lebenssituation befreien will: eine Flucht vor der Realität, die z. B. aufgrund von Krankheit, Einsamkeit, Armut, Abhängigkeit nicht mehr lebenswert scheint und somit der Weg des Suizids durch seine Einfachheit verführerisch wirkt. Erschwerend kommt hinzu, dass es im Rahmen demenzieller Erkrankungen zu einer larvierten Depression mit atypischen Symptomen kommt. Patienten reagieren häufig aggressiv, abwehrend, leiden unter Schlaflosigkeit. Da Symptome der Demenzerkrankung den Symptomen der Depression ähneln, bleibt eine depressive Störung häufig auch unerkannt. Leider erzielen Antidepressiva bei älteren Menschen auch nicht die gleiche Effektstärke bei Depression wie in anderen Altersgruppen, da in dieser Altersgruppe psychosoziale Aspekte eine noch größere Rolle spielen. Es erscheint daher sehr wichtig Angehörige, Pflegepersonal und andere in die Betreuung eingebundene Personen entsprechend aufzuklären und zu schulen (Erlemeier 2011).

15.2 Gesundheitsfördernde und präventive Interventionen, Maßnahmen und Ansätze im thematischen Kontext

Neben somatischen Erkrankungen ist im Alter und im Besonderen bei Menschen mit Demenz die Häufigkeit von Depressionen signifikant erhöht, mit etlichen weiteren somatischen und psychischen Folgeerkrankungen (Forlani et al. 2014; Holvast et al. 2017). In manchen Fällen führt dies zu suizidalem Verhalten. Vor diesem Hintergrund erscheinen gesundheitsfördernde Maßnahmen besonders sinnvoll, sowohl im Hinblick auf die Lebensqualität, als auch aus einem ökonomischen Blickwinkel. Menschen mit Demenz sollten als Individuen mit Respekt, Achtung, Wertschätzung, sowie, vor allem, einer eigenen Lebensgeschichte gesehen und angenommen werden. Unsicherheit und Angst spielen im Leben eines älteren Menschen eine große Rolle, daher ist es naheliegend, dieser Patientengruppe ganz besonders Kontinuität, Erreichbarkeit, Hilfe, Therapie und Fürsorge zukommen zu lassen. Häufig können ältere Menschen, vor allem Männer, ihre Probleme nicht formulieren, deshalb ist das aktive Erfragen von Suizidalität wichtig.

> **Allgemeine Vorgangsweisen bei Suizidverdacht sind Zuhören, Ängste und Sorgen ernst zu nehmen, nicht zu verurteilen und nicht herunterzuspielen, Begleitung anzubieten und professionelle Hilfe zu vermitteln.**

Die Akuttherapie von Suizidalität will erreichen, dass der Suizid verhindert wird. Die basistherapeutischen Maßnahmen sollen das suizidale Niveau senken. Die Therapieansätze basieren auf den bereits genannten Modellen und sind weniger vom Alter oder Geschlecht des Patienten abhängig. Die Basistherapie umfasst viele präventive Interventionen mit somatischen, internistischen, psychiatrisch-psychotherapeutischen und soziotherapeutischen Aspekten. Es stehen dabei unter anderem ausreichende analgetische Therapie bei Schmerzen, optimale Therapie von Komorbiditäten, Schaffung einer Tagesstruktur und Förderung von sozialen Kontakten im Vordergrund (Erlemeier 2011). Menschen mit Demenz neigen dazu sich immer weiter zurückzuziehen, was wiederum den größten Risikofaktor Depression (siehe Wissenschaftlicher Hintergrund) verstärkt. Aus diesem Grund kommt einer suffizienten antidepressiven Therapie eine große Bedeutung zu (Zalsman et al. 2016). SSRI (Selektive-Serotonin-Reuptake-Inhibitoren, Gruppe von Antidepressiva mit gemeinsamen Wirkmechanismus) gelten als Mittel der ersten Wahl zur Behandlung depressiver Störung bei Menschen mit Demenz (Thompson et al. 2007). In einer Studie von Banerjees et al. (2011) wurde jedoch die Wirksamkeit von Sertralin und Mirtazapin bei Menschen mit Demenz infrage gestellt. Des Weiteren wurde auf ein erhöhtes Risiko unerwünschter Arzneimittelwirkungen hingewiesen. Auch die DIADS-II-Studie (Depression in Alzheimer Disease Study) fand keinen Beleg für eine Wirksamkeit von Sertralin und ebenfalls ein erhöhtes Risiko unerwünschter Arzneimittelwirkungen (Rosenberg et al. 2010). Es ist weiterhin unklar, ob eine medikamentöse antidepressive Therapie bei Menschen mit Demenz einen Einfluss auf die Häufigkeit von Suizidversuchen oder vollendeten Suiziden hat. Zur Klärung sind weitere kontrollierte Studien mit großen Studienpopulationen erforderlich. Es sollte Menschen mit Demenz allerdings eine antidepressive Pharmakotherapie nicht vorenthalten werden.

Neben Benzodiazepinen und Neuroleptika wird auch Lithium als antisuizidale Medikation eingesetzt (Baldessarini und Tondo 2012). Neben ebenfalls positiven Effekten auf depressive Symptome und demenzassoziierte Verhaltensstörungen, hat sich in rezenten Studien ein guter prophylaktischer antisuizidaler Effekt für Lithium in niedriger Dosierung gezeigt (Ishii und Terao 2018). Aufgrund der geringen therapeutischen Breite muss jedoch gerade bei Demenzpatienten, bei erhöhter Wahrscheinlichkeit von Medikamentenfehleinnahmen, ein hohes Intoxikationsrisiko bedacht werden. Auch für Ketamin gibt es Hinweise einer antisuizidalen Wirkung (Sathyanarayana und Andrade 2017). Andere Medikamente, wie Antiepileptika (Hesdorffer und Kanner 2009), scheinen die Suizidrate zu erhöhen. Pregabalin (Pompili und Baldessarini 2010), welches zur Therapie der generalisierten Angststörung eingesetzt wird, steht dabei im Fokus der wissenschaftlichen Diskussion – aber für zahlreiche andere Medikamente gibt es ebenfalls Evidenz. Es ist daher empfehlenswert, die bestehende Medikation bei Suizidalität zu evaluieren und bei Bedarf zu adaptieren.

Neben Medikamenten sollte das Augenmerk auf unterstützende Interventionen und Hilfen gelegt werden – wie soziotherapeutische Maßnahmen, Bewegungs- und Psychotherapie. In einer Studie aus den Niederlanden (Janssen et al. 2017) wurde ein guter Effekt von verhaltenstherapeutischen Maßnahmen (siehe dazu ► Kap. 10) durch Pflegepersonal belegt. In der Studie wurde ein, nach einem weiterentwickelten Manual der behavioralen Aktivierung (BA), acht Einheiten umfassendes Programm durchgeführt, welches Verhaltensanalysen, Aktivitätsprotokolle und Entwicklung eines Aktivitätsprogramms enthält. Eine Studie der Universitätsklinik für Psychiatrie in Bern hat gezeigt, dass auch bauliche Maßnahmen einen präventiven Effekt auf die Suizidrate haben können. Durch Anbringung von Sicherheitsvorrichtungen an Brücken, welche häufig Ort von Suiziden und Suizidversuchen waren, könnte nicht nur die spezifische Suizidhäufigkeit gesenkt werden, sondern auch die generelle Suizidrate der Region (Reisch et al. 2014). Dies könnte auch ein Aspekt bei der Planung von Wohnraum für Menschen mit Demenz sein. Ein weiterer Punkt in der Prävention von Suiziden bei Menschen mit Demenz ist das gesellschaftliche Bild bzw. das fehlende Bewusstsein für demenzielle Erkrankungen. Eine entsprechende Öffentlichkeitsarbeit, Vorträge und populärmedizinische Beiträge könnten einen suizidpräventiven Effekt haben (Stechl et al. 2006). Auch die Berichterstattung in den Medien über diese Thematik hat einen deutlichen Effekt (Grabenhofer-Eggerth 2016). Gesellschaftspolitische Überlegungen haben in unserer Leistungsgesellschaft eine große Bedeutung für Betroffene. Das Gefühl, dass man nichts mehr leisten kann und deswegen nichts mehr wert sei, spielt bei Menschen mit Demenz in der Frühphase genauso eine Rolle wie im allgemeinen Alterungsprozess. Auch eine bessere Schulung und Fortbildung für praktische Ärzte in Pflegeeinrichtungen mit dem Schwerpunkt Suizidalität im Alter und im Speziellen im Zusammenhang mit Demenzerkrankungen könnte einen präventiven Effekt zeigen (Zalsmann et al. 2016).

Im Gegensatz zu diesen basistherapeutischen Maßnahmen hat die Krisenintervention das Ziel, dass unmittelbare Suizidideen nicht in suizidale Handlungen umgesetzt werden. Dazu gehören Maßnahmen, die den Handlungsdruck reduzieren: Sicherung durch Menschen und Kommunikation, Psychotherapie/Beziehungsarbeit und Medikation. Es gibt einige Studien die gezeigt haben, dass internetbasierte Hilfsdienste und Helplines bei akuter Suizidalität einen Stellenwert haben (Zalsman et al. 2016). Als niederschwelliges Angebot, mit leichter Verfügbarkeit finden solche Angebote eine rege Nutzung. Speziell bei älteren Menschen bringen diese Hilfsangebote eine deutliche Verbesserung, spielen doch eingeschränkte Mobilität und soziale Isolation eine große Rolle. Es ist anzunehmen, dass internetbasierte Angebote eher von jungen Menschen genutzt werden – wiewohl dies für ältere Menschen, und im speziellen für Menschen mit Demenz, nicht evaluiert wurde.

Therapeutische Aufgaben bei suizidalem Verhalten sind Motive bewusst zu machen, eventuell verzerrte Sichtweisen sensibel zu korrigieren und Alternativen zum Suizid zu formulieren, sowie durch umfassende Information Vorurteile und Ängste des Patienten zu reduzieren.

Beachtung sollte eventuellen Fremdeinflüssen, wie Druck durch die Angehörigen oder finanziellen Beweggründen geschenkt werden. Falls ein Patient trotz Umsicht und aller Bemühungen bei entsprechender Aufklärung über Prognose, Verlauf und therapeutische Möglichkeiten und durch eine freie Willensbildung seinen Entschluss zum Suizid nicht revidieren kann und will, ist es die Aufgabe des Therapeuten oder Begleitenden mit Respekt, Achtung und Wertschätzung diese Entscheidung eines freien Menschen zu akzeptieren (Hartmann et al. 2009). Im Kontext der gesellschaftlichen und medialen Aufmerksamkeit für passive und aktive Sterbehilfe (Stichwort „Sterbetourismus in der Schweiz“) erscheint eine öffentliche Diskussion über ethische Fragen, persönliche Freiheit und rechtliche Regelungen unabdingbar. Mediale Aufmerksamkeit für das Thema entsteht immer wieder auch durch Suizide von Prominenten und Menschen, die in der Öffentlichkeit stehen, bei denen eine demenzielle Erkrankung in der Frühphase diagnostiziert wurde. So waren in der jüngeren Vergangenheit Gunter Sachs und Robin Williams, bei dem in der Obduktion eine Lewy-Body-Demenz diagnostiziert wurde, solche Fälle. Inwieweit solche medienwirksamen Fälle, die verbesserte Diagnostik durch intensive Biomarkerforschung und die daraus folgende frühe Diagnosestellung im Frühstadium der leichten kognitiven Beeinträchtigung einen Einfluss auf die Suizidrate haben, lässt sich auf Grundlage der derzeitigen Forschung nicht sagen.

In der Praxis ist man immer wieder mit dieser Fragestellung konfrontiert, mit teils sehr unterschiedlichen Zugängen. Die Lebensgeschichte und derzeitige Lebenssituation spielen dabei eine gewichtige Rolle. **Zwei Fallvignetten** aus unserem klinischen Alltag illustrieren diese Thematik sehr anschaulich.

Mit 67 Jahren wurde **Herr P.** in einer psychiatrischen Ambulanz vorstellig, mit der Bitte um ein Gutachten zur Feststellung der Fahrtauglichkeit. Dies war nötig, da es im Vorfeld zu einer polizeilichen Kontrolle gekommen war, nachdem Herr P. auf einem Fußgängerübergang gehalten hatte. In weiterer Folge war es zu einem Raptus mit ambulanter Vorstellung an der psychiatrischen Ambulanz unseres Hauses gekommen. Herr P. war ein rüstiger Pensionist, gut gebildet, mit vielfältigen Interessen. Seine Gattin berichtete von zunehmenden Gedächtnisproblemen und leichten kognitiven Störungen. Herr P. verneinte dies zuerst, meinte aber schließlich schon auch selbst „leichte Vergesslichkeit" bemerkt zu haben. Wir entschlossen uns in der Folge gemeinsam, eine Demenzdiagnostik durchzuführen. In der Basisdiagnostik zeigten sich außer einer grenzwertigen globalen Atrophie in der MRT keine Auffälligkeiten. Bei unklarem Befund wurde zur weiteren Diagnostik eine Amyloid-PET-CT durchgeführt, welches einen alzheimertypischen Befund zeigte. Herr P. zeigte sich in der Befundbesprechung geschockt von den Ergebnissen und verkündete sich schon entschlossen zu haben „in die Schweiz" zu fahren und sein Leben zu beenden. Es wurde mit Herrn P. genauestens über Prognose, Verlauf und therapeutische Möglichkeiten gesprochen und eine kontinuierliche psychotherapeutische Betreuung sowie regelmäßige ärztliche Kontrolltermine für zumindest 6 Monate vereinbart und Herr P. will nun erst danach seine Entscheidung treffen. Eine Konsultation bei „EXIT" in der Schweiz wurde vom Patienten in Begleitung seiner Gattin geplant.

Eine weitere Fallvignette betrifft **Frau B.**, 61 Jahre, die von uns mit ihrer Diagnose „Demenz vom Alzheimertyp" konfrontiert wurde. 2 Jahre später setzte sie ihrem Leben mit Hilfe von „EXIT" ein Ende. Ihr Gatte begleitete sie in dieser schwierige Zeit und meint heute, dass „die Entscheidung zum Sterben ihr beim Leben geholfen habe". Rückblick: Die Gäste des Geburtstagsfestes waren, wie auch ihre Gastgeber, um die 60. Zu jung, um „alt zu sein", aber doch so alt, dass nicht mehr alles so war wie „früher", eben schon mehr als nur ein unmerklicher Alterungsprozess. Trotzdem, die Stimmung war fröhlich, die Musik beschwingt. Es wurde getanzt, gelacht, gescherzt, Frau B. genoss das Fest und beobachtete das lustige Treiben. Sie wirkte viel jünger, als sie wirklich war. Allerdings war Frau B. an diesem Abend stiller, sie hörte zu, nahm Anteil, bis sie selbst zu sprechen begann. Sie habe Alzheimer und wisse das erst seit Kurzem. Sie bezweifle, dass sie genug Kraft habe, diesen Krankheitsprozess durchzustehen. Ihre große Befürchtung aber sei, dass die Erkrankung für alle zur Qual und zu einer unerträglichen Belastung für Herrn B., ihren Gatten, werde. Besondere Angst mache ihr der schleichende Verfall und die Veränderung ihrer Persönlichkeit. Sie habe auch Angst, sich „nicht mehr im Griff" zu haben, und meinte wohl, ihre Angst sich selbst zu verlieren. Sie wolle sich jetzt an eine Sterbehilfeorganisation wenden, um gut vorbereitet zu sein, wenn es so weit sei. Aber wann der richtige Zeitpunkt sei, das wisse sie auch nicht. Vielleicht, wenn die Lebensqualität nicht mehr passe, das Leben für sie nicht mehr lebenswert sei – aber wann wäre das? Und könne sie dann noch die Initiative ergreifen und aktiv werden und ihr Leben beenden? Es entwickelte sich auf dem Fest ein Gespräch im Freundeskreis über Leben, Schicksal, Glück, Enttäuschung, Hoffnung und den Tod. Alle, auch Frau B., waren der Meinung, dass der verbleibende Teil des Lebens allen Ängsten zum Trotz positiv genutzt werden sollte. 2 Jahre später starb Frau B. mit Hilfe von „EXIT“. Freiwillig, wie man sagt, obschon dieser letzte Schritt für sie angesichts ihrer Krankheit wohl nicht wirklich frei, sondern bloß willig war. Sie war Künstlerin und malte bis zum Schluss fröhliche helle Bilder; Malen war ihr zweites Leben, in das sie sich gerne zurückzog. Die Alltagsbewältigung des realen Lebens entglitt ihr zunehmend, sie wurde depressiv, eine medikamentöse Einstellung half, aber die Demenzsymptome blieben. Herr B. entschied sich, den Willen seiner Frau zu respektieren, sie zu unterstützen und dem Fortschreiten der Demenzerkrankung damit zuvorzukommen.

Fallvignetten wie diese unterstreichen die Bedeutung der Begleitung und professionellen Betreuung der Diagnosestellung für Patienten und Angehörige, vor allem in Anbetracht der sich ständig verbessernden Diagnosemöglichkeiten. Durch die aktuelle Forschung im Bereich der Biomarker gelingt es Demenzkrankheiten bereits in einem präklinischen asymptomatischen oder prodromalen Stadion zu diagnostizieren (Jack et al. 2018). Dadurch könnte die Entscheidung zu Suiziden in den Jahren noch wesentlich beeinflusst werden, da im Frühstadium, wie bereits erwähnt die Entscheidungsfähigkeit und Reflexionsfähigkeit, sowie die Intentionalität für die Durchführung noch voll vorhanden sind. Im klinischen Alltag wird immer wieder sichtbar, dass der Angehörigenarbeit im Sinne des Betroffenen große Bedeutung zukommt. Viele Menschen mit Demenz fordern dies auch ein. Das Verständnis der Angehörigen für die Erkrankung und für den weiteren Lebensplan ist oft ein großes Anliegen.

15.3 Evaluation von gesundheitsfördernden und präventiven Interventionen im thematischen Kontext

Um den Erfolg suizidpräventiver Maßnahmen zu beurteilen ist der klinische Eindruck, das heißt das Erkennen und Einordnen von Symptomen und Verhalten, vor dem Hintergrund eines entsprechenden Erfahrungsschatzes, essenziell.

Im persönlichen Kontakt und Gespräch und mithilfe klinischer Erfahrung lässt sich am zielsichersten evaluieren, ob eine Person akut gefährdet ist bzw. eine Änderung der Einschätzung vorgenommen werden muss.

Im Laufe der Zeit haben sich einige Fragebögen und Ratingskalen etabliert, die es möglich machen, den klinischen Eindruck zu objektivieren. International findet die Columbia Suicide Severity Rating Scale (C-SSRS) am häufigsten Verwendung. Es werden dabei Fragen zu Suizidgedanken, Intensität der Suizidgedanken, sowie suizidalem Verhalten gestellt. Der Fragebogen ist über die Homepage ► http://cssrs.columbia.edu/ frei zugänglich und in zahlreichen Arbeiten validiert und mit Anwendungserklärungen spezifiziert (Interian et al. 2017).

Eine weitere Möglichkeit Suizidalität zu objektivieren ist der Bericht Suizidgedanken (BSG) nach Eink und Haltenhof (2009). Bei diesem Fragebogen werden 16 Fragen zu Selbstmordgedanken und psychosozialen Belastungsfaktoren mit Ja/Nein beantwortet. Die Antworten sind unterschiedlich als Kreis oder Rechteck hinterlegt. Aus der Anzahl der rechteckigen Antwortfelder ergibt sich die Quantifizierung der Suizidalität.

Diese beiden Fragebögen geben eine Selbstbeurteilung wider und sind nicht speziell auf Menschen mit Demenz ausgerichtet, sind jedoch im klinischen Alltag auch für diese Gruppe etabliert.

Ein Hauptrisikofaktor für Suizidalität bei Demenz ist, wie bereits ausgeführt, Depression. Es existieren unzählige Assesments, um depressive Symptome zu objektiveren und zu quantifizieren. Für Studienzwecke werden häufig die Hamilton Depression Scale (HAMD) oder auch das Beck-Depressions-Inventar (BDI) angewendet, die für Menschen mit Demenz nicht optimal geeignet sind (Bagby et al. 2004; Miyasaki et al. 2006). Eine einfach durchführbare und weniger bekannte Ratingskala, die speziell für ältere Menschen rezipiert wurde, ist die Short Geriatric Depression Scale (SGDS) nach Yesavage (1988). Dabei werden 15 Fragen zu depressiven Symptomen wie Antrieb, Stimmung, Selbstvertrauen und Aufmerksamkeit gestellt. Je nach Antwort werden Punkte verteilt und an der Gesamtpunktezahl die Schwere des depressiven Zustandsbildes quantifiziert. So zeigt ein Wert zwischen 0–5 keine oder eine leichte depressive Episode an, bei über 10 Punkten muss von einer schweren depressiven Episode ausgegangen werden. Von der Schwere des depressiven Zustandsbildes lässt sich bedingt indirekt auf die Suizidalität schließen.

15.4 Praxisbeispiel

Da strittig ist, ob Demenzerkrankungen per se zu einer erhöhten Suizidrate führen und sich Studien dazu vor allem auf neurobiologische Aspekte stützen, gibt es keine, dem Autor bekannten, demenzspezifischen Suizidpräventionsprogramme oder Angebote. Ein Projekt, das sich mit Suizidprävention älterer Menschen und dabei auch mit dem Thema Demenz auseinandersetzt, ist das Projekt „Suizidprävention in der psychosozialen und medizinischen Versorgung älterer Menschen" des Kriseninterventionszentrums Wien, gefördert vom Hauptverband der österreichischen Sozialversicherungsträger. Projektlaufzeit war von 2013–2016.

15

Als Grundprobleme bei der Versorgung älterer Menschen mit Suizidgedanken wurden Informationsdefizite sowie soziale Isolierung ausgemacht. Weiters lässt sich eine tief greifende Reserviertheit unserer Gesellschaft dem Alter (und demenziellen Erkrankungen) gegenüber feststellen. Dies kann sich negativ auf das Selbstkonzept älterer Menschen und Menschen mit Demenz auswirken. Die Aufklärung der Öffentlichkeit über Probleme des Älterwerdens stellt somit eine wichtige Maßnahme in diesem Kontext dar. Bei älteren Menschen besteht oft eine hohe Bindung zum behandelnden Hausarzt, weswegen diesem in der Suizidprävention eine wichtige Rolle zukommen kann. Auch Mitarbeiter ambulanter und stationärer Alten- und Krankenpflegeeinrichtungen können zu Vertrauenspersonen werden. Aus diesem Grund ist es Teil des Projektes gewesen vermehrt Schulungsmaßnahmen zu etablieren, mit dem Ziel für das Thema zu sensibilisieren, Hemmschwellen abzubauen, Kompetenz im Umgang mit psychosozialen Krisen und suizidalen Entwicklungen älterer Menschen zu vermitteln und zu fördern und somit die Chancen, Depression und Suizidgefährdung im Alter zu erkennen und richtig einzuschätzen, zu verbessern und damit eine frühzeitige Behandlung zu ermöglichen. Ein spezielles Augenmerk wird dabei auf chronische Krankheiten und demenzielle Erkrankungen gelegt. Konkret wurden Fortbildungsveranstaltungen mit dem Titel „Depression und Lebenskrisen im Alter" für Allgemeinmediziner, Seminare für Mitarbeiter auf verschiedenen Ebenen der Altenhilfe (Sozialarbeiter, Heimhilfen, Gesundheitspsychologen, Telefonseelsorge, Krankenpfleger, niedergelassene Psychotherapeuten, und andere) sowie verschiedene Fachvorträge durchgeführt.

Weiters wurden die Broschüren „Ich will so nicht mehr weiterleben. Die Herausforderungen des Älterwerdens meistern" und „Wenn ein Mensch daran denkt, sich das Leben zu nehmen – Was kann ich tun?" veröffentlicht, mit dem Ziel sowohl Betroffene als auch Angehörige besser über Suizidalität im Alter und Hilfsangebote zu informieren und durch Information das Thema zu entstigmatisieren. Inhalte der Broschüre sind Warnsignale einer Suizidgefährdung im Alter, Ursachen und Entstehung der Suizidalität, Möglichkeiten der Gesprächsführung und Krisenhilfe, Kontaktadressen und Ansprechpartner. Auch Kontakte mit Medien und Vorträge von Betroffenen (z. B. bei der Seniorenmesse) sollen zur Enttabuisierung beitragen. Um personalisierte und niederschwellige Hilfe zu ermöglichen wurde ein Online-Informations- und Beratungsangebot eingerichet (▶ www.krisen-im-alter.at), mit der Möglichkeit einer E-Mail-Beratung. Über diese Homepage wurden auch die genannten Broschüren und Schulungsunterlagen öffentlich zugänglich gemacht.

Mit dem Projekt wurde ein gelungener Versuch unternommen Aufmerksamkeit und Sensibilität, sowohl bei Betroffenen, Angehörigen, als auch bei professionellen Helfern, für ein bisher wenig beachtetes Thema zu schaffen. Dem Problem der Stigmatisierung von sowohl Suizidalität, als auch chronischen Erkrankungen und Alter, insbesondere bei Demenzerkrankungen, kann am besten mit Information begegnet werden. Leider sind Daten zum Thema Suizid und Demenz, vor allem prospektiv, aufgrund der Sensibilität des Themas und der Stigmatisierung schwer zu erheben. Eine Evaluierung des Projekts, die sich in Zahlen messen lässt, fehlt leider gänzlich. Es muss auch festgehalten werden, dass Demenzerkrankungen nur ein Thema unter vielen des Projektes darstellen. Dennoch handelt es sich um ein beachtenswertes Projekt im Bereich der Suizidprävention und kann ein Anknüpfungspunkt für Projekte sein, die speziell auf Suizidprävention bei Menschen mit Demenz ausgerichtet sind.

15.5 Fazit

Es muss eine deutliche Unterscheidung der Suizidrisikoeinschätzung und suizidpräventiver Maßnahmen in verschiedenen Krankheitsstadien der Demenz getroffen werden. Der Behandlung von Komorbiditäten, allen voran begleitender Depressionen, kommt in allen Krankheitsstadien eine große Bedeutung zu. In fortgeschritteneren Stadien treten zunehmend basistherapeutische Interventionen, wie eine adäquate Schmerztherapie und adäquate pflegerische Betreuung in den Vordergrund. Im frühen Stadium der Erkrankung erscheinen eine professionelle Begleitung der Diagnosestellung sowie adäquate Aufklärung über Verlauf, Prognose und therapeutische Möglichkeiten einen suizidpräventiven Charakter zu haben und möglicherweise auch die weitere Lebensqualität positiv zu beeinflussen.

In allen Krankheitsstadien haben antisuizidale therapeutische Interventionen nicht nur das Ziel Suizidalität akut abzuwenden, sondern auch einen präventiven Charakter. Es geht dabei darum, die Lebenslust zu fördern, Antrieb, Mobilität und Interessen zu stärken und somit die gesamte Lebensqualität zu verbessern.

Insgesamt ist festzustellen, dass das Thema „Suizid und Demenz" jedoch wenig beforscht ist und es aktuell keine gut evaluierten spezifischen Interventionsprogramme gibt. Weitere Forschung in diese Richtung sowie Entwicklung und Evaluierung spezifischer Interventionen wären wünschenswert.

Literatur

Bagby M, Ryder A, Schuller D, Marshall M (2004) The hamilton depression rating scale: has the gold standard become a lead weight? Am J Psychiatry 161(12):2163–2177. ▶ https://doi.org/10.1176/appi.ajp.161.12.2163

Baldessarini RJ, Tondo L (2012) Psychopharmacology for suicide prevention. In: Pompili M (Hrsg) Suicide: a global perspective. Bentham Science Publishers Ltd, London, S 114–128

Banerjees S, Hellier J, Dewey M (2011) Sertralin or Mirtazapin for depression in dementia (HTA-SADD): a randomized, multi-center, double-blind, placebo-controlled trail. Lancet 378(9789):403–411. ▶ https://doi.org/10.1016/S0140-6736(11)60830-1

Baptista M, Santos R, Kimura N, Lacerda I, Dourado M (2017) Disease awareness may increase risk of suicide in young onset dementia: a case report. Dement Neuropsychol 11(3):308–311. ▶ https://doi.org/10.1590/1980-57642016dn11-030015

Belleville S, Fouquet C, Hudon C, Zomahoun H, Croteau J (2017) Neuropsychological measures that predict progression from mild cognitive impairment to alzheimer's type dementia in older adults: a systematic review and meta-analysis. QuebecNeuropsychol Rev 4:328–353. ▶ https://doi.org/10.1007/s11065-017-9361-5

Birklbauer A (2016) Strafrecht: Paragraph. Seitenweise österreichische Rechtstexte für Studium und Praxis (Edition Juridica). Johannes Kepler Universität Linz Multimediale Studienmaterialien GmbH, Linz

Burns A, Jacoby R, Luthert P, Levy R (1990) Cause of death in Alzheimer's disease. Age Ageing 19(5):341–344

Buter TC, van den Hout A, Matthews FE, Larsen JP, Brayne C, Aarsland D (2008) Dementia and survival in Parkinson disease: a 12-year population study. Neurology 70(13):1017–1022. ▶ https://doi.org/10.1212/01.wnl.0000306632.43729.24

Clarke DM (1999) Autonomy, rationality, and the wish to die. J Med Ethics 25:457–462

Conwell Y (2018) Discrimination and risk for suicide in later life. Am J Geriatr Psychiatry 26(1):52–53. ▶ https://doi.org/10.1016/j.jagp.2017.09.014

Draper BM (2015) Suicidal behavior and assisted suicide in dementia. Int Psychogeriatr 27(10):1601–1611. ▶ https://doi.org/10.1017/S1041610215000629

Eink M, Haltenhof H (2009) Umgang mit suizidgefährdeten Menschen (Basiswissen). Psychiatrie Verlag, Bonn

Engelhardt D (2005) Die Beurteilung des Suizids im Wandel der Geschichte. In: Wolfslast G, Schmidt KW (Hrsg) Suizid und Suizidversuch. Ethische und rechtliche Herausforderung im klinischen Alltag. Beck, München, S 11–26

Erlangsen A, Zarit SH, Conwell Y (2008) Hospital-diagnosed dementia and suicide: a longitudinal study using prospective, nationwide register data. Am J Geriatr Psychiatry 16:220–228. ▶ https://doi.org/10.1097/JGP.0b013e3181602a12

Erlemeier N (2011) Suizidalität und Suizidprävention im höheren Lebensalter. Kohlhammer, Stuttgart

Forlani C, Morri M, Ferrari B, Dalmonte E, Menchetti M, De Ronchi D, Atti A (2014) Prevalence and gender differences in late-life depression: a population-based study. Am J Geriatr Psychiatry 22(4):370–380. ▶ https://doi.org/10.1016/j.jagp.2012.08.015

Grabenhofer-Eggerth A, Nowotny M, Tanios A, Kapusta N (2016) Suizid und Suizidprävention in Österreich. ▶ http://www.bmgf.gv.at/cms/home/attachments/2/3/9/CH1453/CMS1392806075313/suizidbericht2016_2017.pdf. Zugegriffen: 5. Apr. 2018

Gutzmann H, Qazi A (2015) Depression associated with dementia. Gerontol Geriatr 48(4):305–311. ▶ https://doi.org/10.1007/s00391-015-0898-8

Hartmann J, Förstl H, Kurz A (2009) Suizid bei beginnender Demenz: Medizinische und ethische Fragen. Zeitschrift für medizinische Ethik 55:343–350

Haw C, Harwood D, Hawton K (2009) Dementia and suicidal behavior: a review of the literature. IntPsychogeriatr 21:440–453. ▶ https://doi.org/10.1017/S1041610209009065

Hesdorffer DC, Kanner AM (2009) The FDA alert on suicidality and antiepileptic drugs: fire or false alarm? Epilepsia 50:978–986. ▶ https://doi.org/10.1111/j.1528-1167.2009.02012.x

Holvast F, van Hattem B, Sinnige J, Schellevis F, Taxis K, Burger H, Verhaak P (2017) Late-life depression and the association with multimorbidity and polypharmacy: a cross-sectional study. Fam Pract 34(5):539–545. ▶ https://doi.org/10.1093/fampra/cmx018

Interian A, Chesin M, Kline A, Miller R, St Hill L, Latorre M, Shcherbakov A, King A, Stanley B (2017) Use of the Columbia-Suicide Severity Rating Scale (C-SSRS) to classify suicidal behaviors. Arch Suicide Res 9:1–17. ▶ https://doi.org/10.1080/13811118.2017.1334610

Ishii N, Terao T (2018) Trace lithium and mental health. J Neural Transm 125(2):223–227. ▶ https://doi.org/10.1007/s00702-017-1824-6

Jack CR, Bennett DA, Blennow K, Carrillo MC, Dunn B, Haeberlein SB, Holtzman DM, Jagust W, Jessen F, Karlawish J, Liu E, Molinuevo JL, Montine T, Phelps C, Rankin KP, Rowe CC, Scheltens P, Siemers E, Snyder HM, Sperling R (2018) NIA-AA research framework: toward a biological definition of Alzheimer's disease. Alzheimers Dement 14(4):535–562. ▶ https://doi.org/10.1016/j.jalz.2018.02.018

Janssen N, Huibers MJH, Lucassen P, Voshaar RO, van Marwijk H, Bosmans J, Pijnappels M, Spijker J, Hendriks GJ (2017) Behavioural activation by mental health nurses for late-life depression in primary care: a randomized controlled trial. BMC Psychiatry 17(1):230. ▶ https://doi.org/10.1186/s12888-017-1388-x

Knopman DS, Kitto J, Deinhard S, Heiring J (1988) Longitudinal study of death and institutionalization in patients with primary degenerative dementia. J Am GeriatrSoc 36(2):108–112

Kosaka K (2016) Dementia with lewy bodies. Springer Japan KK, Tokyo

Lim WS, Rubin EH, Coats M (2005) Early-stage Alzheimer disease represents increased suicidal risk in relation to later stages. Alzheimer DisAssocDisord 19:214–219

Lindner R (2009) Suizidalität älterer Männer: Empirische Daten und klinische Hypothesen. Blickpunkt der Mann 7(4):21–27

Matschke J, Sehner S, Gallinat J, Siegers J, Murroni M, Püschel K, Glatze IM (2018) No difference in the prevalence of Alzheimer-type neurodegenerative changes in the brains of suicides when compared with controls: an explorative neuropathologic study. Eur Arch Psychiatry ClinNeurosci. ▶ https://doi.org/10.1007/s00406-018-0876-4

Menninger K (1989) Selbstzerstörung – Psychoanalyse des Selbstmordes. Suhrkamp, Berlin

Miyasaki J, Shannon K, Voon V, Ravina B, Kleiner-Fisman G, Anderson K, Shulman L, Gronseth G, Weiner G (2006) Practice parameter: evaluation and treatment of depression, psychosis, and dementia in Parkinson disease. Rep Qual Stan Subcomm Am Acad Neurol. ▶ https://doi.org/10.1212/01.wnl.0000215428.46057.3d

Peisah C, Snowdon J, Gorrie C (2007) Investigation of Alzheimer's disease-related pathology in community dwelling older subjects who committed suicide. J Affect Disord 99:127–132. ▶ https://doi.org/10.1016/j.jad.2006.08.030

Pompili M, Baldessarini RJ (2010) Epilepsy: risk of suicidal behavior with antiepileptic drugs. Nat Rev Neurol 6:651–653

Purandare N, Voshaar RC, Rodway C, Bickley H, Burns A, Kapur N (2009) Suicide in dementia: 9-year-national clinical survey in England and Wales. Brit J Psychiat 194(2):175–180. ▶ https://doi.org/10.1192/bjp.bp.108.050500

Reisch T, Steffen T, Eggenberger N, Donzel M (2014) Suizidprävention bei Brücken: Follow-Up. Psychiatriezentrum Münsingen Universitätsklinik und Poliklinik für Psychiatrie Bern. ▶ https://www.laliberte.ch/media/laliberte/document/9/ofrou_astra_bericht-web-version.pdf. Zugegriffen: 5. Apr. 2018

Rosenberg PB, Drye LT, Martin BK, Frangakis C, Mintzer JE, Weintraub D, Porsteinsson AP, Schneider LS, Rabins PV, Munro CA, Meinert CL, Lyketsos CG (2010) Sertraline for the treatment of depression in Alzheimer's disease. Am J GeriatrPsychiatry 18:136–145. ▶ https://doi.org/10.1097/JGP.0b013e3181c796eb

Rubio A, Vestner AL, Stewart JM, Forbes NT, Conwell Y, Cox C (2001) Suicide and Alzheimer's pathology in the elderly: a case-control study. Biol Psychiatry 49:137–145

Sathyanarayana R, Andrade C (2017) A possible role for ketamine in suicide prevention in emergency and mainstream psychiatry. Indian J Psychiatry 59(3):259–261. ▶ https://doi.org/10.4103/psychiatry.IndianJPsychiatry_345_17

Serafini G, Calcagno P, Lester D, Girardi P, Amore M, Pompili M (2016) Suicide risk in Alzheimer's disease: a systematic review. Curr Alzheimer Res 13(10):1083–1099

Starkstein SE, Jorge R, Mizrahi R, Adrian J, Robinson RG (2007) Insight and danger in Alzheimer's disease. Eur J Neurol 14:455–460. ▶ https://doi.org/10.1111/j.1468-1331.2007.01745.x

Stechl E, Lämmler G, Steinhagen-Thiessen E, Flick U (2006) Subjektive Wahrnehmung und Bewältigung der Demenz im Frühstadium – SUWADEM. Zeitschrift für Gerontologie und Geriatrie 40(2):71–80

Thompson S, Herrmann N, Rapoport MJ, Lanctôt KL (2007) Efficacy and safety of antidepressants for treatment of depression in Alzheimer's disease: a metaanalysis. Can J Psychiatry 52:248–255. ▶ https://doi.org/10.1177/070674370705200407

van Duijn E, Vrijmoeth EM, Giltay EJ, Landwehrmeyer G (2018) Suicidal ideation and suicidal behavior according to the C-SSRS in a European cohort of Huntington's disease gene expansion carriers. J Affect Disord 228:194–204. ▶ https://doi.org/10.1016/j.jad.2017.11.074

Wetterling T, Lanferman H (2002) Organische psychische Störungen. Steinkopf, Darmstadt

WHO (2014) Suizidprävention: Eine Globale Herausforderung. ▶ http://www.who.int/mental_health/suicide-prevention/exe_summary_english.pdf. Zugegriffen: 5. Apr. 2018

Wolfersdorf M (2008) Suizid und Suizidprävention. Kohlhammer, Stuttgart

Yesavage J (1988) Geriatric depression scale. Psychopharmacol Bull 24(4):709–711

Zalsman G, Hawton K, Wasserman D, van Heeringen K, Arensman E, Sarchiapone M, Carli V, Höschl C, Barzilay R, Balazs J, Purebl G, Kahn JP, Sáiz PA, Lipsicas CB, Bobes J, Cozman D, Hegerl U, Zohar J (2016) Suicideprevention strategies revisited: 10-year systematic review. Lancet Psychiatry 3(7):646–659. ▶ https://doi.org/10.1016/S2215-0366(16)30030-X

Technik und Demenz

Tanja Schultz

D. Gebhard, E. Mir (Hrsg.), *Gesundheitsförderung und Prävention für Menschen mit Demenz*,
https://doi.org/10.1007/978-3-662-58130-8_16

Intelligente technische Systeme ermöglichen die Früherkennung demenzieller Entwicklungen sowie die bedarfsgerechte und individualisierte Unterstützung, Aktivierung und Betreuung von Menschen mit Demenz. Durch die allzeitige Verfügbarkeit solcher Systeme können Interventionen frühzeitig, gezielt und effektiv gestaltet werden, die nicht allein von der Anzahl, dem Zeitbudget und Kenntnisstand der Pflegenden abhängen. Damit bietet Technik die Chance, die Lücke zwischen der steigenden Anzahl an Pflegebedürftigen und der abnehmenden Anzahl an Pflegenden zu schließen. Um dies zu leisten, muss Technik auf die Bedürfnisse von Menschen mit Demenz zugeschnitten werden und ihre Würde, Privatsphäre und Daten schützen. Die Diskussionen um künstliche Intelligenz, Big Data und soziale Medien spiegeln wider, wie vielschichtig die Herausforderungen dabei sind. Technische Lösungen sollten daher im intensiven interdisziplinären Austausch unter Einbeziehung aller Betroffenen und Beteiligten erarbeitet werden.

16.1 Wissenschaftliche Ausgangslage

16.1.1 Möglichkeiten zur Intervention durch technische Systeme

16

Die technische Unterstützung von Menschen mit Demenz gewinnt zunehmend an Bedeutung. Dies ist auf unterschiedliche Faktoren zurückzuführen: Der demografische Wandel und die damit einhergehende steigende Anzahl der Pflegebedürftigen, der Fachkräftemangel in der Pflege, die Zunahme von Single- und kinderlosen Haushalten sowie die erhöhte Mobilität und größere Entfernungen zwischen Wohnorten von Eltern und erwachsenen Kindern verdeutlichen den erhöhten Unterstützungsbedarf bei gleichzeitig abnehmendem Pflegepotenzial.

> **Intelligente technische Systeme sind allzeitig verfügbar und können eine gezielte und effektive Betreuung und Therapiegestaltung ermöglichen, die nicht vom Kenntnisstand, Zeitbudget, und der Anzahl des verfügbaren informell oder formell pflegenden Personals abhängen.**

Innovationen der Technik sind in allen Bereichen, sowohl in der Früherkennung, Diagnostik als auch im Bereich der Planung, Umsetzung und Evaluation von Interventionsmaßnahmen einsetzbar. Im Folgenden werden insbesondere technische Systeme zur Früherkennung, zur Umsetzung von Interventionsmaßnahmen in Form von Unterstützungssystemen für die Kompensation und das Training sowie zur Aktivierung betrachtet.

Derzeit gibt es weder Präventionsmaßnahmen, die ein Auftreten neurodegenerativer Demenzen abwenden, noch therapeutische Interventionsmaßnahmen, die die Progredienz der Erkrankung verlangsamen oder stoppen können. Allerdings zeigen Studien, dass die Symptomatik durch pharmakologische und psychosoziale Interventionen beeinflussbar ist (Pantel et al 2010) und das Fortschreiten der Erkrankung hinausgezögert werden kann. Entscheidend für die Moderationsfähigkeit der Intervention ist es, die Erkrankung an einer Demenz möglichst frühzeitig zu erkennen. Daher bieten sich insbesondere in den Vorstadien einer Demenz technische Systeme zur Früherkennung an, die im Sinne beiläufiger Testungen oder regelmäßiger flächendeckender Screenings relevante Indikatoren wie kognitive Leistungsfähigkeit, psychische Symptome, Verhaltensauffälligkeiten und Emotionalität individuell erfassen, deren Trends detailliert dokumentieren und diese für Mediziner zur Interpretation und Diagnosestellung vorhalten.

Wenn biologische Energie und mentale Reserven im Alter zurückgehen, werden nach dem SOK-Modell (Baltes und Baltes

1990) die Grundprozesse Selektion, Optimierung und Kompensation eingesetzt, um Handlungskompetenzen zu erhalten. Technik kann in Form geeigneter externer (z. B. Hörgeräte, Mobilitätssysteme) und interner Kompensationsmittel (z. B. mnemotechnische Hilfen) die Aufrechterhaltung von Zielen und Funktionsniveaus unterstützen und zum Ausgleich von Funktions- und Ressourcenverlusten dienen. Spiele (z. B. Serious Games) und Trainingssysteme auf Laptops, Tablets, Smartphones sowie dedizierte Robotern sind verfügbar, die ein systematisches Training von Fähigkeiten und Fertigkeiten ermöglichen. Intelligente Haussysteme (Notrufsysteme, automatische Herdabschaltung, Kommunikation) und altersgerechte Umwelten (Ambient Assisted Living) können den längeren Verbleib in der eigenen Wohnung unterstützen und so dem wichtigen Wunsch der Selbstgestaltung und Bezogenheit nachkommen.

Im Verlauf einer Demenz bietet Technik die Möglichkeiten einer körperlichen, kognitiven und sozialen Aktivierung. Diese Aktivierung kann im Sinne von Anregungen erfolgen, die noch vorhandene Fähigkeiten und Fertigkeiten im Kontext von Alltagstätigkeiten und als angenehm empfundenen Tätigkeiten zu nutzen. Einfach zu bedienende Systeme können Mitgliedern der sorgenden Gemeinschaften die Möglichkeiten zur Aktivierung von Menschen mit Demenz geben, ohne dazu besonders ausgebildet zu sein. Aktivierungen insbesondere mit Bezügen zur eigenen Biografie ermöglichen auch in späten Phasen der Erkrankungen den Zugang zu Inseln des Selbst (Kruse und Schmitt 2014) und bieten somit Möglichkeiten zur Selbstaktualisierung. Dazu sollten technische Systeme personalisierte Aktivierungsinhalte präsentieren und individuelle Bedürfnisse und Potenziale seiner Nutzer erlernen. Im Praxisbeispiel wird mit I-CARE ein solches Aktivierungssystem vorgestellt (Schultz et al. 2016).

16.1.2 Bedarfsorientierte Ausgestaltung technischer Systeme für Demenz

Wie sollten technischen Systeme für Menschen mit Demenz konkret aussehen? Was wünschen sich die Betroffenen, die Angehörigen, Pflegenden und Ärzte? Wo liegen Probleme, Herausforderungen und Risiken, wenn intelligente technische Systeme einen Menschen mit Demenz unterstützen? Die Antworten auf diese Fragen sind vielschichtig und können nach unserer Einschätzung nur im intensiven interdisziplinären Austausch erarbeitet werden. Vor fünf Jahren wurden sie auf dem KIT-Symposium „Technische Unterstützung für Menschen mit Demenz“ einem ausgewählten Gremium von mehr als 30 Experten aus ingenieur- und naturwissenschaftlichen Disziplinen, der Medizin, Psychologie und Gerontologie sowie der Ethik und Technikfolgenabschätzung vorgelegt. Dabei wurden die Erwartungen an technische Systeme in Form eines Fragebogens erhoben und ausgewertet (Schultz et al. 2014). Seit dieser Experten-Einschätzung sind fünf Jahre vergangen. Ein Vergleich der damaligen Einschätzungen mit den heute am Markt erhältlichen Produkten, die exemplarisch in ◘ Tab. 16.1 aufgeführt sind, zeigt, dass sich einige Erwartungen an technische Systeme erfüllt haben: Computerspiele, Kommunikationsgeräte und tragbare Geräte zur Orientierung sind innerhalb der letzten 5 Jahre auf den Markt gekommen und werden insbesondere im häuslichen Bereich eingesetzt. Kuschelroboter haben sich früher als erwartet in verschiedenen Varianten am Markt etabliert. Entgegen der Annahme gibt es noch keine tragbaren oder autonomen intelligenten Systeme, die eine außerhäusliche Bewegung und Orientierung unterstützen. Verfügbar sind allerdings Handy Apps zur virtuellen Begleitung durch

Tab. 16.1 Systematisierung technischer Systeme für Menschen mit Demenz

Funktion/Mobilität	Ortsgebunden	Tragbar	Autonom
Beobachtung – Monitoring – Erkennung – Screening	– Aktivitäts-Monitoring (Schwerpunkt aus AAL) (Queirós et al. 2013), (Rashidi und Mihailidis 2013) – Demenz-Screening auf Sprache (Weiner et al. 2016) – Demenz-Screening auf Bewegung (Kressig 2014), (Gschwind und Bridenbaugh 2011)	– GPS-Ortungssysteme (Pot et al. 2012) Produkte: zahlreiche Lösungen als Armband, Uhr, Schuhsohle, Anstecker etc. (Burm 2015)	
Assistenz – Unterstützung – Training – Kompensation	– Ambient Assisted Living Labs wie BAALL (Krieg-Brückner et al. 2011) – Living Lab AAL am FZI (FZI 2018; Rashid et al. 2011) – Produkte: Integrierter Hausnotruf z. B. von Telekom Healthcare Solutions (THS 2018)	Virtuelle Unterstützung bei: – Navigation (Chang et al. 2008), – Strukturierung (Seelye et al. 2013), – Kommunikation (Botsis et al. 2008) – Produkte: Smartphone APPs, z. B. (KommGutHeim 2016) – Bewegungstrainer (Fasola et al. 2012)	– Unterstützungsroboter im häuslichen Umfeld (Broekens et al. 2009) – Reaktive Rollatoren und Roboter zur Unterstützung der Mobilität (Guhl et al. 2014) – Serviceroboter (Care-o-bot 2018) – Humanoide Roboter wie Pepper (Aldebaran/Softbank) Asimo (Honda), T-HR3 (Toyota)
Aktivierung – Motivierung – Zuwendung – Therapie		– Zuwendungsroboter wie Kuschelrobbe Paro (Wada et al. 2008), JustoCat (Robyn Robotics AB), Ichó (Ichó Systems) – Tablet-basierte Aktivierung: I-CARE, (siehe Praxisbeispiel) – Produkte: Tablet (Media4Care 2016), Asina-Tablet (Hexelonix), Doro Experience (Doro AB), Duka Senioren PC (dukaPC), digitale Gedächtniswerkzeuge – Räumliche Orientierung (SeaHeroQ 2017) – Aktivierungssysteme Physisch (Serious Games) (Lin et al. 2006) Kognitiv (AKTIV, Stiefelhagen et al. 2016) Emotional (Crete-Nishihata et al. 2012)	– Pepper als geselliger Begleiter Emma in Demenz-WG (FH Kiel) – Aufmerksamkeitssensitive Roboter (ASA-Rob 2018) – Kommunikation und soziale Integration AAL Assistent ALIAS, EU-Projekt (Rehrl et al. 2012)

Betreuende. Systeme zur Unterstützung von Entscheidungen sowie humanoide technische Begleiter befinden sich noch in der Entwicklung.

Nach Einschätzung der Experten müssen technische Systeme akzeptabel und transparent sein, d. h. die Privatsphäre schützen und Daten sicher verwahren, niederschwellig in der Benutzbarkeit sein und Einschränkungen respektieren sowie vorhandene Ressourcen erhalten und fördern. Dazu werden von den Experten Eigenschaften wie Individualisierung, Wahrnehmung von Bedürfnissen und Anpassung an dieselben gefordert.

16.1.3 Systematisierung technischer Systeme für Menschen mit Demenz

Seit einigen Jahren entstehen in schneller Folge technische Produkte und Dienstleistungen zur Unterstützung von Menschen mit Demenz. Einfache Hilfsmittel wie Erinnerungsgeräte, Countdown-Zähler, Objektfinder, Fernbedienungen, Hör- und Sprachverstärker, Unruhe- und Bewegungsmelder, Notrufsender, Sturzdetektoren, Bettsensoren oder Ortungssysteme und Orientierungslichter sind auf dem Markt erhältlich. Demenz Support Stuttgart (DSS 2015) fasst technische Hilfsmittel in Produktkatalogen übersichtlich zusammen. An vielen technischen Systemen wird aktuell entwickelt und geforscht, daher kann das vorliegende Kapitel nur eine Momentaufnahme ohne Anspruch auf Vollständigkeit bieten. Um einen strukturierten Überblick zu geben, führen wir hier eine Systematik technischer Systeme ein (siehe ◘ Tab. 16.1). Dazu werden Systeme nach ihrer Mobilität und Funktion unterschieden, da diese beiden Dimensionen die Anforderungen an die physikalische (insb. Hardware wie Aktorik und Sensorik) und die künstlich-intelligente Ausgestaltung (insb. Software wie Algorithmen und Methoden) technischer Systeme bestimmen.

Bezüglich der **Mobilität** unterscheiden wir zwischen ortsgebundenen (stationäre oder ambiente), tragbaren und autonomen Systemen:

- **Ortsgebundene Systeme** sind entweder fest installiert (stationär) oder in die Umgebung integriert (ambient). Typische Beispiele stationärer Systeme sind fest installierte Bewegungsmelder, Sturzdetektionsmatten und Matratzen mit eingebauten Drucksensoren. Beispiele ambienter Systeme sind Smart Home Installationen inklusive automatisch konfigurierbarer Möbel, intelligenter Schränke und Rollstühle sowie Technologien der Heimautomation und des Telemonitoring, welche zahlreiche Anwendungen und Dienstleistungen wie Pflege- und Sicherheitsdienste, Lieferservices sowie Energiemanagementlösungen unterstützen.
- **Tragbare Systeme** werden in die Kleidung integriert, am Körper fixiert oder in den Händen getragen. Verbreitete tragbare Systeme sind Ortungssysteme, die im Armband, Schuhsole oder am Hosensaum integriert werden, sowie Apps für Smart Devices und Tablet-basierte technische Systeme.
- **Autonome Systeme** sind solche, die sich eigenständig in ihrer Umwelt bewegen können, wobei der Bewegungsradius stark variieren kann. Er reicht von Augen- oder Kopfbewegungen bei Kuschelrobotern, einarmigen Servicerobotern, mobilitätsunterstützenden reaktiven Rollatoren bis hin zu menschenähnlichen Robotern, die sich auf Rollen oder zwei Beinen frei im Raum bewegen können.

Ortsgebundene und tragbare Systeme haben moderate Anforderungen an die Hardware. Im Allgemeinen werden Sensoren wie Videokameras, Mikrofone, Druck- und Bewegungssensoren benötigt, welche die Zustände und Veränderungen in der Umgebung bzw.

an Personen messen. Ein Sensor, auch als Detektor oder Messfühler bezeichnet, ist ein technisches Bauteil, das physikalische oder chemische Eigenschaften seiner Umgebung qualitativ oder quantitativ misst. Die Messwerte werden in elektrische Signale gewandelt und digital weiterverarbeitet, interpretiert und dadurch eine Reaktion des technischen Systems ausgelöst. Da das Reaktionsschema oft simpel ist (Drucksensor misst erhöhten Druck, Sturzmatte löst Alarm aus), sind die Anforderungen an die „künstliche Intelligenz" des technischen Systems relativ gering. Im Gegensatz dazu benötigen autonome Systeme wie Roboter Antriebselemente, sogenannte Aktoren, die elektrische Signale in mechanische Bewegung oder andere physikalische Größen wie Temperatur umsetzen. Diese Autonomie erfordert eine erhöhte Systemintelligenz, wie etwa die Wahrnehmung und angemessene Reaktion auf Interaktionspartner, Routenplanung und Vermeidung von Hindernissen, Sicherheit und Abstände zu Personen, und einen robusten Gang auf Beinen, um nur einige Aspekte zu nennen.

Bezüglich der **Funktion** unterscheiden wir Systeme zur Beobachtung, Assistenz und zur Aktivierung von Nutzern:

- **Beobachtungssysteme** zur Erfassung, Analyse und Bewertung von Indikatoren kognitiver Leistungsfähigkeit, psychischer Symptome und Verhaltensauffälligkeiten; Beispiele ortsgebundener stationärer Systeme sind Kamerainstallationen und Bewegungsmelder. Ortsgebundene ambiente Beobachtungssysteme findet man vielfach in Smart Home Einrichtungen, bspw. Bodeninstallationen zur Tätigkeitsüberwachung und Sturzdetektion sowie automatische An- und Abschaltung von Geräten, falls dies vergessen wurde. Zur Kategorie der Beobachtungssysteme gehören auch Screening Methoden zur Früherkennung demenzieller Entwicklungen.
- **Assistenzsysteme** zur Unterstützung, zum Training sowie zur externen und internen Kompensation von Funktions- und Ressourcenverlusten; Beispiele ortsgebundener Systeme sind Bewegungstrainer, Installationen wie intelligente Schränke, die beim Anziehen unterstützen und hausintegrierte Erinnerungs- und Notrufsysteme. Tragbare Systeme unterstützen die Kommunikation oder Navigation, wie bei der virtuellen Begleitung nach Hause. Zur Kategorie der autonomen Assistenzsysteme gehören Unterstützungsroboter und Mobilitätstrainer.
- **Aktivierungssysteme** zur gezielten individuellen Anregung kognitiver, körperlicher, und sozialer Reserven. Hierbei werden die noch vorhandenen Reserven eines Nutzers mobilisiert, wie etwa durch eine gezielte affektive und kognitive Stimulation biografischer episodischer Erinnerungen einer Person, was die soziale Interaktion und Selbstverwirklichung stärkt sowie positive Emotionen hervorrufen kann. Aktivierungssysteme sind meist tragbare technische Systeme auf Tablets und Laptops. Einen guten Überblick über technische Aktivierungssysteme bietet Gillespie et al. (2012). Im Rahmen des Praxisbeispiels wird das Aktivierungssystem I-CARE (Schultz et al. 2018) näher beschrieben.

Beobachtungs-, Assistenz- und Aktivierungssysteme stellen in dieser Reihenfolge erhöhte Anforderungen an die Softwarekomponenten technischer Systeme. Insbesondere sind lernende Algorithmen und Methoden erforderlich, die eine Individualisierung möglich machen. Hierbei muss Wissen über persönliche Präferenzen und verfügbare Ressourcen gespeichert und im Kontext interpretiert werden. Zur automatischen Personalisierung werden maschinelle Lernverfahren eingesetzt, die sich dynamisch auf individuelle Schwankungen und Tagesformen anpassen können.

> **Technische Systeme werden nach Mobilität und Funktion eingeteilt, da diese beiden Dimensionen die technischen Anforderungen an die physikalische (insb. Hardware mit Aktorik und Sensorik) sowie die künstlich-intelligente Ausgestaltung (insb. Software) eines Systems bestimmen.**

Ziele im Rahmen der Forschung und Weiterentwicklung technischer Systeme sind u. a. eine verbesserte Alltagstauglichkeit und Benutzerfreundlichkeit, optimierte Kompatibilität und Nachrüstbarkeit. Benutzerfreundliche, altersgerechte technische Gebrauchsgüter, Kommunikations-, Unterhaltungs- und Informationstechnologien sowie technische Hilfsmittel werden insofern zunehmend auch wirtschaftlich bedeutsamer. In diesem Kontext sind verschiedene Typen von Dienstleistungen und technische Komponenten als eigenständige Lösungen in unterschiedlichen Entwicklungsstadien vorhanden und zum Teil bereits am Markt erhältlich, das Angebot nimmt stetig zu (Lenker et al. 2013; Löfqvist et al. 2005; Salminen et al. 2009). Jedoch unterscheiden sich je nach Anwendungsfeld die Marktgröße und der Durchdringungsgrad. Am weitesten verbreitet sind Basistechnologien aus der Elektronik und Mikrosystemtechnik, Softwaretechnik und Daten- bzw. Wissensverarbeitung sowie Kommunikationstechnologien, seien es nun Einzelkomponenten und -geräte, Vernetzungs- oder Middleware-Lösungen.

16.2 Interventionen, Maßnahmen und Ansätze technischer Systeme

Innovationen der Technik sind in allen Bereichen, sowohl in der Früherkennung und Diagnostik als auch im Bereich der Planung, Umsetzung und Evaluation von Interventionsmaßnahmen einsetzbar. Da bislang keine kurativen Therapien der Demenzen bekannt sind, kommt frühzeitigen **sekundärpräventiven Maßnahmen** dabei eine sehr hohe Bedeutung zu.

16.2.1 Technische Beobachtungssysteme zur Früherkennung und Screening

Insbesondere in den Vorstadien einer Demenz bieten sich technische Systeme zur **Früherkennung** an, die im Sinne beiläufiger Testungen sowie regelmäßiger, niederschwelliger und flächendeckender Screenings relevante Indikatoren wie kognitive Leistungsfähigkeit, psychische Symptome, Verhaltensauffälligkeiten und Emotionalität automatisiert und individuell erfassen, deren Trends detailliert dokumentieren und für die Interpretation durch Mediziner vorhalten. Damit könnten diagnostische Verfahren unterstützt werden, die aktuell aus Kosten- und Zeitgründen weder flächendeckend noch in kurzen zeitlichen Abständen wiederholt angeboten werden können.

Wissenschaftliche Studien belegen, dass die Sprachfähigkeit ein wichtiger Indikator für demenzielle Erkrankung ist, da kognitive Fähigkeiten die Prozesse der Sprachverarbeitung stark beeinflussen (Bickel et al. 2000; Bucks et al. 2000). Gleichzeitig nimmt Sprache in unserer Welt einen sehr hohen Stellenwert ein, da sie als wichtigste Kommunikationsform zum Austausch von Informationen und der Gestaltung von Beziehungen dient. Es liegt daher nahe, Methoden der maschinellen Sprachverarbeitung einzusetzen, um die Sprachfähigkeit einer Person vollautomatisch auf prototypische Indikatoren kognitiver Defizite hin zu analysieren und die Ergebnisse so aufzubereiten, dass sie von Fachärzten zur Diagnose als hilfreiche Informationsquelle herangezogen werden können (Weiner et al. 2016). Gesprochene Sprache kann auf zwei Ebenen, der akustischen und der linguistischen Ebene, analysiert werden. Für beide

Ebenen sind Charakteristika bekannt, die zur Diagnose kognitiver Defizite geeignet sind. Auf der akustischen Ebene sind dies Merkmale wie Tonhöhe, Prosodie, Häufigkeiten, Längen und Dehnungen von Pausen, Sprachlauten und Häsitationen (Roark et al. 2011), die den flüssigen Redestrom unterbrechen. Auf linguistischer Ebene wird die syntaktische Form und der semantische Gehalt aus der textuellen Repräsentation gesprochener Sprache ermittelt. Dazu gehören Häufigkeit und Verhältnisse von Wortklassen, lexikalische Reichhaltigkeit, semantischer Zusammenhang und die Perplexität (Bucks et al. 2000; Roark et al. 2011; Wankerl et al. 2016). Jüngste Ergebnisse implizieren, dass automatische extrahierte sprachliche Indikatoren bereits Jahre vor der klinischen Diagnose Hinweise auf eine zukünftige Demenz geben (Weiner und Schultz 2018).

Die automatisierte **Sprachanalyse** durch Sprachverarbeitungstechnologien erweitert das Potenzial bisheriger Methoden, denn sie kann sowohl in einer Unterhaltung als auch über das Telefon in der häuslichen gewohnten Umgebung erfolgen, oder im Nachhinein anhand archivierter Sprachaufzeichnungen eingesetzt werden und ist damit unabhängig von den zeitlichen Ressourcen der Fachärzte. Den Betroffenen könnten somit Therapien zu einem Zeitpunkt angeboten werden, zu dem der Krankheitsverlauf noch beeinflussbar ist, Begleitumstände moderiert und Komplikationen abgemildert werden können.

Sprachverarbeitungstechnologien ermöglichen ein niederschwelliges, flächendeckendes und kostengünstiges Demenz-Screening, das im häuslichen Umfeld durchgeführt werden kann. Therapien könnten damit bereits zu einem Zeitpunkt angeboten werden, zu dem der Krankheitsverlauf noch beeinflussbar ist.

Neben Sprache sind die motorische Fitness, Gehfähigkeit und Sturzneigung zuverlässige Indikatoren in Frühstadien der Demenz. Ältere Menschen mit einer Demenz stürzen doppelt so häufig wie gleichaltrige kognitiv Gesunde. Studien belegen, dass die Gehfähigkeit durch Störungen der Exekutivfunktionen beeinträchtigt wird, die die Fähigkeiten zur Planung, Kontrolle und Abfolge komplexer und zielgerichteter Handlungen verringern (Gschwind und Bridenbaugh 2011). Insbesondere die Gehgeschwindigkeit und Schrittlänge sind robuste Marker für Stürze, Frakturen, Mobilität, Gebrechlichkeit, Pflegebedürftigkeit und Mortalität (Gschwind und Bridenbaugh 2011). Bei Demenzen verringern sich beide Marker, gleichzeitig nimmt die Gangvariabilität, also die Veränderung in der Länge oder Zeit von einem Schritt zum anderen zu. Ein stabiler Gang ist regelmäßig, d. h. von niedriger Variabilität. Neuere Studien zeigen, dass Gangstörungen bei demenziellen Entwicklungen auftreten können noch bevor neuropsychologische Defizite messbar sind (Gschwind und Bridenbaugh 2011; Kressig 2014). Dazu wurde ein technisches System zur **Ganganalyse** entwickelt, bei dem Patienten über einen Gangteppich laufen, der mittels Druckrezeptoren die Schrittlänge misst (siehe ► Kap. 11). Werden die Patienten dabei mit zusätzlichen kognitiven Aufgaben beschäftigt, verstärkt sich die Gangvariabilität und lässt Schlussfolgerungen auf eine vorliegende Demenz zu. Die Autoren konnten nachweisen, dass gezieltes wöchentliches motorisches Training das Sturzrisiko nach 6 Monaten um 50 % absenkt (Kressig 2014). Mittlerweile existieren weltweit zahlreiche Ganglabore in Forschungseinrichtungen und Krankenhäusern, die mit High-Speed Kameras, Druckmessplatten und Bewegungstracking (z. B. markerbasierte Infrarot-Kamera Systeme) ausgestattet sind.

Neben der Früherkennung werden technische Systeme zum **Monitoring** eingesetzt, bspw. in Smart Homes. Dazu werden sowohl stationäre als auch tragbare Sensoren wie Bewegungsmelder, Drucksensoren, Kameras und Mikrofone eingesetzt. Am Markt werden sie auch als Komplettsysteme zur Montage in der eigenen Wohnung (z. B. Cook et al. 2013) oder als Quellcode unter BSD-Lizenzen zur

Weiterentwicklung angeboten (z. B. Berkeley Tricorder 2012). Aus den aufgezeichneten Daten werden Tätigkeiten wie Schlaf- und Wachphasen, Kochen, Essen und Trinken erkannt, um Langzeit-Aktivitätsdiagramme zu erstellen oder um Warnmeldungen zu generieren, falls anormales Verhalten erkannt wird.

16.2.2 Technische Assistenzsysteme zur Kompensation und zum Training

Zahlreiche Studien belegen, dass pharmakologische und psychosoziale Interventionen vor allem in Vorstadien der Demenz positive Auswirkungen haben (Kruse und Schmitt 2014). Dies gilt insbesondere für Interventionen, die die kognitive Leistungsfähigkeit durch kognitives und körperliches **Training** fördern. Zwar können diese Interventionen eine neurodegenerative Demenz nicht verhindern, aber dennoch das Auftreten klinisch manifester Symptome verzögern (Polidori und Pientka 2012). So konnten Singer et al. (2003) nachweisen, dass Trainingsgewinne bei höherem Ausgangsniveau stärker ausfallen und nachhaltiger sind. Auch Menschen mit leichten kognitiven Beeinträchtigungen können von kognitivem Training profitieren (Hampstead et al. 2012), während sich bei Menschen mit Demenz bislang keine Verbesserungen nachweisen ließen.

Wenn im Alter die biologische Energie und mentalen Reserven zurückgehen, werden nach dem SOK-Modell (Baltes und Baltes 1990) die Grundprozesse Selektion, Optimierung und **Kompensation** eingesetzt, um Handlungskompetenzen zu erhalten. Danach ist die Kompensation eine besondere Form der selektiven Optimierung, die dann einsetzt, wenn Verhaltenskapazitäten ausfallen bzw. einen funktionsadäquaten Schwellenwert unterschreiten.

Technik kann in Form geeigneter externer (z. B. Hörgeräte, Mobilitätssysteme) und interner Kompensationsmittel (z. B. mnemo-technische Hilfen, Promptingsysteme) die Aufrechterhaltung von Zielen und Funktionsniveaus unterstützen und zum Ausgleich von Funktions- und Ressourcenverlusten dienen. Technik in Form von Spielen (z. B. Serious Games) auf dem Tablet und Smart Phone oder mit dedizierten Robotern können ein systematisches Training von Fähigkeiten und Fertigkeiten unterstützen, das sowohl in Bezug auf konkrete Inhalte als auch in Bezug auf formale Gestaltung (Zeitpunkt, Dauer, Intensität) auf individuelle Bedürfnisse und Möglichkeiten seiner Nutzer angepasst werden kann. Die Nachfrage ist sehr groß, so wurden in einer Bestandsaufnahme von 2011 bereits mehr als 7000 „health apps" erfasst (Kirste 2011).

Intelligente Haussysteme (Smart Home) und altersgerechte Umwelten (Ambient Assisted Living) können den längeren Verbleib in der eigenen Wohnung unterstützen, was laut der Generali Altersstudie 2013 als bedeutsamster Wunsch von 75 % der befragten 65–85-Jährigen genannt wurde. Dazu werden beispielsweise Promptingsysteme integriert, die an vergessene oder nicht beendete Aktivitäten wie Medikamenteneinnahme, Essen, Trinken und Herdausschalten erinnern oder Handlungsvorschläge unterbreiten (Prescher et al. 2012).

16.2.3 Technische Aktivierungssysteme zur individuellen Aktivierung

Kognitive Reserven verlängern die Zeitspanne, in der pathologische Hirnprozesse, wie sie bei einer Demenz auftreten, kompensiert werden können. Studien zu protektiven Faktoren bei Demenz legen nahe, dass rege geistige Tätigkeit, Bildung, berufliche Fertigkeiten, Sprachvermögen sowie ein reges Sozialleben zum Aufbau kognitiver Reserven beitragen, die verbesserte Kompensationsmöglichkeiten zur Folge haben (Prince et al. 2012). Auch belegen empirische Befunde, wie wichtig es Menschen bis ins hohe Alter ist, nicht nur Sorgeleistungen zu empfangen, sondern auch anderen Menschen Sorge zuteilwerden zu lassen, mithin auch einen aktiven Teil in diesen Sorgestrukturen zu bilden (Kruse und Schmitt 2014). Dabei konnte in einem Pilotprojekt gezeigt werden, dass die Einführung von technischen Systemen bei entsprechender Einarbeitung und Gewöhnung im hohen Alter, selbst bei Demenzen, möglich ist. Insbesondere wurde der Nachweis erbracht, dass ein Aktivierungssystem auf Tablets geeignet ist, die Interaktion innerhalb der Gruppe zu fördern, sofern Pflegende beim Gebrauch der Technik unterstützen (Ehret et al. 2016).

Während bereits zahlreiche technische Systeme zur Beobachtung und Assistenz verfügbar sind, gibt es aktuell noch sehr wenige Aktivierungssysteme – insbesondere solche, für die durch sorgfältige Evaluation im Feld ein Wirksamkeitsnachweis erbracht wurde. Aktivierungssysteme können die gesellschaftliche Teilhabe durch kognitive, soziale und motorische Aktivierung fördern, die zwischenmenschliche Interaktion in den Fokus stellen und Alltagsunterstützungen durch Orientierungshilfen und Erinnerungsfunktionen bieten. Die Aktivierung kann im Sinne von Anregungen erfolgen, die vorhandene Fähigkeiten und Fertigkeiten im Kontext von Alltagstätigkeiten und von als angenehm empfundenen Tätigkeiten nutzen. Aktivierungssysteme eröffnen darüber hinaus zahlreiche Möglichkeiten zur Förderung von Bezogenheit und Selbstgestaltung beispielsweise durch Anregung der gedanklichen Beschäftigung mit persönlich wichtigen Personen und Dingen. Ebenso kann ein Mensch mit Demenz durch Integration von Kommunikationstechnik selbst Einfluss darauf nehmen, zu welchem Zeitpunkt Kontakt mit welchen Menschen aufgenommen werden soll. Auch die Tendenz zur Selbstaktualisierung kann mit Hilfe von Aktivierungssystemen unterstützt und gefördert werden. So können etwa durch die Betrachtung und Besprechung von biografischem Bildmaterial, dem gemeinsamen Musizieren oder Musikhören Erinnerungen und Emotionen gefördert werden, die dazu beitragen, dass Menschen mit Demenz ihre aktuelle Situation in stärkerem Maße als stimmig erfahren.

Demenzerkrankungen weisen erhebliche interindividuelle Verlaufsunterschiede auf. Auch zeigen Verhaltenssymptome wie Apathien, Agitiertheit, Aggressivität, Wahn, und Depressionen ein hohes Maß an intraindividueller Variabilität (Kruse und Schmitt 2014). Daher sind adaptionsfähige, lernende technische Systeme erforderlich, die sich dynamisch an die Tagesform und individuellen Möglichkeiten der Nutzer anpassen können. Dazu müssen während und nach einer Aktivierung alle relevanten Vorkommnisse, Maßnahmen, Gefühlszustände sowie die kognitive Verfassung der Nutzer vom System automatisch und kontinuierlich erfasst, interpretiert und dokumentiert werden. Dazu kommen maschinelle Lernverfahren zum Einsatz. Die digitale Vernetzung ermöglicht es, Ergebnisse von verteilten Maßnahmen zu einem Gesamtbild zusammenzuführen und wechselnde informell und professionell Pflegende über den aktuellen Zustand der zu Betreuenden zu informieren. Zum Schutz aller Beteiligten sollten Daten und Interpretationen zugriffsgeschützt und sicher verwaltet werden. Im Praxisbeispiel wird das Aktivierungssystem I-CARE (Schultz et al. 2018) vorgestellt, das derartige Funktionen bereitstellt.

16.3 Evaluation technischer Systeme für Menschen mit Demenz

Für die Evaluation technischer Systeme für Menschen mit Demenz wird ein weites Spektrum an Maßen und Kriterien eingesetzt, wie die Steigerung oder Erhalt der kognitiven, motorischen und sozialen Leistungsfähigkeit sowie die Lebensqualität der Nutzer. Daneben werden Maße zur Bewertung der technischen Systeme verwendet, etwa Usability Kriterien wie Brauchbarkeit (insbesondere Alltagstauglichkeit), Benutzbarkeit (insbesondere altersgerechte Benutzerfreundlichkeit) und Bedienbarkeit der Mensch-Maschine-Schnittstelle sowie die Kompatibilität und Nachrüstbarkeit, Akzeptanz und Transparenz bezüglich der Verwaltung und Nutzung privater Daten und Eigenschaften der Personalisierungs-, Anpassungs- und Lernfähigkeit technischer Systeme.

Vor dem Hintergrund eines Menschenbildes, das Würde und Wert in erster Linie an kognitiver Leistungsfähigkeit festmacht, wie etwa die theoretische Konzeption des „erfolgreichen Alterns" (Baltes und Baltes 1990), erscheint die Demenz geradezu als Kontradiktion eines guten Lebens im Alter (Kruse und Schmitt 2014). Die Evaluation von Technik im Sinne einer Steigerung und Erhaltung der kognitiven Leistung im Sinne des postulierten Modells einer selektiven Optimierung durch Kompensation hat daher nur in den Vor- und Frühphasen einer angehenden Demenz sinnvolle Einsatzmöglichkeiten. In den späteren Phasen einer Demenz sollte Technik vorrangig als Möglichkeit der Aufrechterhaltung von Lebensqualität im Sinne einer selbstständigen, selbstverantwortlichen und mitverantwortlichen Lebensführung der Betroffenen und ihrer Nächsten eingesetzt und evaluiert werden.

Dazu wurde von Kruse et al. (2010) ein Verständnis der Lebensqualität (siehe ▶ Kap. 6) erarbeitet, das erstens eine Ressourcen- und Kompetenz-Perspektive einnimmt, d. h. statt der Frage nach Defiziten und Beeinträchtigungen geht es vor allem darum, welche Möglichkeiten einer selbstständigen, selbstverantwortlichen und mitverantwortlichen Lebensführung bestehen. Das zweitens eine Umweltperspektive einnimmt, d. h. nach Möglichkeiten der Kompensation, Anregung und Unterstützung durch die räumliche, soziale, institutionelle und infrastrukturelle Gestaltung der Umwelt sucht und drittens die Selbstgestaltung und Selbstaktualisierung als zentrales Motiv des Menschen auch bei Demenz berücksichtigt. Zur Evaluierung der Lebensqualität wurde das multidimensionale Instrument H.I.L.DE (Heidelberger Instrument zur Erfassung von Lebensqualität bei Demenz; Becker et al. 2005) entwickelt, in dessen Rahmen Menschen mit Demenz, Angehörige und Pflegekräfte in über 1600 stationären Einrichtungen untersucht wurden. Das Instrument hat sich in mehreren empirischen Studien zur Planung und Evaluation individualisierter Interventionsmaßnahmen bewährt und zeigt, dass Menschen mit Demenz nicht auf Defizite reduziert werden sollten. Vielmehr konnten Kruse und Kollegen zeigen, dass bis in späte Stadien der Demenz ein differenziertes emotionales Erleben nachweisbar ist. Auch wenn verbale Äußerungen nicht mehr möglich sind, werden Bedürfnisse und Präferenzen mimisch und gestisch ausgedrückt, was eine individualisierte Betreuung und Versorgung ermöglicht.

16.4 Praxisbeispiel

Im Projekt I-CARE (Schultz et al. 2016, 2018), das im Rahmen des Schwerpunktes Pflegeinnovationen für Menschen mit Demenz vom BMBF gefördert wurde (V4PID062; 2015–2018), entwickelten sieben Projektpartner aus Wissenschaft, Industrie und sozialen Dienstleistungsbereichen ein tragbares Aktivierungssystem, das es formell sowie informell Pflegenden wie Angehörigen, Freunden und Freiwilligen der sorgenden Gemeinschaft ermöglicht, Menschen mit Demenz in gemeinsamen (Tandem-)Aktivierungssitzungen kognitiv, motorisch und sozial zu aktivieren, ohne dafür besonders ausgebildet zu sein.

Das I-CARE Aktivierungssystem verfügt über eine einfach zu bedienende Tablet-Anwendung, auf der Aktivierungsinhalte wie Bilder, Spiele, Musikvideos zum Mitsingen und Ratespiele präsentiert werden können (siehe ◘ Abb. 16.1) sowie über ein Serversystem, das die Aktivierungssitzungen zugriffssicher speichert und verwaltet. Anhand intelligenter Beobachtungssysteme werden Interaktionen der Nutzer mit dem System protokolliert und Reaktionen anhand von Mimik, Stimme, Bewegung und Biosignalen wie Herzraten und Hautleitwert automatisch bewertet. Zudem können Pflegende ihre Einschätzungen einbringen. Durch diese Informationen lernt I-CARE mit maschinellen Lernverfahren die individuellen Bedürfnisse, Vorlieben und Tagesformen der Nutzer und schlägt mittels eines Empfehlungssystems personalisierte Aktivierungsinhalte vor. Dazu aggregiert I-CARE biografische, verlaufsbezogene und kontextuelle Informationen aus den Aktivierungssitzungen und passt die Empfehlungen im Laufe der Nutzung individuell an. Zur Erfassung psychophysiologischer Indikatoren (z. B. körperliche Aktivität, Aufmerksamkeit, Einsatzfreude) wird den Nutzern ein Sensorarmband angeboten, das Bewegungen, Hautleitwert und Herzsignale misst. Informationen über vergangene Sitzungen können im Nachhinein abgerufen werden, sodass Aktivierungen nahtlos an vorherige Sitzungen anknüpfen und berechtigte Beteiligte sich über den Betreuungsstatus informieren können. Zur Sammlung und Vorhaltung dieser Daten hat das Konsortium strenge Datenschutz- und Datensicherheitsrichtlinien erarbeitet und sich gemeinsam zu deren Einhaltung verpflichtet.

Die Teilnehmenden wurden intensiv partizipativ in die Entwicklung des Systems eingebunden. Eine zentrale Rolle spielt dabei die kohortenangepasste Gestaltung der Aktivierungsinhalte, die das Langzeitgedächtnis ansprechen, Inseln des Selbst berühren, die emotionale

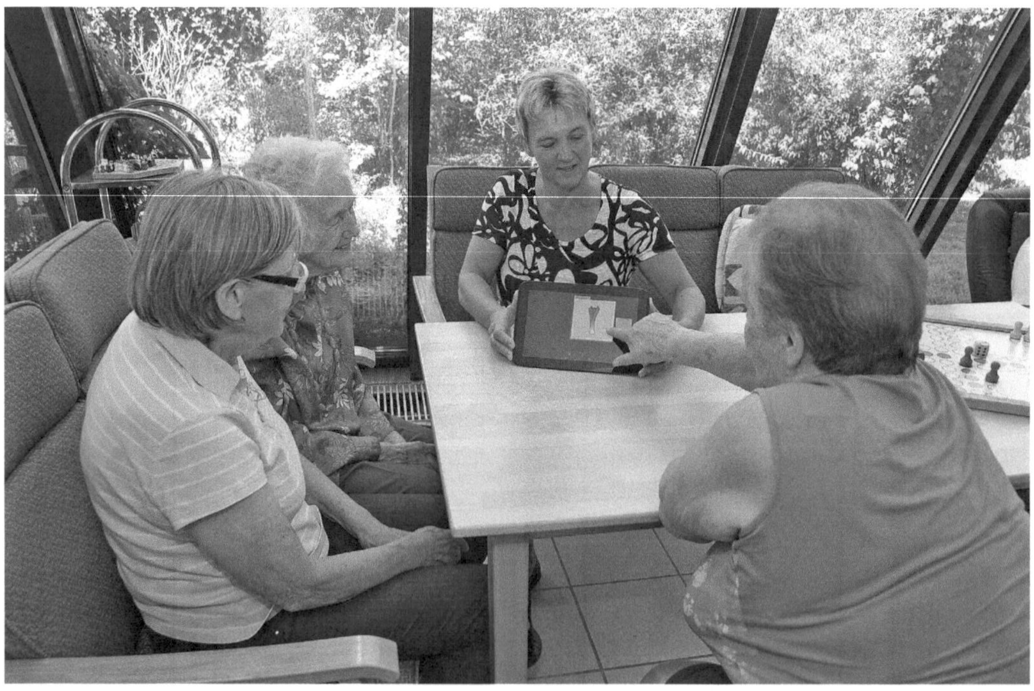

◘ **Abb. 16.1** I-CARE Adhoc Aktivierungsgruppe © AWO Karlsruhe gGmbH

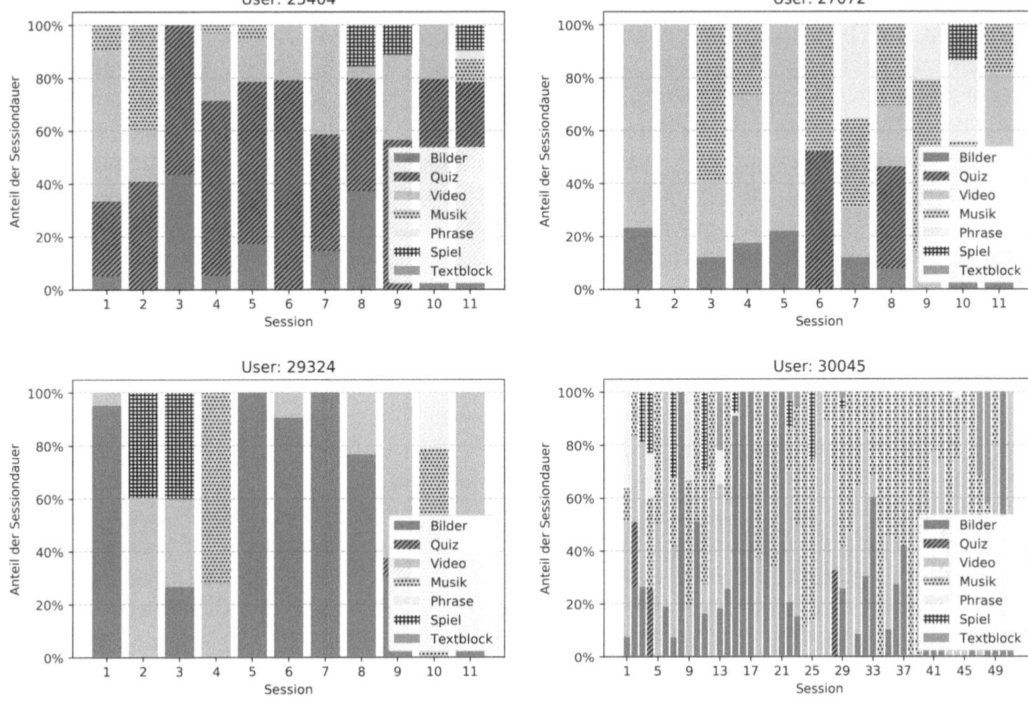

Abb. 16.2 Individuelle Nutzerpräferenzen

Unterstützung und Nähe durch die sorgende Gemeinschaft hervorheben sowie auf sozialräumliche Welten fokussieren. Darüber hinaus können über ein Webportal private, persönliche und lokale Materialien wie Fotos der Heimat, Lieblingsvideos und Musikstücke durch berechtigte Mitglieder der sorgenden Gemeinschaft bereitgestellt werden, sofern Nutzer und/oder Betreuer einwilligen. I-CARE ist auf den Einsatz zu Hause, im Quartier und in Pflegeeinrichtungen zugeschnitten. Dazu können sich Teilnehmende durch die I-CARE Anruffunktion mit Betreuern und Fachkräften in Verbindung setzen, und die Tablet-Anwendung in Echtzeit per Video und Ton mitverfolgen lassen. Damit bietet I-CARE die technische Unterstützung zur dezentralen und spontanen Bildung von Ad-hoc-Aktivierungsgruppen und bewirkt eine enge Einbindung der sorgenden Gemeinschaft in die Pflege von Menschen mit Demenz. Insbesondere ersetzt das I-CARE System nicht die persönliche Betreuung, sondern fördert und ergänzt diese. I-CARE kann so dazu beitragen, neue Infrastrukturen für die Pflege in der Kommune und im Quartier aufzubauen und pflegende Angehörige zu entlasten (▪ Abb. 16.1).

Das I-CARE System wurde in enger Zusammenarbeit mit den Betroffenen, Angehörigen und Fachkräften im Praxiseinsatz anhand qualitativer und quantitativer Studien evaluiert. Für die mehrmonatigen Studien wurde für jede teilnehmende Person mit Demenz ein Angehöriger bzw. eine Begleitperson gefunden, um im Tandem gemeinsam Aktivierungssitzungen durchzuführen. Darüber hinaus wurden zwölf weitere von Experten begleitete Informations-, Schulungs-, Beobachtungs- und Reflexionssitzungen durchgeführt.

Insgesamt wurden über 300 Aktivierungssitzungen von 34 Tandems absolviert, die im Schnitt ca. 20 min dauerten. Etwa 50 % dieser Sitzungen wurden unbegleitet, d. h. eigeninitiativ und ohne Unterstützung durchgeführt.

Die ◻ Abb. 16.2 zeigt für vier Nutzer exemplarisch, wie sich die zeitlichen Anteile der Aktivierungsinhalte über mehrere Sitzungen hinweg auf die Kategorien Bilder, Quiz, Video, Musik, Phrasen und Spiele prozentual verteilen. Die Verteilungen verdeutlichen sowohl die interindividuellen Präferenzen als auch die intraindividuellen Variationen. Zwar erlaubt die Gesamtzahl von 34 Nutzern der Studie nur bedingt statistisch gesicherte Aussagen, allerdings deuten die Auswertungen auf zeitliche Dynamik und individuelle Unterschiede in der Inhaltsauswahl hin, die eine Individualisierung von Aktivierungsinhalten sinnvoll erscheinen lässt. In einem abschließenden Fragebogen kamen die Beteiligten zu einem sehr positiven Urteil, insbesondere bezüglich der aktivierenden Wirkung der Inhalte, sowie der Einsicht, dass durch die gemeinsame Beschäftigung mit I-CARE Vieles über die eigene Perspektive als Pflegender und über die Bedürfnisse und noch vorhandenen Ressourcen der Menschen mit Demenz gelernt wurde.

I-CARE ist ein Aktivierungssystem für den Einsatz zu Hause, in Quartier- und Pflegeeinrichtungen, das es Mitgliedern der sorgenden Gemeinschaft ermöglicht, Menschen mit Demenz in gemeinsamen Aktivierungssitzungen kognitiv, motorisch und sozial zu aktivieren, ohne dafür besonders ausgebildet zu sein.

16

16.5 Fazit

Technische Systeme bieten eine große Chance, die Lücke zwischen der steigenden Anzahl an Pflegebedürftigen und der abnehmenden Anzahl an Pflegenden zu schließen. Durch die allzeitige Verfügbarkeit technischer Systeme könnten Interventionen frühzeitig, gezielt und individuell gestaltet werden, die nicht von der Anzahl, dem Zeitbudget und Kenntnisstand der Pflegenden abhängen. Dafür sind technische Systeme notwendig, die laut Expertenbefragungen mehrere Anforderungen erfüllen sollten, u. a. einen sicheren und transparenten Umgang mit Daten zu gewährleisten, die vorhandenen Ressourcen der Nutzer zu fördern sowie einfach bedienbar zu sein.

Um einen strukturierten Überblick über den aktuellen Stand technischer Systeme zu geben, wurden sie nach Mobilität und Funktion eingeteilt, da diese beiden Dimensionen die physikalische (insb. Hardware) sowie die künstlich-intelligente (insb. Software) Ausgestaltung eines Systems bestimmen. Bezüglich der Mobilität wurden stationäre, tragbare und autonome Systeme unterschieden, bezüglich der Funktion Systeme zur Beobachtung, Assistenz und zur Aktivierung von Nutzern differenziert.

Der Überblick zeigt, dass aktuell bereits zahlreiche Basistechnologien zur lokalen Beobachtung und Assistenz am Markt verfügbar sind, während lernfähige Aktivierungssysteme sowie autonome Systeme für den Alltag und unterwegs noch hinter den hochgesteckten Erwartungen zurückbleiben. Allerdings werden derzeit weltweit zahlreiche intelligente und autonome technische Systeme entwickelt und in Studien sorgfältig auf ihre Wirksamkeit hin evaluiert. Im Praxisbeispiel wurde mit dem Aktivierungssystem I-CARE ein solches System vorgestellt, das für den Einsatz zu Hause, in Quartier- und Pflegeeinrichtungen konzipiert ist und es Mitgliedern der sorgenden Gemeinschaft ermöglicht, Menschen mit Demenz in gemeinsamen Aktivierungssitzungen kognitiv, motorisch und sozial zu aktivieren, ohne dafür besonders ausgebildet zu sein.

Zurzeit werden rasante Fortschritte im Bereich der künstlich-intelligenten und autonomen Systeme erzielt. Auch werden zahlreiche innovative Versorgungsmodelle und Pflegekonzept – gerade im Kontext der Digitalisierung – diskutiert. Darüber hinaus lässt sich feststellen, dass sich sowohl große

Unternehmen als auch zahlreiche Start-ups in relevanten Marktsegmenten engagieren. Daher werden die Chancen als sehr günstig eingeschätzt, dass sich zügig zunehmend intelligente und robuste technische Systeme für Menschen mit Demenz am Markt etablieren werden.

Literatur

ASARob (2018) Autonome Roboter für Assistenzfunktionen: Interaktive Grundfertigkeiten. ▶ https://www.iosb.fraunhofer.de/servlet/is/Entry.78674.Display/. Zugegriffen: 1. Okt. 2018

Baltes P, Baltes M (1990) Psychological perspectives on successful aging: The model of selective optimization with compensation. In: Baltes P, Baltes M (Hrsg) Successful aging: Perspectives from the behavioral sciences. Cambridge University Press, New York, S 1–34

Becker S, Kruse A, Schröder J, Seidl U (2005) Das Heidelberger Instrument zur Erfassung von Lebensqualität bei Demenz (H.I.L.DE.) – Dimensionen von Lebensqualität und deren Operationalisierung. Z Gerontol Geriat 38:108–121. ▶ https://doi.org/10.1007/s00391-005-0297-7

Berkeley Tricorder (2012). ▶ http://rethinkmedical.com/tricorder.html. Zugegriffen: 1. Okt. 2018

Bickel C, Pantel J, Eysenback K, Schröder J (2000) Syntactic comprehension deficits in Alzheimer's disease. Brain Lang 71(3):432–448

Botsis T, Hartvigsen G (2008) Current status and future perspectives in telecare for elderly people suffering from chronic diseases. J Telemed Telecare 14(4):195–203. ▶ https://doi.org/10.1258/jtt.2008.070905

Broekens J, Heerink M, Rosendal H (2009) Assistive social robots in elderly care: a review. Gerontechnology 8(2):94–103. ▶ https://doi.org/10.4017/gt.2009.08.02.002.00

Bucks RS, Singh S, Cuerden JM, Wilcock GK (2000) Analysis of spontaneous, conversational speech in dementia of Alzheimer type: evaluation of an objective transfer technique for analyzing lexical performance. Aphasiology 14(1):71–91. ▶ https://doi.org/10.1080/026870300401603

Burm C (2015) Dementia and elderly GPS tracking devices: Sr Living Blog, 2015. ▶ aplaceformom.com/blog/4-29-15-dementia-and-elderly-gps-tracking-devices. Zugegriffen: 10. Apr. 2018

Care-o-bot: Mobile Roboterassistenten zur aktiven Unterstützung des Menschen im häuslichen Umfeld. ▶ https://www.care-o-bot.de/de/care-o-bot-4.html. Zugegriffen: 1. Okt. 2018

Chang YJ, Tsai SK, Wang TY (2008) A context aware handheld wayfinding system for individuals with cognitive impairments. Proceedings of the 10th international ACM SIGACCESS conference on computers and accessibility, S 27–34

Crete-Nishihata M, Baecker RM, Massimi M, Ptak D, Campigotto R, Kaufman LD, Brickman AM, Turner GR, Steinerman JR, Black SE (2012) Reconstructing the past: personal memory technologies are not just personal and not just for memory. Hum Comput Interact 27(1–2):92–123

Cook DJ, Crandall AS, Thomas BL, Krishnan NC (2013) CASAS: a smart home in a box. Computer 46(7):62–69. ▶ https://doi.org/10.1109/MC.2012.328

Demenz Support Stuttgart gGmbH, DSS (Hrsg) (2015) Technische Unterstützung bei Demenz – Fokus eigene Häuslichkeit (Produktkatalog, 2. Aufl, März 2015). ▶ http://www.demenz-support.de/Repository/Produktliste_2015_web.pdf. Zugegriffen: 25. Apr. 2018

Ehret S, Putze F, Miller-Teynor H, Kruse A, Schultz T (2016) Technikbasiertes Spiel von Tagespflegebesuchern mit und ohne Demenz. Z Gerontol Geriat 50(1):35–44. ▶ https://doi.org/10.1007/S00391-016-1093-2

Fasola J, Mataric MJ (2012) Using socially assistive human-robot interaction to motivate physical exercise for older adults. Proc IEEE 100(8):2512–2526. ▶ https://doi.org/0.1109/JPROC.2012.2200539

FZI (2018) Forschungsfeld Smart Home und Ambient Assisted Living. ▶ https://www.fzi.de/forschung/forschungsfelder/detail/ffeld/smart-home-und-ambient-assisted-living-aal/. Zugegriffen: 21. Okt. 2018

Gillespie A, Best C, O'Neill B (2012) Cognitive function and assistive technology for cognition: a systematic review. J Int Neuropsychol Soc 18(1):1–19. ▶ https://doi.org/10.1017/S1355617711001548

Gschwind YJ, Bridenbaugh S (2011) Früherkennung von Demenz und Sturzrisiko – Die Rolle der Ganganalyse. Geriatrie-Forum, Der Informierte Arzt (6):39–41. ▶ https://www.tellmed.ch/include_php/previewdoc.php?file_id=8223. Zugegriffen: 21. Okt. 2018

Guhl T, Heuer S, Rosales B, Walther S, Schneider J (2014) Entwicklung eines Mobilitätsassistenten für eingeschränkte Personen – Hintergrund, Status und Möglichkeiten der Kooperation. In: Schultz T, Putze F, Kruse A (Hrsg) Technische Unterstützung für Menschen mit Demenz. KIT Scientific Publishing, Karlsruhe, S 145–166

Hampstead BM, Stringer AY, Stilla RF et al. (2012) Mnemonic strategy training partially restores hippocampal activity in patients with mild cognitive impairment. Hippocampus 22(8):1652–1658. ▶ https://doi.org/10.1002/hipo.22006

Kirste T (2011) Ambient Assisted Living (AAL) Komponenten, Projekte, Services – Eine Bestandsaufnahme. BMBF/VDE Innovationspartnerschaft AAL (Hrsg)

KommGutHeim (2016) KommGutHeim App – Dein virtueller Begleiter. ► http://www.kommgutheim.eu/. Zugegriffen: 25. Apr. 2018

Kressig (2014) Früherkennung: Ganganalyse kann beginnende Demenz vorhersagen, Basel Mobility Center, Felix Platter-Spital Basel, Schweiz. ► https://medizintechnologie.de/fileadmin/pdfs/335.pdf. Zugegriffen: 25. Okt. 2018

Krieg-Brückner B, Röfer T, Shi H, Gersdorf B (2011) Mobilitätassistenz im "Bremen Ambient Assisted Living Lab" (BAALL). Altern und Technik 104(368):157–174

Kruse A (2010) Menschenbild und Menschenwürde als grundlegende Kategorien der Lebensqualität demenzkranker Menschen. In: Kruse A (Hrsg) Lebensqualität bei Demenz? Zum gesellschaftlichen und individuellen Umgang mit einer Grenzsituation im Alter. Akademische Verlagsgesellschaft, Heidelberg, S 182–212

Kruse A, Schmitt E (2014) Demenz und Technik aus gerontologischer Perspektive. In: Schultz T, Putze F, Kruse A (Hrsg) Technische Unterstützung für Menschen mit Demenz. KIT Scientific Publishing, Karlsruhe, S 19–42

Lenker JA, Harris F, Taugher M, Smith RO (2013) Consumer perspectives on assistive technology outcomes. Disabil Rehabil Assist Technol 8(5):373–380. ► https://doi.org/10.3109/17483107.2012.749429

Lin JJ, Mamykina L, Lindtner S, Delajoux G, Strub HB (2006) Fish'n'Steps: encouraging physical activity with an interactive computer game. Proceedings of the 8th international conference on ubiquitous computing, S 261–278

Löfqvist C, Nygren C, Sźeman Z, Iwarsson S (2005) Assistive devices among very old people in five European countries. Scand J Occup Ther 12(4):181–192

Media4Care (2016) Das Tablet für Senioren, Menschen mit Demenz und ihre Betreuer. ► https://www.media4care.de/. Zugegriffen: 28. Apr. 2018

Pantel J, Haberstroh J, Schröder J (2010) Psychopharmaka im Altenpflegeheim – zum Wohle der Bewohner? In: Kruse A (Hrsg) Lebensqualität bei Demenz. Zum gesellschaftlichen und individuellen Umgang mit einer Grenzsituation im Alter. Akademische Verlagsgesellschaft AKA GmbH, Heidelberg, S 317–336

Pepper: Who is Pepper? Ein geselliger Begleiter, der entworfen wurde, um mit Menschen zu leben. ► https://www.ald.softbankrobotics.com/en/robots/pepper. Zugegriffen: 10. Apr. 2018

Polidori MC, Pientka L (2012) A brief update on dementia prevention. Z Gerontol Geriatr 45(1):7–10. ► https://doi.org/10.1007/s00391-011-0263-5

Pot AM, Willemse BM, Horjus S (2012) A pilot study on the use of tracking technology: feasibility, acceptability, and benefits for people in early stages of dementia and their informal caregivers. Aging Ment Health 16(1):127–134. ► https://doi.org/10.1080/13607863.2011.596810

Prescher S, Bourke AK, Köhler F, Martins A, Ferreira HS, Sousa TB, Castro RN, Santos A, Torrent M, Gomis S, Hospedales M, Nelson J (2012) A ubiquotous ambient assisted living solution to promote safer independent living in older adults suffering from co-morbitity. Conf Proc IEEE Eng Med Biol Soc 2012:5118–5121. ► https://doi.org/10.1109/EMBC.2012.6347145

Prince M, Acosta D, Ferri CP, Guerra M, Huang Y, Llibre Rodriguez JJ, Salas A, Sosa AL, Williams JD, Dewey ME, Acosta I, Jotheeswaran AT, Liu Z (2012) Dementia incidence and mortality in middle-income countries, and associations with indicators of cognitive reserve: a 10/66 Dementia Research Group population-based cohort study. Lancet 380(9836):50–58. ► https://doi.org/10.1016/S0140-6736(12)60399-7

Queirós A, Silva A, Alvarelhão J, Rocha JP, Teixeira A (2013) Usability, accessibility and ambient-assisted living: a systematic literature review. Univ Access Inf Soc 14:57–66. ► https://doi.org/10.1007/s10209-013-0328-x

Rashid A, Strnad T, Strnad O (2011) Living Labs als Forschungsansatz für Ambient Assisted Living (AAL). In: Eibl M, Ritter M (Hrsg) Workshop-Proceedings der Tagung Mensch & Computer 2011 überMEDIEN|ÜBERmorgen. Universitätsverlag Chemnitz, Chemnitz, S 335–340

Rashidi P, Mihailidis A (2013) A survey on ambient-assisted living tools for older adults. IEEE JBiomed Health Inform 17(3):579–590

Rehrl T, Troncy R, Bley A, Ihsen S, Scheibl K, Schneider W, Glende S, Goetze S, Kessler J, Hintermüller C, Wallhoff F (2012) The ambient adaptable living assistant is meeting its users. Proc. of AAL Forum 2012-Eindhoven. ► http://www.eurecom.fr/~troncy/Publications/ALIAS-aalforum12.pdf. Zugegriffen: 6. Dez. 2018

Roark B, Mitchell M, Hosom JP, Hollingshead K, Kaye J (2011) Spoken language derived measures for detecting mild cognitive impairment. IEEE Trans Audio Speech Lang Process 19(7):2081–2090

Salminen AL, Brandt A, Samuelsson K, Töytäri O (2009) Mobility devices to promote activity and participation: a systematic review. J Rehabil Med 41(9):697–706. ► https://doi.org/10.2340/16501977-0427

Schultz T, Putze F, Mikut R, Weinberger N, Boch K, Schmitt E, Decker M, Lind-Matthäus D, Metz B (2014) Technische Unterstützung für Menschen mit Demenz – Ein Überblick. In: Schultz T, Putze F, Kruse A (Hrsg) Technische Unterstützung für Menschen mit Demenz. KIT Scientific Publishing, Karlsruhe, S 1–18

Schultz T, Putze F, Schulze T, Mikut R, Doneit W, Kruse A, Depner A, Franz I, Engels MA, Gaerte P, Bothe D, Ziegler C, Maucher I, Ricken M, Dimitrov T, Herzig J, Bernardin K, Gehrig T, Lohse J, Adam M, Fischer M, Volpe M, Simon C (2016) I-CARE: individual activation of people with dementia. In 13th biannual conference of the German cognitive science society(KogWis 2016), Proceedings (Hrsg: Barkowsky T), Bremen, 26–30 September, 2016, S 219–220

Schultz T, Putze F, Schulze T, Steinert L, Mikut R, Doneit W, Kruse A, Depner A, Franz I, Engels MA, Gaerte P, Jünger S, Linden R, Ziegler C, Ricken M, Dimitrov T, Herzig J, Maucher I, Bernardin K, Gehrig T, Lohse J, Glesing K, Fischer M, Simon C (2018) I-CARE: Ein Mensch-Technik Interaktionssystem zur Individuellen Aktivierung von Menschen mit Demenz. In: Boll S, Hein A, Heuten W, Wolf-Ostermann K (Hrsg) Zukunft der Pflege Tagungsband der 1. Clusterkonferenz 2018, Innovative Technologien für die Pflege. BIS Verlag der Carl von Ossietzky Universität, Oldenburg, S 94–99

SeaHeroQuest (2017) VR Spiel der Telekom, entwickelt für Wissenschaftler, um Auswirkungen der Demenz besser zu verstehen. ▶ http://www.seaheroquest.com/site/de/dementia. Zugegriffen: 1. Okt. 2018

Seelye AM, Schmitter-Edgecombe M, Cook DJ, Crandall A (2013) Naturalistic assessment of everyday activities and prompting technologies in mild cognitive impairment. J Int Neuropsychol Soc 19(4):442–452. ▶ https://doi.org/10.1017/S135561771200149X

Singer T, Lindenberger U, Baltes PB (2003) Plasticity of memory for new learning in very old age: a story of major loss? Psychol Aging 18(2):306–317

Stiefelhagen R, Schultz T, Putze F, Kruse A, Metz B (2016) AKTIV mit Demenz – technischen Aktivierungssystemen sei Dank. In: Baden-Würtemberg Stiftung (Hrsg) 100! Was die Gesellschaft vom Altern weiß. S. Hirzel Verlag, Stuttgart, S 127–136

THS (2018) Intelligenter Hausnotruf, ServiceWohnen und Pflegebett von Telekom Healthcare Solutions. ▶ https://www.telekom-healthcare.com/de/pflege-aal/. Zugegriffen: 25. Apr. 2018

Wada K, Shibata T, Musha T, Kimura S (2008) Robot therapy for elders affected by dementia. IEEE Eng Med Biol Mag 27(4):53–60. ▶ https://doi.org/10.1109/MEMB.2008.919496

Wankerl S, Nöth E, Evert S (2016) An analysis of perplexity to reveal the effects of Alzheimer's disease on language. ITG-Fachbericht 267: Speech Communication Paderborn, S 254–259

Weiner J, Herff C, Schultz T (2016) Speech-based detection of Alzheimer's disease in conversational German (conference paper). Interspeech conference 2016. ▶ https://doi.org/10.21437/interspeech.2016-100

Weiner J, Schultz T (2018) Automatic screening for transition into dementia using speech. In 13th ITG conference on speech communication

Gewalt und Demenz

Doris Gebhard

D. Gebhard, E. Mir (Hrsg.), *Gesundheitsförderung und Prävention für Menschen mit Demenz*,
https://doi.org/10.1007/978-3-662-58130-8_17

Gewalt, die Menschen mit Demenz erleben ist vielfältig – sie wird in verschiedener Art und Weise, in unterschiedlichen Kontexten, aus diversen Gründen, in vielen Beziehungen ausgeführt. Dabei sind Menschen mit Demenz in unterschiedlichen Rollen involviert – als „Opfer" aber auch als „Täter". Die Prävention von Gewalthandlungen, in welche ältere Menschen und im speziellen Menschen mit Demenz involviert sind, ist bislang ein wenig erforschtes Thema. Es fehlen evidenzbasierte und effektive Maßnahmen, um Gewalthandlungen zu vermeiden, erfolgte Gewalthandlungen zu erfassen und Interventionen, die sich im Sinne einer tertiären Prävention an die Beteiligten von Gewaltsituationen richten. Der Beitrag gibt einen Überblick über die bestehende, wenn auch lückenhafte, Evidenzlage und diskutiert diese in Bezug auf Menschen mit Demenz mit dem Aufruf, zukünftig Gewaltprävention als wichtigen Baustein in der Gesundheitsförderungs- und Präventionslandschaft für diese Zielgruppe zu positionieren.

Gewalt gegen ältere Menschen ist ein Public Health Problem mit gesundheitlichen, sozialen und ökonomische Auswirkungen, das international zunehmende Aufmerksamkeit erfährt. Dennoch gibt es bislang keine allgemein gültige Definition für das im Englischen zumeist mit „Elder Abuse" beschriebene Phänomen. Das US-Amerikanische National Center for Injury Prevention and Control publizierte in seinem Papier „Elder Abuse Surveillance" einheitliche Definitionen von Begrifflichkeiten rund um den Themenkomplex. Darin wurde Gewalt gegen ältere Menschen als „intentional act or failure to act by a caregiver or another person in a relationship involving an expectation of trust that causes or creates a risk of harm to an older adult" definiert (Hall et al. 2016, S. 28). Somit werden alle intentionalen Handlungen oder Unterlassungen von Handlungen, die ein Risiko für die Schädigung einer älteren Person mit sich bringen, als Gewalthandlungen angesehen. Diese Formulierung entspricht auch der aktuellen Definition der Weltgesundheitsorganisation (WHO 2015). Im Rahmen dieser Definition differenzieren Forschende, Praktiker und juristische Instanzen 5 Typen von Gewalthandlungen gegen ältere Menschen (Hall et al. 2016):

- **Physische Misshandlung:** Diese Art von Gewalt beinhaltet den intendierten Gebrauch von physischer Kraft, welcher zu einer chronischen oder akuten Krankheit, Körperverletzung, physischem Schmerz, funktionaler Beeinträchtigung, Distress oder Tod führt. Auch der unangemessene Einsatz von Medikamenten und andere Einschränkungen der körperlichen Bewegungsfreiheit zählen zu Formen von physischer Gewalt.
- **Psychische oder emotionale Misshandlung:** Verbales oder non-verbales Verhalten, das Qualen, Beklemmung, mentale Schmerzen, Angst oder Distress auslöst, wird als psychische bzw. emotionale Gewalt angesehen. Dies kann u. a. Demütigung, Respektlosigkeiten, Bedrohung, Schikanen, Isolation oder Zwangsmaßnahmen beinhalten.
- **Sexuelle Misshandlung:** Dieser Begriff umfasst jegliche erzwungene und/oder ungewollte sexuelle Interaktion, mit oder ohne Körperkontakt.
- **Finanzielle Misshandlung:** Die illegale, unautorisierte oder unsachgemäße Nutzung der Ressourcen eines älteren Menschen wird als finanzielle Gewalt definiert. Dies inkludiert u. a. die Vorenthaltung des rechtmäßigen Zugangs zu Informationen über oder der Verwendung von Leistungen, Ressourcen, Eigentum oder Vermögen.
- **Vernachlässigung:** Das Versäumnis oder das Versagen dabei eine ältere Person vor Schaden zu beschützen oder ihre Bedürfnisse nach grundlegender medizinischer Versorgung, Nahrung, Flüssigkeit, Hygiene, Kleidung, Basisaktivitäten des täglichen Lebens oder Schutz zu erfüllen, wird als Vernachlässigung beschrieben.

Betrachtet man die unterschiedlichen Typen von Gewalthandlungen anhand der Jahresprävalenzen von zu Hause lebenden alten Menschen im Vergleich, so treten psychische oder emotionale Gewalthandlungen mit 8,8 % am häufigsten auf, gefolgt von finanziellen Misshandlungen (4,7 %), Vernachlässigung (3,1 %) und physischer Gewalt (2,8 %) und knapp 1 % (0,7 %) der zu Hause lebenden älteren Menschen wird Opfer von sexueller Gewalt (Pillemer et al. 2016).

Es wird zwischen 5 Typen von Gewalthandlungen unterschieden: physische, psychische/emotionale, sexuelle und finanzielle Misshandlungen sowie Vernachlässigung. Psychische und emotionale Misshandlungen von älteren Menschen kommen dabei im Vergleich am häufigsten vor.

Auch wenn das Thema Gewalt gegen ältere Menschen in den letzten Jahren durch ein Mehr an Forschungsaktivitäten, Sensibilisierungs- und Aufklärungskampagnen in der Öffentlichkeit, Informationsbereitstellung, Berichterstattung und beginnender Enttabuisierung, aber leider auch durch mediale Meldungen von Missständen im stationären Langzeitpflegebereich zunehmende Aufmerksamkeit im Diskurs zum Thema Betreuung und Pflege erhalten hat, so gibt es darin im Speziellen einen Bereich, der bislang wenig Beachtung fand: Die größte Lücke im Wissen rund um das Thema Gewalt gegen ältere Menschen liegt im Bereich der Prävention (Pillemer et al. 2016).

Bereits Anfang des Jahrtausends tätigte die Weltgesundheitsorganisation mit der Toronto Deklaration zur globalen Prävention von Gewalt gegen ältere Menschen (WHO 2002) einen Aufruf zur Handlung. Darin wurde festgehalten, dass die Prävention von Gewalthandlungen jeglicher Art gegen ältere Menschen der Involvierung vieler Sektoren und der Gesamtgesellschaft bedarf, wobei den im Gesundheitssektor Tätigen eine zentrale Rolle zugesprochen wird. Weiter sollen Informationsverbreitung und Aufklärung im Gesundheits- und Pflegesektor sowie in der breiten Öffentlichkeit dazu beitragen, das Stigma, die Stereotype und das Tabu, die mit dem Thema Gewalt gegen ältere Menschen verknüpft sind, zu bekämpfen, um so im primärpräventiven Sinne Gewalthandlungen zu vermeiden. Aktuell, nun knapp 20 Jahre nach der Veröffentlichung der Deklaration, kann jedoch nur das wenig erfreuliche Zwischenfazit gezogen werden, dass dieser Aufruf weitestgehend ungehört verhallt ist. Denn betrachtet man die Entwicklung des internationalen Wissens über effektive Ansätze der Gewaltprävention muss festgestellt werden, dass auch die aktuelle Studienlage keine Auskunft darüber gibt, welche Interventionen wirksam sind, um Gewalthandlungen gegen ältere Menschen zu vermeiden oder zu reduzieren, zudem sind die wenigen vorhandenen Studien von niedriger methodischer Qualität (Baker et al. 2016). Dies ist jedoch nicht bloß ein Problem, mit dem sich Forschende in diesem Themenbereich befassen und das weit weg von jeglicher Praxis relevant erscheint, ganz im Gegenteil. Die Abwesenheit von wirksamen und zugleich praxistauglichen Interventionsansätzen hat massive Auswirkungen auf die Pflege- und Betreuungsrealität, da bezogen auf Institutionen der Altenhilfe, aber auch auf den häuslichen Betreuungskontext bislang keine nachhaltigen Strukturen im Gesundheits- und Sozialsektor vorhanden sind, die auf Verhaltens- und Verhältnisebene Gewalthandlungen gegen ältere Menschen verhindern oder reduzieren. Die Weltgesundheitsorganisation bringt die Situation wie folgt auf den Punkt: Aufgrund der nahezu kompletten Abwesenheit von verlässlichen Evidenzen in Bezug auf Präventionsprogramme ist eine offizielle „Public Health Response" (WHO 2015, S. 75) zu diesem Thema nach wie vor ausständig.

Die lückenhafte Evidenzlage hinsichtlich des Auftretens von Gewalthandlungen und wirksamer Präventionsmaßnahmen verschärft sich nochmalig bei jener Gruppe älterer Menschen, die höchst gefährdet ist Gewalt zu erleben: Menschen mit Demenz (Dong 2015; Pillemer et al. 2016).

17.1 Gewalt und Menschen mit Demenz

In einer systematischen Literaturübersichtsarbeit zeigen McCausland et al. (2016), dass für Menschen mit Demenz im Vergleich zu kognitiv normalen älteren Menschen die Wahrscheinlichkeit für Gewalterleben im häuslichen Kontext doppelt so hoch ist. Zudem erleben auch innerhalb der Gruppe der Menschen mit Demenz jene Personen mit fortgeschritteneren kognitiven Beeinträchtigungen ein höheres Maß an Gewalthandlungen als Menschen in einem früheren Stadium der Erkrankung (Serra et al. 2018). Darüber hinaus sind weitere Risikofaktoren für das Erleben von Gewalt, funktionale Beeinträchtigung sowie schlechte körperliche und mentale Gesundheit (Pillemer et al. 2016) bei Menschen mit Demenz häufiger vorhanden als bei kognitiv gesunden älteren Menschen. Aber auch die direkt mit der Demenzerkrankung assoziierten psychologischen und verhaltensbezogenen Symptome, wie z. B. Agitation oder Aggressivität, erhöhen die Wahrscheinlichkeit für Gewalterfahrungen (Dong et al. 2014). In der Zusammenschau der Risikofaktoren, die Menschen mit Demenz alleine aufgrund ihrer Grunderkrankung mitbringen, wird sehr rasch deutlich, dass diese Personengruppe als höchst vulnerabel hinsichtlich des Erlebens von Gewalt eingestuft werden muss. Dies bestätigt auch die vorhandene Datenlage: Die Jahresprävalenz für häusliche Gewalt liegt bei Menschen mit Demenz bei 19 % (psychische Misshandlungen) bzw. 11 % (physische Misshandlungen) (McCausland et al. 2016). Wiglesworth et al. (2010) zeigten in einer Untersuchung von 129 Menschen mit Demenz, die im häuslichen Setting versorgt werden, dass fast die Hälfte (47,3 %) misshandelt wurde: 88,5 % der misshandelten Personen erfuhren psychologische Misshandlungen, 19,7 % physiologische und 29,5 % der betroffenen Menschen mit Demenz wurden vernachlässigt. Studien, die valide Prävalenzen für finanziellen oder sexuellen Missbrauch von Menschen mit Demenz präsentieren, sind aktuell nach wie vor nicht vorhanden (McCausland et al. 2016).

Für den deutschen Raum liegen die aktuellsten Zahlen aus einer deutschlandweiten Befragung pflegender Angehöriger des Zentrums für Qualität in der Pflege (ZQP) (Eggert et al. 2018) vor, die das Bild der hohen Vulnerabilität von zu Hause versorgten Menschen mit Demenz gegenüber Gewalthandlungen bestätigen. Den Studienergebnissen zufolge wird gegen Menschen mit Demenz im häuslichen Betreuungskontext häufiger Gewalt ausgeübt als gegen kognitiv gesunde Pflegebedürftige. Konkret erfahren 38 % der zu Hause betreuten Menschen mit Demenz psychische Gewalt (vs. 30 % ohne Demenz), 19 % physische Gewalt (vs. 8 % ohne Demenz), 12 % freiheitsentziehende/-einschränkende Maßnahmen (vs. 2 % ohne Demenz) und 15 % der zu Hause betreuten Menschen mit Demenz erfahren Vernachlässigung (vs. 8 % ohne Demenz).

Wie verlässlich die Höhe der Prävalenzraten sind bleibt fraglich, denn nicht bloß Problemstellungen hinsichtlich der wahrheitsgetreuen Angaben der Betreuungspersonen bei diesem mit einem Stigma behafteten Thema gilt es zu berücksichtigen, auch die Perspektive aus welcher das Auftreten von Gewalthandlungen beurteilt wird. Dabei geben Menschen mit Demenz signifikant höhere Werte hinsichtlich des Vorkommens von Gewalthandlungen an, als dies ihre Betreuungspersonen tun (Fang und Yan 2018). So zeigen VandeWeerd et al. (2013) in ihrer Befragung von zu Hause betreuten Menschen mit Demenz und ihren Betreuungspersonen, dass 17,2 % der Betreuungspersonen angeben, physische Gewalt anzuwenden, wohingegen gleichzeitig 26,1 % der von diesen Personen Betreuten angeben, physische Gewalt in der Pflegebeziehung zu erleben. Vor diesem Hintergrund müssen die vorliegenden Häufigkeitsangaben zum Vorkommen von Gewalthandlungen gegen Menschen mit Demenz vermutlich nach oben korrigiert werden, denn die allermeisten Studien beruhen auf Angaben der Betreuungspersonen und nicht auf jenen der betreuten Personen selbst.

> **Menschen mit Demenz machen im häuslichen Versorgungssetting doppelt so häufig Gewalterfahrungen wie kognitiv gesunde alte Menschen.**

Studien, die sich mit Gewalthandlungen in der Lebenswelt Pflegeheim befassen, liegen bislang lediglich in relativ schlechter methodischer Qualität vor und behandeln zumeist nicht alle Formen von Gewalt (Castle et al. 2015; Pillemer et al. 2016). Gründe dafür können im Zusammentreffen von mehreren Faktoren gesucht werden, da die Bewohner das Berichten von Vorfällen oftmals aufgrund von erwarteten negativen Konsequenzen (für sich selbst oder die Pflegeperson) unterlassen, es ihnen aufgrund von kognitiven Beeinträchtigungen nicht möglich ist darüber zu berichten oder sie nicht wissen, an wen sie sich mit ihren Erfahrungen wenden können (Castle et al. 2015). Die Studie von Post (2010) bietet zumindest einen Einblick in die Häufigkeit von Gewalthandlungen in stationären Pflegeeinrichtungen: 29,1 % der Bewohner erleben eine oder mehrere Arten von Gewalthandlungen. Dabei nehmen körperliche Misshandlungen mit einer Prävalenz von 24,3 % eine zentrale Rolle ein (Schiamberg et al. 2012). Studien, die sich speziell mit Menschen mit Demenz im institutionellen Setting befassen, sind in der aktuellen Literatur unterrepräsentiert. Eine kürzlich veröffentlichte Literaturübersichtsarbeit fasst jedoch die aktuelle Studienlage wie folgt zusammen: 8,3 % bis 66 % der in stationären Langzeitpflegeeinrichtungen betreuten Menschen mit Demenz erleben physische Gewalt, zwischen 8,3 % und 75 % erleben psychische Gewalt und 78,3 % erleben Vernachlässigung (Fang und Yan 2018).

Für Deutschland liegt aus dem Jahr 2017 eine Studie des ZQPs auf Basis von 250 Einrichtungen der stationären Langzeitpflege vor (Eggert et al. 2017). Allerdings wurden dabei lediglich die Pflegedienstleitungen bzw. Qualitätsbeauftragten der Einrichtungen nach ihrer Einschätzung der Situation befragt und keine direkte Erhebung der Vorfälle oder Befragung der Betreuungspersonen und/oder der Betreuten vorgenommen. Dies gibt vermutlich keinen validen Einblick in die reale Situation und in die Häufigkeit von Gewalthandlungen, jedoch zeigen die Ergebnisse eindrucksvoll auf, wie sehr die Problematik von Verantwortlichen im Setting unterschätzt bzw. negiert wird. Denn 42 % der Befragten geben an, dass Vernachlässigung im Bereich der stationären Langzeitpflege niemals vorkommt, 54 % sind der Meinung, dass körperliche Gewalt niemals vorkommt und in Hinblick auf freiheitsentziehende Maßnahmen sind es 67 % der Führungspersonen, die der Meinung sind, dass dies in Einrichtungen der stationären Langzeitpflege niemals vorkommt. Weiter geht aus der Befragung hervor, dass in 46 % der Einrichtungen kein Personal vorhanden ist, das speziell für den Umgang mit Konflikten, Aggression und Gewalt geschult ist und in über einem Drittel der Einrichtungen ist das Thema Gewalt nicht Teil des Leitbildes. Vor diesem Hintergrund ist die Priorisierung des Themas Gewaltprävention im Rahmen des Leitfadens Prävention in stationären Pflegeeinrichtungen nach § 5 SGB XI (GKV-Spitzenverband 2018) in Deutschland als wichtiger Meilenstein zu bewerten. Der GKV-Spitzenverband definiert die Prävention von Gewalt als eines der 5 Handlungsfelder für das Setting Pflegeheim und verpflichtet somit die Pflegekassen Finanzmittel für spezifische Präventionsmaßnahmen sowie für deren evidenzbasierte, partizipative Entwicklung und wissenschaftliche Evaluation in diesem Bereich bereitzustellen. Hier gilt es nun zu hoffen, dass die speziellen Bedürfnisse von Menschen mit Demenz bei der Umsetzung des Leitfadens (in Bezug auf alle 5 Handlungsfelder) von den Krankenkassen und ihren Projektpartnern spezifisch adressiert werden, da diese mit einem Anteil von bis zu 85 % die größte Personengruppe in diesem Setting darstellen (Auer et al. 2018).

Die Definition von Gewalthandlungen gegen ältere Menschen beinhaltet neben der

Bezugnahme auf die Gewalthandlung selbst auch eine Spezifikation der gewaltausführenden Person. Nicht etwa fremde Personen, sondern Personen, die mit der Pflege oder Betreuung des älteren Menschen betraut sind oder mit älteren Menschen in einer Beziehung stehen, die Vertrauen erwarten lässt, werden zu „Tätern" (Hall et al. 2016). Als ausführende Personen treten bei Gewalthandlungen gegen Menschen mit Demenz vorwiegend Familienmitglieder, bezahlte Betreuungspersonen, Freunde und Anbieter von Gesundheits- und Pflegeleistungen in Erscheinung, wobei die Belastung und der erlebte Stress der Betreuungsperson als häufigste Risikofaktoren für Gewaltausübung angesehen werden. Darüber hinaus stellen Depression, Angst, Alkoholmissbrauch, soziale Isolation und eine schlechte Beziehung zum zu betreuenden Menschen mit Demenz bereits vor der Erkrankung weitere relevante Risikofaktoren dar, um Gewalthandlungen auszuüben (Dong et al. 2014; Serra et al. 2018; VandeWeerd et al. 2013). Vor diesem Hintergrund gilt es kritisch zu reflektieren, ob der Begriff des „Täters" bei Gewalthandlungen dieser Art immer der richtige ist oder ob es in Hinblick auf die multiplen Belastungen in einer Betreuungsbeziehung nicht gegebenenfalls auch gewisser Grauschattierungen in der Schuldzuweisung bedarf, ohne dabei die Gewalthandlung an sich rechtfertigen oder gar legitimieren zu wollen. Betrachtet man die andere Seite der Medaille und richtet den Blick auf protektive Faktoren, also Faktoren, die vor der Ausübung von Gewalt schützend wirken, so ist eine gute Beziehung in der Vergangenheit zwischen dem Pflegenden und dem Menschen mit Demenz die beste Prävention ebenso wie ein guter allgemeiner Gesundheitsstatus, ein hohes Selbstwertgefühl, soziale Unterstützung und Resilienz seitens der Pflegeperson (Serra et al. 2018; VandeWeerd et al. 2013).

Auch wenn der Gewalt, die gegen Menschen mit Demenz gerichtet ist im öffentlichen und fachlichen Diskurs wohl am meisten Aufmerksamkeit geschenkt wird, so gilt es in einer gesamtheitlichen Betrachtung des Themas dennoch zu berücksichtigen, dass auch Menschen mit Demenz selbst zum ausübenden Part in Gewaltsituationen werden können. Hierbei können 3 weitere Konstellationen der Gewaltausübung identifiziert werden, in die Menschen mit Demenz involviert sein können:

1. Gewalt, die von Menschen mit Demenz ausgeht und gegen Betreuungs- und Pflegepersonen gerichtet ist.
2. Gewalt, die von Pflegeheimbewohnern mit Demenz ausgeht und gegen andere Bewohner gerichtet ist (zumeist im Setting der stationären Langzeitpflege).
3. Gewalt, die Menschen mit Demenz gegen sich selbst richten.

Menschen mit Demenz sind nicht nur von Gewalthandlungen betroffen, sie üben diese auch selbst aus. Dieses Verhalten inkludiert Gewalthandlungen auf 3 Ebenen: gegen Betreuungs- und Pflegepersonen, gegen andere Pflegeheimbewohner oder gegen sich selbst.

Die Ausübung von Gewalthandlungen seitens Menschen mit Demenz, die gegen Pflegepersonen gerichtet sind, wurde in der Vergangenheit in der Studienlandschaft nur wenig thematisiert (Scott et al. 2011). Die Literaturübersicht von Zeller et al. (2009) zeigt jedoch, dass das Pflege- und Betreuungspersonal in Pflegeeinrichtungen mit einem breiten Spektrum an aggressivem Verhalten konfrontiert ist, welches von verbaler Aggression bis hin zu physischer Gewalt, z. B. in Form von Beißen oder Treten, reicht. In der Praxis gilt diese Ebene von Gewalt in Pflegeeinrichtungen als Tabuthema, solche Erfahrungen werden kaum dokumentiert und berichtet. Als Gründe für die fehlende Berichterstattung nennen betroffene Pflegepersonen, dass sie sich schämen und deshalb mit niemanden über diese Erfahrungen sprechen oder, dass sie nicht darüber sprechen, weil sie solche Erfahrungen als normalen Teil des Jobs wahrnehmen oder auch weil sie Angst haben ihren Job zu verlieren (Scott et al. 2011). Die Studie von Lachs et al. (2013) zeigt anhand der Erfahrungen von 282 Pflegepersonen im Setting der stationären Langzeitversorgung eindrucksvoll auf, dass diese Form von Gewalt zum Alltag in Pflegeeinrichtungen gehört: 15.6 % der Bewohner haben sich innerhalb von 2 Wochen gegenüber dem Pflegepersonal aggressiv verhalten (2,8 % physisch; 7,5 % verbal; 0,5 % sexuell; 4,8 % Kombination physisch und verbal). Eine aktuelle Studie aus deutschen Pflegeheimen zeichnet ein noch bedrohlicheres Bild: 73 % der Pflegepersonen geben an innerhalb der vergangenen 12 Monate physische Gewalt durch Bewohner erlebt zu haben und 94 % geben an in diesem Zeitraum verbal attackiert worden zu sein (Schablon et al. 2018).

Auch das Wissen über Gewalthandlungen zwischen Bewohnern ist aktuell noch sehr lückenhaft, verlässliche Prävalenzen fehlen bislang, auch wenn die Relevanz des Themas unbestritten ist (McDonald et al. 2015a). Wie eine kanadische Studie zeigt, stellen Gewalthandlungen zwischen Bewohnern ca. ein Drittel der berichteten Misshandlungen in Pflegeheimen dar (McDonald et al. 2015b). Menschen mit Demenz haben ein höheres Risiko als kognitiv gesunde Pflegeheimbewohner „Opfer" und „Täter" in solchen Situationen zu werden. So zeigt die Studie von Murphy et al. (2017) über Todesfälle nach Gewalthandlungen zwischen Bewohnern, dass knapp 90 % der Opfer, wie auch der Täter bei diesen Vorfällen eine Demenzdiagnose aufwiesen. Rosen et al. (2016) untersuchten erstmalig die Strategien von Betreuungs- und Pflegepersonen im Setting Pflegeheim im Umgang mit gewaltassoziierten Handlungen zwischen Bewohnern: Die meisten Strategien waren rein reaktiv, mit der am häufigsten angewendeten Strategie physisch „dazwischen zu gehen", knapp ein Viertel der Pflegepersonen reagierte in keiner Weise auf beobachtete Vorfälle und lediglich 2,2 % der Vorkommnisse wurden dokumentiert. Präventive Strategien werden in der Praxis kaum angewendet. Die Autoren konkludieren, dass es dringend der Entwicklung von evidenzbasierten Interventionen, vor allem in Form von Schulungen, bedarf, um das Personal zur Anwendung von proaktiven Strategien zur Vermeidung solcher Situationen und zum Einsatz von adäquaten Handlungsstrategien in Gewaltsituationen zu befähigen.

Gewalthandlungen, die Menschen mit Demenz gegen sich selbst richten, werden in der Literatur vergleichsweise am seltensten diskutiert, können jedoch in Form von Selbst-Vernachlässigung (Rathbone-McCuan 2014), Selbst-Verletzungen (Murphy et al. 2012) oder suizidalem Verhalten (Mezuk et al. 2014) auftreten (siehe ► Kap. 15).

17.2 Maßnahmen der Gewaltprävention für Menschen mit Demenz

Unabhängig vom Typ, den agierenden Personen und bestehenden Konstellationen in Gewalthandlungen, in die Menschen mit Demenz involviert sein können, kann analog zur allgemeinen Kategorisierung von Präventionsmaßnahmen, eine grobe Zuordnung von Interventionen der Gewaltprävention vorgenommen werden: primäre Präventionsstrategien zur Vermeidung von Gewalthandlungen, sekundäre Präventionsstrategien zur Vermeidung von weiteren Gewalthandlungen nach bereits erfolgten Taten und tertiäre Präventionsstrategien, zum Management der Konsequenzen nach dem Auftreten von Gewalthandlungen.

- Der primären Gewaltprävention können auf individueller Ebene somit alle Maßnahmen aus den Bereichen Training und Schulung zum Thema Gewalt und Gewaltprävention sowie Interventionen zur Reduktion von Risikofaktoren bzw. Stärkung protektiver Faktoren in Bezug auf Gewalthandlungen zugeordnet werden. Diese können sich an die Zielgruppe der Menschen mit Demenz selbst oder auch an Betreuungs- und Pflegepersonen bzw. an weitere relevante Akteure im

Gesundheits- und Sozialsystem richten. Auf gesellschaftlicher Ebene fallen beispielsweise Interventionen zur Sensibilisierung der breiten Öffentlichkeit zum Thema Gewalt gegen Menschen mit Demenz in den Bereich der primären Gewaltprävention.
- Interventionen zur Steigerung der Identifizierungsrate von Gewalthandlungen gegen Menschen mit Demenz, wie z. B. die Einführung von regelmäßigen Screenings in Pflegeeinrichtungen, können der sekundären Gewaltprävention zugeordnet werden.
- Interventionen, die speziell an Menschen mit Demenz, die bereits Gewalt erlebt haben, oder an Ausführende von Gewalthandlungen gerichtet sich, zählen somit zu tertiären Präventionsstrategien.

Gewaltprävention bei Menschen mit Demenz umfasst primär-, sekundär- und tertiärpräventive Interventionsansätze und inkludiert die Vermeidung und Erfassung von Gewalthandlungen sowie Maßnahmen die sich im speziellen an „Opfer" und „Täter" von Gewalthandlungen richten.

Das Chochrane Review zur Prävention von Gewalt gegen ältere Menschen (Baker et al. 2016) gibt einen guten Überblick zum aktuellen Stand der Wissenschaft im Themengebiet. Bereits durch die geringe Anzahl der Studien, die in die Literaturübersichtsarbeit inkludiert werden konnte (n = 7), wird deutlich, wie lückenhaft die Studienlage hinsichtlich der Wirksamkeit von Interventionen zur Gewaltprävention ist. Studien, die sich in diesem Zusammenhang speziell mit der Zielgruppe der Menschen mit Demenz befassen und damit, welche Besonderheiten es in der Konzeption von gewaltpräventiven Maßnahmen benötigt, fehlen nahezu zur Gänze. Baker et al. (2016) nehmen in ihrem Review eine thematische Kategorisierung von Maßnahmen zur Gewaltprävention vor, die auch in Hinblick auf Interventionen für Menschen mit Demenz gut übertragbar erscheint:

Schulung und Training

Dieser Maßnahmenansatz umfasst Training und berufliche Fortbildung für Dienstleister sowie Maßnahmen zur Stärkung der Gesundheitskompetenz bezogen auf den Themenbereich in der breiten Öffentlichkeit, bei älteren Menschen und Menschen mit Demenz, Betreuungspersonen von Menschen mit Demenz und anderen Personengruppen, die mit Menschen mit Demenz in Interaktion stehen. Diese Maßnahmen erfolgen mit dem Ziel, die Einstellung und das Wissen hinsichtlich Menschen mit Demenz im Allgemeinen und im Speziellen zum Thema Gewalt zu verbessern und Kompetenzen zur Gewaltprävention zu fördern. Die Arbeit von Baker et al. (2016) inkludiert drei Studien aus diesem Maßnahmensegment. Alle drei Schulungsprogramme richteten sich an die Zielgruppe der professionellen Betreuungspersonen. Die Autoren konkludieren, dass keine gesicherte Aussage darüber getroffen werden kann, ob solche Interventionen das Wissen der Teilnehmenden verbessern und auch wenn sie diesen Effekt zeigen, ist es dennoch sehr unsicher, ob dies zu einer Reduktion von Gewalthandlungen führen würde. Jedoch ist es möglich, dass solche Schulungsprogramme die Fähigkeit von professionellen Betreuungspersonen erhöht, Bewohner-zu-Bewohner Gewalthandlungen besser zu erkennen. Diese Konklusion ziehen Baker et al. (2016) in Bezug auf die Studie von Teresi et al. (2013). In diesem Projekt wurde ein spezielles Trainingsprogramm für Betreuungspersonen im Setting Pflegeheim konzipiert, umgesetzt und randomisiert und kontrolliert evaluiert, mit den beiden Zielen das Wissen des Personals über Bewohner-zu-Bewohner Gewalt zu verbessern und die Häufigkeit der erkannten und berichteten Fälle von Bewohner-zu-Bewohner Gewalt zu erhöhen (jeweils im Vergleich zur

Kontrollgruppe der Betreuungspersonen, die das Trainingsprogramm nicht erhielten). Das Training beinhaltete 3 Schwerpunktthemen: 1) Erkennen von Bewohner-zu-Bewohner Gewalthandlungen und deren Risikofaktoren, 2) Management von Bewohner-zu-Bewohner Gewaltsituationen und 3) Implementierung von Leitlinien. Die Evaluation zeigte, dass das Training zu einer signifikanten Steigerung des Wissens der Teilnehmenden führte, und auch die Identifikationsrate von Gewalthandlungen zwischen Bewohnern war im Zeitraum nach dem Training in der Teilnehmendengruppe doppelt so hoch im Vergleich zur Kontrollgruppe. Auch wenn diese Studie aufzeigen konnte, dass ein Mehr an Wissen auch zu einer veränderten Handlungsweise führen kann, so befasst sich die Literaturübersichtsarbeit von Touza Garma (2017) nicht nur mit dem Wissen, sondern auch mit der Einstellung von Health Professionals hinsichtlich der Erkennung und dem Reporting von Gewalthandlungen gegenüber älteren Menschen. Ein spannendes Ergebnis des Reviews in Hinblick auf Menschen mit Demenz scheint, dass drei Schulungsprogramme zwar eine Steigerung des Wissens von Pflegepersonen bewirkten, jedoch die Programme nicht zu einer Änderung der Einstellung gegenüber Menschen mit Demenz führten. Eine Fokussierung auf eine Änderung der Einstellung gegenüber Menschen mit Demenz sollte somit zukünftig als Lernziel bei Schulungen aus diesem Bereich klar definiert und in den Inhalten aktiv adressiert werden.

■ Interventionen zur Reduktion von Risikofaktoren für Gewalthandlungen

Dieser Interventionsansatz umfasst z. B. psychologische Maßnahmen zum Wut- und Stressmanagement, Verhaltenstherapie, Angebote zur Kurzzeitpflege, soziale Unterstützungsgruppen bzw. Selbsthilfegruppen für Betreuungspersonen, Implementierung von Programmen und Prozessen in Institutionen zur Reduktion von Maßnahmen von Freiheitsbeschränkungen oder auch intergenerationale Programme zur Forcierung einer positiven Einstellung zu älteren Menschen bzw. Menschen mit Demenz. Aus diesem Angebotsspektrum konnte die Literaturübersichtsarbeit von Baker et al. (2016) lediglich eine Studie identifizieren, die sich allerdings speziell mit Menschen mit Demenz bzw. mit deren informellen Betreuungspersonen befasst: Das Projekt START (STrAtegies for RelaTives) ist eines der wenigen Interventionsbeispiele, das speziell diese Zielgruppe adressiert (Cooper 2016). Im Rahmen von 8 Terminen wurde auf Basis eines Schulungsmanuals an Coping-Strategien mit den Betreuungspersonen gearbeitet. Die randomisierte und kontrollierte Evaluation der Intervention zeigte jedoch keinen Effekt auf das Gewaltverhalten der Teilnehmenden gegenüber der zu betreuenden Person mit Demenz.

■ Spezifische Politik und Gesetzgebung

In diese Kategorie fallen politischen Maßnahmen wie z. B. die strukturelle Verbesserung der Wohn- und Betreuungsbedingungen von Menschen mit Demenz sowie die Implementierung von Transportsystemen und Infrastrukturen, welche auf die speziellen Bedürfnisse der Zielgruppe ausgerichtet sind, Demenzfreundliche Kommunen/Städte, finanzielle Unterstützungsleistungen und alle weiteren Maßnahmen, die Menschen mit Demenz ein unabhängiges Leben ermöglichen. Auf Ebene der Legislatur können z. B. spezifische Gesetzgebung für Gewalthandlungen gegen ältere Menschen, Einrichtung von Patientenanwaltschaften und Rechtsberatungsstellen, die Pflichtberichterstattung von Gewalthandlungen oder auch Gesetzgebung zum Schutz von „Whistle-Blowers“ (vor allem in Hinblick auf die institutionelle Betreuung) zur Gewaltprävention beitragen. Baker et al. (2016) konnten hinsichtlich dieses Maßnahmensegments keine Projekte miteinbeziehen, da international keine valide Studienlage zur Wirksamkeit vorliegt.

- **Interventionen zur Steigerung der Identifikationsrate**

In dieses Maßnahmensegment fallen z. B. die strukturelle Implementierung von regelmäßigen Hausbesuchen, die Durchführung von regelmäßigen geriatrischen Assessments, Einrichtung von spezifischen Notruftelefon-Hotlines oder auch die Entwicklung und nachhaltige Implementierung von Leitlinien, vordefinierten Prozessen und Protokollen für das Erfassen von Gewalthandlungen im häuslichen und institutionellen Kontext. Die Literaturübersicht von Baker et al. (2016) konnte in diesem Kontext lediglich eine Studie inkludieren, die bereits vor knapp 20 Jahren durchgeführt wurde und von minderer Qualität ist, weshalb keine validen Schlüsse zur Wirksamkeit der Intervention möglich waren. Eine kürzlich veröffentlichte Studie von Pickering et al. (2018) zeigt jedoch einen spannenden Ansatz, wie Gesundheitsberufe dazu befähigt werden können Gewalthandlungen besser zu identifizieren: Virtual-Reality-Training. Auf Basis von Fallbeispielen wurde eine virtuelle Nachbarschaft kreiert, in welcher die Teilnehmenden Hausbesuche bei zu Pflegenden durchführten. Zusätzlich erhielten sie in Form von Videos und Webinaren eine Einschulung in das zu verwendende Screening-Instrument zur Pflegesituation und zur virtuellen Realität selbst. Die Projektergebnisse sprechen grundsätzlich für die Umsetzbarkeit dieses Ansatzes. Die Anwendung des Screening-Instruments für die Pflegesituation im häuslichen Versorgungssetting fiel den Teilnehmenden dadurch leichter und wurde präziser durchgeführt. Darüber hinaus geben die Teilnehmenden an, durch die Erfahrungen aus dem Virtual-Reality-Training einen besseren Fokus auf die Bedürfnisse der zu Pflegenden, die Pflegebeziehung und das Umfeld richten zu können. Auch wenn sich dieses Projekt nicht direkt auf Menschen mit Demenz bezieht, so kann der Ansatz der virtuellen Realität oder auch Serious Games für die Zielgruppe der Betreuungspersonen von Menschen mit Demenz, aber auch für Menschen mit Demenz selbst (Manera et al. 2017) gut in Maßnahmen zur Gewaltprävention inkludiert werden. Dieser Ansatz hat großes Potenzial, denn durch die Visualisierung und das virtuelle Durchleben von Fallbeispielen könnte auch Menschen mit Demenz der Zugang zu diesen Inhalten erleichtert werden.

- **Interventionen für Opfer und Täter von Gewalthandlungen**

Für Opfer von Gewalthandlungen können Maßnahmen wie beispielsweise die Bereitstellung von Notunterkünften, Kurzzeitpflege, Krisenmanagement, Unterstützungsangeboten beim Umzug in andere Pflegeeinrichtungen oder psychologische Betreuung angeboten werden. Zur Rehabilitation der „Täter" können beispielsweise rechtliche Beratungs- und Unterstützungsleistungen, psychiatrische Interventionen oder auch Maßnahmen des Konfliktmanagements angeboten werden. Baker et al. (2016) konnten hinsichtlich der Zielgruppen der „Täter" keine Studien in ihre Literaturübersichtsarbeit miteinbeziehen, in Hinblick auf die Opfer konnten zwei Studien identifiziert werden, jedoch beide mit minderer Qualität und ohne relevante Wirksamkeitsnachweise. Somit kann keine gesicherte Aussage zur Effektivität oder Empfehlung hinsichtlich der optimalen Ausgestaltung für ältere Menschen im Allgemeinen oder Menschen mit Demenz im Speziellen im Bereich der tertiären Gewaltprävention getroffen werden.

Die vorgestellten Maßnahmen-Kategorien können lediglich als grobe Schablone herangezogen werden, da diese weder eine trennscharfe Einordnung von Maßnahmen zulassen, noch in der Praxis eine Einzelmaßnahme einer Kombination vorzuziehen ist. Auch gilt es zu bedenken, dass in einem Versorgungssetting wie einer stationären Langzeitpflegeeinrichtung das gesamte Spektrum der Interventionsansätze und der Präventionsstrategien zum Einsatz kommen sollte, da hier gleichzeitig Menschen mit Demenz adressiert werden, die bislang noch keine Gewalterfahrungen gemacht haben, die ein hohes Risiko haben Gewalt zu erleben, die bereits Opfer von Gewalt geworden sind, die bereits als „Täter" in Gewaltsituationen in Erscheinung getreten sind oder beides zugleich. Analog dazu gilt es auch in Hinblick auf Betreuungspersonen dieses gesamte Erfahrungsspektrum in Interventionen abzudecken.

Schulung und Training, Maßnahmen zur Reduktion von Risikofaktoren, zur Steigerung der Identifikationsrate und für Opfer und Täter von Gewalthandlungen sowie spezifische Politik und Gesetzgebung bilden die zentralsten Handlungsfelder der Gewaltprävention für Menschen mit Demenz.

Neben den genannten Ansätzen zur Prävention von Gewalthandlungen gegen Menschen mit Demenz existieren auch bereits einige wenige Projekte, die mit der Perspektive der Gesundheitsförderung dieses Thema betrachten. Diesen Blickwinkel wählte die Studie von Estebsari et al. (2018). Sie setzte den Fokus auf Ressourcenstärkung und Empowerment von älteren Menschen, um die protektiven Faktoren gegen Gewalt zu stärken. Ein 600 Stunden umfassendes Schulungsprogramm zur Stärkung der Selbstwirksamkeitserwartung, der sozialen Unterstützung und von gesundheitsförderlichem Verhalten verfolgte das Ziel, Gesundes Altern zu unterstützen und Gewalterleben zu verhindern. Die randomisierte und kontrollierte Evaluation der Maßnahme zeigte eine signifikante Verbesserung des Wissens über Gewalt gegen ältere Menschen sowie ein signifikant minimiertes Risiko für Gewalterfahrungen in der Personengruppe, die an der Schulung teilgenommen hatte. Auch wenn sich dieses Projekt nicht im Speziellen auf die Zielgruppe der Menschen mit Demenz bezogen hat, so kann gewiss Anlehnung an die grundsätzliche Ausrichtung des Projekts auch für diese Zielgruppe genommen werden.

17.3 Evaluation von Interventionen zur Gewaltprävention

Zur Überprüfung der Wirksamkeit von Interventionen zur Gewaltprävention werden in der aktuellen Studienlandschaft vorwiegend Zielparameter herangezogen, die nicht direkt die Vermeidung von Gewalt erheben sondern darauf abzielen, die Steigerung des Wissens über Gewalthandlungen, über das Krankheitsbild Demenz oder die Veränderung der Einstellungen nach Schulungsmaßnahmen gegenüber Menschen mit Demenz zu erfassen (Baker et al. 2016). Zur Überprüfung des Wissens über das Demenzsyndrom und der Einstellung gegenüber Menschen mit Demenz liegen international bereits gut überprüfte Instrumente vor wie z. B. die Dementia Attitudes Scale (O'Connor und McFadden 2010) und die Dementia Knowledge Assessment Scale (Annear et al. 2015), wobei erstere auch ins Deutsche übersetzt wurde (Peng et al. 2011). In Bezug auf das Auftreten von Gewalthandlungen können zwei unterschiedliche Zielparameter für die Evaluation von Präventionsmaßnahmen herangezogen werden: die Identifizierungsrate und die Prävalenz von Gewalthandlungen. Im Kontext der sekundären Gewaltprävention ist der Anstieg der Identifizierungsrate von Gewalthandlungen ein relevanter Zielparameter zur Überprüfung der Wirksamkeit von Maßnahmen, wobei das eigentliche Ziel von Präventionsmaßnahmen, die Vermeidung von Gewalthandlungen gegen Menschen mit Demenz, zur Senkung der Prävalenz bzw. des Auftretens von Gewalthandlungen führen soll (Baker et al. 2016). Doch gerade die Frage ob Präventionsmaßnahmen tatsächlich zur Vermeidung von Gewalthandlungen führen, bleibt in der Evaluation von Interventionen in der aktuellen Studienlandschaft oftmals unberücksichtigt. Um diese zentrale Fragestellung beantworten zu können, müsste das Auftreten von Gewalthandlungen direkt gescreent werden.

Beim Screening von Gewalthandlungen kommen unterschiedliche Methoden zur Anwendung und es werden verschiedene Perspektiven miteinbezogen: Selbstauskunft des älteren Menschen, Auskunft der direkten Pflegeperson (Proxy-Ansatz), Auskunft des (potenziellen) Verursachers der Gewalthandlung, Screenings im Rahmen der Gesundheitsversorgung (im Rahmen von Hausarztbesuchen, Krankenhausaufenthalten, Einlieferung in Notaufnahmen, Zahnarztbesuchen), durch Sozialdienstleistungserbringer, forensische Analysen oder auch durch Video Monitoring z. B. von Aufenthaltsbereichen in Institutionen. Zur Durchführung der Screenings stehen unterschiedliche standardisierte Instrumente zur Verfügung. Das Systematic Review von Gallione et al. (2017) identifizierte 11 Screening-Instrumente zur Identifikation von Gewalthandlungen bei älteren Menschen. Die Autoren konkludieren jedoch, dass keine Empfehlung hinsichtlich eines Instrumentes als Gold-Standard ausgesprochen werden kann. Basierend auf der Arbeit von Gallione et al. (2017) wählten Brijnath et al. (2018) die fünf am besten überprüften Screening-Instrumente aus (Vulnerability to Abuse Screening Scale, Elder Abuse Suspicion Index, Elder Assessment Instrument, Caregiver Abuse Screen, Brief Abuse Screen for the Elderly), um deren Reliabilität und Anwendbarkeit aus der Perspektive von Gesundheitsberufen und relevanten Stakeholder der Altenarbeit im Rahmen von Fokusgruppeninterviews zu diskutieren. Die Teilenehmenden identifizierten einige Schwachstellen bei der Anwendbarkeit der Instrumente, wie z. B. die Verwendung von Ja/Nein Antwortformaten anstelle eines mehrstufigen Antwortformats oder offenen Antwortformaten (was eine differenziertere und abgestufte Einschätzung ermöglichen würde), den mangelnden Miteinbezug von älteren Personen in den Erhebungsprozess oder auch das Fehlen von vordefinierten weiteren Handlungsanweisungen, die sich aus den Ergebnissen des Screenings ableiten lassen. Der Hauptkritikpunkt, der einstimmig von allen Befragten eingebracht wurde, war allerdings, dass die vorliegenden Instrumente nicht an die Bedürfnisse von Menschen mit Demenz und die Besonderheiten in der Betreuungsbeziehung angepasst sind und sich dadurch Limitationen in der Anwendbarkeit mit dieser Zielgruppe ergeben. Zur Konklusion, dass aktuell kein Instrument speziell für die Anwendung bei Menschen mit Demenz existiert und die vorliegenden Instrumente nur bedingt für die Zielgruppe einsetzbar und validiert sind, gelangen auch Pisani und Walsh (2012) in ihrer Übersichtsarbeit zu Gewalt Screening-Instrumenten für die Zielgruppe der Menschen mit Demenz. Dennoch konnten die Autoren zumindest zwei Instrumente identifizieren, die bereits bei Betreuenden von Menschen mit Demenz eingesetzt und validiert wurden und das Auftreten von Gewalthandlungen bzw. das Risiko dafür erheben: die Modified Conflict Tactics Scale (CTS2) (Straus et al. 1996) und der Caregiver Abuse Screen (Reis und Nahmiash 1995). Der Caregiver Abuse Screen, der auch in den bereits genannten Arbeiten von Gallione et al. (2017) und Brijnath et al. (2018) inkludiert wurde, besteht aus 8 Fragen, die sich auf das Verhalten und die Gefühle der Pflegeperson beziehen und mit „ja" oder „nein" zu beantworten sind. Das Instrument beinhaltet Fragen wie z. B. „Do you find it difficult to manage (__`s) behaviour?" [Findest du es schwierig mit (__`s) Verhalten umzugehen?] oder „Do you often feel you have to yell at (__)?" [Hast du oft das Gefühl (__) anschreien zu müssen?] (Reis und Nahmiash 1995, S. 47). Je mehr Fragen mit „ja" beantwortet werden, desto wahrscheinlicher sind Gewalthandlungen durch die Betreuungsperson. Ab vier positiv beantworteten Fragen besteht ein hohes Risiko für Gewalthandlungen, wobei jede mit „ja" beantwortete Frage bereits ein Indikator für den Bedarf einer Intervention ist (Reis und Nahmiash 1995). Die Modified Conflict Tactics Scale befragt die Betreuungsperson und auch die zu betreuende Person selbst mit jeweils 39 Items, die auf einer 4-teiligen Likert-Skala zu bewerten sind. Es werden darin folgende Ebenen der Gewalt erhoben: physische Übergriffe, psychologische Aggression, Verhandlung, Verletzungen und sexuelle Nötigung.

Im Kontext der Evaluation von Maßnahmen der Gewaltprävention gilt es zu bedenken, dass die Selbstauskunft von Menschen mit Demenz mit einigen Herausforderungen verbunden ist. Neben mit der Erkrankung assoziierten Barrieren in der Kommunikation, kann es Menschen mit Demenz aufgrund ihrer kognitiven Einbußen oftmals schwer fallen das Ausmaß von Gewalthandlungen nachvollziehen zu können, Gewalttaten werden marginalisiert oder auch schlicht nicht mehr erinnert (Tronetti 2014). Dies bedeutet allerdings nicht, dass Menschen mit Demenz nicht als valide Auskunftsgeber herangezogen werden können, sondern lediglich, dass es spezieller Methoden bedarf. Es kann angenommen werden, dass mit dieser Zielgruppe im thematischen Kontext eher eine Erhebung in Form eines Interviews durchgeführt werden sollte als eine schriftliche Befragung (Pisani und Walsh 2012). Neben der Anpassung der Fragetechnik an die speziellen Bedürfnisse von Menschen mit Demenz, können zudem sprachlich einfach gehaltene Fallvignetten und visuelle Trigger in Form von Bildern eingesetzt werden, um zu den Erfahrungen der Zielgruppe Zugang zu erhalten. Hierbei gilt es allerdings zu bedenken, dass auch wenn weniger standardisierte Ansätze Möglichkeiten eröffnen direkten Input von Menschen mit Demenz zu erhalten, diese nur bedingt für eine differenzierte Evaluation der Wirksamkeit einer Intervention herangezogen werden können. Demnach wird es zukünftig dringend nötig sein zur Überprüfung der Wirksamkeit von Maßnahmen der Gewaltprävention für Menschen mit Demenz, spezifische Evaluationsinstrumente zu entwickeln, die das Risiko für Gewalthandlungen aber auch die Erfahrungen hinsichtlich aller 5 Gewaltarten aus der Perspektive der Menschen mit Demenz und der Betreuungsperson valide erheben. Um Instrumente zu entwickeln, die diesem Anspruch genügen, bedarf es gewiss der Partizipation der Zielgruppen am Entwicklungsprozess (siehe auch ► Kap. 7) und einer Überprüfung der Durchführbarkeit in der Praxis (Wiglesworth et al. 2010).

Speziell für Menschen mit Demenz entwickelte Evaluationsinstrumente zur Überprüfung der Wirksamkeit von Maßnahmen der Gewaltprävention fehlen bislang. Um valide und praxistaugliche Instrumente zu entwickeln müssen Forscher, Praktiker und Menschen mit Demenz am Entwicklungsprozess beteiligt werden.

17.4 Praxisbeispiel

Die laut der Autoren Arnetzberger et al. 2000 erste Initiative, die sich unterschiedlichen Interventionsansätzen zur Gewaltprävention bei Menschen mit Demenz widmete und dabei gezielt die Schnittstellenproblematik zwischen unterschiedlichen Behörden und Leistungserbringern fokussierte, wurde im US-amerikanischen Bundestatt Ohio bereits Ende der 1990er Jahre durchgeführt.

Das Projekt „A Model Intervention for Elder Abuse and Dementia" (Eine Modellintervention für Gewalt gegen ältere Menschen mit Demenz) war ein interdisziplinäres Kooperationsprojekt, das von fünf Organisationen aus dem Bereich der Alzheimerhilfe, Forschung, Behörden und Leistungserbringern der Altenhilfe und Prävention von Gewalt gegen alte Menschen durchgeführt wurde. Das Projekt verfolgte dabei drei Ziele: 1) Die Identifikationsrate von Gewalthandlungen gegen Menschen mit Demenz zu steigern, 2) die Pflegeplanung und Interventionen in diesem Themenbereich zu verbessern und 3) die spezifische Prävention von Gewalthandlungen gegen jene Menschen mit Demenz, die unter Verdacht stehen ein erhöhtes Risiko für Misshandlungen aufzuweisen, zu fördern. Um die umfassenden Projektziele innerhalb der zweijährigen Projektzeit zu erreichen, wurden vier unterschiedliche

Strategien und Ansätze gewählt. 1) Die Entwicklung eines Curriculums bzw. Schulungsprogramms für Health Professionals und Freiwillige mit den drei Themenschwerpunkten Gewalt gegen ältere Menschen, Demenz und effektive Interventionen, um Gewalthandlungen gegen Menschen mit Demenz entgegenzuwirken. Darauf basierend wurde ein Schulungsprogramm für Mitarbeitende der Alzheimer`s Association und des Erwachsenen-Präventionsdienstes sowie für Freiwillige entwickelt. 2) Die Entwicklung eines Screening Instruments, um Gewalthandlungen gegen Menschen mit Demenz zu identifizieren war der zweite Baustein. 3) Protokolle zur Überweisung und für Interventionen zwischen unterschiedlichen Leistungserbringern im Themenbereich wurden entwickelt, um die Kooperation und den Informationsaustausch zum Thema strukturiert zu fördern. 4) Die Entwicklung und Publikation eines Handbuches für Pflegepersonen zur Selbstbewertung des Risikos für Gewalthandlungen gegenüber der zu betreuenden Person mit Demenz und zur Identifikation von Umgebungs-Ressourcen für Unterstützungsleistungen adressierte die Pflegepersonen direkt. Die Evaluation des Projektes bezog sich auf Änderungen im Bereich des Wissens, der Einstellung und des Verhaltens der am Programm teilnehmenden Mitarbeitenden und Freiwilligen und wurde mit einer prä-post Erhebung durchgeführt. Nähere Informationen zu den Erhebungsinstrumenten oder der Anzahl und Charakteristika der Teilnehmenden werden nicht präsentiert. Auch quantifizierte Ergebnisse werden nicht präsentiert, lediglich die Information, dass die Teilnahme am Programm signifikante Verbesserungen in den Bereichen des Wissens und eine erhöhte Bereitschaft für Kooperation zwischen den unterschiedlichen Organisationen bewirkt haben soll, wird berichtet. Die Autoren gaben im Artikel zum Projekt zwar an, dass das Projekt erfolgreich war, jedoch erfolgte keine gezielte und methodisch adäquate Evaluation der Zielerreichung.

Dieses knapp 20 Jahre alte Praxisbeispiel zeigt die topaktuellen Themen und Problemstellungen im Bereich der Prävention von Gewalt gegen Menschen mit Demenz auf, als wäre es innerhalb des letzten Jahres durchgeführt worden. Der Ansatz, unterschiedliche Strategien, wie z. B. Schulung von Health Professionals, Interventionen die direkt an die Betreuungspersonen gerichtet sind und Screening von Gewalthandlungen bei Menschen mit Demenz, zu kombinieren, kann auch nach aktuellem Stand der Forschung und Praxis nur empfohlen werden. Auch der Einbezug unterschiedlichster relevanter Servicestellen und Institutionen in Hinblick auf die Verbesserung des Schnittstellenmanagements und der Kooperation zwischen den Einrichtungen ist nach wie vor ein Thema, das bei der Gewaltprävention stärker in den Fokus gerückt werden sollte. Das Praxisbeispiel zeigt jedoch auch, dass im Bereich der Evaluation und somit in der Überprüfung der Wirkung von Projekten seit jeher die größte Lücke in diesem Themenfeld besteht, welche auch nach 20 Jahren nicht geschlossen werden konnte. Die Auswahl dieses Beispiels soll ein Bewusstsein dafür schaffen, dass Praxis und Forschung in diesem Bereich enger zusammenarbeiten müssen, um in den nächsten 20 Jahren einen substanziellen Fortschritt in diesem Themenbereich erzielen zu können, die thematischen Ansätze dafür hätte man bereits vor 2 Jahrzehnten vorliegen gehabt.

17.5 Fazit

Blickt man auf das Thema Gewalt gegen und durch Menschen mit Demenz, so erzeugt dies ein Gefühl des Unbehagens und der Machtlosigkeit – für Angehörige, für Betreuungs- und

Pflegepersonen, für Menschen mit Demenz selbst und für jeden anderen, der mit der Situation in Berührung gerät – am liebsten würde man den Blick wieder abwenden und das Gesehene schnellstmöglich wieder vergessen. Umso wichtiger ist es, aus der Perspektive der Prävention und Gesundheitsförderung das Thema zu betrachten, denn dabei werden Gestaltungspotenziale sichtbar, die bislang in der Praxis und Forschung zur Thematik nur wenig Aufmerksamkeit erhielten. Evidenzbasierte Strategien zur Gewaltprävention liegen aktuell jedoch ebenso wenig vor, wie gut evaluierte Best-Practice Beispiele. Selbst am Bereich der Gewaltprävention für ältere Menschen ohne kognitive Einbußen kann nicht Anleihe genommen werden, da auch hier die Studienlage mehr als lückenhaft ist.

Als erster wichtiger Schritt muss es zukünftig ein Anliegen aller an der Versorgung von Menschen mit Demenz beteiligten Personengruppen sein, im Sinne einer sekundären Gewaltprävention, die Identifikationsrate von Gewalthandlungen gegen und durch Menschen mit Demenz strukturiert und flächendeckend zu erfassen, im häuslichen wie auch im institutionellen Kontext, um eine realistische Einschätzung der Ist-Situation vornehmen zu können und gezielte Handlungsstrategien davon abzuleiten. Denn nach wie vor ist es ungewiss wie viele Menschen mit Demenz tagtäglich in Gewalthandlungen involviert sind. Es bleibt zu vermuten, dass die präsentierten Prävalenzraten lediglich die Spitze des Eisberges darstellen. Um dies zu forcieren, sollte das Thema in Aus- und Weiterbildung von Gesundheits- und Sozialprofessionen verankert werden und es sollten niederschwellige Schulungsmaßnahmen für Personen, die darüber hinaus beruflich oder privat mit Menschen mit Demenz in Beziehung stehen, angeboten werden, um breit angelegt für das Thema Gewalt zu sensibilisieren. Zudem ist es dringend nötig Screening-Instrumente zu entwickeln, welche die speziellen Bedürfnisse und Lebenssituationen von Menschen mit Demenz miteinbeziehen. Auf Basis einer soliden Einschätzung der Ausgangslage können sodann transdisziplinäre und institutionsübergreifende Maßnahmen der Gewaltprävention für Menschen mit Demenz konzipiert, umgesetzt sowie randomisiert und kontrolliert evaluiert werden. So können wirksame und effiziente Ansätze identifiziert werden, welche Gewalt durch und gegen Menschen mit Demenz reduzieren und im besten Fall verhindern. Das langfristige Ziel muss es danach sein, diese in die Versorgungssettings nachhaltig und flächendeckend zu implementieren, um Menschen mit Demenz und ihren Betreuungspersonen ein gewaltfreies Alltagsleben zu ermöglichen.

Literatur

Anetzberger GJ, Palmisano BR, Sanders M, Bass D, Dayton C, Eckert S, Schimer MR (2000) A model intervention for elder abuse and dementia. Gerontologist 40(4):92–497

Annear MJ, Toye CM, Eccleston CE, McInerney FJ, Elliott K-EJ, Tranter BK, Hartley T, Robinson A (2015) Dementia knowledge assessment scale: development and preliminary psychometric properties. J Am Geriatr Soc 63(11):2375–2381. ▶ https://doi.org/10.1111/jgs.13707

Auer SR, Höfler M, Linsmayer E, Beránková A, Prieschl D, Ratajczak P, Šteffl M, Holmerová I (2018) Cross-sectional study of prevalence of dementia, behavioural symptoms, mobility, pain and other health parameters in nursing homes in Austria and the Czech Republic: results from the DEM-DATA project. BMC Geriatr 18(1):178. ▶ https://doi.org/10.1186/S12877-018-0870-8

Baker PRA, Francis DP, Hairi NN, Othman S, Choo WY (2016) Interventions for preventing abuse in the elderly. Cochrane Database Syst Rev (8):CD010321.▶ https://doi.org/10.1002/14651858.cd010321.pub2

Brijnath B, Gahan L, Gaffy E, Dow B (2018) "Build Rapport, Otherwise No Screening Tools in the World Are Going to Help": frontline service providers' views on current screening tools for elder abuse. Gerontologist. ▶ https://doi.org/10.1093/geront/gny166

Castle N, Ferguson-Rome JC, Teresi JA (2015) Elder abuse in residential long-term care: an update to the 2003 National Research Council report. J Appl Gerontol 34(4):407–443. ▶ https://doi.org/10.1177/0733464813492583

Cooper C, Barber J, Griffin M, Rapaport P, Livingston G (2016) Effectiveness of START psychological intervention in reducing abuse by dementia family carers: randomized controlled trial. Int Psychogeriatr 28(6):881–887. ▶ https://doi.org/10.1017/S1041610215002033

Dong XQ (2015) Elder abuse: systematic review and implications for practice. J Am Geriatr Soc 63(6):1214–1238. ▶ https://doi.org/10.1111/jgs.13454

Dong X, Chen R, Simon MA (2014) Elder abuse and dementia: a review of the research and health policy. Health Aff (Millwood) 33(4):642–649. ▶ https://doi.org/10.1377/hlthaff.2013.1261

Eggert S, Schnapp P, Sulmann D (2017) Gewalt in der stationären Langzeitpflege. ▶ https://www.zqp.de/wp-content/uploads/2017_06_13_AnalyseGewaltStationaerePflege_vf.pdf. Zugegriffen: 29. Jan. 2019

Eggert S, Schnapp P, Sulmann D (2018) Agression und Gewalt in der informellen Pflege. ▶ https://www.zqp.de/wp-content/uploads/ZQP_Analyse_Gewalt_informelle_Pflege.pdf. Zugegriffen: 25. Jan. 2019

Estebsari F, Dastoorpoor M, Mostafaei D, Khanjani N, Khalifehkandi ZR, Foroushani AR, Aghababaeian H, Taghdisi MH (2018) Design and implementation of an empowerment model to prevent elder abuse: a randomized controlled trial. Clin Interv Aging 13:669–679. ▶ https://doi.org/10.2147/CIA.S158097

Fang B, Yan E (2018) Abuse of older persons with dementia: a review of the literature. Trauma Violence Abuse 19(2):127–147. ▶ https://doi.org/10.1177/1524838016650185

Gallione C, Dal Molin A, Cristina FVB, Ferns H, Mattioli M, Suardi B (2017) Screening tools for identification of elder abuse: a systematic review. J Clin Nurs 26(15–16):2154–2176. ▶ https://doi.org/10.1111/jocn.13721

GKV-Spitzenverband (2018) Leitfaden Prävention Handlungsfelder und Kriterien nach § 20 Abs. 2 SGB V. Leitfaden Prävention in stationären Pflegeeinrichtungen nach § 5 SGB XI. ▶ https://www.gkv-spitzenverband.de/media/dokumente/presse/publikationen/Leitfaden_Pravention_stationar_2018_barrierefrei.pdf. Zugegriffen: 25. Jan. 2019

Hall JE, Karch DL, Crosby AE (2016) Elder abuse surveillance: uniform definitions and recommended core data elements for use in elder abuse surveillance, 1. Aufl. National Center for Injury Prevention and Control, Centers for Disease Control and Prevention, Atlanta

Lachs MS, Rosen T, Teresi JA, Eimicke JP, Ramirez M, Silver S, Pillemer K (2013) Verbal and physical aggression directed at nursing home staff by residents. J Gen Intern Med 28(5):660–667. ▶ https://doi.org/10.1007/s11606-012-2284-1

Manera V, Ben-Sadoun G, Aalbers T et al (2017) Recommendations for the use of serious games in neurodegenerative disorders: 2016 Delphi panel. Front Psychol 8:1243. ▶ https://doi.org/10.3389/fpsyg.2017.01243

McCausland B, Knight L, Page L, Trevillion K (2016) A systematic review of the prevalence and odds of domestic abuse victimization among people with dementia. Int Rev Psychiatry 28(5):475–484

McDonald L, Hitzig SL, Pillemer KA et al (2015a) Developing a research agenda on resident-to-resident aggression: recommendations from a consensus conference. J Elder Abuse Negl 27(2):146–167. ▶ https://doi.org/10.1080/08946566.2014.995869

McDonald L, Sheppard C, Hitzig SL, Spalter T, Mathur A, Mukhi JS (2015b) Resident-to-resident abuse: a scoping review. Can J Aging 34(2):215–236. ▶ https://doi.org/10.1017/S0714980815000094

Mezuk B, Rock A, Lohman MC, Chi M (2014) Suicide risk in long-term care facilities: a systematic review. Int J Geriatr Psychiatry 29(12):1198–1211. ▶ https://doi.org/10.1002/gps.4142

Murphy E, Kapur N, Webb R, Purandare N, Hawton K, Bergen H, Waters K, Cooper J (2012) Risk factors for repetition and suicide following self-harm in older adults: multicentre cohort study. Br J Psychiatry 200(5):399–404. ▶ https://doi.org/10.1192/bjp.bp.111.094177

Murphy B, Bugeja L, Pilgrim J, Ibrahim JE (2017) Deaths from resident-to-resident aggression in Australian nursing homes. J Am Geriatr Soc 65(12):2603–2609. ▶ https://doi.org/10.1111/jgs.15051

O'Connor M, McFadden S (2010) Development and psychometric validation of the dementia attitudes scale. Int J Alzheimers Dis. ▶ https://doi.org/10.4061/2010/454218

Peng A, Moor C, Schelling HR (2011) Einstellungen zu Demenz. Übersetzung und Validierung eines Instruments zur Messung von Einstellungen gegenüber Demenz und demenzkranken Menschen. ▶ http://www.zfg.uzh.ch/static/2011/Peng_Moor_Schelling_Einstellungen_Demenz_2011.pdf. Zugegriffen: 29. Jan. 2019

Pickering CEZ, Ridenour K, Salaysay Z, Reyes-Gastelum D, Pierce SJ (2018) EATI Island – a virtual-reality-based elder abuse and neglect educational intervention. Gerontol Geriatr Educ 39(4):445–463. ▶ https://doi.org/10.1080/02701960.2016.1203310

Pillemer K, Burnes D, Riffin C, Lachs MS (2016) Elder abuse: global situation, risk factors, and prevention strategies. Gerontologist 56(2):194–205. ▶ https://doi.org/10.1093/geront/gnw004

Pisani LD, Walsh CA (2012) Screening for elder abuse in hospitalized older adults with dementia. J Elder Abuse Negl 24(3):195–215. ▶ https://doi.org/10.1080/08946566.2011.652919

Post L, Page C, Conner T, Prokhorov A, Fang Y, Biroscak BJ (2010) Elder abuse in long-term care: types, patterns, and risk factors. Res Aging 32(3):323–348. ▶ https://doi.org/10.1177/0164027509357705

Rathbone-McCuan E (2014) An improved approach to treating elder self-neglect: the self-care framework. ▶ http://generations.metapress.com/content/5rj8m46384460743/fulltext.pdf. Zugegriffen: 29. Jan. 2019

Reis M, Nahmiash D (1995) Validation of the Caregiver Abuse Screen (CASE). Can J Aging 14(S2):45–60. ▶ https://doi.org/10.1017/S0714980800005584

Rosen T, Lachs MS, Teresi J, Eimicke J, Van Haitsma K, Pillemer K (2016) Staff-reported strategies for prevention and management of resident-to-resident elder mistreatment in long-term care facilities. J Elder Abuse Negl 28(1):1–13. ▶ https://doi.org/10.1080/08946566.2015.1029659

Schablon A, Wendeler D, Kozak A, Nienhaus A, Steinke S (2018) Prevalence and consequences of aggression and violence towards nursing and care staff in Germany-a survey. Int J Environ Res Public Health 15(6):E1274. ▶ https://doi.org/10.3390/ijerph15061274

Schiamberg LB, Oehmke J, Zhang Z, Barboza GE, Griffore RJ, Von Heydrich L, Post LA, Weatherill RP, Mastin T (2012) Physical abuse of older adults in nursing homes: a random sample survey of adults with an elderly family member in a nursing home. J Elder Abuse Negl 24(1):65–83. ▶ https://doi.org/10.1080/08946566.2011.608056

Scott A, Ryan A, James I, Mitchell EA (2011) Perceptions and implications of violence from care home residents with dementia: a review and commentary. Int J Older People Nurs 6(2):110–122. ▶ https://doi.org/10.1111/j.1748-3743.2010.00226.x

Serra L, Contador I, Fernández-Calvo B, Ruisoto P, Jenaro C, Flores N, Ramos F, Rivera-Navarro J (2018) Resilience and social support as protective factors against abuse of patients with dementia: a study on family caregivers. Int J Geriatr Psychiatry 33(8):1132–1138. ▶ https://doi.org/10.1002/gps.4905

Straus MA, Hamby SL, Boney-McCoy S, Sugarman DB (1996) The revised Conflict Tactics Scales (CTS2). J Familiy Issues 17(3):283–316

Teresi JA, Ramirez M, Ellis J, Silver S, Boratgis G, Kong J, Eimicke JP, Pillemer K, Lachs MS (2013) A staff intervention targeting resident-to-resident elder mistreatment (R-REM) in long-term care increased staff knowledge, recognition and reporting: results from a cluster randomized trial. Int J Nurs Stud 50(5):644–656. ▶ https://doi.org/10.1016/j.ijnurstu.2012.10.010

Touza Garma C (2017) Influence of health personnel's attitudes and knowledge in the detection and reporting of elder abuse: an exploratory systematic review. Psychosocial Intervention 26(2):73–91. ▶ https://doi.org/10.1016/j.psi.2016.11.001

Tronetti P (2014) Evaluating abuse in the patient with dementia. Clin Geriatr Med 30(4):825–838. ▶ https://doi.org/10.1016/j.cger.2014.08.010

VandeWeerd C, Paveza GJ, Walsh M, Corvin J (2013) Physical mistreatment in persons with Alzheimer's disease. J Aging Res 2013:920324. ▶ https://doi.org/10.1155/2013/920324

Wiglesworth A, Mosqueda L, Mulnard R, Liao S, Gibbs L, Fitzgerald W (2010) Screening for abuse and neglect of people with dementia. J Am Geriatr Soc 58(3):493–500. ▶ https://doi.org/10.1111/j.1532-5415.2010.02737.x

World Health Organization (2002) The toronto declaration on the global prevention of elder abuse. ▶ https://www.who.int/ageing/projects/elder_abuse/alc_toronto_declaration_en.pdf?ua=1. Zugegriffen: 25. Jan. 2018

World Health Organization (2015) World report on ageing and health. ▶ https://apps.who.int/iris/bitstream/handle/10665/186463/9789240694811_eng.pdf;jsessionid=B982D807EB60605AACFA576B3DAFEA18?sequence=1. Zugegriffen: 25. Jan. 2018

Zeller A, Hahn S, Needham I, Kok G, Dassen T, Halfens RJ (2009) Aggressive behavior of nursing home residents toward caregivers: a systematic literature review. Geriatr Nurs 30(3):174–187. ▶ https://doi.org/10.1016/j.gerinurse.2008.09.002

Humor und Demenz

Rolf D. Hirsch

D. Gebhard, E. Mir (Hrsg.), *Gesundheitsförderung und Prävention für Menschen mit Demenz*,
https://doi.org/10.1007/978-3-662-58130-8_18

Menschen mit Demenz leiden häufig mehr unter der Einfallslosigkeit, Humorlosigkeit und dem Unverständnis von Betreuungspersonen als unter ihrer Erkrankung. Leitlinien, Expertenstandards, Vorschriften und Vorstellungen zur *Ver*-sorgung versperren oft den Blick vor dem Menschen mit kognitiver Störung. Viele Menschen mit Demenz lachen gerne und viel. Durch humorvolle Aufnahme von komischen Situationen, die oft spontan entstehen, und gezielte, heitere Humorinterventionen können sie positiv beeinflusst werden. Ihr herausforderndes Verhalten kann sich dadurch verringern und ihr Wohlbefinden sowie ihre Lebensqualität verbessern. Aus den bisherigen, noch unzureichenden Forschungsergebnissen lässt sich dennoch schließen, dass mit Humor aktuelle und immer wieder auftretende kritische Situationen behoben werden können. Zudem dürfte Humor ein „heiteres" und effektives Adjuvans für pflegerische und medizinische Maßnahmen im Sinne der Prävention und Gesundheitsförderung sein.

18.1 Humor und Lachen bei Menschen mit Demenz

Menschen mit Demenz haben Gefühle, Wünsche und Erwartungen. Mögen diese auch skurril, komisch und realitätsfremd erscheinen, so haben sie doch einen Sinn. Ein Mensch mit Demenz kann noch lachen und Späße machen. Er hat auch noch Humor. Taylor (2007, S. 84), der selbst eine Alzheimer-Demenz hat, schreibt: „Ich bin mir sicher, dass es Humor in meinem Leben gibt, selbst jetzt. Ich bin mir sicher, dass mein Dasein einen bestimmten Sinn und Zweck hat, ganz besonders jetzt". Diesen Humor zu ermöglichen und zu fördern führt zu einer heiteren, angstfreien und fröhlichen Kommunikation. Mit ihm verblassen herausfordernde Verhaltensweisen. Humor fördert einen spielerischen Umgang mit ihnen und kann Augenblick für Augenblick sogar ein Happening für alle Beteiligten entfachen.

Wie ein Mensch ist und lebt, kann nicht mit dem Etikett einer Erkrankung erfasst werden. Wird ein Mensch als „dement" bezeichnet, so tauchen leicht „Schubladendenken" und negative Vorurteile auf, die oft verführen, sich ein nur von der Demenz geprägtes Bild von ihm zu machen (De Mendonca 2003; Wegmann 2018; Whitehouse und George 2009). Folgen davon sind Stigmatisierung und Diskriminierung mit erheblichen Auswirkungen auf den Umgang mit Menschen mit Demenz (Bourkel 2009; Werner 2005, 2007). Alte Menschen haben eine Lebensgeschichte, die sehr individuell geprägt ist. Diese beeinflusst die Art und Weise sowie den Verlauf einer Demenz. Zu den erworbenen kognitiven Beeinträchtigungen treten auch Veränderungen der emotionalen Kontrolle, des Sozialverhaltens oder der Motivation auf (Dilling und Freyberger 2008). Bei fortschreitender Erkrankung ist praktisch bei jedem Kranken mit einer nicht-kognitiven Störung zu rechnen (Gutzmann und Zank 2005). Allerdings wäre es zu kurz gegriffen, wenn nicht zusätzlich

- Umweltfaktoren (z. B. Wohnsituation, soziales Netzwerk, finanzielle Situation, Milieu, Angehörige, Bekannte) und
- Persönlichkeitsfaktoren (Persönlichkeits- und Charaktereigenschaften, Resilienzen, Ressourcen, Kompetenzen, historische und biografische Faktoren, Bewältigungsstrategien, innere und äußere Kontrollfunktionen)

in das Gesamtbild einbezogen würden. Wie diese Bereiche sich beeinflussen, ist derzeit wissenschaftlich noch nicht befriedigend erforscht. Zudem wissen wir zwar über die Psychopathologie z. B. der Alzheimer-Demenz vieles, aber darüber, warum einer erkrankt, gibt es derzeit keine schlüssige Antwort. Bekannt ist zwar, dass Alter mit einer Gehirnveränderung korreliert, aber nicht mehr. So ist es nicht erstaunlich, dass therapeutische Ansätze bisher wenig erfolgreich sind. Vielleicht ist es auch notwendig, wie Hüther (2017) fordert, einen Paradigmenwechsel durchzuführen. Man sollte weniger immer wieder die Abbauprozesse beforschen, sondern mehr dem Phänomen der filigranen neuen Vernetzungen nachgehen, die bei Menschen auftreten, die trotz massiver Degenerationen im Gehirn keine Demenz bekommen haben (siehe ► Kap. 19). D. h. am Gesunden Neubildungen fördern und nicht am Pathologischen Krankhaftes auszumerzen versuchen. Diese Vorstellung kommt auch den Ansätzen von Humorinterventionen entgegen.

18.1.1 Lachen und Humor

Lachen und Lächeln können, müssen aber kein Zeichen von Humor sein. Lachen ist ein psychophysiologischer Vorgang von relativ kurzer Dauer, Humor eher ein längerer innerpsychischer. „Lache und die Welt lacht mit dir; weine, und du weinst allein" (Sprichwort aus den USA; Harenberg 2001, S. 710). Dimitri (1997, S. 17) schreibt: „Eine Gesellschaft, die nicht lachen kann, ist eine kranke Gesellschaft". Humor ist immer wieder ein kleiner Sieg über eigene Furcht, Abhängigkeit und Unzulänglichkeit. „Der Humor ist der sanfte und wohlwollende Wächter des Geistes, der uns daran hindert, uns vor dem scheinbaren Ernst des Lebens überwältigen zu lassen" sagt Charly Chaplin (Payne 1989, S. 8). Für Hille (Eichelberger 1986, S. 351) ist Humor der „Modelleur der Welt".

Lachen ist eine angeborene typisch menschliche Verhaltensweise, die durch heiterkeitserregende Situationen und Worte mit skurrilen, widersprüchlich-spaßigen und heiteren verbalen sowie nonverbalen Aspekten provoziert wird. Lachen kann durch vielfältige physiologische, psychische und soziale Phänomene ausgelöst werden. Lachen wird auch als soziales Schmiermittel beschrieben und gilt als kürzeste Verbindung zwischen zwei Menschen. Aus Untersuchungen geht hervor, dass unser Gehirn über bestimmte Areale verfügt, welche für Lachen und das Verstehen von Witz und Komik zuständig sind (Papousek et al. 2013; Wild et al. 2006). Es gibt allerdings kein Lach- oder Humorzentrum, sondern ein viele Gebiete des Gehirns (Grenzgebiet zwischen Schläfen-, Scheitel- und Hinterhauptlappen, Vorder-, Mittel- und Außenseite des linken Stirnhirns, limbisches System mit Amygdala, Hypothalamus, Hippocampus, und N. accumbens, Hirnstamm mit Kern des Gesichtsnervs) umfassendes Netzwerk, welches auf einzelne Werkzeuge oder Funktionen des Gehirns zurückgreift (Wild 2016). Lachen variiert vom angedeuteten Lächeln bis zum Lachkrampf. Es gibt ein aggressives, obszönes, zynisches, skeptisches, ironisches, blasiertes, verlegenes, verzweifeltes, beschämendes, impulsives und heiteres Lachen. Es ist ansteckend. Wer fröhlich lacht, kann nicht gleichzeitig aggressiv sein. Man kann auch nicht einfach beschließen zu lachen, sondern es „bricht aus – oder ein" (Jurzik 1985, S. 14). Lachen ist meist unwillkürlich sowie unfreiwillig und kann nur mit Mühe unterdrückt werden, wenn z. B. die Situation unpassend ist. Vielfältige Auslöser für Lachen sind bekannt: Überraschung oder Schreck, Freude, Anerkennung oder Leistung, Scham, Angst, Schock, Missgeschick, Missverständnis, Ansteckung Dritter, Erzählung eines Witzes, Begrüßungs-, Beschwichtigungs- sowie eine Bittgeste. Freundliches Lächeln und Lachen kann das Gemeinschaftsgefühl in einer Gruppe fördern, die Gruppenkommunikation verbessern, bestätigen und Übereinstimmung schaffen. Bösartiges, kränkendes und beschämendes Lachen kann dagegen schaden. Nietzsche (1975, S. 35) mahnt sogar: „Nicht durch Zorn, sondern durch Lachen tötet man".

Lachen ist ein psychophysiologischer Vorgang von relativ kurzer Dauer, Humor eher ein längerer innerpsychischer Prozess. Mehrere Areale des Gehirns, die interagieren, sind für Lachen und Humor zuständig.

Humor kann sich im fröhlichen Lachen äußern und ist mit einer heiteren Grundstimmung verbunden. Er ist ein länger anhaltender

Zustand, eine „Gabe eines Menschen, der Unzulänglichkeit der Welt und der Menschen, den Schwierigkeiten und Missgeschicken des Alltags mit heiterer Gelassenheit zu begegnen" (Duden 2007, S. 348, 349). Nach Bönsch-Kauke (2003) kann Humor beschrieben werden als

- ein zwischenmenschliches Verhalten und Erleben
- mit motivationalen, emotionalen, kognitiven, sozialen und Verhaltenskomponenten,
- wodurch Widerwärtiges und Widersprüchliches, Unergründliches und Unzulängliches
- im Zusammenleben spielerisch kreiert, erheiternd verstanden, kreativ und selbstbewusst aufgelöst werden kann (Bönsch-Kauke 2003; Hirsch 2007a).

Humor ist eine sozialpsychologische Kompetenz. Er ist eine Lebenseinstellung mit einer heiteren und spielerischen Grundeinstellung zum Leben sowie einer distanzierten Nähe, die von Gefühlsreichtum getragen wird und ein schöpferischer Akt ist (Rattner und Danzer 2011). Er schafft ein fröhliches bewusstes und unbewusstes Chaos, voller Widersprüche und Absurditäten: Sich darin wohl zu fühlen, sich zu erkennen, von Beschämung frei zu machen und das Leben so zu nehmen, wie es ist. Der Sinn für Humor kann eine angeborene Persönlichkeitseigenschaft sein, die es allerdings lebenslang zu pflegen und zu fördern gilt. „Etwas" davon hat jeder, doch kann er sehr unterentwickelt sein und im Laufe des Lebens mehr oder weniger verloren gehen. Frankl (1983, S. 186) bemerkt: „Nichts vermöchte die Umstellung gegenüber menschlicher Bedingt- und Gegebenheiten so heilsam zu gestalten wie der Humor". So ist es nicht abwegig, Humor bei der Behandlung von Menschen mit Demenz einzusetzen.

Um sich mit einem anderen auszutauschen oder zur Übertragung von Nachrichten und Informationen (Gedanken, Vorstellungen, Gefühle, Meinungen), kommunizieren wir. Beschrieben wird, dass wir höchstens 20–30 % durch Sprache kommunizieren (Institut für Demoskopie Allensbach 2007). Der überwiegende Anteil der Kommunikation ist nonverbal (Mimik, Gestik, Kinästhetik, Bewegung u. a.) und abhängig von der Art, wie gesprochen wird (Klangfarbe, Höhe, Tiefe, Tempo, Rhythmus, Betonung) (Ternes 2008). Tonfall, Stimmlage und Sprechgeschwindigkeit sind genauso ausschlaggebend wie Blick, Mimik, Händedruck, Gestik und Körperhaltung. Für den Menschen mit Demenz ist sie entscheidender als Worte. Auch die Art der Kleidung und Distanzverhalten gehören hierzu. Oft ist es die Mehrdeutigkeit und Vielzahl der Signale, die einen Menschen mit Demenz verunsichern, ihn hilflos machen und dann häufig zur Eskalation führen. Ihn kann man nicht hintergehen. Gefühle wirken auf ihn mehr als alles andere. Kognitionen vergehen, Emotionen bleiben!

Nonverbale Kommunikationsformen werden im Laufe des Lebens gelernt. Dazu benützen wir nicht nur unser Gedächtnis, sondern auch unseren Körper und unsere Gefühle. Nicht umsonst heißt es auch, wir sollen lernen, bis es „in Fleisch und Blut" übergeht. So lernt unser Körper und wir sprechen von einem „Leibgedächtnis". Man könnte sagen, dass unsere Kognitionen schwinden, das Leibgedächtnis aber weitestgehend erhalten bleibt, nur zunehmend verzerrter reagiert. Je schwächer die Kontrolle auf Handlungen wird, desto unmittelbarer und spontaner werden die Gesten der Zuneigung oder Ablehnung. Diese Gesten sind überwiegend angeboren und werden intuitiv richtig interpretiert. „Offene Arme", Streicheln, Demutsgesten oder „Handauflegen" sind weitere Beispiele von reflektorischen Handlungen, die keiner Deutung bedürfen. Da bei Menschen mit Demenz die verbal-kognitiven Leistungen nachlassen, wird die nonverbale, affektive und leibliche Kommunikation umso bedeutsamer. Gerade das „autobiographische Gedächtnis" (Fuchs 2008, S. 38) bzw. das „Leibgedächtnis" (Fuchs 2008, S. 40), oft erlebte Situationen und Handlungen, bleiben beim Menschen mit Demenz lange erhalten (z. B. Singen, Tanzen). „Durch Wiederholung und Übung haben sich

Gewohnheiten gebildet, die von selbst aktiviert werden; eingespielte Bewegungsabläufe sind uns „in Fleisch und Blut" übergegangen, zu einem leiblichen Vermögen geworden – etwa der aufrechte Gang, das Sprechen oder Schreiben, der Umgang mit Instrumenten wie einem Fahrrad, einer Schreibmaschine oder einem Klavier" (Fuchs 2010, S. 232). Eine humorvolle Kommunikation erfolgt ganzheitlich.

Kommunikation geschieht überwiegend nonverbal (70–80 %), wird im Laufe des Lebens gelernt und ist im Umgang mit Menschen mit Demenz entscheidend, da eine humorvolle Kommunikation ganzheitlich erfolgt.

18.1.2 Humor bei Menschen mit Demenz

Manche Handlungen und Äußerungen gelingen Menschen mit Demenz lückenhaft oder nur im Ansatz. Sie können wie eine Karikatur wirken und unwillkürlich zum Lachen anregen. Manche Reaktionen sind „beinahe" richtig. Die Selbstwahrnehmung und der Realitätsbezug verringern sich und bieten manchen Anlass, dies nicht nur „furchtbar" zu finden, sondern gemeinsam darüber zu lachen. Wenn uns eine ältere Dame mit einer Unterhose auf dem Kopf begegnet: Nur weil keine Karnevals-Zeit ist, finden wir das komisch und unschicklich. Wir könnten aber auch heiter reagieren: „Da haben Sie ja eine ganz besondere Kopfbedeckung" und freundlich mit in ihr Zimmer gehen und sie behutsam motivieren, eine andere Kopfbedeckung auszuwählen. Wir denken zu schnell, was sich „gehört" und befürchten Vorwürfe von Angehörigen oder gar vom Medizinischen Dienst.

Menschen mit Demenz können herzlich lachen und weinen sowie ihre Umgebung erheitern. Sie lassen sich auch leicht durch die Heiterkeit anderer anstecken. Man darf mit ihnen über sich selbst, eigene und fremde Missgeschicke lachen, ohne verletzend oder herabsetzend zu sein. Die Konfrontation von zwei Lebenswelten bietet eine unendliche Vielfalt von komischen Situationen. Sie zu erkennen und spontan reagierend über sie zu lachen, verändert unsere Wahrnehmung vom Kranken und macht ihn zum ebenbürtigen Partner. Noch ein Beispiel: Eine Altenpflegerin spricht eine vorüberwandernde Demenzkranke an „Kommen Sie, bitte, mit. Wir gehen jetzt auf's Klo!" „Da hast Du Dir die falsche ausgesucht!", antwortet diese. „Ich habe es auch nicht gefunden!" (Wojnar 2001, S. 184).

Man darf mit Menschen mit Demenz über sie selbst, Missgeschicke und Missverständnisse lachen ohne dabei herabsetzend oder verletzend zu sein.

18.2 Konzepte zur Förderung von Humor

Ein Mensch mit Demenz lebt vermehrt im Hier und Jetzt. Der einzelne Augenblick ist für ihn wichtig. Gedanken zur Vergangenheit werden vermehrt bizarrer sowie die Zukunft für ihn fremd. Gerade die zunehmende Desorientiertheit kann als „tiefer Ausdruck des Ungerichtetseins verstanden werden" (Baer 2007, S. 224). Die Selbstwahrnehmung und das Erleben der „Wirklichkeit" verändern sich. Emotionen und Körpersprache werden für ihn immer mehr alleiniges Mittel, sich verständlich zu machen.

Es treffen sich zwei Lebenswelten: die „normale" (von Menschen mit Demenz zunehmend nicht mehr erfassbare) und die „anormale" (von Professionellen kaum verstehbare). Die Konfrontation dieser beiden Lebenswelten „bietet eine unendliche Vielfalt von komischen Situationen" (Wojnar 2001, S. 182). In Abwandlung an den Spruch von Karl Valentin, könnte man resümieren: Jede Kommunikation bzw. Situation hat eine positive, eine negative und eine komische Seite. Kann man das Komische wahrnehmen, besteht die Chance einen angstfreien und entspannten Zugang zu finden. Notwendig ist hierfür ein Perspektivenwechsel, um sich in die Realität des Menschen mit Demenz möglichst „gedankenlos eindocken" zu können. Diesen können wir auch von Menschen mit Demenz lernen. Ein Beispiel: „Eine demenzkranke Dame verschüttet ungewollt Salz auf der Tischdecke und fragt die anwesende Altenpflegerin: „Hätten Sie vielleicht ein paar Tropfen Rotwein für mich?" (Wojnar 2001, S. 185). Wie bei einer Kippfigur meist zwei unterschiedliche Sichtweisen möglich sind, so dürfte das mit dem Perspektivenwechsel sein. Man beharrt z. B. auf einer real beschreibbaren Situation und könnten diese aber auch ganz anders – wie der Mensch mit Demenz – erleben. Beide zusammen führen zu einer ganzheitlichen Sichtweise. Zudem wird die Situation humorvoll und heiter. Jeder Mensch ist unverwechselbar einmalig. Das gilt natürlich auch für einen Menschen mit Demenz. Dementsprechend kann Humor für ihn nicht streng nach Konzept, Leitlinie oder Expertenstandard eingesetzt werden. Diese können als Anregung und für geplante Interventionen dienen, müssen aber personenzentriert eingesetzt werden. Folgende Anregungen für die Begegnung mit einem Menschen mit Demenz, insbesondere mit denen mit herausforderndem Verhalten, können hilfreich sein (Beyer-Enke 2014 [überarbeitet und erweitert]):

- mit einem unbefangenen, offenen, spielerischen und wohlwollenden Verhalten begegnen
- Rollenwechsel von „Helfer" zum heiteren und unbeschwerten Menschen
- Singen oder Pfeifen während der Pflege und ermuntern zum Mitsingen
- Einsetzen von Spieluhren, Klangschalen oder Windspielen: Melodien und Klänge sprechen freundliche Gefühle an
- Unerwartetes tun, z. B. Seifenblasen pusten, Scherzartikel benützen (Quietsch-Tiere, Lachsack, Pups-Kissen, überdimensional großen Plastikkamm, Plastikschere -thermometer, -uhr, -brille) oder durch fröhliches Übertreiben (Mimik, Gestik) Aufmerksamkeit auf sich ziehen
- Verändern einer herausfordernden Situation, z. B. mit einer Handpuppe ein lockeres Gespräch (z. B. bei Essensverweigerung, Medikamente ablehnen) beginnen und den Menschen mit Demenz einbeziehen
- Jahreszeiten „mitbringen", z. B. Blüten, Palmkätzchen, Herbstlaub, Kastanien, oder Schnee zeigen und fühlen lassen
- bekannte Gerüche einbeziehen, gemeinsames Schnuppern an Kaffee, Bohnerwachs, Parfüm oder Blütendüften wie Rosen, Rosmarin und ätherischen Ölen
- zu unterlassen sind Korrigieren, Zurechtweisen und Verbessern – dies sind Humorkiller!
- in allen Situationen Respekt, Anstand und Würde bewahren.

Humor kann auf verschiedene Weise eingesetzt werden, um Menschen mit Demenz erreichen und ihr Wohlbefinden verbessern zu können. Natürlich bedarf es hierfür auch eines Gegenübers, der einen Sinn für Humor hat. Der z. B. Pflege auch als eine Form von qualifiziertem Spiel empfinden kann. Es gibt Regeln und Vorgaben, damit keiner gekränkt, beschämt oder verletzt wird. Notwendig ist ein Milieu („Spielwiese"), in welchem Humor „blühen" kann. Möglichkeiten, wo und wie man ansetzen kann sind in ◘ Tab. 18.1. beschrieben.

Über eine Fülle von Beispielen verfügen Mitarbeiter aus Einrichtungen und besonders Geri-Clowns, in welchen sie spontan mit ihren Interventionen angst- und spannungslösend sind sowie herausforderndes Verhalten positiv beeinflussen können. Einige Episoden aus der Praxis, ergänzt durch weitere Beispiele vom bekannten Begegnungs-Clown Marcel Briand (► www.nachttopf.ch) aus der Schweiz, die er bei Vorträgen sehr lebendig und einfühlsam berichtet, sollen an dieser Stelle illustrieren, wie konkret Humor in der Praxis bei herausforderndem Verhalten eingesetzt werden kann:

Tab. 18.1 Möglichkeiten von Humorinterventionen bei Menschen mit Demenz. (Erweitert nach Hirsch 2014, S. 25)

Äußere	– Humorreize als Orientierungshilfen (Bilder, Sprüche, Vorlesen, Spielen, Button, Smiley) – heitere Musik-Kassetten, Vorlesen – Zirkusmusik, Tanz, fröhliche Liederrunden u.a – Visiten von Geri-Clowns (einzeln/in der Runde) – Aufsetzen einer roten Nase – Erinnerungsarbeit mit alten Bildern und Fotos von Zirkus, Clowns, Schauspielern, Karneval – Gemeinschaftsspiele
Innere	– Übertreibungen, Aufdecken von Absurditäten – Verwechslung/Neubildungen von Wörtern – übertreiben und „normalisieren" – Selbstsicherheit fördern durch Verringerung von „Erwachsenen-Strategien" (z. B. alles korrekt zu machen und zu sagen) – komisches Verhalten als eine Möglichkeit des Handelns erleben und spielerisch gestalten
Spontan	– Situationskomik erfassen und diese spielerisch gestalten (z. B. Verwechslungen, Wortschöpfungen) – gemeinsames Lachen
Planen und strukturieren	– Humorbiografie – zielgerichtete (individuelle und gruppenbezogene) Interventionen unter Einbeziehung von lustigen Sachen und Überprüfung auf Effizienz – fördern von Sinn für Komisches und von Lachen – fokussierte Erinnerungstherapie (Anekdoten, Witze, Lieder) – fördern von maßvoller heiterer Abwechslung und Spontanität – gestalten einer Humorzeitschrift – durchführen von „Modeschau" – Tafel/Pinnwand mit wechselnden Cartoons, heiteren Sprüchen
Betreuen	– diffuse, „komische" Handlungen und Bemerkungen als Ausdruck von Kreativität und Kompetenz erleben – Angehörige einbeziehen – lustige bunte Kleidungsstücke anziehen – Smileys anstecken – „Humortage", heitere gemeinsame Projekte – tanzen mit Mitarbeitern, Angehörigen und Menschen mit Demenz („Tanz-Kaffee") – gemeinsame Jung-Alt-Begegnungen und Handlungen (z. B. malen)
Im Team	In der Stationsrunde alle heiteren und humorvollen Situationen und Begegnungen besprechen, sammeln und in ein „Humorbuch" eintragen. Dieses kann bei manchen Schwierigkeiten zum „Rezeptbuch" werden. Rollenspiele im Team bei herausforderndem Verhalten und mögliche humorvolle Alternativen üben.

- Ein älterer Bewohner schreit eine Mitarbeiterin an: „Hure". Sie antwortet: „Angenehm, Huber". Der Bewohner ist verdutzt, sieht sie an und muss lachen.
- Der Autor wird zu einem sehr aggressiven und mit den Händen fuchtelnden Patient gerufen. Er ist im Zimmer und kaum zu beruhigen. Vom Pflegepersonal erfährt er,

dass sie nicht wissen, warum er jetzt so ist. Er geht in sein Zimmer. Der Patient ist angespannt und kommt bedrohlich auf den Autor zu. Dessen innerer Clown regt sich und so setzt er die rote Nase auf, die er immer bei sich hat, und sieht ihn einfach an. Er ist irritiert. Es arbeitet in ihm. Schließlich beginnen seine Gesichtszüge sich zu entspannen. Er lächelt und lacht. Die Situation ist behoben. Der Patient ist entkrampft.

- Eine sehr unangenehme, bettlägerige Bewohnerin beschimpft ständig das Pflegepersonal mit unflätigen Worten. Nichts ist ihr recht zu machen. Die Pflegepersonen gehen deshalb nur widerwillig in ihr Zimmer. Als eines Tages am Morgen eine Mitarbeiterin in ihr Zimmer geht, um bei ihr die Grundpflege durchzuführen, keift die Bewohnerin sie an: „Sie, Sie können mich am A.......“. Die Mitarbeiterin sieht sie an und antwortet: „Wenn Ihr A....... aus Schokolade wäre, dann würde ich glatt reinbeißen“. Die Bewohnerin sieht sie verblüfft an, grinst und meint: „Sie verstehen mich“. Das Eis war gebrochen und die Grundpflege konnte in freundlich-heiterer Weise durchgeführt werden.
- Das Pflegepersonal ist zunehmend über einen älteren, sehr schmalen Menschen mit Demenz genervt, da er unruhig und ständig in Bewegung ist. So nimmt er kaum Flüssigkeit und Nahrung zu sich. Wie kann man ihn dazu bringen, dass er isst? Sämtliche Bemühungen schlagen fehl. In der Runde mit dem Begegnungs-Clown kommt der Vorschlag, einen Bauchladen zu fertigen und diesen dem Bewohner dann mit kleinen Häppchen und Gläschen umzuhängen. Dies wurde dann umgesetzt und der Bewohner nahm so herumlaufend mehr Nahrung und Flüssigkeit auf.
- Ein älterer Bewohner ließ sich im Aufenthaltsraum fallen. Das Pflegepersonal berichtet, dass er das öfters mache und es für sie sehr schwer wäre ihn wieder aufzurichten. Er wehre sich dagegen und so befürchten sie, ihn verletzen zu können. Als der Bewegungs-Clown dazukommt, holt er zwei Tassen Kaffee und setzt sich neben den Bewohner auf den Boden. Der sieht ihn verblüfft an. Der Bewegungs-Clown bietet ihm freundlich eine Tasse Kaffee an. Der Bewohner nimmt diese und beide trinken dann lächelnd die Tasse Kaffee. Anschließend stehen beide auf und die Situation ist entspannt.
- Eine ältere, liebenswerte und meist gut gelaunte Bewohnerin wollte nie freiwillig ins Bad gehen. War sie im Bad, dann war die Körperpflege kein Problem. So wurde sie mehr oder weniger immer wieder mit Unterhaken in das Bad gezwungen. Nun war bekannt, dass sie Musiklehrerin war. Der Bewegungs-Clown holte eines Tages seine kleine Blockflöte hervor, setzte sich in das Badezimmer und begann auf der Blockflöte zu spielen. Die Bewohnerin hörte dies, kam zum Badezimmer und nahm die Einladung in das Bad zu kommen an. Als ehemalige Musiklehrerin musste sie einfach den Klängen folgen. So wurde die Bewohnerin nie mehr ins Bad „getragen“ sondern einfach Flöte gespielt.
- Ein älterer bettlägeriger Bewohner ist sehr aufgeregt, schlägt panikartig um sich und ist nicht zu beruhigen. Er schreit: „Die Russen kommen! Die Russen kommen“. Von draußen sind Geräusche von einem schweren Lastwagen zu hören. „Jetzt kommen sie mit den Panzern“ brüllt der Bewohner. Ein Altenpflegeschüler erfasst die Situation. Er sieht zum Fenster hinaus und zum Bewohner gewendet bemerkt er: „Beruhigen Sie sich. Es sind die unseren. Ich habe sie erkannt!“ Der Bewohner sieht ihn an und ist besänftigt. Seine Angst und Panik sind verflogen.

Diese Beispiele machen deutlich, wie viel an Entlastung für alle beteiligten Personen durch Humor oder einen Perspektivenwechsel im Alltag mit Menschen mit Demenz geschehen kann. Über den Einsatz von Humor und Lachen in Alltagssituationen hinaus, gibt es auch unterschiedliche Ansätze für strukturierte Interventionen. Eine Klassifikation für Humor- und Lachinterventionen legen Gonot-Schoupinsky und Garip (2018) vor, auch wenn sich diese nicht im Speziellen auf Menschen mit Demenz sondern auf ältere Menschen im Allgemeinen bezieht. Die Klassifikation differenziert nach Typ und Ansatz der Intervention, d. h. wie das Lachen induziert wird (humor-induziert vs. selbst-induziert) und im Rahmen welcher Aktivität das Lachen ausgelöst wird (Lachen als die Hauptaktivität vs. Lachen als eine von vielen Aktivitäten). Auf Basis dieser Einteilung skizzieren die Autoren 4 Quadranten:

- Quadrant 1: Interventionen, in denen Lachen die Hauptaktivität darstellt und in denen humor-induziert gelacht wird, wie z. B. Lachtherapie mit Comic-Videos oder Witzen, Comedy oder Clown-Therapie.
- Quadrant 2: Interventionen, in denen Lachen die Hauptaktivität darstellt und in denen das Lachen selbst-induziert wird, wie z. B. Lach-Meditation oder der Einsatz eines Lach-Rezepts (simuliertes Lachen für eine bestimmte Dauer).
- Quadrant 3: Interventionen, in denen Lachen eine von mehreren Aktivitäten darstellt und in denen humor-induziert gelacht wird, wie z. B. Lach-Yoga oder Humor-Therapie, die Improvisation nutzt.
- Quadrant 4: Interventionen, in denen Lachen eine von mehreren Aktivitäten darstellt und in denen das Lachen selbst-induziert wird, wie z. B. Lach Qigong oder Lach Therapie kombiniert mit Bewegungsübungen oder Spielen.

Leider gibt es derzeit nur wenige Studien, die Humor gezielt als Interventionsmaßnahme untersuchen und noch weniger Studien, die diese Interventionsform im Speziellen für Menschen mit Demenz fokussieren. Überwiegend sind es Darstellungen über die Wirkung von Klinik-Clowns bzw. Geri-Clowns. Allerdings wird der Ablauf der einzelnen Interventionen, wie sie stattgefunden haben und welche Mittel eingesetzt wurden, nur lückenhaft beschrieben. Übersichten hierzu geben: Baumgartner (2016), Erbschwendtner et al. (2015) oder Sommer (2012).

Schon seit Jahren sind Clown-Doktoren (bzw. Klinik-Clowns) in Altenheimen tätig und dort meist wohlwillkommen. Natürlich unterscheidet sich die Zugangsweise zu alten Menschen von der zu Kindern, bei denen Klinik-Clowns schon eine längere Tradition haben. Hirsch (2000, S. 170) hat sie für Alten- und Pflegeheime als „Geri-Clowns" bezeichnet. Sie sind Humor-Transmitter und -mediatoren und fördern die „Lach-Kompetenz" des Kranken und seiner Umwelt. Geri-Clowns lassen Beschwerden, Ärgernisse und Trübsal vergessen und fördern, trotzdem heiter zu sein! Sie wecken das Kind im Erwachsenen und verbünden sich mit ihm. Sie nehmen sich Zeit, „übersehen" Unzulänglichkeiten sowie „Defizite" und bereiten für alle eine „Spielwiese", in welcher man sich wohlfühlt. Sie sind ein kreatives Beispiel für stetes Scheitern und Wiederaufstehen. Ihr Zugang zum Menschen mit Demenz ist eine heitere, fröhliche und leistungslose Beziehung, die von Wertschätzung und Respekt getragen ist. Popov (1993, S. 8), einer der berühmtesten Clowns, bringt es auf den Punkt „(…) ist der wichtigste Charakterzug des Clowns die Güte. Wenn er dafür auch vieles ertragen muss, so sollte es ihm doch gelingen, über seinen Humor die Güte auszustrahlen". Manche Vorurteile (z. B. „Alte Menschen sind doch keine Kinder!") mussten erst abgebaut werden, um einem Geri-Clown das Spielfeld mit einem Menschen mit Demenz zu ermöglichen. Einstiegskarte in Einrichtungen ist das Wohlwollen der Mitarbeiter zu bekommen und keinerlei Konkurrenzgedanken aufkommen zu lassen. Sieht man in die fröhlichen Augen von manchen Bewohnern, wenn sie den Geri-Clown sehen und erleben, so erfährt man mehr von der noch vorhandenen Lebendigkeit als durch vielerlei Test-Batterien! Betritt ein Geri-Clown eine Einrichtung, dann verändert sich die Welt!

Klinik-Clowns werden im geriatrischen Kontext als Geri-Clowns bezeichnet. Sie sind Humor-Transmitter und -Mediatoren und fördern die Lach-Kompetenz der Menschen mit Demenz und ihrer Umgebung.

Geri-Clowns, die meist eine längere Weiterbildung in einem Clown-Institut bzw. einer -akademie oder -schule absolviert haben, kommen je nach Absprache einmal die Woche, alle zwei Wochen oder einmal im Monat. Meist sind sie Mitglied in einem gemeinnützigen Verein oder Institut oder arbeiten als Einzelgänger. Der Zeitumfang ihrer „Visiten" ist unterschiedlich (von zwei Stunden bis halbtags). In manchen Einrichtungen findet ein „Clownstag" regelmässig statt. Die Kleidung ist sehr unterschiedlich: manche tragen weiße Kittel mit lustigen Utensilien, roter Nase, Perücke und komische Kopfbedeckung, manche haben komische und bunte Kleider. Viele von ihnen spielen Flöte, Schifferklavier oder Gitarre. Meist kommt ein Paar. Prinzipiell wird nicht „bespaßt" oder Klamauk inszeniert. Geri-Clowns gehen sowohl in den Aufenthaltsraum zu den Bewohnern/Patienten und in Zimmer (ca. 5–10 min), wenn ein Pflegebedürftiger z. B. bettlägerig ist. Will ein Mensch mit Demenz keinen Kontakt mit einem Geri-Clown, dann respektiert er dies als eine Willensbekundung, eine Form von Kompetenz, die respektiert wird. Meist haben Geri-Clowns einen „Lachkoffer" (bzw. „Humorkoffer") dabei, in welchem unterschiedlichste komische und lustige Utensilien enthalten sind (z. B. Tröte, Luftschlangen, Luftballon, Seifenblasen, kleine Drehorgel, Quietschtiere, Kinderspielzeug, Puppen, Malstifte, Federn, Buttons, Smileys, Cartoons und andere Scherzartikel), die je nach Situation eingesetzt werden. Singen und tanzen gehören bei den Kontakten ebenso dazu wie plaudern über frühere Erlebnisse, Fotos von früher und Bilderbücher ansehen und darüber sprechen.

18

Geri-Clowns arbeiten im Hier und Jetzt. Sie begegnen sich mit dem Menschen mit Demenz im Augenblick „mit Leib und Seele". Sie sind vorurteilsoffen für das, was um sie herum geschieht, neugierig, heiter und können auch tieftraurig sein. Ihre Techniken sind (Tegethoff 2009): Improvisation, Pantomime, Spiel im Duo, Spiel mit dem Status („dummer August" vs. „Weißclown") und Gromolo (Aneinanderreihen von Lauten, Raunen, brummen und zischen). Wichtig ist keine aufgesetzte Heiterkeit, sondern ein Gespür für Komik, die erfühlt und dann bespielt wird.

Ein stark gekürztes Szenario einer **Clownsvisite** ist ein praktisches Beispiel für die Tätigkeiten von Geri-Clowns in Pflegeheimen (Avellis 2002, S. 41 ff.). Clownsvisiten folgen einem „konzeptionslosen Konzept". Dieses ist auf Augenblicke ausgerichtet, erfasst Situationen spielerisch und steckt zur Heiterkeit an:

Alle zwei Wochen kommt ein Clownspaar nachmittags ins Pflegeheim. Ca. 45 min vor dem Einsatz im Umkleideraum treffen sie sich. Sie ziehen ihr Clownskostüm an, schminken sich und bereiten ihre Requisiten vor. All dies kann je nach Clown sehr variieren, bevorzugt der eine doch einen riesengroß geschminkten scharlachroten Mund, so klebt der andere in der Zwischenzeit gerade seine kleine, selbst gebastelte Clownsnase auf. Nun werden all die kleinen Hilfsmittel zusammengepackt, im Altenheim auf jeden Fall die Musikinstrumente und eine Handpuppe, Luftballons oder Zauberutensilien und vieles mehr. Ist alles soweit vorbereitet, schlüpfen die beiden mit ihrem persönlichen Ritual, wie mit den Worten „eino, zweio, dreio" oder mit „schwupps" und einer eleganten Drehung in ihre Clownsrolle. Die Themenwahl orientiert sich oft an Jahreszeiten oder Festlichkeiten wie Nikolaus, Weihnachten oder Ostern. Auch die Witterung sowie kleine Geschichten mit wahrem Hintergrund geben häufig Anlass für die Themenwahl. Manchmal sind es aber auch Begebenheiten aus dem „richtigen Leben", die als Aufhänger dienen, oder spontan entwickelte Spielsequenzen, die sich durch einen ganzen Einsatz hindurchziehen. Die Spielformen sind mannigfaltig und orientieren sich nach dem geistigen und physischen Gesundheitszustand der Bewohner.

Die Clowns gehen zu den Bewohnern im Heimkaffee, wo sich die etwas mobileren alten Menschen treffen können, um bei einer Tasse Kaffee und einem Stückchen selbstgemachten Kuchen miteinander zu „ratschen". Dies ist in der Regel der erste Anlaufpunkt der Clownsvisite und zugleich die Möglichkeit für eine heitere Kommunikation. Er gibt den Clowns die Möglichkeit erst einmal richtig in ihre Rolle zu schlüpfen, bevor sie auf den Stationen mit den etwas „härteren" Fällen konfrontiert werden, bei denen die Clownsarbeit sehr ideenreich sein muss. Dort wird viel mit Validation, basaler Stimulation und Musik gearbeitet. So klopfen sich die beiden Clowns erst einmal gegenseitig ab und spielen dann ein Wortspiel, in dem die Sätze dadurch gebildet werden, dass die Worte immer abwechselnd – möglichst ohne Pause und ohne den Intellekt groß einzuschalten – aneinander gereiht werden. Nicht selten ergeben sich lustige Geschichten daraus, die später im Einsatz plötzlich wieder aufgegriffen werden. Die beiden stehen sich gegenüber und biegen sich vor Lachen über den „Unsinn", den sie gerade produzieren. Schließlich endet die Geschichte, sie nicken sich zu, und los geht's zu den persönlichen Kontakten mit den Bewohnern. Jede Visite ist anders. Je nach Bedarf entwickeln sich Einzel- und Gruppenkontakte mit den Bewohnern im Kaffee, Aufenthaltsraum und im Zimmer von bettlägerigen Bewohnern.

Nach dem Einsatz ziehen sich die Clownsfrauen wieder in ihren Umkleideraum zurück und schlüpfen aus der Rolle. Jetzt erst mal ein bisschen ausschütteln oder einfach nur auf den Rücken legen und nachspüren. Manchmal massieren sie sich auch kurz gegenseitig und beginnen dann, sich umzuziehen und abzuschminken. Meist wird währenddessen oder auch später über Eindrücke und Spielsequenzen des Einsatzes geredet. Gemeinsames Reflektieren von schwierigen Situationen und Feedback über die Wahrnehmung des Clownspartners sind essenziell wichtig, um ein gutes Zusammenspiel zu gewährleisten. Es kann auch dabei helfen, mit möglichen Problemsituationen in Zukunft besser umgehen zu können.

Garms-Homolová und Kiki (2003) untersuchten in Pflegeheimen, in welchem überwiegend Menschen mit Demenz leben, die Auswirkungen von Interventionen von Klinik-Clowns. Im Rahmen einer Interventionsstudie mit Kontrollgruppe wurde über 22 Wochen untersucht, inwieweit eine Clownsvisite (einmal pro Woche am Nachmittag) zur Verringerung von problematischem Verhalten führen kann. Dafür wurde das Resident Assessment Instrument-Minimum Data Set 20 quality indicators von Garms-Homolová und Theiss (2007) als Instrument zur Beurteilung des Verhaltens von Bewohnern in Pflegeeinrichtungen eingesetzt, wobei die Agitation mit dem Cohen-Mansfield-Agitation Inventory gemessen wurde. Die Angaben basieren auf 28 Bewohnern und 15 Pflegemitarbeitern, die diese betreuten. Als Kontrollgruppe wurden 33 Bewohner, die nicht an der Clown-Sprechstunde teilnahmen und 12 Pflegemitarbeiter genommen. Messzeitpunkte von Durchschnittszeiten (Mittelwerte) von Verhaltensauffälligkeiten der Bewohner in der 23. Woche nach Beginn der Intervention: auf der Interventionsstation 63,3 min, auf der Kontrollstation (ohne Intervention) 19,3 min; in der 28. Woche: auf der Interventionsstation: 43,9 min, auf der Kontrollstation 12,5 min; in der 39. Woche: auf der Interventionsstation 24,0 min, auf der Kontrollstation 42,7 min. Gemessen wurden jeweils die folgenden vier Tage nach einer „Clown-Sprechstunde". Die Autoren betonen, dass durch die Clownsvisite die Verhaltensauffälligkeiten der Bewohner gegenüber der Kontrollgruppe erheblich abgenommen haben, ebenso die Zeiten, die Pflegemitarbeiter wegen der Verhaltensauffälligkeiten dafür aufwenden mussten. Es zeigte sich zudem, dass bei besonders verhaltensauffälligen Bewohnern (M = 117–384 min) dieses Verhalten sich deutlich (21–66 min) verringert hatte.

Die Multicenter-Studie (SMILE-study) von Low et al. (2013) ist die bisher einzige einfach verblindete, clusterrandomisierte Untersuchung in diesem Forschungsgebiet. Einbezogen waren in die Interventionsgruppe 189 Bewohner aus 17 Pflegeheimen und 209 Bewohner aus 18 Pflegeheimen in der Kontrollgruppe. Ca. 80 % von ihnen hatten eine Demenz. Über 9–12 Wochen fanden einmal wöchentlich Clownsbesuche statt. Untersucht wurde, ob eine Humortherapie durch Clowns („Elder Clowns") Depression, Agitiertheit, Verhaltensstörungen, soziales Engagement und Lebensqualität verbessert. Neben den Clowns fanden auch durch geschulte Pflegekräfte Humoraktivitäten statt. Hauptergebnis war: Signifikante Reduzierung der Agitation, die auch beim Follow-up nach 26 Wochen noch nachweisbar war, jedoch zeigten sich keine signifikanten Effekte auf Depression.

In zwei kleineren Untersuchung in einem Pflegeheim wurden die Auswirkungen des Einsatzes einer Geri-Clownin, die 14t-tägig kam, nach den Interventionen (nach einem halben Jahr und nach einem Jahr) erhoben (Hirsch 2007b). Den Mitarbeitern aus allen Bereichen (Hauswirtschaft, Küche, Pflege, Technik, Verwaltung) wurden jeweils 12 Fragen vorgelegt, die sie gewichtet (1–4) beantworten sollten. Bei der Erst-Untersuchung konnten 24, bei der Zweit-Untersuchung 15 Fragebögen ausgewertet werden. Die wichtigsten Ergebnisse der Erstuntersuchung sind: Über 2/3 der Mitarbeiter sind der Ansicht, dass das Kommen der Geri-Clownin sinnvoll ist (79 %) und diese den Bewohnern nutzen kann (75 %). Die Hälfte der Befragten war der Meinung, dass eine Geri-Clownin eine Verbesserung des psychischen Wohlbefindens der Bewohner erreichen kann. Über ein Viertel war der Ansicht, dass sich durch die Aktivitäten der Clownin die Kompetenzen der Bewohner verbessern können, 37 % hatten die Meinung, dass sich die Bewohner auf die Clownin freuen werden. Über 60 % der Befragten glaubten, dass die Clownin auch einen negativen Effekt auf die Bewohner ausüben kann. Bei der Zweituntersuchung waren 72 % (vs. 50 % bei Erstuntersuchung) der Mitarbeiter der Ansicht, dass die Clownin das psychische Wohlbefinden der Bewohner verbessern kann. Über 57 % (vs. 37 % bei Erstuntersuchung) glaubten, dass sich die Bewohner auf das Kommen der Clownin freuen. Über 53 % (vs. 26 % bei Erstuntersuchung) waren der Ansicht, dass sich durch die Aktivitäten der Clownin die Kompetenzen der Bewohner verbessern können. Die generalisierende Frage „Sind Sie der Meinung, dass in jedes Pflegeheim eine Clownin kontinuierlich kommen sollte?" beantworteten bei der Erst-Untersuchung 54 % der Befragten positiv, bei der Zweit-Untersuchung über 69 % der Befragten. Von den Mitarbeitern wurde auch festgestellt, dass im Laufe der Zeit immer mehr Bewohner die Geri-Clownin wahrnahmen, lächelten oder lachten und die Unruhe im Aufenthaltsraum deutlich nachließ.

Der Einsatz von Geri-Clowns stellt aktuell den am besten untersuchte Interventionsansatz im Bereich Lachen und Humor für Menschen mit Demenz dar, doch auch hier ist die Evidenzlage noch sehr lückenhaft.

Neben Geri-Clowns setzen zumeist Pilotstudien auch andere Ansätze von Humor- und Lachinterventionen bei Menschen mit Demenz ein. So berichten Walter et al. (2006) über eine Pilotstudie bei 20 stationären gerontopsychiatrischen Patienten mit Alzheimer-Demenz (AD). Die Hälfte der Personen (Interventionsgruppe) erhielt zusätzlich zur standard-pharmakologischen Therapie alle 2 Wochen eine einstündige Humorintervention im Gruppensetting. Diese bestand vor allem aus der Herstellung einer fröhlichen Atmosphäre, Äußerung humorvoller Geschichten, Anekdoten, Witzen, provokativem Humor, Suche nach fröhlichen biografischen Episoden und Erinnerungen sowie Ermutigung zu heiterer Stimmung. Die andere Hälfte der Teilnehmenden (Kontrollgruppe) erhielt lediglich die Standardtherapie in Form von Medikamenten. Allerdings zeigten sich weder in der Kontroll- noch in der Interventionsgruppe signifikanten Veränderungen hinsichtlich der Lebensqualität. Somit konnte die Wirksamkeit der Humorintervention in dieser Studie nicht bestätigt werden, was sich jedoch möglicherweise durch die niedrige Frequenz der Intervention im Zweiwochen-Rhythmus erklären lässt.

Über die bereits genannten Interventionsansätze hinaus sind Menschen mit Demenz jedoch nicht nur in der Lage „passive Empfänger" von Humorinterventionen zu sein, sondern können auch humorvolle Situationen im Rahmen von gezielten Interventionen selbst mitgestalten. Hafford-Letchfield (2013) berichtet von einem innovativen Kooperationsprojekt zwischen einer Demenz-Tageseinrichtung, einer Universität und einer Comedy Gruppe, welches in England durchgeführt wurde. Dabei wurden mit Menschen mit Demenz 4 Improvisations-Comedy Workshops abgehalten, in denen es um den Besuch der Queen in der Tagesbetreuungseinrichtung ging (vom Erhalt der Nachricht über den Besuch der Queen, zu den Vorbereitungen bis hin zum Besuch selbst). Zwar wurde das Projekt nicht strukturiert evaluiert, doch anhand von Videoaufzeichnungen und Diskussionsnotizen konnten einige positive Effekte festgestellt werden: Das Klima in der gesamten Tagesbetreuungseinrichtung veränderte sich durch das Projekt merklich zum positiven, engere Beziehungen zwischen Mitarbeitenden und Angehörigen entstanden und auch ein besserer Informationsaustausch zwischen allen beteiligten Akteuren war auch abseits der Workshops gegeben. Auch die Beziehung und Kommunikation zwischen den Menschen mit Demenz verbesserten sich, da die Möglichkeit zur positiven Interaktion geschaffen wurde. Somit konkludierte Hafford-Letchfield (2013), dass Lachen eingesetzt werden kann, um die Ernsthaftigkeit der Probleme des Alltags zu mildern und um das Wohlbefinden von Menschen mit Demenz zu verbessern. Dass Improvisations-Schauspiel und Stand-up-Comedy für Menschen mit Demenz gut umsetzbare und freudvolle Humorinterventionen darstellen, zeigt auch Stevens (2012) in seiner Studie „Stand up for dementia". Die Studienergebnisse weisen darauf hin, dass Stand-up-Comedy Workshops eine Aktivität für Menschen mit Demenz bieten, die sie genießen, die altersadäquat ist und auch mit kognitiven Einbußen gut umsetzbar scheint. Der Autor konkludiert, dass die Demenzerkrankung die Teilnehmenden nicht davon abhält herzhaft zu lachen. Die Studie lässt vermuten, dass Menschen mit Demenz in der Lage sind verschiedene Rollen zu spielen und ihre Improvisationskünste erlauben den Teilnehmenden im Moment auf Situationen und Reize zu reagieren.

Menschen mit Demenz können selbst auch aktive Gestalter von humorvollen Situationen im Rahmen einer gezielten Intervention sein. Improvisations-Schauspiel bietet dafür einen gut umsetzbaren und freudvollen Ansatz.

Auch wenn bislang nur einige wenige Pilotstudien den Einsatz von Lach- und Humorinterventionen bei Menschen mit Demenz untersuchen, noch seltener wird Humor für Angehörige von Menschen mit Demenz genutzt. Wird in Selbsthilfe-Gruppen (Alzheimer-Gruppen) auch oft gelacht, so könnte man in diesen Gruppen mehr Humor gebrauchen. Gerade Angehörige leiden unter den Eskapaden und Auswirkungen der Demenz ihres Angehörigen am meisten und verharren oft in Hilfslosigkeit, Überforderung, Depression und Verzweiflung: Humor als lebendiges Antidot ist hier ein segensreicher Helfer! „Oft weiß man in der Situation nicht, damit umzugehen. Später kommt die Idee, wie man damit hätte umgehen können, und dann kannst du darüber auch lachen" (Ganß 2011, S. 12). In den Gruppen könnten z. B. durch Rollenspiel kritische Situationen bearbeitet und humorvoll aufgelöst werden. Dies kann im Rahmen einer laufenden Selbsthilfe-Gruppe geschehen, aber auch in einer spezifischen Humorgruppe von Angehörigen. Die Gruppe bietet den Raum zu lernen, die Perspektive in schwierigen Situationen zu wechseln und das Komische daran herauszufinden. Das Humortraining von McGhee (Falkenberg et al. 2013), welches für die Angehörigen spezifiziert wird, ist hierfür sehr geeignet. Zudem könnte ein Geri-Clown zeitweilig hinzugezogen werden.

Angehörige und Pflegepersonen von Menschen mit Demenz stellen eine bisher wenig beachtete Zielgruppe von Humor- und Lachinterventionen dar, die jedoch im hohen Maße für sich selbst und für den zu betreuenden Menschen mit Demenz davon profitieren könnte.

18.3 Evaluation von Humorinterventionen bei Menschen mit Demenz

Wird auch über Möglichkeiten von Humorinterventionen bei Menschen mit Demenz in Einzelfalldarstellungen und Pilotstudien berichtet und vermehrt auch von Untersuchungen über die Wirkung von Humorinterventionen, überwiegend über Einsätze von Klinik-Clowns, so gibt es derzeit keine ausreichend definierten Interventionsprogramme sowie methodisch anerkannten Verfahren zur Effiziensprüfung. Natürlich gilt es zu berücksichtigen, dass Messinstrumente über eine Humoreffizienz bei Menschen mit Demenz eine besondere Herausforderung sind, da übliche Messinstrumente hierfür unbrauchbar sind. Vermutlich dürften differenzierte und teilstandardisierte Verhaltensbeobachtungen sowie qualitative Untersuchungsverfahren ein gangbarer Weg sein.

Die Erhebungsparameter in der aktuellen Studienlandschaft zu Humor- und Lachinterventionen bei älteren Menschen sind sehr breit gestreut und umfassen unter anderem Indikatoren der mentalen und physischen Gesundheit wie z. B. Einsamkeit, Lebenszufriedenheit, Resilienz, Schlafqualität oder Schmerz (Ganz und Jacobs 2014). In Studien zu Humor- und Lachinterventionen mit Pflegeheimbewohnern oder Menschen mit Demenz werden zudem der kognitive Status (erhoben z. B. mit Mini-Mental-Test), die Lebensqualität (erhoben z. B. mit Dementia Care Mapping), Depression (erhoben z. B. mit Geriatric Depression Scale), herausforderndes Verhalten sowie verhaltensbezogene und psychologische Symptome der Demenz (erhoben z. B. mit Neuropsychiatric Inventory- Nursing Home Version) oder Agitation (erhoben z. B. mit Cohen-Mansfield Agitation Inventory) als Zielindikatoren herangezogen (Garms-Homolová und Kiki 2003; Kontos et al. 2016; Low et al. 2013).

Wünschenswert wäre es, dass zukünftig Studien auch bei der Bewertung von sozialen Parametern, wie etwa der Veränderungen in Bezug auf die Interaktion der Menschen mit Demenz miteinander, wie dies z. B. in der dargestellten Studie von Hafford-Letchfield (2013) der Fall war, auf standardisierte Instrumente zurückgreifen und nicht bloße Einschätzungen zu diesen Aspekten abgeben. Als ein mögliches Instrument könnte dafür beispielsweise die deutsche Version des ACIS (The Assessment of Communication and Interaction Skills) eingesetzt werden. Das ACIS ist ein Beobachtungsinstrument und dient zur Erhebung von Kommunikations- und Interaktionsfertigkeiten (Forsyth et al. 2011). Das ACIS wurde im Rahmen des Model of Human Occupation (MOHO) entwickelt und wird vorwiegend im Bereich der Ergotherapie eingesetzt (Parkinson et al. 2005). Das Instrument umfasst 20 Items, die in den Subskalen Körper, Informationsaustausch und Beziehungen zusammengefasst werden. Der Mensch mit Demenz wird dabei in einem bedeutungsvollen sozialen Kontext, wie z. B. im Rahmen einer Humorintervention, für ca. 45 min beobachtet, danach erfolgt die Bewertung, die etwa 5 bis 20 min benötigt (Forsyth et al. 2011). Allerdings gilt es hier anzumerken, dass trotz einer im Handbuch zum Instrument berichteten guten internen Validität gesicherte Aussagen zur Güte des Instruments aktuell nicht in entsprechender Form vorliegen.

Spezifische Instrumente zur Erfassung von Lachen und Humor kamen bisher in Studien nicht zum Einsatz, da das Klientel hierfür kaum geeignet erscheint. Standardisierte Verhaltensbeobachtungen hierzu dürften auch erheblich effektiver sein, um die Effizienz von Humorinterventionen überprüfen zu können. Die Literaturübersichtsarbeit von Gonot-Schoupinsky und Garip (2018) zeigt allerdings auf, dass es bislang an Studien fehlt, welche das Auftreten des Lachens an sich untersuchen. Die Messung der Häufigkeit, Intensität und Dauer des Lachens der Teilnehmenden sollte daher zukünftig in Interventionsstudien mit Menschen mit Demenz aufgenommen werden, nicht zuletzt, um den Effekt des Lachens an sich besser isoliert untersuchen und darstellen zu können.

18.4 Praxisbeispiel

Eine sehr differenzierte Untersuchung über den Einsatz von Geri-Clowns bei Menschen mit Demenz (N = 32) in einem Pflegeheim führte Baumgartner (2016) durch. Es kamen quantitative wie qualitative Untersuchungsinstrumente zum Einsatz. Ziel der Untersuchung war, herauszufinden, ob durch Humorinterventionen die Lebensqualität von Menschen mit Demenz gesteigert und Selbstaktualisierungsprozesse angestoßen werden können.

Über vier Wochen kamen zwei professionelle Geri-Clowns zwischen zehn und zwölf Uhr zwei Mal wöchentlich in das Pflegeheim. Insgesamt acht Interventionstermine wurden durchgeführt. Untersucht wurde vor Beginn der Intervention, bei Halbzeit und unmittelbar nach Beendigung der Intervention sowie 4 Wochen nach Beendigung der Intervention. Untersucht wurden jeweils 16 Heimbewohner mit Demenz, die eine oder keine (Kontrollgruppe) Humorintervention erhielten. Die Teilnehmer wurden entweder im Aufenthaltsraum in Kleingruppen oder individuell durch gezielte Ansprache im Aufenthaltsraum bzw. in ihren Zimmern bespielt.
Es wurden Videoaufnahmen gemacht sowie zur Einstufung der Demenzschwere der MMST (Mini-Mental-Status-Test (Folstein et al. 2000)) sowie Fremdbeobachtungsbögen (Beschreibung: Baumgartner 2016, S. 123–127) zum herausfordernden Verhalten (NPI-NH deutsch) und zur Lebensqualität (QUALIDEM). Zudem wurde eine Verhaltensbeobachtung systematisch ausgewertet und die Videoaufzeichnungen operationalisiert und quantifiziert. Zur Erfassung der Humorbeiträge wurden Kategorien (z. B. Lachen als Auslöser, Slapstick, Grimasse, Geräusche, lustige Artikel, Musik, Handpuppen, Scherze) und Stile (gesellig, aggressiv, selbstentwertend und selbststeigernd) nach Martin (2007) definiert.
Vor jedem Einsatz fand eine Besprechung zwischen Klinik-Clowns und Pflegepersonal statt, in welcher die Tagesform der Bewohner abgeklärt und die Reihenfolge der Spielorte grob besprochen wurde. Die Performance der Klinik-Clowns war situativ bedingt sehr spontan. Eingesetzt wurden Gesang, Musik, Spielzeug und andere lustige Gegenstände. Die heiteren Situationen ergaben sich durch Anreize durch die Klinik-Clowns, unterstützt durch deren Spiel- und Spaßbereitschaft in den Beziehungen.
Einige wichtige Ergebnisse: Für alle neuropsychischen Symptome konnte eine Verringerung belegt werden. Die Bereiche „negativer Affekt“ und „soziale Isolation“ des QUALIDEM (Instrument zur Lebensqualität) haben sich bei der Nachuntersuchung signifikant verbessert. Bei der Follow-up-Erhebung die Bereiche „ruheloses Verhalten“, „negativer Affekt“ und Pflegebeziehung“. Darüber hinaus ergaben sich bei Menschen mit Demenz im leichten- bis mittelschweren Krankheitsstadium auf den Subskalen für „positives Selbstbild“ und „sich zuhause fühlen“ unmittelbar nach den Interventionen und vier Wochen

später signifikante Verbesserungen. Die sehr differenziert beschriebenen Verhaltensbeobachtungen und Videoaufzeichnungen bestätigen diese Ergebnisse. Sie geben auch Aufschluss über spezifische Interventionen und deren Auswirkung auf die Bewohner (z. B. Humorstile der Clowninnen, körperorientierter Humor, Stilmittel, Reaktionen, Stimmung, musikalische Beiträge). Das vorsichtig von der Autorin formulierte Fazit ist, dass Humorinterventionen dazu beitragen können, herausforderndes Verhalten von Menschen mit Demenz zu verringern und ihre Lebensqualität zu steigern.

Die Studie zeigt, dass beim Einsatz von Humorinterventionen der Grad der demenziellen Veränderungen eines Patienten zu berücksichtigen ist sowie seine aktuelle Stimmungslage. Je schwerer die Erkrankung, desto wichtiger sind nonverbale und körperorientierte Kommunikationsformen und eine eher individuelle Begegnung. Angebote sollen daher einfach und klar strukturiert gemacht werden. Hinsichtlich der Wirksamkeit der Intervention bestätigt die Untersuchung, dass Humorinterventionen für Menschen mit Demenz geeignet sind, deren Lebensqualität zu verbessern. Sie sind auch geeignet, gesundheitsfördernd bzw. gesundheitsstabilisierend zu wirken. Möglicherweise können sie auch einen präventiven Beitrag leisten. Klinik-Clownvisiten sollten vermehrt in Pflegeeinrichtungen, aber auch in gerontopsychiatrischen und geriatrischen Kliniken eingesetzt werden. Die bisherige Datenlage ermuntert zumindest hierzu.

18.5 Fazit

Oft wird man von den Auswirkungen einer Demenz auf den Betroffenen, seine Familie und auch auf Pflegekräfte fast erdrückt. Dabei bleibt eines der primären Ausdrucksformen des Menschen auf der Strecke: heiteres Lachen bei Menschen mit Demenz. Der Sinn für Humor und der Spieltrieb kommen erst spät abhanden. Mit Heiterkeit sind Belastungen und Sorgen für sie und ihre Angehörigen leichter zu bewältigen. Leider gibt es hierzu kaum wissenschaftliche Untersuchungen, die dies belegen. Sind auch viele Erfolg versprechende Zugangswege zur Verbesserung der Lebensqualität eines Menschen mit Demenz in den letzten Jahren empirisch untersucht worden (Übersicht: Deutsches Netzwerk für Qualitätsentwicklung in der Pflege; DNQP 2018), so wurde die Möglichkeit eines qualifizierten und professionellen Umgangs mit Humor kaum berücksichtigt. Aus einigen Untersuchungen geht hervor, dass mit Humorinterventionen (nonverbale und Milieugestaltung) herausforderndes Verhalten von Menschen mit Demenz verringert, Beziehungen weniger belastend sowie die Lebensqualität der Kranken und deren Angehörigen gefördert werden können. Humorvoller Umgang in komischen Akutsituationen sowie humorvolle Interventionen sind gesundheitsfördernd. Die Emotionalität der Beteiligten und ihr Sozialverhalten wird verbessert. Humor ist ein wichtiges Adjuvans zur Prävention sowie Intervention und verbessert die Effizienz pflegerischer und medizinischer Maßnahmen. In Leitlinien, Vorschriften, Pflege- und Expertenstandards sollte daher der Humor Eingang finden. Es nützt wenig mit Karl Valentin zu lamentieren: „Mögen hätte ich schon wollen, aber dürfen habe ich mich nicht getraut" (Schulte 1980, S. 428).

Literatur

Avellis M (2002) Der Einsatz des Klinikclowns in Kinderkrankenhaus und Altenheim. Diplomarbeit, FH Regensburg

Baer U (2007) Innenwelten der Demenz. Affenkönig, Neukirchen-Vluyn

Baumgartner G (2016) Selbstaktualisierung und Steigerung der Lebensqualität dementiell veränderter Menschen durch Humorintervention. Diss Fak Humanwissenschaften der BW München

Beyer-Enke C (2014) Wer lacht, leidet nicht. Bleibgesund Pflege, AOK Bayern, S 4–5
Bönsch-Kauke M (2003) Psychologie des Kinderhumors. Leske + Budrich, Opladen
Bourkel E (2009) Wahrgenommene Rechte und Stigmatisierung von Menschen mit Alzheimer-Demenz. Unveröff. Diplomarbeit, Universität Wien
De Mendonca Lima CA, Levav I, Jacobsson L, Rutz W, WHO/European Regional Office, Task Force on Destigmatization (2003) Stigma and discrimination against older people with mental disorders in Europe. Int J Geriatr Psychiatry 18(8):679–682
DNQP (2018) Expertenstandard Beziehungsgestaltung in der Pflege von Menschen mit Demenz. Hochschule Osnabrück, Osnabrück
Dilling H, Freyberger HJ (Hrsg) (2008) Taschenführer zur ICD-10-Klassifikation psychischer Störungen, 4. Aufl. Huber, Bern
Dimitri (1997) Humor, 2. Aufl. Verlag am Goetheanum, Dornach
Duden (2007) Das Herkunftswörterbuch, 4. Aufl. Duden, Berlin
Eichelberger U (1986) Zitaten-Lexikon. VMA-Verlag, Wiesbaden
Erbschwendtner S, Bossle M, Brandenburg H (2015) Clownvisiten bei Kindern und Erwachsenen. Pflegewissenschaft 17(12):619–629. ► https://doi.org/10.3936/1322
Falkenberg I, Mcghee P, Wild B (2013) Humorfähigkeiten trainieren. Schattauer, Stuttgart
Folstein MF, Folstein S, MacHugh PR (2000) Mini-Mental-Status-Test (MMST). Beltz, Weinheim (dt Fassung)
Forsyth K, Simon S, Salamy M, Kielhofner G (2011) Das Assessment der Kommunikations- und Interaktionsfertigkeiten. Version 4.0. Schulz-Kirchner, Idstein
Frankl VE (1983) Ärztliche Seelsorge. Fischer, Frankfurt a. M.
Fuchs T (2008) Leib und Lebenswelt Die graue Edition. SFG-Servicecenter Fachverlage, Kusterdingen
Fuchs T (2010) Das Leibgedächtnis in der Demenz. In: Kruse A (Hrsg) Lebensqualität bei Demenz? Akademische Verlagsgesellschaft, Heidelberg, S 231–242
Ganß M (2011) Hilfe aus dem Land des Lächelns. demenz. Leben (9):12–13
Ganz FD, Jacobs JM (2014) The effect of humor on elder mental and physical health. Geriatr Nurs 35(3):205–211. ► https://doi.org/10.1016/j.gerinurse.2014.01.005
Garms-Homolová V, Kiki N (2003) Clowns Im Pflegeheim? Zur Frage der Beeinflussung von Verhaltensauffälligkeiten durch die humortherapeutische Intervention. Psychomed 15(2):106–113
Garms-Homolová V, Theiss K (2007) Expertise „Möglichkeiten der Berücksichtigung von RAI 2.0 und/oder RAI HC bei der Bearbeitung eines zukünftigen Begutachtungsinstruments". Alice Salomon FH Berlin. ► https://www.gkv-spitzenverband.de/media/dokumente/pflegeversicherung/forschung/projekte_unterseiten/massnahmen/Studie1_gesamt_5121.pdf. Zugegriffen: 28. Nov. 2018
Gonot-Schoupinsky FN, Garip G (2018) Laughter and humour interventions for well-being in older adulds: a systematic review and intervention classification. Complement Ther Med 38:85–91. ► https://doi.org/10.1016/j.ctim.2018.04.009
Gutzmann H, Zank S (2005) Dementielle Erkrankungen. Kohlhammer, Stuttgart
Hafford-Letchfield T (2013) Funny things happen at the Grange: introducing comedy activities in day services to older people with dementia – innovative practice. Dementia 12(6):840–852. ► https://doi.org/10.1177/1471301212454357
Harenberg B (2001) Lexikon der Sprichwörter und Zitate, 2. Aufl. Harenberg, Dortmund
Hirsch RD (2000) Heiterkeit und Humor: Eine Hilfe im Umgang mit Demenzkranken? In: Tackeberg P, Abt-Zegelin A (Hrsg) Demenz und Pflege. Mabuse, Frankfurt a. M., S 162–174
Hirsch RD (2007a) Gesundheitsfaktor Humor am Arbeitsplatz. In: Bachmaier H (Hrsg) Lachen macht stark. Wallstein, Göttingen, S 57–82
Hirsch RD (2007b) Wer lacht, dämmert nicht vor sich hin. ProAlter 39:60–65
Hirsch RD (2014) Heiterkeit durch Humor bei Menschen mit Demenz. Forum Ausbildung 9(1):22–25
Hüther G (2017) Raus aus der Demenzfalle! Arkana, München
Institut für Demoskopie Allensbach (2007) Welchen Anteil haben Text, Erscheinungsbild des Redners, Betonung und Gestik an der Gesamtwirkung eines Vortrags? IfD-Bericht Nr. 7173. IDA, Allensbach
Jurzik R (1985) Der Stoff des Lachens. Campus, Frankfurt a. M.
Kontos P, Miller K-L, Colobong R, Lazgare LIP, Binns M, Low L-F, Surr C, Naglie G (2016) Elder-clowning in long-term dementia care: results of a pilot study. J Am Geriatr Soc 64(2):347–353. ► https://doi.org/10.1111/jgs.13941
Low LF, Brodaty H, Goodenough B, Spitzer P, Bell JP, Fleming R, Casey AN, Liu Z, Chenoweth L (2013) The Sydney Multisite Intervention of LaughterBosses and ElderClowns (SMILE) study: cluster randomised trial of humour therapy in nursing homes. BMJ Open 3(1):e002072. ► https://doi.org/10.1136/bmjopen-2012-002072
Martin RA (2007) The psychology of humor. An integrative approach. Elsevier Academic Press, Burlington
Nietzsche F (1975) Also sprach Zarathustra. Kröner, Stuttgart
Papousek I, Reiser EM, Weiss EM, Fink A, Samson AC, Lackner HK, Schulter G (2013) State-dependent changes of prefrontal posterior coupling in the context of affective processing: susceptibility to humor. Cogn Affect Behav Neurosci 13(2):252–261. ► https://doi.org/10.3758/s13415-012-0135-5

Parkinson S, Forsyth K, Kielhofner G (2005) Das "model of human occupation screening tool" (MOHOST): Benutzerhandbuch und Formblatt. Modernes Lernen, Dortmund

Payne R (1989) Der große Charlie. Eine Biographie des Clowns. Suhrkamp, Frankfurt a. M.

Popov O (1993) Geleitwort. In: von dem Borne R (Hrsg) Der Clown: Geschichte einer Gestalt. Urachhaus, Stuttgart, S 7–8

Rattner J, Danzer G (2011) Persönlichkeit braucht Tugend. Springer, Heidelberg

Rösner M (2010) Der Gericlown. Z Gerontol Geriatr 43(1):53–57. ► https://doi.org/10.1007/s00391-009-0075-z

Schulte M (1980) Das Oktoberfest. In: Schulte M (Hrsg) Alles von Karl Valentin. Piper, München, S 419–433

Sommer M (2012) Lachen als Gesundheitsverhalten? Bacelor + Master Pulishing, Hamburg

Stevens J (2012) Stand up for dementia: Performance, improvisation and stand up comedy as therapy for people with dementia; a qualitative study. Dementia 11(1):61–73. ► https://doi.org/10.1177/1471301211418160

Taylor R (2007) Alzheimer und Ich, 2. Aufl. Huber, Bern

Tegethoff B (2009) Sich im Augenblick begegnen – Über die Wirkmechanismen der Clownerie für Menschen mit Demenz. Diplomarbeit, Hochschule Merseburg (FH), Merseburg

Ternes D (2008) Kommunikation – eine Schlüsselqualifikation. Junfermann, Paderborn

Valentin K (2009) Mögen hätt' ich schon wollen. Rosenheimer, Rosenheim

Walter M, Hänni B, Haug M, Amrhein I, Krebs-Roubicek E, Müller-Spahn F, Savaskan E (2007) Humor therapy in patients with late-life depression or Alzheimer's disease: a pilot study. Int J Geriatric Psychiat 22(1):77–83

Wegmann R (2018) Die Darstellung von Demenz in den Printmedien. Institut für Psychogerontologie, Universität Erlangen-Nürnberg, Masterarbeit

Werner P (2005) Social distance towards a person with Alzheimer's disease. Int J Geriatric Psychiat 20(2):182–188

Werner P (2007) Family Physicians' perceptions and perdictiors regarding the competence of a person with Alzheimer's disease. Int J Geriatr Psychiatry 22(4):320–326

Whitehouse PJ, George D (2009) Mythos Alzheimer. Huber, Bern

Wild B (2016) Humor im Gehirn oder: Wo ist denn das Humorzentrum? In: Wild B (Hrsg) Humor in Psychiatrie und Psychotherapie, 2. Aufl. Schattauer, Stuttgart, S 32–54

Wild B, Rodden F, Rapp A, Erb M, Grodd W, Ruch W (2006) Humor and smiling: cirtical areas selective for cognitive, affective and volitional components. Neurology 66:887–893. ► https://doi.org/10.1212/01.wnl.0000203123.68747.02

Wojnar J (2001) Heiterkeit und Demenz. In: Hirsch RD, Bruder J, Radebold H (Hrsg) Heiterkeit und Humor im Alter. Kohlhammer, Stuttgart, S 181–188

Ausblick und Weitblick

Inhaltsverzeichnis

Paradigmenwechsel in der Demenzforschung

Gerald Hüther und Doris Gebhard

D. Gebhard, E. Mir (Hrsg.), *Gesundheitsförderung und Prävention für Menschen mit Demenz*,
https://doi.org/10.1007/978-3-662-58130-8_19

Es gibt eine gute und eine schlechte Nachricht. Die schlechte zuerst: Die Hoffnung, dass es der medizinischen Forschung, insbesondere der Neuropharmakologie, gelingt ein Medikament oder eine Impfung gegen Demenz zu finden, wurde bislang enttäuscht und es gibt wenig Anlass zur Vermutung, dass ein solches Mittel jemals gefunden wird. Doch nun die gute Nachricht: Forschungsergebnisse lassen darauf schließen, dass eine Vielzahl von Menschen einen natürlichen „Impfstoff" gegen Demenz in sich trägt. Der menschliche Organismus ist anscheinend in der Lage trotz des Vorliegens von massivsten neuropathologischen Veränderungen im Gehirn, ähnlich jener, die bereits Alois Alzheimer in seiner Forschung beschrieben hat, kognitiv gesund zu bleiben. Wie das Phänomen der Demenz-Resilienz erklärt werden kann und welche Implikationen sich daraus für die Gesundheitsförderung und Prävention für Menschen mit bereits bestehender Demenz ableiten lassen, diskutiert der folgende Beitrag.

19.1 Dogmen über Bord werfen

Unsere Denkmuster sind noch immer stark geprägt von der im letzten Jahrhundert entstandenen und bei den meisten Menschen noch immer tief verankerten Vorstellung, der menschliche Organismus funktioniere so ähnlich wie eine besonders komplex aufgebaute Maschine. Dazu gehört auch der Glaube, unsere genetischen Anlagen seien – ähnlich wie die Baupläne für die Konstruktion von Autos, Waschmaschinen und Flugzeugen – dafür verantwortlich, dass sich die verschiedenen Organe und Organsysteme in genetisch determinierter Weise herausbilden würden. Diese Vorstellung impliziert, dass es mehr oder weniger gut geeignete genetische Anlagen für die Entwicklung eines gesunden, leistungsfähigen Organismus gibt. Wer so denkt, glaubt dann auch, dass es im Verlauf der Nutzung der verschiedenen Organe und Organsysteme – wie man das bei Maschinen ja zur Genüge kennt – zu entsprechenden Abnutzungserscheinungen und Defekten komme. Diese im normalen Betriebsmodus des Körpers unvermeidbaren, bei manchen Personen früher und bei manchen später zutage tretenden Defekte sollten sich – wie das ja auch bei Maschinen der Fall ist – durch entsprechende Reparaturen beheben lassen.

So entstand ein medizinisches System, das seine vorrangige Aufgabe in der Behebung von Störungen einzelner Organe und Organfunktionen sah, die im Lauf des Lebens und mit zunehmendem Alter immer häufiger auftreten. Dieses von der Vorstellungswelt des Maschinenzeitalters geprägte Reparaturdenken beherrscht noch heute weite Teile unserer medizinischen Versorgungssysteme. Es war enorm erfolgreich und hat dazu geführt, dass die meisten Menschen immer noch daran glauben, dass alles, was in ihrem Körper aus irgendeinem Grund nicht richtig funktioniert, irgendwie wieder repariert werden könne, wie das ja auch bei den meisten Maschinen der Fall ist. In wohl viel stärkerem Maß als vor fünfzig Jahren wird das auch für das komplizierteste und deshalb wohl auch störanfälligste Organ vermutet das wir besitzen: unser Gehirn. So glauben die meisten Menschen noch heute, dass es ganz natürlichen Abnutzungs- und Degenerationsprozessen zuzuschreiben ist, wenn ihr Gehirn im Alter zunehmend seine Leistungsfähigkeit verliert. Und sie erhoffen sich von der medizinischen Forschung, insbesondere von der Neuropharmakologie, dass sie Mittel und Wege findet, um die mit zunehmendem Alter auftretenden Funktionsstörungen und Leistungseinbußen zu reparieren. Bis heute hat sich diese Hoffnung allerdings nicht erfüllt, und es gibt auch wenig Anlass zu der Vermutung, dass ein solches Mittel jemals gefunden wird.

Es gab eine Zeit, in der auch Naturforscher noch davon ausgingen, dass eines der wesentlichen Kennzeichen des Lebendigen ein fortwährendes Gleichgewicht von Entstehen und Vergehen, von Neubildung und Untergang, von Regeneration und

Degeneration ist. Auf unser menschliches Gehirn übertragen heißt das nichts anderes, als dass es auch dort zu einem ständigen Vergehen kommt, also zu einem ständigen Abbau bereits entstandener Nervenzellen, Nervenzellfortsätze und synaptischer Kontakte. Es heißt aber gleichzeitig auch, dass das auf diese Weise Verlorengegangene an anderer Stelle und auf andere Weise wieder neu gebildet werden kann. Neuroplastizität heißt dieses Phänomen, für dessen Entdeckung die beiden Hirnforscher David H. Hubel und Torsten Nils Wiesel schon 1981 den Nobelpreis bekommen haben (Creutzfeldt 1982; Pascual-Leone et al. 2005). Es hat allerdings noch einmal etwa dreißig Jahre gedauert, bis die Gültigkeit dieses allgemeinen Entwicklungsprinzips auch von jenen Neurobiologen akzeptiert wurde, die von der genetischen Determiniertheit des menschlichen Gehirns überzeugt waren. Seit der Entdeckung von Nervenzellen und der histologischen Darstellung ihrer Verknüpfungen am Ende des 19. Jahrhunderts durch Camillo Golgi und Santiago Ramon y Cajal war es ein Dogma geworden, dass es im Gehirn einer erwachsenen Person nur noch zum Abbau der einmal während der Hirnentwicklung herausgebildeten Nervenzellverknüpfungen kommen kann. Die Herausbildung neuer synaptischer Kontakte, das Auswachsen von Nervenzellfortsätzen, die Entstehung neuer Nervenzellverknüpfungen oder gar die Neubildung von Nervenzellen im erwachsenen Gehirn waren in dieser Theorie nicht vorgesehen. Sogar der Gedanke, dass es so etwas geben könnte, war noch in den achtziger Jahren des letzten Jahrhunderts tabu. Weil das damals einfach nicht vorstellbar war, wurde auch nicht danach gesucht. Das Einzige, was von einem ausgereiften Gehirn gemäß dieser Vorstellungen noch zu erwarten war und wodurch es sich später noch verändern könnte, war der Abbau, die Degeneration.

Aber als es Anfang der neunziger Jahre mithilfe der Computertomografie möglich wurde, im Gehirn von erwachsenen Personen solche Umbauprozesse nachzuweisen, waren das für die meisten Hirnforscher atemberaubende Befunde: Reorganisation kortikaler sensomotorischer Verschaltungsmuster nach Amputation von Extremitäten, Neubildung von Nervenzellvernetzungen durch das Erlernen des Jonglierens, des Klavierspielens, des Schwimmens oder Radfahrens (Draganski et al. 2004; Draganski und May 2008; Herholz und Zatorre 2012; Hötting und Röder 2013; Jiang et al. 2015; May 2011).

Das plastische, regenerative Potenzial des Gehirns von Erwachsenen war offensichtlich weitaus größer, als bisher gedacht. Zeitlebens, sogar bis ins hohe Lebensalter ist das menschliche Gehirn in der Lage, seine einmal herausgeformten Nervenzellverknüpfungen und Verschaltungsmuster an veränderte Nutzungsbedingungen anzupassen, neue Nervenzellkontakte herzustellen, neue Nervenfortsätze auszuwachsen und sogar neue Nervenzellen zu bilden (Boyke et al. 2008; Holman und Villers-Sidani 2014).

> **Was lange Zeit als unvorstellbar galt ist heute wissenschaftlich belegt: Das menschliche Gehirn verfügt bis ins hohe Alter über umfassende Regenerations- und Umbaufähigkeiten, die durch Interventionen gezielt gefördert werden können. Dieses Phänomen bezeichnet man als Neuroplastizität.**

Diese Erkenntnis warf so ziemlich alles über den Haufen, was es bisher an Theorien über Lernprozesse und die neuronale Verankerung von Erfahrungen im Erwachsenenalter gab. Ein riesiges Tor für neue Erklärungen und Forschungsansätze hatte sich sperrangelweit geöffnet. Nur die Begeisterung sehr vieler Experten über diese neuen Entdeckungen hielt sich in Grenzen. Diese Befunde passten so gar nicht zu ihren Vorstellungen und den von ihnen verfolgten Konzepten. Vor allem all jene Forscher, die bisher davon ausgegangen waren, dass aus irgendwelchen Gründen entstandene Störungen im Gehirn nur noch durch entsprechende Notlösungen, wie die Verabreichung von Medikamenten, einigermaßen reparierbar waren, konnten mit diesen neuen Vorstellungen über die Regenerations- und Umbaufähigkeit des Gehirns kaum etwas anfangen. Und diese Experten verfügten als Lehrstuhlinhaber oder als Leiter von Forschungsinstituten, als Herausgeber von Fachzeitschriften und als Verantwortliche für Fachgesellschaften und Fachkongresse über erheblichen Einfluss. Was die experimentellen Hirnforscher als Durchbruch feierten, betrachteten sie mit großer Skepsis. Das galt sogar für die ersten Befunde, die gezeigt hatten, dass es Schlaganfallpatienten gibt, deren gesamter linker Kortex betroffen, degeneriert und funktionsuntüchtig geworden war und die all diese verloren gegangenen Fähigkeiten weitgehend wiedererlangt hatten, weil sich in ihrem noch gesunden rechten Kortex entsprechende neue Verschaltungsmuster für die Steuerung dieser Funktionen herausgebildet hatten (Grefkes und Ward 2014; Taylor 2010).

Wenn sogar ein halbes Gehirn durch plastische, regenerative Fähigkeiten der noch verbliebenen anderen Hälfte ersetzbar war, weshalb sollte es dann nicht möglich sein, die im Gehirn von älteren Personen auftretenden Abbauprozesse durch eine Neubildung von Nervenzellverknüpfungen an anderen Stellen zu kompensieren? Das war offensichtlich die entscheidende Frage. Aber sie wurde damals von keinem der vielen Demenzforscher gestellt.

19.2 Massive Abbauprozesse und Ablagerungen im Gehirn, aber keine Demenz

Mitten in diese Phase der zunehmend detaillierter werdenden Erforschung der im Gehirn von Demenzpatienten ablaufenden Abbauprozesse platzte Anfang dieses Jahrhunderts die Veröffentlichung der Ergebnisse, die ein US-amerikanischer Epidemiologe in den achtziger Jahren des vergangenen Jahrhunderts begonnen und nun abgeschlossen hatte: die sogenannte Nonnenstudie (Snowdon 2001). Snowdon begleitete und untersuchte über ein Jahrzehnt 678 katholische Ordensschwestern zwischen 75 und 107 Jahren aus verschiedenen Klöstern in den USA. Die Studie nutzte dabei 3 zentrale Informationsquellen (Snowdon 2003):

1. Die Archive der Klöster ermöglichten Zugang zu Informationen über mögliche Einflussfaktoren auf die Entstehung von Demenz aus der frühen und mittleren Lebensphase der Teilnehmerinnen.
2. Jährlich durchgeführte, umfassende und standardisierte Testbatterien dokumentierten die Veränderungen in der kognitiven und physischen Leistungsfähigkeit im Verlauf der Studie.
3. Die teilnehmenden Nonnen willigten ein, nach dem Tod ihr Gehirn zu spenden. Somit konnte die Struktur und Pathologie des Gehirns in Beziehung zu Einflussfaktoren der frühen und mittleren Lebensphase und zur kognitiven und physischen Leistungsfähigkeit im hohen Lebensalter gesetzt werden.

Neben beeindruckenden Untersuchungen zur Langlebigkeit der Nonnen – das Risiko zu sterben lag bei den Ordensschwestern ab dem Alter von 65 Jahren um 25 % niedriger als in der U.S. Amerikanischen Zivilbevölkerung (Snowdon 2001) – versuchte die Nonnenstudie eine Antwort auf die Frage zu liefern, wie die Alzheimer-Pathologie im Hirn mit dem Auftreten von Alzheimer-Symptomen in Beziehung steht. Die Ergebnisse erschütterten die bisherigen Vorstellungen über den vermeintlich direkten und unumstößlichen Zusammenhang zwischen demenzassoziierten neuropathologischen Veränderungen im Hirn und demenzassoziierten Veränderungen in der Kognition und dem Verhalten massiv: Bei nahezu gleicher Lokalisation, Art und Anzahl von neuropathologischen Läsionen wiesen die Ordensschwestern eine unglaubliche Bandbreite der klinischen Manifestation der Symptome auf – von keinerlei Symptomen bis hin zu schwerwiegenden Symptomen einer Demenzerkrankung. Mit anderen Worten: Obwohl manche dieser Nonnen ein ähnlich stark degeneriertes Gehirn wie die von Alois Alzheimer beschriebenen

Patienten hatten, zeigten diese Nonnen keine Anzeichen einer Demenz. Konkret zeigten 58 % der Ordensschwestern mit leichter Alzheimer-Pathologie im Hirn, 32 % mit mittelgradiger Alzheimer-Pathologie und sogar 8 % mit schwersten neuropathologischen Veränderungen keinerlei Anzeichen von Gedächtnisdefiziten (Snowdon 2003).

Die Nonnenstudie zeigte, dass es keinen direkten und unumstößlichen Zusammenhang zwischen demenzassoziierten neuropathologischen Veränderungen im Hirn und demenzassoziierten Veränderungen in der Kognition und dem Verhalten gibt.

Als die Ergebnisse der Nonnenstudie bekannt wurden, schrien sie geradezu nach einer Erklärung. Aber dieser Ruf verhallte weitgehend ungehört. Zu befremdlich und gänzlich unvereinbar mit dem, was den meisten Demenzforschern bisher als logische Erklärung für die Herausbildung einer Demenz gegolten hatte, klang das, was dieser amerikanische Epidemiologe herausgefunden haben wollte: Hochbetagte, die bis zu ihrem Tod keinerlei Anzeichen von Gedächtnisschwund oder andere Demenzsymptome zeigten, obwohl ihr Gehirn genauso stark degeneriert und mit Ablagerungen übersät war wie das der von Alois Alzheimer untersuchten schwerkranken Demenzpatienten. Das war einfach unvorstellbar für all jene, die nach wie vor unerschütterlich davon überzeugt waren, dass das Gehirn mit zunehmendem Alter nur fortschreitend degenerieren könne – und die den Gedanken, dass alles Leben sich in diesem Wechselspiel von Werden und Vergehen, von Neubildung und Abbau vollzieht, dem Fachgebiet von Poeten, nicht aber dem von Neurologen und Psychiatern zuordneten (Hüther 2017). Zwar gab es eine Vielzahl von Hirnforschern, die mit ihren Untersuchungen all die neuen Erkenntnisse über die lebenslange Plastizität des menschlichen Gehirns zutage gefördert und gezeigt hatten, dass dort auch im Alter noch neue Nervenzellfortsätze auswachsen, neue Verknüpfungen herausgebildet und sogar noch neue Nervenzellen gebildet werden können. Aber sie kamen fast alle aus dem Bereich der neurobiologischen Grundlagenforschung. Sie waren keine Demenzforscher und fanden es weitaus attraktiver, das neuroplastische Potenzial des Gehirns weiter zu erkunden, als diese alten Vorstellungen über die Entstehung von Demenzen zu hinterfragen – und sich damit womöglich eine Menge Ärger einzuhandeln.

Diese Situation scheint sich aktuell etwas zu wandeln: Durch die Publikation weiterer Kohortenstudien, die ähnliche Forschungsdesigns und Untersuchungsmethoden wie die Nonnenstudie aufweisen, wie z. B. die Religious Orders Study, das Rush Momory and Aging Projekt oder die Honolulu-Asia Aging Studies (Bennett et al. 2013; Latimer et al. 2017), können diese Erkenntnisse nun nicht mehr ignoriert werden. Zumal sich die von Snowdon aufgezeigten Befunde auch außerhalb von Klostermauern nachweisen ließen: Die Baltimore Longitudinal Study of Aging (BLSA) (O'Brien et al. 2009), die 1958 von Nathan Shok initiiert wurde, beinhaltet seit 1986 neben einer umfassenden Testbatterie zur Untersuchung des kognitiven, physischen und psychischen Status der Teilnehmenden auch ein Autopsie-Programm. Basierend auf 211 Personen zeigten die Autopsiebefunde, dass die Hälfte der kognitiv gesunden Personen über 75 Jahren neurophysiologisch betrachtet eine Alzheimer Erkrankung aufweist. Mittlerweile hat dieses Phänomen der Symptomfreiheit trotz Alzheimer-Pathologie im Gehirn auch einen Namen erhalten: In der Demenzforschung wird dieses Phänomen asymptomatische Alzheimer Erkrankung oder Alzheimer-Resilienz genannt.

Das Phänomen der Abwesenheit von Demenzsymptomen trotz des Vorliegens von demenzassoziierten neuropathologischen Veränderungen im Gehirn wird als asymptomatische Demenz oder Demenz-Resilienz bezeichnet.

Der Begriff der asymptomatischen Demenz bzw. Demenz-Resilienz löste in diesem

Zusammenhang den Begriff der präklinischen Demenz weitestgehend ab, da nicht a priori davon ausgegangen werden kann, dass Menschen die diesen Status aufweisen bei längerer Lebensdauer klinisch unauffällig geblieben wären oder Symptome einer Demenz entwickelt hätten (O'Brien et al. 2009). Auch Snowdon räumt ein, dass ein Weiterleben zur Ausprägung von Demenzsymptomen hätte führen können und nennt Ordensschwestern, die vor der Ausprägung von Gedächtnisdefiziten verstorben sind, „Escapee" (Snowdon 2001, S. 99). Dieser Punkt wird in der Literatur nach wie vor kritisch diskutiert. Einige Studien konkludieren, dass diese Personengruppe auch bei einem längeren Leben keine Demenzsymptome entwickelt hätte (Morgan et al. 2007), andere Studien streichen jedoch hervor, dass nach aktuellem Stand der Wissenschaft keine Aussage darüber getätigt werden kann, ob die asymptomatische Demenz lediglich ein Prodrom darstellt oder die Personen den Status einer Demenz-Resilienz aufweisen (Driscoll und Troncoso 2011). Für Betroffene scheint diese Diskussion eher akademischer Natur zu sein und die Frage, ob das eigene Weiterleben zum Ausbruch von Demenz geführt hätte, ist für den Einzelnen wenig relevant. Weitaus interessanter scheint in diesem Zusammenhang die Fragestellung, die einst bereits Aaron Antonovsky (1997) formulierte und seither als Leitfrage der Gesundheitsförderung gilt „Was hält diese Menschen gesund?" oder etwas spezifischer für dieses Phänomen formuliert „Was unterscheidet jene Menschen, die trotz eindeutiger neuropathologischer Befunde kognitiv gesund bleiben, von jenen, die scheinbar passend zu den Veränderungen in ihrem Gehirn ein Demenzsyndrom entwickeln?".

19.3 Es ist nie zu spät um Reserven aufzubauen

19

Aus neurobiologischer Perspektive gibt es mittlerweile eine sich stetig verhärtende Evidenz, dass die Antwort auf diese Frage „Reserve" lautet (Stern 2012). Die Idee der Reserve hinsichtlich Beschädigungen im Gehirn leitete sich von der wiederholten Beobachtung ab, ähnlich jener aus der Nonnenstudie, dass es anscheinend keine direkte Verbindung zwischen dem Ausmaß der Hirnpathologie und der klinischen Manifestation der Beeinträchtigung gibt (Stern 2002). Eine Reserve fungiert dabei sozusagen als Moderator zwischen Pathologie und klinischem Outcome (Stern 2012). Vereinfacht werden dem Konstrukt der Reserve zwei unterschiedliche Mechanismen zugrunde gelegt, die Hirn-Reserve (brain reserve) und die kognitive Reserve (cognitive reserve) (Stern 2002). Das Konzept der Hirn-Reserve ist quantitativ geprägt und die These dahinter lautet, dass ein größeres Gehirn, mit mehr Neuronen und Synapsen, mehr pathologische Veränderungen tolerieren kann, bevor klinische Symptome auftreten. Die Passivität dieses Konzept muss jedoch im Licht der Neurogenese und Hirnplastizität differenzierter betrachtet werden (Stern 2012). Für das aktive Konzept der kognitiven Reserve stellt die Hirnfunktion und nicht die Hirngröße die interessierende Variable dar: Es geht davon aus, dass das Hirn aktiv Schädigungen kompensiert, indem es auf kognitive Paradigmen zurückgreift, die weniger störanfällig sind, oder bei Schädigungen Hirnstrukturen und -netzwerke zum Einsatz bringt, die bei unbeschädigten Hirnen normalerweise eine andere Funktion ausüben, um somit die Funktion der beschädigten Areale zu kompensieren (Stern 2002).

Die Reserve fungiert als Moderator zwischen neuropathologischen Veränderungen und dem Auftreten von Symptomen. Dem Konstrukt der Reserve liegen zwei unterschiedliche Mechanismen zugrunde: Hirn-Reserve (Quantität der Strukturen) und kognitive Reserve (Qualität der Strukturen).

Nach wie vor scheint jedoch nicht geklärt, ob und wie diese beiden Komponenten der Reserve interagieren, und auch das exakte

Rezept, um diese Reserve auszubilden ist aktuell nicht bekannt (Stern 2013). Die Studienlage lässt jedoch vermuten, dass Erfahrungen in allen Lebensphasen, auch im hohen Alter, diese Reserve fördern können, womit sich auch die Möglichkeiten für gezielte Interventionen eröffnen, um kognitiven Abbauprozessen entgegenzuwirken (Stern 2013). Diese Ansätze sieht Stern (2013) in einer Linie mit den Erkenntnissen zur Plastizität des alternden Gehirns. Als vielversprechende nicht-pharmakologische Ansätze, um diese Reserve auch im hohen Alter noch zu fördern, werden in aktuellen Literaturübersichtsarbeiten Bewegung, kognitive Interventionen und Ernährung diskutiert (Cespón et al. 2018; Cheng 2016; Pedrinolla et al. 2017; Phillips 2017). Die Zusammenschau der aktuellen Forschungslage zeigt, dass körperliche Aktivität das Hirnvolumen vergrößert und die Integrität der neuronalen Struktur erhält, also vorwiegend in der „Hirn-Hardware“ ihre Wirkung zeigt und somit die Hirn-Reserve fördert. Quasi komplementär dazu wirken kognitive Stimuli eher auf die Funktion und die Plastizität der neuronalen Schaltkreise und somit im Bereich der „Hirn-Software“ (Kognitive Reserve) (Cespón et al. 2018; Cheng 2016). Im Bereich der Ernährung wächst der Evidenzkörper bezüglich spezifischer Inhaltsstoffe, die unter Verdacht stehen die neuronale Plastizität steigern zu können, wie z. B. Resveratrol (z. B. in blauen Trauben), Omega-3 Fettsäuren (z. B. in fettreichem Fisch wie Makrele), Curcumin (z. B. in Kurkuma), stetig (Phillips 2017). Seit einigen Jahren liegt der Forschungsfokus jedoch nicht ausschließlich auf „was“ die Ernährung beinhalten soll, sondern auch auf dem „wann“ und „wieviel“ gegessen werden soll, um die neuronale Plastizität zu fördern. Hier zeigt Kalorien-Restriktion (Reduktion des Kalorien Verzehrs im Ausmaß von bis zu 40 % bei gleichzeitiger Aufrechterhaltung adäquater Versorgung mit Nährstoffen) und intermittierendes Fasten (regelmäßige Phasen in denen sehr wenig oder keine Nahrung zugeführt wird, typischer Weise 16 bis 24 h) eine erstaunliche neuroprotektive Wirkung und Förderung der neuronalen Plastizität (van Praag et al. 2014; Phillips 2017; Wahl et al. 2016).

Dass klassische Betätigungsfelder der Gesundheitsförderung und Prävention wie Bewegung, kognitive Stimulation und bewusste Ernährung dazu beitragen ein langes und gesundes Leben zu führen, ist ebenso wenig neu wie demenzspezifisch. Neu daran scheinen jedoch die Abbildbarkeit von Lebensstilfaktoren auf neuronaler Ebene und die Erkenntnis, dass auch im hohen Lebensalter Interventionen aus diesem Bereich das Potenzial haben, die Gehirnstruktur und -funktion zu verändern. Ob Interventionen aus diesen Bereichen nur primärpräventiv ihre neuroprotektive Wirkung zeigen oder auch bei Menschen mit bereits bestehenden kognitiven Einbußen die Plastizität anregen, ist nur wenig erforscht. Dennoch gibt es Hinweise darauf, dass das Potenzial zur Plastizität auch bei bereits bestehenden kognitiven Einbußen besteht. Interventionsstudien darüber, wie dieses Potenzial bei bereits bestehender Demenz gefördert werden kann sind rar oder wie im Bereich der Bewegungsförderung oftmals auf Tierstudien beschränkt (Cespón et al. 2018; Souza et al. 2013). Vor dem Hintergrund der aktuellen Studienlage kann dennoch vorsichtig konkludiert werden, dass Maßnahmen, die gleichzeitig körperliche Aktivität und kognitive Stimuli beinhalten (motor-kognitives Training bzw. Dual-Task-Training) dabei die bestmögliche Wirkung auf kognitive Fähigkeiten und die Plastizität bei Menschen mit bereits bestehenden kognitiven Einbußen erzielen (Styliadis et al. 2015; Wajda et al. 2017).

Doch ist dies die Antwort auf die in Anknüpfung an die Ergebnisse der Nonnenstudie gestellte Frage nach dem Unterschied zwischen jenen Nonnen, die ein Alzheimer-Gehirn hatten, jedoch symptomfrei waren und jenen, die entsprechende Symptome zu den neuropathologischen Veränderungen hatten? Bewegten sich diese Nonnen mehr als die anderen, aßen lieber eine kleine Portion eines Makrelen-Curry-Eintopfs mit einem Gläschen Wein und lösten dabei Kreuzworträtsel währenddessen die anderen Nonnen Fastfood in rauen Mengen aßen und sich dabei Reality-Soaps ansahen? Wohl kaum.

In seinem Buch über die Nonnenstudie „Aging with Grace" machte Snowdon (2001) anhand einer sehr liebevollen Beschreibung einzelner Schwestern aus der Studie unmissverständlich klar, dass neben den messbaren Indikatoren, wie z. B. kleinere Schlaganfälle (von jenen Ordensschwestern, die ein Alzheimer Gehirn hatten, zeigten 93 % Symptome von Alzheimer, wenn sie zusätzlich einen Schlaganfall hatten, wobei nur 57 % der Ordensschwestern ohne Schlaganfall diese zeigten), auch andere Faktoren ausschlaggebend für die Demenz-Resilienz einiger Nonnen sind. Innerhalb der sehr gut ausgebildeten, spirituellen und in einer guten Gemeinschaft lebenden Gruppe von Ordensschwestern, was Snowdon an sich schon als schützende Faktoren vor einer Demenzerkrankung und fördernde Faktoren für Langlebigkeit identifizieren konnte, wiesen die Nonnen mit asymptomatischer Demenz noch andere, scheinbar relevante Merkmale auf: Sie folgten mutig ihren Träumen, stellten sich auch im hohen Alter neuen Herausforderungen im tiefen Vertrauen diese zu bewältigen, sahen einen tieferen Sinn in ihrem alltäglichen Tun und blickten zeitlebens freudvoll in die Zukunft. Hier schließt sich scheinbar der Kreis zur eingangs gestellten Frage, die bereits Aaron Antonovsky formulierte, mit der anscheinend selben Antwort: Kohärenzgefühl (Antonovsky 1997).

19.4 Die Gehirnforschung und das Kohärenzgefühl

Unsere genetische Ausstattung legt nicht fest, wie die Milliarden von Nervenzellen im sich entwickelnden Gehirn vernetzt werden sollen. Sie sorgt lediglich dafür, dass ein Überschuss an Verknüpfungsangeboten bereitgestellt wird. Mit jeder Erfahrung, die eine Person im Lauf ihrer Individualentwicklung macht, entscheidet sich, welche dieser Nervenzellvernetzungen stabilisiert werden, welche erhalten bleiben und welche verkümmern. Das Gehirn organisiert sich also selbst anhand der im Lauf des Lebens gefundenen Lösungen für die unvermeidlich immer wieder eintretenden Störungen seines bisher gefundenen Gleichgewichtszustandes. Der dabei angestrebte Zustand lässt sich am besten mit dem Begriff „Kohärenz" beschreiben. Es ist der Zustand, in dem alles, was im Hirn geschieht optimal und ohne Irritation „zusammenpasst". Dann ist auch der Energieverbrauch im Gehirn am geringsten. Und diesen Zustand völliger Kohärenz strebt nicht nur das Gehirn, sondern alle lebenden Systeme ständig an, weil es dem zweiten Hauptsatz der Thermodynamik folgend nur dann möglich ist, die jeweilige Struktur eines lebenden Systems aufrechtzuerhalten, wenn der dazu erforderliche Energieaufwand so gering wie möglich gehalten werden kann. Lebewesen sind also darauf angewiesen, die Beziehungen ihrer Komponenten im Inneren und ihre Beziehungen mit ihrer Außenwelt so zu gestalten, dass dabei möglichst wenig Energie verbraucht wird. Und dieser Energieverbrauch ist umso geringer, je kohärenter ein Lebewesen in sich selbst und in seinen Beziehungen zur äußeren Welt organisiert ist. Deshalb versucht unser Gehirn und damit wir selbst, einen Zustand größtmöglicher Kohärenz zu erreichen.

Aber wir dürfen diesen schlaraffenlandähnlichen Zustand völliger Kohärenz zu Lebzeiten niemals erreichen, denn dann würden wir auch nichts mehr wahrnehmen und auf nichts mehr reagieren können. Wenn es nichts mehr gäbe, was uns stört, erregt, erschüttert oder bedroht, gäbe es auch nichts mehr, was uns dazu bringen kann, noch etwas hinzuzulernen, etwas neu zu entdecken oder etwas auf andere Weise als bisher zu versuchen.

Worum es also im Leben geht, ist nicht das Erreichen und Aufrechterhalten eines kohärenten Zustandes, in dem alles optimal zusammenpasst. Es geht vielmehr um das Auffinden und Aneignen von möglichst vielfältigen Lösungen, Antwortmustern und Strategien, die geeignet sind, aufgetretene Störungen des bisher erreichten inneren Gleichgewichts wieder auszugleichen. Es geht darum, durch innere Faktoren oder äußere Einwirkungen entstandene Inkohärenzen wieder etwas kohärenter zu machen. Je häufiger diese Erfahrung von einer Person im Lauf ihres Lebens gemacht werden kann, desto stärker verankert sich in ihrem Frontalhirn die innere Überzeugung, dass alles, was das Leben an Schwierigkeiten und Problemen mit sich bringt, von ihr auf eine konstruktive Weise gemeistert werden kann. Die aus diesen Erfahrungen erwachsende Überzeugung einer Person, dass alles, was in ihrem Leben geschieht, für sie auch irgendwie verstehbar, gestaltbar und bedeutsam ist, hat Aaron Antonovsky Kohärenzgefühl genannt. Und je stärker dieses Gefühl von einer Person entwickelt wird, desto weniger wird all das, was in ihrem Körper und in ihrem Gehirn geschieht, von Verunsicherung und Angst oder gar von Ohnmacht und Hilflosigkeit bestimmt. Weil die damit einhergehenden Angst- und Stressreaktionen eine Reihe von Mechanismen in Gang setzen, die als Notfallreaktionen dazu beitragen, das nackte Überleben zu sichern, kann unter solchen Bedingungen weder im Gehirn noch im Körper etwas regenerieren, neu auswachsen oder gar neu gebildet werden und somit wieder heilen (Hüther 1996).

Ein besseres Gefühl mit weitaus gesünderen Auswirkungen stellt sich immer dann ein, wenn eine Person einen Weg findet, um einen inkohärenten Zustand im Gehirn in einen deutlich kohärenteren umzuwandeln. Dann werden im Mittelhirn bestimmte Zellgruppen aktiviert, die sogenannten „Belohnungszentren“, und von den dort liegenden Nervenzellen werden besondere Botenstoffe (Katecholamine und endogene Opiate) freigesetzt, die das Gehirn in einen Zustand versetzen, der Ähnlichkeiten mit dem hat, der auch durch die Einnahme von Kokain und Heroin ausgelöst wird. Dabei kommt es auch zur Freisetzung neurotropher Substanzen (sog. Wachstumsfaktoren), die das Auswachsen von Nervenzellenfortsätzen und die Neubildung von Nervenzellkontakten im Gehirn anregen. Das menschliche Gehirn strukturiert sich auf diese Weise anhand und entlang der von einer Person zur Überwindung von Inkohärenzen gefundenen Lösungen.

Es gibt Menschen, die schon als Kinder, später als Schüler und dann auch noch als Erwachsene immer wieder die Erfahrung machen, dass ihnen etwas gelingt, das anfangs noch sehr schwierig aussah, oder die immer wieder eine Lösung für ein Problem finden, das sie schon längere Zeit beschäftigt hat. Solche Personen erleben dann nicht nur den jeweiligen Augenblick des Gelingens als ein Glücksgefühl. Sie entwickeln aus dieser wiederholt gemachten Erfahrung eine besondere innere Einstellung, die Ausdruck eines besonders stark entwickelten Kohärenzgefühls ist.

Personen, die dieses Gefühl sehr stark entwickelt haben, sind glücklich, sie bleiben gesund, sie gestalten ihr Leben mit Freude und Leichtigkeit, und sie hören nicht auf, sich zeitlebens über jede eigene Weiterentwicklung zu freuen. Wer dagegen in einer sich verändernden Welt so zu bleiben versucht, wie sie oder er ist, gerät zwangsläufig in eine zunehmend stärker werdende Inkohärenz. Die Freude an all dem, was sich in der Welt alles entdecken und gestalten lässt – egal, wie alt man schon geworden ist – führt zur Aktivierung der im Mittelhirn liegenden emotionalen Zentren und zur Freisetzung dieser besonderen neuroplastischen Botenstoffe und ermöglicht so die Regeneration, den Umbau und die Erweiterung der im Gehirn bereits entstandenen neuronalen und synaptischen Verknüpfungsmuster.

Das erfolgreiche Bewältigen von inneren und äußeren Inkohärenzen bildet sich auch auf neuronaler Ebene ab. Wer sich mit Freude, Mut und Zuversicht Veränderungsprozessen stellt, ermöglicht dadurch auch dem eigenen Gehirn Adaptions- und Umbauprozesse durchzuführen.

All diese Neuorganisation neuronaler Verschaltungsmuster im Gehirn klappt allerdings nicht, wenn jemand sein Leben freud- und lustlos in eingefahrenen Routinen verbringt. Oder wenn sich die betreffende Person mit lauter unlösbaren Problemen konfrontiert sieht. Wenn sie nicht versteht, was um sie herum geschieht, wenn sie nicht das Gefühl hat, all das, was sie bedrängt, auf irgendeine Weise klären oder abstellen zu können – und wenn sie womöglich sogar das eigene Leben und alles, was sie tagtäglich macht, als sinnlos empfindet. Und genau das waren die ungünstigen Bedingungen, die Aaron Antonovsky in seinen Untersuchungen erkannt und denen er günstigere in Form der salutogenetischen Grundregeln gegenübergestellt hat. Gesund bleiben und schnell wieder gesund werden – und damit auch ihr Wachstums- und Entwicklungspotenzial zur Entfaltung bringen – können Menschen nur dann, wenn sie in einer Welt leben,

- in der sie das Gefühl haben zu verstehen, was geschieht (Verstehbarkeit),
- in der sie das, was sie verstanden haben, auch umzusetzen und zu gestalten in der Lage sind (Bewältigbarkeit/Gestaltbarkeit) und
- in der ihnen das, was sie verstanden haben und selbst gestalten, als sinnvoll erscheint (Sinnhaftigkeit) (Antonovsky 1997).

19.5 Ein kohärentes Leben für Menschen mit Demenz

Über die skizzierten Mechanismen im Gehirn und die anekdotischen Schilderungen über die speziellen Charakterzüge der demenzresilienten Nonnen hinaus, scheinen auch sehr spezifische Studienergebnisse die These zu untermauern, dass das Kohärenzgefühl bzw. die Fähigkeit zu einem glücklichen Leben ein Schlüsselfaktor für die Entstehung und Progression der Demenzsymptomatik sein könnte. Aus der BLSA Studie stammen Teilstudien, die Persönlichkeitsmerkmale und das Vorkommen von Depression näher betrachteten (Morgan et al. 2007; Terracciano et al. 2013). Die Studien untersuchten, ob sich die Gruppe der Personen mit asymptomatischer Alzheimer Erkrankung von jenen Personen mit einer kognitiv und neurobiologisch nachweisbaren Demenz sowie kognitiv und neurobiologisch Gesunden hinsichtlich ihrer Persönlichkeitsmerkmale und dem Vorkommen von Depression unterscheiden. Die Ergebnisse überraschten abermals: Die Gruppe der Personen mit asymptomatischer Demenz hatte geringere Depressionsraten als die Gruppe der Menschen mit Demenz und sogar geringere Raten als die Gruppe der kognitiv normalen Teilnehmenden (Morgan et al. 2007). Die Teilstudie von Terracciano et al. (2013) zeigte, dass höhere emotionale Resilienz und Gewissenhaftigkeit mit einem reduzierten Risiko für die Entwicklung von klinischen Demenzsymptomen bei bestehender Demenz-Neuropathologie assoziiert sind (Terracciano et al. 2013). Konkret zeigte sich, dass Personen mit asymptomatischer Demenz niedrigere Werte im Bereich Neurotizismus, Vulnerabilität hinsichtlich Stress, Angst und Depression hatten im Vergleich zu kognitiv Gesunden und Menschen mit Demenz (Terracciano et al. 2013). Ein hohes Maß an Gewissenhaftigkeit und ein niedriges Level an Neurotizismus können somit eine Ressource für Individuen darstellen, um einer bestehenden Neuropathologie entgegenzuwirken (Terracciano et al. 2013).

Diese Ergebnisse stützend gibt zudem eine aktuelle Metaanalyse Hinweise darauf, dass ein höheres Level an Angst das Risiko bei Menschen mit MCI (Mild Cognitive Impairment) erhöht zukünftig an Demenz zu erkranken (Li und Li 2018). Ähnliche Ergebnisse liegen für Depressionen vor: Die Metaanalyse von Mourano et al. (2015) zeigt, dass depressive Symptome bei Menschen mit MCI das Risiko erhöhen zukünftig an Demenz zu erkranken (Mourano et al. 2015). Die Autoren der Studien empfehlen Interventionen zur Angst- und Depressionsreduktion bei Menschen mit MCI als potenziell wirksame Maßnahmen, um die Progression des kognitiven Abbaus aufhalten zu können (Li und Li 2018; Mourano et al. 2015).

Auch wenn die bestehende Evidenzlage darauf hindeutet, dass positive Charaktereigenschaften, Emotionen oder Einstellungen selbst bei bereits bestehenden kognitiven Einbußen oder bestehenden neuropathologischen Veränderungen ihr protektives Potenzial entfalten können, so gibt es dennoch aktuell keine relevante Studie, die sich mit dem Kohärenzgefühl bei Menschen mit Demenz oder dessen Förderung befasst. Vielleicht ist dies darin begründet, dass Demenz-Forschende es a priori ausschließen, dass die Lebenswelt eines Menschen mit Demenz nach wie vor sinnhaft, bewältigbar und verstehbar erscheinen kann. Diese Einstellung drückt sich auch darin aus, dass bislang auf die Entwicklung und Validierung eines Instruments zur Erhebung des Kohärenzgefühls bei Menschen mit Demenz verzichtet wurde (Stoner et al. 2015). Vor diesem Hintergrund ist es nicht verwunderlich, dass Forschung rund um das Thema Kohärenzgefühl im Kontext der Demenzforschung nahezu nicht vorhanden ist und jene Studien, die vorhanden sind, von minderer Qualität sind und vorwiegend Fremdauskunfts-Ansätze (zumeist aus der Perspektive der Pflegeperson) verfolgen. Eine der wenigen Studien zum Thema Demenz und Kohärenzgefühl ist die Studie von Lillekroken et al. (2015). Dabei wurden im Setting Pflegeheim Beobachtungen (Interaktion zwischen Pflegepersonen und Menschen mit Demenz) und Interviews (mit Pflegepersonen) durchgeführt, um aus Sicht der Pflegepersonen herauszufinden, welche Faktoren zur Steigerung des Kohärenzgefühls bei Menschen mit Demenz beitragen. Die Studie von Alm et al. (2015) ist aktuell die einzige Studie, die Menschen mit Demenz direkt in die Fragestellung, welche Faktoren dazu beitragen ihren Alltag bewältigbar, sinnvoll und verstehbar zu erleben, involviert, auch wenn lediglich vier Menschen mit Demenz interviewt wurden. Leider sind die Ergebnisse nur mäßig nutzbar, da die Befragung im Kontext einer Intervention (Unterstützungsgruppe für Menschen mit Demenz und ihre Angehörigen) gemacht wurde und die Antworten stark durch Bezugnahme auf diese Gruppe geprägt sind. Somit kann festgestellt werden, dass die Studienlandschaft weder Auskunft über den Status quo des Kohärenzgefühls bei Menschen mit Demenz liefert, noch einen Vergleich zwischen dem Kohärenzgefühl im Lebensverlauf von Menschen, die später in ihrem Leben an Demenz erkranken, mit jenen Personen, die dies nicht tun oder eine asymptomatische Demenz haben, zulässt. Aktuell gibt es leider auch keinerlei Interventionsbeispiele zur Steigerung des Kohärenzgefühls bei Menschen mit Demenz, was somit als dringendes Forschungsdesiderat identifiziert werden kann.

Wie können nun auf Basis dieser lückenhaften Evidenzlage Interventionen der Gesundheitsförderung und Prävention dazu beitragen das Leben von Menschen mit Demenz sinnhaft, verstehbar und bewältigbar zu machen? Möglicherweise wäre ein Ansatzpunkt die drei Dimensionen des Kohärenzgefühls zunächst einzeln zu betrachten, um davon abgeleitet ein Interventionspaket zu schnüren, das in seiner Gesamtheit Lebensbedingungen hervorbringt, die Menschen mit Demenz zu einem kohärenteren Leben befähigen. Ansätze, wie die wahrgenommene Bewältigbarkeit und Verstehbarkeit in der Lebenswelt von Menschen mit Demenz gesteigert werden kann, werden in diesem Buch im Kapitel „Resilienz und Demenz" (siehe ► Kap. 10) skizziert. Ergänzend dazu soll exemplarisch das (bislang weitestgehend ungenützte) Potenzial zur Förderung der erlebten Sinnhaftigkeit im Leben von Menschen mit Demenz anhand des Einsatzes von psychosozialen Interventionen skizziert werden.

Die Studienlage hinsichtlich der Wirksamkeit und Ausgestaltung von Interventionen zur Steigerung von psychosozialen Ressourcen gilt aktuell als insuffizient und ist geprägt von Maßnahmen zur Aktivierung von Erinnerungen und Freizeitaktivitäten (Richter et al. 2018). Hinzu kommt, dass relevante

Versorgungssettings, wie z. B. Pflegeheime, oftmals keine für Menschen mit Demenz als sinnhaft erlebten Aktivitäten anbieten und Menschen mit Demenz in dieser Situation Fernsehen oder Nichtstun gegenüber der Teilnahme an Aktivitäten, die nicht bedeutungsvoll oder relevant für sie erscheinen, vorziehen (Tak et al. 2015). Eine Studie über das Leben in einem Pflegeheim aus Sicht von Menschen mit Demenz bringt es unverblümt auf den Punkt: Das Leben in einem Pflegeheim ist fad und deprimierend (Mjørud et al. 2017). Diese Alltagswelt macht es für Menschen mit Demenz geradezu unmöglich noch vorhandene Gesundheitsressourcen zu fördern sowie Kompetenzen zu erhalten und stellt eine schädliche Umgebung dar, die unter Verdacht steht, neuropathologisches Altern zu begünstigen (Sale et al. 2018). Daher rufen Theurer et al. (2015) zu einer sozialen Revolution im Setting der stationären Pflegeeinrichtungen auf und meinen damit einen Paradigmenwechsel weg von Angeboten für „Freizeitaktivitäten" hin zur Schaffung von Möglichkeiten für emotional bedeutungsvolle soziale Teilhabe. Mit der Setzung solcher Maßnahmen in Form von Peer-Empowerment könnte ein Rollenwechsel von Menschen mit Demenz von passiven Empfängern von Maßnahmen hin zu aktiven Mitgestaltern forciert werden. Im Peer-Empowerment Ansatz werden Gruppensituationen so gestaltet, dass Menschen mit Demenz dazu befähigt werden im Rahmen von für sie relevanten Aktivitäten ihr Know-how und ihre Fähigkeiten mit anderen Menschen mit Demenz zu teilen. Die Auswahl der Aktivitäten geschieht zumeist in Anknüpfung an die jeweiligen Biografien und Interessen der Teilnehmenden. Die Aktivitäten selbst umfassen somit ein buntes Spektrum und können Alltagsaktivitäten, z. B. Brotbacken, bis hin zu strukturierten Interventionen aus dem Gesundheitsförderungsbereich, wie z. B. körperliche Aktivität, alles beinhalten, je nachdem, welche Tätigkeiten und Kompetenzen ein Mensch mit Demenz in die Gruppe einbringen möchte.

Die Befähigung von Menschen mit Demenz einen Beitrag zur sozialen Gemeinschaft zu leisten, soziale Verbundenheit zu ihrem Lebensumfeld sowie aktive Kontrolle und Gestaltungsmöglichkeiten zu erleben ist vor dem Hintergrund des Ansatzes der sozialen Identität eine vielversprechende Möglichkeit, um die psychosozialen Ressourcen zu stärken und Sinn im Alltag von Menschen mit Demenz zu stiften (Skrajner et al. 2012; Theurer et al. 2015). Bislang haben international nur einige wenige Studien die Umsetzbarkeit und Wirksamkeit dieses Ansatzes untersucht, doch es gibt einige vielversprechende Best-Practice Beispiele, welche die Umsetzbarkeit von Peer-Empowerment Maßnahmen bei Menschen mit Demenz belegen und auf positive Effekte auf die psychosoziale Gesundheit hinweisen (Keyes et al. 2016; Skrajner et al. 2012; Theurer et al. 2014).

Studien über das Kohärenzgefühl und dessen Förderung bei Menschen mit Demenz fehlen bislang. Eine Möglichkeit, um partizipativ mehr erlebte Sinnhaftigkeit in die Alltagswelt von Menschen mit Demenz zu bringen, stellt der Peer-Empowerment Ansatz dar.

Der Peer-Empowerment Ansatz stellt somit eine vielversprechende Möglichkeit dar, um auch in Abwesenheit von speziellen Interventionen zur Steigerung des Kohärenzgefühls Menschen mit Demenz dazu zu befähigen, im Rahmen von für sie individuell als sinnvoll wahrgenommenen Aktivitäten als aktive Gestalter aufzutreten und einen relevanten Beitrag zur Gemeinschaft zu leisten. Gerade im Bereich der nicht-pharmakologischen Interventionen für Menschen mit Demenz gäbe es genügend Potenzial den Peer-Empowerment Ansatz mit bestehenden Maßnahmen zu verknüpfen. Dazu bedarf es allerdings Vordenkern aus der Demenzszene und mutigen Praktikern, die Menschen mit Demenz diese aktive Rolle zugestehen.

19.6 Fazit

Dass das Kohärenzgefühl bzw. das Streben nach einem kohärenten Leben einen Einfluss auf die Entstehung und die Progression von Demenz hat, ist bislang lediglich eine mutige These und aktuell empirisch nicht belegbar. Doch in einem Forschungsgebiet, in dem vergebens nach einem Heilmittel gesucht wird, bedarf es mutiger Thesen, um einen Schritt vorwärts zu gelangen. Gerade in diesem Zusammenhang erscheint das Zitat von Martin Seel „Die messbare Seite der Welt ist nicht die Welt; sie ist die messbare Seite der Welt." (2009, S. 63) höchst relevant. Denn mit Methoden der Wissenschaft ist es bislang nicht gelungen das Rätsel zu lösen, warum manche Gehirne einen natürlichen Schutzmechanismus gegen Demenz haben und andere nicht und schon gar nicht wie dieser Schutzmechanismus bei Menschen mit bereits bestehender Demenzerkrankung aktiviert werden kann. Ebenso wenig wird uns die Wissenschaft alleine eine Antwort dafür liefern, wie Menschen mit Demenz zu einem kohärenten Leben befähigt werden können. Um dieser These eine wirkliche Chance zu geben, würde es vielmehr eines kompletten Perspektivenwechsels in Hinblick auf Demenzerkrankungen bedürfen. Eine Idee davon, in welche Richtung diese Umorientierung vollzogen werden müsste, liefert uns die Nonnenstudie und vielleicht eröffnet bereits der Untertitel des Buches von Snowdon (2001), „What the Nun Study Teaches Us About Leading Longer, Healthier, and More Meaningful Lives", eine Richtung, die bislang im Fachdiskurs rund um die Entstehung und Progression von Demenz vernachlässigt wurde: Das in diesem Buchbeitrag eingangs skizzierte Medizinsystem hat bislang in eindrucksvoller Weise dazu beigetragen, dass wir ein längeres Leben führen können, was ein Geschenk ist. Womöglich auch dazu, dass wir ein gesünderes Leben führen, was dem längeren Leben im besten Fall mehr Qualität verleiht. Doch auch dazu, dass wir ein bedeutungsvolleres Leben führen?

Vielleicht muss genau an dieser Stelle der Paradigmenwechsel vollzogen werden. Möglicherweise ist gerade dies der Dreh- und Angelpunkt, mit dem sich die Demenzforschung zukünftig befassen sollte, um Demenzerkrankungen zu vermeiden und um mehr Sinnhaftigkeit, Bewältigbarkeit und Verstehbarkeit in das Leben von Menschen mit bereits bestehender Demenzerkrankung zu bringen. Dazu bedarf es gewiss der Geisteshaltung der Salutogenese, die auf individuelle Ressourcen fokussiert und vom ersten bis zum letzten Atemzug die „gesunden" Anteile und Potenziale eines Menschen im Blick hat und diese fördert. Was darüber hinaus jeder Einzelne im eigenen Leben tun kann, um im Sinne der Nonnenstudie ein längeres, gesünderes und bedeutungsvolleres Leben zu führen und somit Schutzmechanismen zu aktivieren, wissen die Allermeisten im innersten ihres Herzens und ist im Grunde ganz einfach:

- Weniger essen und sich sorgfältig überlegen, was man isst.
- Sich mehr bewegen und die Möglichkeiten zur Steuerung des eigenen Körpers, auch der eigenen Beweglichkeit, erkunden.
- Sich an der Vielfalt und Schönheit der Welt begeistern.
- Sich die Freude am eigenen Nachdenken, am eigenen Entdecken und Gestalten, am Lernen und an der eigenen Weiterentwicklung nicht durch andere verderben lassen.
- Sich nicht an dem orientieren, was andere für wichtig halten, sondern das tun, was man selbst für wichtig erachtet, weil es dem entspricht, was wir mit der Vorstellung eigener Würde verbinden.
- Seine Beziehungen zu anderen Menschen so gestalten, dass man mit diesen anderen gemeinsam über sich hinauswachsen kann, statt diese anderen zu benutzen, um sich in seiner Bedürftigkeit selbst zu stärken.
- Sich nicht davon abbringen lassen, nach dem Sinn seines Lebens zu suchen und ein Leben zu führen, dass dieser Sinngebung entspricht.

Literatur

Alm AK, Hagglund P, Norbergh K-G, Hellzen O (2015) Sense of coherence in persons with dementia and their next of kin – a mixed-method study. Open J Nurs 5:490–499. ▶ https://doi.org/10.4236/ojn.2015.55052

Antonovsky A (1997) Salutogenese: Zur Entmystifizierung der Gesundheit (A Franke, Übers.). dgvt, Tübingen (Original erschienen 1987: Unraveling the mystery of health: how people manage stress and stay well)

Bennett DA, Wilson RS, Arvanitakis Z, Boyle PA, de Toledo-Morrell L, Schneider JA (2013) Selected findings from the religious order study and rush memory and aging project. J Alzheimers Dis 33:397–403. ▶ https://doi.org/10.3233/JAD-2012-129007

Boyke J, Driemeyer J, Gaser C, Büchel C, May A (2008) Training-induced brain structure changes in the elderly. J Neurosci 28(28):7031–7035. ▶ https://doi.org/10.1523/JNEUROSCI.0742-08.2008

Cespón J, Miniussi C, Pellicciari MC (2018) Interventional programmes to improve cognition during healthy and pathological ageing: cortical modulations and evidence for brain plasticity. Ageing Res Rev 43:81–98. ▶ https://doi.org/10.1016/j.arr.2018.03.001

Cheng S-T (2016) Cognitive reserve and the prevention of dementia: the role of physical and cognitive activities. Curr Psychiatry Rep 18(9):85. ▶ https://doi.org/10.1007/s11920-016-0721-2

Creutzfeldt O (1982) Nobelpreis für Psychologie und Medizin. Neue Einsichten in die funktionelle Organisation der Hirnrinde. Naturwissenschaften 69:101–106

Discoll I, Troncoso J (2011) Asymptomatic Alzheimer's disease: a prodrome or a state of resilience? Curr Alzheimer Res 8(4):330–335. ▶ https://doi.org/10.2174/156720511795745348

Draganski B, May A (2008) Training-induced structural changes in the adult human brain. Behav Brain Res 192(1):137–142. ▶ https://doi.org/10.1016/j.bbr.2008.02.015

Dragenski B, Gaser C, Busch V, Schuierer G, Bogdahn U, May A (2004) Changes in grey matter induced by training. Nature 427:311–312. ▶ https://doi.org/10.1038/427311a

Grefkes C, Ward NS (2014) Cortical reorganization after stroke: how much and how functional? Neuroscientist 20(1):56–70. ▶ https://doi.org/10.1177/1073858413491147

Herholz SC, Zatorre RJ (2012) Musical training as a framework for brain plasticity: behaviour, function, and structure. Neuron 76(3):486–502. ▶ https://doi.org/10.1016/j.neuron.2012.10.011

Holman C, Villers-Sidani E (2014) Indestructible plastic: the neuroscience of the new aging brain. Front Hum Neurosci 8:219. ▶ https://doi.org/10.3389/fnhum.2014.00219

Hötting K, Röder B (2013) Beneficial effects of physical exercise on neuroplasticity and cognition. Neurosci Biobehav Rev 37:2243–2257. ▶ https://doi.org/10.1016/j.neubiorev.2013.04.005

Hüther G (1996) Biologie der Angst. Vandenhoeck und Ruprecht, Göttingen

Hüther G (2017) Raus aus der Demenz-Falle! Wie es gelingen kann, die Selbstheilungskräfte des Gehirns rechtzeitig zu aktivieren. Arkana, München

Jiang G, Yin X, Li C, Li L, Zhao L, Evans AC, Jiang T, Wu J, Wang J (2015) The plasticity of brain gray matter and white matter following lower limb amputation. Neural Plast 2015:10. ▶ https://doi.org/10.1155/2015/823185

Keyes SE, Clarke CL, Wilkinson H, Alexjuk EJ, Wilcockson J, Robinson L, Reynolds J, McClelland S, Corner L, Cattan M (2016) "We're all thrown in the same boat ...": a qualitative analysis of peer support in dementia care. Dementia 15(4):560–577. ▶ https://doi.org/10.1177/1471301214529575

Latimer CS, Keene CD, Flanagan ME, Hemmy LS, Lim KO, White LR, Montine KS, Montine TJ (2017) Resistance to Alzheimer disease neuropathologic changes and apparent cognitive resilience in the Nun and Honolulu-Asia Aging Studies. J Neuropathol Exp Neurol 76(6):458–466. ▶ https://doi.org/10.1093/jnen/nlx030

Li X-X, Li Z (2018) The impact of anxiety on the progression of mild cognitive impairment to dementia in Chinese and English data bases: a systematic review and meta-analysis. Int J Geriatr Psychiatry 33(1):131–140. ▶ https://doi.org/10.1002/gps.4694

Lillekroken D, Solveig H, Slettebo A (2015) Enabling resources in people with dementia: a qualitative study about nurses' strategies that may support a sense of coherence in people with dementia. J Clin Nurs 24:3129–3137. ▶ https://doi.org/10.1111/jocn.12945

May A (2011) Experience-dependent structural plasticity in the adult human brain. Trends Cogn Sci 15(10):475–482. ▶ https://doi.org/10.1016/j.tics.2011.08.002

Mjørud M, Engedal K, Røsvik J, Kirkevold M (2017) Living with dementia in a nursing home, as described by persons with dementia: a phenomenological hermeneutic study. BMC Health Serv Res 17(1):93. ▶ https://doi.org/10.1186/s12913-017-2053-2

Morgan MD, Mielke MM, O'Brien R, Troncoso JC, Zonderman AB, Lyketsos CG (2007) Rates of depression in individuals with pathologic but not clinical Alzheimer disease are lower than those in individuals without the disease: findings from the Baltimore Longitudinal Study on Aging (BLSA). Alzheimer Dis Assoc Disord 21(3):199–204. ▶ https://doi.org/10.1097/WAD.0b013e3181461932

Mourano RJ, Mansur G, Malloy-Diniz LF, Costa EC, Diniz BS (2015) Depressive symptoms increase the risk of progression to dementia in subjects with mild cognitive impairment: systematic review and meta-analysis. Int J Geriatr Psychiatry 31(8):905–911. ▶ https://doi.org/10.1002/gps.4406

O'Brien RJ, Resnick SM, Zonderman AB, Ferrucci L, Crain BJ, Pletnikova O, Rudow G, Iacono D, Riudavets MA, Driscoll I, Price DL, Martin LJ, Troncoso JC (2009) Neuropathologic studies of the Baltimore Longitudinal Study of Aging (BLSA). J Alzheimer's Dis 18(3):665–675. ▶ https://doi.org/10.3233/JAD-2009-1179

Pascual-Leone A, Amedi A, Freni F, Merabet LB (2005) The plastic human brain cortex. Annu Rev Neurosci 28:377–401. ▶ https://doi.org/10.1146/annurev.neuro.27.070203.144216

Pedrinolla A, Schena F, Venturelli M (2017) Resilience to Alzheimer's disease: the role of physical activity. Curr Alzheimer Res 14:546–553. ▶ https://doi.org/10.2174/1567205014666170111145817

Phillips C (2017) Lifestyle modulators of neuroplasticity: how physical activity, mental engagement, and diet promote cognitive health during aging. Neural Plast 2017:22. ▶ https://doi.org/10.1155/2017/3589271

Richter S, Glöckner JM, Blättner B (2018) Psychosoziale Interventionen in der stationären Pflege. Systematische Übersicht des Effekts universeller und selektiver Prävention auf die psychische Gesundheit. Z Gerontol Geriat 51(6):666–674. ▶ https://doi.org/10.1007/s00391-017-1231-5

Sale A (2018) A systematic look at environmental modulation and its impact in brain development. Trends Neurosci 41(1):4–17. ▶ https://doi.org/10.1016/j.tins.2017.10.004

Seel M (2009) Theorien. S. Fischer, Frankfurt

Skrajner MJ, Haberman JL, Camp CJ, Tusick M, Frentiu C, Gorzelle G (2012) Training nursing home residents to serve as group activity leaders: lessons learned and preliminary results from the RAP project. Dementia 11(2):263–274. ▶ https://doi.org/10.1177/1471301212437457

Snowdon D (2001) Aging with grace. What the Nun study teaches us about leading longer, healthier, and more meaningful lives. Bantam Books, New York

Snowdon DA (2003) Healthy aging and dementia: findings from the Nun study. Ann Intern Med 139(5):450–454

Souza LC, Filho CB, Goes AT, Del Fabbron L, de Gomes MG, Savegnago L, Schneider Oliveira M, Jesse CR (2013) Neuroprotective effect of physical exercise in a mouse model of Alzheimer's disease induced by ß-Amyloid Peptide. Neurotox Res 24(2):148–163. ▶ https://doi.org/10.1007/s12640-012-9373-0

Stern Y (2002) What is cognitive reserve? Theory and research application of the reserve concept. J Int Neuropsychol Soc 8:448–460. ▶ https://doi.org/10.1017.S1355617701020240

Stern Y (2012) Cognitive reserve in ageing and Alzheimer's disease. Lancet Neurol 11(11):1006–1012. ▶ https://doi.org/10.1016/S1474-4422(12)70191-6

Stern Y (2013) Cognitive reserve: implications for assessment and intervention. Folia Phoniatr 65(2):49–54. ▶ https://doi.org/10.1159/000353443

Stoner CR, Orrell M, Spector A (2015) Review of positive psychology outcome measures for chronic illness, traumatic brain injury and older adults: adaptability in dementia? Dement Geriatr Cogn Disord 40(5–6):340–357. ▶ https://doi.org/10.1159/000439044

Styliadis C, Kartsidis P, Paraskevopoulos E, Ionnides AA, Bamidis PD (2015) Neuroplastic effects of combined computerized physical and cognitive training in elderly individuals at risk for dementia: an eLORETA controlled study on resting states. Neural Plast 2015:12. ▶ https://doi.org/10.1155/2015/172192

Tak SH, Kedia S, Tongumpun TM, Hong SH (2015) Activity engagement: perspectives from nursing home residents with dementia. Educ Gerontol 41:182–192. ▶ https://doi.org/10.1080/03601277.2014.937217

Taylor J (2010) Mit einem Schlag. Knaur, München

Terracciano A, Iacono D, O'Brien RJ, Troncoso JC, An Y, Sutin AR, Ferrucci L, Zonderman AB, Resnick SM (2013) Personality and resilience to Alzheimer's disease neuropathology: a prospective autopsy study. Neurobiol Aging 34(4):1045–1050. ▶ https://doi.org/10.1016/j.neurobiolaging.2012.08.008

Theurer K, Wister A, Sixsmith A, Chaudhury H, Lovegreen L (2014) The development and evaluation of mutual support groups in long-term care homes. J Appl Gerontol 33(4):387–415. ▶ https://doi.org/10.1177/0733464812446866

Theurer K, Mortenson WB, Stone R, Suto M, Timonen V, Rozanova J (2015) The need for a social revolution in residential care. J Aging Stud 35:201–210. ▶ https://doi.org/10.1016/j.jaging.2015.08.011

Van Praag H, Fleshner M, Schwartz MW, Mattson MP (2014) Exercise, energy intake, glucose homeostasis, and the brain. J Neurosci 34(46):15139–15149. ▶ https://doi.org/10.1523/JNEUROSCI.2814-14.2014

Wahl D, Cogger VC, Solon-Biet SM, Waern RV, Gokarn R, Pulpitel T, Cabo R, Mattson MP, Raubenheimer D, Simpson SJ, Le Couteur DG (2016) Nutritional strategies to optimize cognitive function in the aging brain. Ageing Res Rev 31:80–92. ▶ https://doi.org/10.1016/j.arr.2016.06.006

Wajda DA, Mirelman A, Hausdorff JM, Sosnoff JJ (2017) Intervention modalities for targeting cognitive-motor interference in individuals with neurodegenerative diseases: a systematic review. Expert Rev Neurother 17(3):251–261. ▶ https://doi.org/10.1080/14737175.2016.1227704

Ausblick mit Weitblick

Eva Mir und Doris Gebhard

D. Gebhard, E. Mir (Hrsg.), *Gesundheitsförderung und Prävention für Menschen mit Demenz*,
https://doi.org/10.1007/978-3-662-58130-8_20

Wie die einzelnen Beiträge des Herausgeberwerks zeigen, müssen Gesundheitsförderung und Prävention für Menschen mit Demenz zukünftig forciert und weiterentwickelt werden. Dies gilt sowohl für Theorie als auch Praxis.

In theoretisch konzeptioneller Hinsicht bedarf es der (Weiter-)Entwicklung von Ansätzen und Modellen, die nicht nur individuelles Verhalten und dessen Veränderung erklären, obwohl selbst das speziell für Menschen mit Demenz nicht hinreichend erfüllt ist. Darüber hinaus muss in die Exploration verhältnisbezogener, systemischer Determinanten, ihrer Dynamik und des Wechselspiels mit Verhalten investiert werden. Dies muss zielgruppenspezifisch und in Abhängigkeit von den für Menschen mit Demenz relevanten Settings erfolgen. Dabei gilt es gewissermaßen über den Tellerrand hinauszublicken und disziplinübergreifend zu denken und zu agieren.

Insgesamt muss in eine positive Sicht auf Menschen mit Demenz investiert werden. Gelingende Gesundheitsförderung und Prävention für Menschen mit Demenz kann nur auf einer entsprechend gestalteten Grundhaltung aller bedeutsamen Akteure gedeihen, wie schon die Fallvignette im ersten Kapitel des Herausgeberwerks mit Nachdruck am Beispiel der Pflegenden zeigt. Diese Grundhaltung aktiv zu gestalten, Aufklärungs-, Sensibilisierungs- und Schulungsarbeit die „ankommt" zu entwickeln, umzusetzen und zu evaluieren, sind in diesem Zusammenhang bedeutsame Aufgabenfelder, die innovativer und kreativer Ideen bedürfen.

Den Blick frei machen für die Ressourcen und deren Förderung bedeutet nicht nur ein Abwenden von pathogenetischen Fokussierungen, sondern ein Hinwenden zur Gesundheitszentrierung, wie sie etwa im Rahmen der Salutogenese von Antonovsky erfolgt. Gerade hier besteht für Menschen mit Demenz noch großer Forschungsbedarf: Wie kann man Kohärenzgefühl oder auch Selbstwirksamkeitserwartung bei Menschen mit Demenz erheben und in weiterer Folge mittels Interventionen beeinflussen? Welche verhaltens- und welche verhältnisbezogenen Maßnahmen können hier hilfreich sein? Sowohl für die Diagnostik ressourcenorientierter Konstrukte als auch für die Evaluation von Interventionen zu deren Beeinflussung bedarf es adäquater Messinstrumente, die es erst zu entwickeln gilt. Dabei müssen unterschiedliche Demenzformen und (vor allem) -schweregrade berücksichtigt werden. Besonders Menschen mit schwerer Demenz müssen zukünftig verstärkt in Forschungsbemühungen inkludiert werden, auch wenn damit zahlreiche Herausforderungen für die Forschenden in der praktischen Umsetzung einhergehen mögen. Neben der Fokussierung des Menschen mit Demenz gilt es zukünftig die Interaktionspartner und die Beziehungen zu diesen im Rahmen evaluativer Fragestellungen vermehrt zu berücksichtigen, wobei auch hier die (Weiter-)Entwicklung und Anwendung angemessener Indikatoren und Messinstrumente große Desiderata darstellen.

Für die Praxis der Gesundheitsförderung und Prävention für Menschen mit Demenz wiegen zwei Aspekte besonders schwer: die Partizipation der Zielgruppe sowie die Nachhaltigkeit und Übertragbarkeit der Interventionen.

Teilhabe muss für Menschen mit Demenz über den gesamten Forschungsprozess hinweg sichergestellt und so kreiert werden, dass sie weder über- noch unterfordert. Neue, innovative Wege in der partizipativen Forschung zu beschreiten kann das gegenseitige Verständnis (Forscher – Zielgruppe) unterstützen und gesundheitsförderliche bzw. präventive Interventionen auf den Weg bringen, welche die Zielgruppe mit ihren Bedürfnissen optimal adressieren. Hier, aber auch für die Gesundheitsförderung und Prävention für Menschen mit Demenz im Allgemeinen, gilt es Konzepte und Ansätze, die in anderen Kontexten, mit anderen Zielgruppen erfolgreich sind, anzupassen und auszuprobieren. Mut zu scheitern und die beschrittenen Sackgassen breit zu kommunizieren ist dabei eine grundlegende

Voraussetzung, um Lernfelder für Theorie und Praxis zu eröffnen.

Gesundheitsförderung und Prävention für Menschen mit Demenz steckt gewiss noch in den Kinderschuhen und so ist es umso bedeutsamer, nachhaltige Interventionen zu realisieren. Pilotprojekte mit guten Ergebnissen, die etwa aufgrund fehlender finanzieller und personeller Ressourcen in keinen Regelbetrieb übergehen können, sind gewiss gut gemeint, ändern aber an der Lebenssituation von Menschen mit Demenz (zu) wenig. Gesundheitsförderung und Prävention für Menschen mit Demenz darf nicht auf der Ebene engagierter Einzelinitiativen stehen bleiben, sondern muss es sich zur Aufgabe machen, Gesundheitssysteme nicht nur zu beeinflussen, sondern nachhaltig zu verändern. Dafür braucht es einerseits politische Akteure, die die Potenziale von Gesundheitsförderung und Prävention für Menschen mit Demenz erkennen und gemeinsam mit bedeutsamen Stakeholdern für deren Verankerung in entsprechenden Strategie- und Positionspapieren sorgen. Andererseits muss eine angemessene finanzielle Ausstattung vorhanden sein, etwa in Form von spezifischen Fördertöpfen, und sichergestellt werden, dass nur jene Projekte gefördert werden, die auf dem aktuell verfügbaren internationalen Wissensstand basieren (Stichwort: State of the Art).

Die umfassende Dokumentation und Dissemination von Projekten ist zudem wesentlich für die Ausrollung von Interventionen innerhalb eines Settings. Gerade was die Beschreibung von Interventionen im Detail anbelangt, lassen sich insgesamt in der Gesundheitsförderung und Prävention, und vor allem in Hinblick auf die Zielgruppe Menschen mit Demenz, große Mankos feststellen. Wenn es um die Frage geht, wie etwa ein Projekt gar auf ein anderes Setting übertragen werden kann bzw. welche Adaptationen es hier benötigt, werden Antworten noch karger. Geht man noch einen Schritt weiter und stellt Überlegungen hinsichtlich settingübergreifender Arbeit für Menschen mit Demenz an (Stichwort: Super-Setting), so befindet man sich auf einem kaum beforschten Terrain mit wenigen Hinweisen, wie praktisches gesundheitsförderliches und präventives Arbeiten hier funktionieren soll bzw. kann.

Es lassen sich also für die Zukunft zahlreiche Herausforderungen und sich daraus ergebende spannende Arbeitsbereiche für die Gesundheitsförderung und Prävention für Menschen mit Demenz ableiten. Dem angemessen zu begegnen und Beiträge für die Weiterentwicklung dieses Feldes zu leisten, machen kritisches Hinterfragen vermeintlichen Wissens und inter- bzw. transdisziplinäres Herangehen nötig.

Serviceteil

D. Gebhard, E. Mir (Hrsg.), *Gesundheitsförderung und Prävention für Menschen mit Demenz*,
https://doi.org/10.1007/978-3-662-58130-8

Stichwortverzeichnis